「補綴力」を高める

今日から活かせるインテリジェンスとテクニック

著 山影 俊一

クインテッセンス出版株式会社　2013

Tokyo, Berlin, Chicago, London, Paris, Barcelona, Istanbul, Milano, São Paulo, Moscow, Prague, Warsaw, Delhi, Beijing, Bucharest, and Singapore

はじめに

　今を遡ること約3年前の2010年7月に、クインテッセンス出版書籍編集部より、卒後10年に満たない若い先生方を対象にした『はじめて本格的な補綴治療を行うときに読む本〜失敗しないために学んでおくべきベーシック〜』(仮題)という書籍の執筆依頼があり、この内容ならば自分でも協力できると思い、お引き受けさせていただくことにした。

　いろいろと構想を練り、まず全体を臨床術式編、術式マニュアル集、理論編の3つに大きく分けた。次にそれぞれに関して、以下の内容を主旨とすることを考えた。

- 『臨床編』では、正常有歯顎者の補綴治療に際し、術前の形態および機能の回復、とりわけ咬頭嵌合位の再現のため、補綴の部位・範囲や難易度に応じた対応を図り、患者の肉体的・精神的負担の少ないシンプルで、しかも精度の高い治療を行うことを主眼に置いた内容とする。そして、そのコンセプトに沿ってできるだけ多くの症例を掲載する。
- 『術式マニュアル集』では、チェアサイドとラボサイドにおける臨床頻度の高い術式や材料の扱いかたをピックアップし、視覚的かつ直感的に理解が得られるように示す。
- 『理論編』では、補綴治療に必要な顎位と咬頭嵌合位、アンテリアガイダンスと咬合支持、咬合高径、咬合平面、プロビジョナルレストレーションなどの知識を、臨床に即した形でわかりやすく解説する。

　執筆を進めていくうちに、術前の咬頭嵌合位を再現する補綴治療(多くは小範囲)と、咬頭嵌合位を変更して顎位を基準に咬合再構成を行う補綴治療(多くは全顎に及ぶ)の境界も明瞭にすることが補綴術後のトラブル防止に大切であり、このことを若い先生方にも伝えたいとの思いから、そのために必要なスプリントに関する記述の充実を図っていった。

　そうこうしているうちに、およそ2年半の年月が流れ、気がついてみると当初の予定分量、内容ともに大幅に更新していた。といっても、その間ずっと書籍に向かい合っていたわけではなく、サボっていた時間も長くて編集者に気をもませてしまったが、今思えばこの間にさまざまなアイデアが浮かんだり、着想が膨らんだりしたことが多かったように感じている。結果として若い先生方だけでなく、よりベテランの先生方にも興味を持っていただける内容になったのでは、との観測のもとに書籍のタイトルも『補綴力を高める―今日から活かせるインテリジェンスとテクニック―』へと変更するに至った。

　読者には、本書を最初から順序だてて読むのではなく、自分の臨床のヒントとなりそうなところ、あるいは興味のあるところから拾い読みしていただきたい。また、補綴治療はチームアプローチが前提であるから、スタッフの方々にもぜひ一読していただき、その知識や技術を共有して、コミュニケーションの向上にも役立ててほしい。本書が臨床の場に常置され、ふとページをめくってみた折に思いがけない気づきや新たな関心への芽生えがあったとすれば、望外の喜びである。

2013年3月
山影俊一

CONTENTS
もくじ

はじめに 3

USUAL CLINICAL ART
臨床術式編

臨床術式編の読みかた　症例の特性と治療手順 12

Case 1　歯根横破折を起こした歯の補綴 16

Case 2　正中離開や歯の捻転の補綴的解決 18
　　　Reference Case A　審美の改善　―オールセラミッククラウンとホワイトニング― 21

Case 3　先天性欠如歯のスペースの矯正治療とインプラント補綴による解決 22

Case 4　歯根破折により生じた欠損のブリッジによる補綴 24
　　　FOCUS　ポンティックの形態と機能の関係 26
　　　Reference Case B, C　プロビジョナルレストレーションによるポンティック
　　　　　　およびインプラントクラウンのための周囲軟組織の誘導・調整 26
　　　　　　Case B　抜歯直後でない既存歯槽堤にオベイドポンティックを行う場合の術式 27
　　　　　　Case C　インプラントブリッジ（インプラントクラウンとポンティック）の場合の術式 28

Case 5　歯根破折により拡大した欠損の再補綴 30

Case 6　エンド予後不良歯の抜去と補綴 32

Case 7　大臼歯単独歯の補綴 36
　　　FOCUS　Mod コアインプレッションペースト法 36

Case 8　大臼歯単独歯のインプラント補綴 38
　　　One Point　ファイナルクラウンへの形態の移行方法 42

Case 9　小臼歯単独歯の補綴 44
　　　FOCUS　咬合印象法 44
　　　Reference Case D　小型の咬合器の使用により早期接触が生じた症例 45
　　　Reference Case E　第一小臼歯のみにより側方滑走運動がガイドされていた症例 47

Case 10 小臼歯単独歯のインプラント補綴 ・・・ 48
   Reference Case F, G 支台歯の選択 ―ブリッジによる第一小臼歯の欠損補綴に際して― ・・・・・・・ 49
      Case F 犬歯の誘導角度の保存を優先した症例 ・・・・・・・・・・・・・・・・・・・・・・・・・・・・・・・・・ 49
      Case G 力学的咬合関係（受圧・加圧要素）を優先した症例 ・・・・・・・・・・・・・・・・・・・・・・・ 50

Case 11 臼歯複数歯の同時補綴 ・・・ 52

Case 12 インプラントを含む臼歯複数歯の同時補綴 ・・・・・・・・・・・・・・・・・・・・・・・・・・・・・・・・・ 54

Case 13 大臼歯二歯の同時補綴 ・・ 56
   FOCUS 術中・咬合採得時に咬頭嵌合位を変化させないための対策 ・・・・・・・・・・・・・・・・・・・ 56
   Reference Case H, I 下顎が偏位した状態で咬合採得することを防ぐひと工夫
                    ―咬合採得時の遊離端欠損状態を中間欠損状態に― ・・・・・・・・・・・・・・・・・・・・・・ 58
      Case H 7̄6̄ インプラントクラウン症例での実践例 ・・・・・・・・・・・・・・・・・・・・・・・・・・・・・・ 58
      Case I ⑦6⑤4 ブリッジ症例での実践例 ・・・・・・・・・・・・・・・・・・・・・・・・・・・・・・・・・・・・・・ 59

Case 14 対合する大臼歯の同時補綴 ・・ 60
   One Point インプラント上部構造の固定方法 ・・・・・・・・・・・・・・・・・・・・・・・・・・・・・・・・・・・ 63
   Reference Case J, K インプラントクラウン（上部構造）の固定方法 ・・・・・・・・・・・・・・・・・ 65
      Case J 前歯部の場合：3̲2̲連結、3̲単冠のインプラントクラウン症例 ・・・・・・・・・・・・・・・ 65
      Case K 臼歯部の場合：6̄ インプラントクラウン症例 ・・・・・・・・・・・・・・・・・・・・・・・・・・・ 65

Case 15 臼歯部後方3歯の同時補綴 ・・ 66
   One Point 補綴反対側の咬合支持能力にも注目 ・・・・・・・・・・・・・・・・・・・・・・・・・・・・・・・・・ 67

Case 16 臼歯部4歯の同時補綴の回避 ・・・ 68
   One Point 上下顎の正中線のズレの原因は？ ・・・・・・・・・・・・・・・・・・・・・・・・・・・・・・・・・・・ 69
   FOCUS 同時補綴と時差補綴 ・・・ 71

Case 17 前歯と臼歯の同時補綴 ・・ 72
   One Point 補綴物にアンテリアガイダンスを付与する2つの方法 ・・・・・・・・・・・・・・・・・・・ 72

Case 18 前歯と臼歯の時差補綴 ・・ 74

Case 19 ①1③以外の全顎的な補綴（最後臼歯は第一大臼歯） ・・・・・・・・・・・・・・・・・・・・・・・・ 76

Case 20 4̄3̄2̄1̄1̄2̄以外の全顎的な補綴（最後臼歯は第二大臼歯） ・・・・・・・・・・・・・・・・・・・・ 82
   One Point ナイトガードを使用しないと ・・・・・・・・・・・・・・・・・・・・・・・・・・・・・・・・・・・・・・ 85
   One Point 暫間スプリント ・・・ 86

CONTENTS

CHAIRSIDE / LABOSIDE MANUAL
チェアサイド＆ラボサイド術式マニュアル編

MANUAL 1 Modコアインプレッションペースト法を用いたクラウン製作の
チェアサイドマニュアル ……………………………………………………………… 90
 ① 支台歯形成と歯肉圧排 ……………………………………………………………… 90
  One Point　メタルコアの装着された支台歯の切削に欠かせない圧排コードの利用 ………… 90
 ② 印象採得 ……………………………………………………………………………… 91
 ③ 咬合採得 ……………………………………………………………………………… 92
  One Point　なぜスーパーバイトを咬合採得材・対合歯列の印象採得材として用いるのか？ 92
 ④ プロビジョナルクラウン製作 ……………………………………………………… 93
 ⑤ クラウン試適・咬合調整（咬頭嵌合位） ………………………………………… 94
  One Point　咬合調整時の姿勢と頭位 ……………………………………………………… 94
 ⑥ クラウン試適・咬合調整（前方、側方滑走運動） ……………………………… 95

MANUAL 2 咬合印象法を用いたクラウン製作のヒント　— チェアサイドワークを中心に — … 96
 ① 支台歯形成・歯肉圧排 ……………………………………………………………… 96
 ② 印象採得・咬合採得 ………………………………………………………………… 97
 ③ 部分模型法によるクラウンの製作 ………………………………………………… 98

MANUAL 3 咬合印象法のラボワークのヒント　— 模型製作から補綴物製作まで —
 （解説：山口周行） …………………………………………………………………… 99
 ① 印象面の確認 ………………………………………………………………………… 99
 ② 石膏の注入 ………………………………………………………………………… 100
 ③ 咬合器装着 ………………………………………………………………………… 100
 ④ 研磨 ………………………………………………………………………………… 101
  One Point　寒天アルジネート連合印象法でも可能？ ………………………………… 101

MANUAL 4 アンテリアシリコーンコアの作りかた　（解説：山口周行） ……………… 102

MANUAL 5 カスタマイズドインサイザルテーブルの作りかた　（解説：山口周行） …… 103

MANUAL 6 シェードテイキング写真の撮影ワンポイント　（解説：山口周行） ……… 104
 ① よくありがちなミステイクを防ごう …………………………………………… 104
 ② さらなる情報提供に活かしたい撮影テクニック ……………………………… 106
  One Point　接写用ストロボとシェードテイキングの関係 …………………………… 106
 ③ 正確な色調再現にこだわる撮影セッティング ………………………………… 107

MANUAL 7　チェアサイドで活かしたいマテリアル＆ハンドリングテクニック　108
- ① 効率的かつ適確な補綴物接着の前処置法　108
- ② 咬合採得時における最後臼歯間の咬合支持確保　109
- ③ 効率的なセラミックスの傷取り＆艶出し法　109
- ④ セラミッククラウンでも容易な咬合接触点の確認　110
- ⑤ リーフゲージによるスプリントの厚さの決定　110
- ⑥ 補綴物のリペアーに活かしたいサンドブラスター処理　111
- ⑦ コイルスプリングやセパレーティングモジュールを用いた歯の近遠心移動　112
- ⑧ 既存クラウンのプロビジョナルレストレーションへの利用　113

MANUAL 8　ラボサイドで活用したいマテリアルガイド　（解説：山口周行）　114
- ① LED仮重合器　ZIZAI（自在）　114
- ② Fleximeter-Strips　116
- ③ エリートアーチ　117
- ④ ジャケットオペーク　117

VISUAL DICTIONARY
理論編

CHAPTER 01　補綴診断のための咬合診査・診断　―インプラントを用いた欠損補綴も含めて―　120
- ① 補綴時の咬合基準　―咬頭嵌合位か顎位か？　120
- ② 補綴時の咬合基準のためのチェアサイド診査　122
- ③ 咬頭嵌合位（ICP）を知る　124
- ④ インプラントを欠損補綴のオプションに加える　126
- ⑤ インプラントと天然歯が混在する歯列の問題点　127

CHAPTER 02　間接法　咬頭嵌合位の再現　―「歯は動く」「模型は動かない」の壁を乗り越えて―　128
- ① 口腔内の咬頭嵌合位を正確に再現できない上下顎全顎歯列模型　128
- ② 咬合が約100μm高くなる壁を破る模型製作法　131
- ③ Modコアインプレッション法で咬頭嵌合位の再現を目指す　133
- ④ 小範囲の臼歯部補綴時における間接法の要点　138
- ⑤ 全顎歯列模型法を用いて咬合の高さを改善するには　139

CHAPTER 03　補綴歯のための歯周環境　―天然歯とのアプローチの違い―　142
- ① Biologic width（生物学的幅径）　142
- ② ジンジバルエンブレジャー（鼓形空隙）　143
- ③ 付着歯肉　144
- ④ 二次性咬合性外傷　146

CHAPTER 04　支台歯形成　―支台歯形成の要点（全部被覆冠）―　148
- ① 支台歯形成のデザイン　148
- ② クラウンの保持形態　149

CONTENTS

  ③ マージンの位置 …………………………………………………………………… 150
  ④ プロビジョナルレストレーションによる評価 …………………………………… 151

CHAPTER 05   支台築造　―失活歯支台築造の要点― 152
  ① 歯冠の残存歯質の評価 …………………………………………………………… 152
  ② ポストの形態 ……………………………………………………………………… 153
  ③ ポストの材質 ……………………………………………………………………… 153

CHAPTER 06   プロビジョナルレストレーション 154
  ① プロビジョナルレストレーションの役割 ……………………………………… 154
  ② プロビジョナルにみられるトラブルをファイナルに活かす …………………… 156
  ③ プロビジョナルレストレーションの製作手順 ………………………………… 157
  ④ プロビジョナルの材料・材質の必要条件 ……………………………………… 158
  ⑤ インプラント埋入前後のプロビジョナルレストレーション ………………… 159

CHAPTER 07   印象採得 　（解説：山口周行） 162
  ① 寒天アルジネート連合印象とシリコーン印象 ………………………………… 162
  ② 寒天アルジネート連合印象の寸法精度を高めるために ……………………… 163
  ③ シリコーン印象の精度を高めるために ………………………………………… 166

CHAPTER 08   咬合採得 from ラボサイド
―バイト材として何を使うか？どう使うか？― 　（解説：山口周行） 170
  ① バイト材の選択条件 ……………………………………………………………… 170
  ② バイト材の使用方法 ……………………………………………………………… 170
  ③ 咬合接触点の確認 ………………………………………………………………… 170

CHAPTER 09   咬合採得 from チェアサイド 172
  ① 咬合採得は咬頭嵌合位で ………………………………………………………… 172
  ② 咬合採得を開口位で行うと ……………………………………………………… 173
  ③ 全顎歯列模型法の咬合採得法 …………………………………………………… 174

   Reference Case A-C　ボンウィル三角を利用する方法 …………………… 175
    Case A　シリコーン系咬合採得材により咬頭嵌合位の確認と固定を行った症例 …… 175
    Case B　パターンレジンを利用した症例 …………………………………… 176
    Case C　リーフゲージを用いて咬頭嵌合位にきわめて近い状態で咬合採得を行った症例 …… 176
   Reference Case D, E　咬合平面上の三角形を利用する方法 ……………… 177
    Case D　インプラントのプロビジョナルクラウンを利用して三角形をつくった症例 …… 177
    Case E　下顎補綴時、上下顎中切歯部と両側最後臼歯を頂点とする三角形を利用した
       咬合再構成症例 ……………………………………………………… 178

CHAPTER 10　アンテリアガイダンス ………………………………………………………… 180
1　アンテリアガイダンスとは ………………………………………………………………… 180
2　アンテリアガイダンスの役割 ……………………………………………………………… 182
3　補綴治療時のアンテリアガイダンスはどのように決定するか ………………………… 183
Reference Case F　患者固有のガイダンスパターンを変えたとき起こる、
経年的変化を示す症例（③② 1|1 ②③ブリッジ） ……………………………… 184
4　アンテリアガイダンスの再現 ……………………………………………………………… 186
Reference Case G　術前のアンテリアガイダンスをプロビジョナルレストレーションを
経てファイナルレストレーションに再現させた症例（③２①|①２③ブリッジ）…… 187

CHAPTER 11　臼歯部による咬合支持 ……………………………………………………… 188
1　咬合支持とは ………………………………………………………………………………… 188
2　咬合支持の不安定もしくは欠如 …………………………………………………………… 189
3　咬合支持と補綴 ……………………………………………………………………………… 190

CHAPTER 12　咬合平面 ………………………………………………………………………… 194
1　咬合平面とは ………………………………………………………………………………… 194
2　咬合平面を平坦にすべき理由 ……………………………………………………………… 194
3　咬合平面の設定時のポイント ……………………………………………………………… 196

CHAPTER 13　咬合高径（Vertical Dimension of Occlusion：VDO） ……………… 198
1　咬合高径とは ………………………………………………………………………………… 198
2　咬合挙上のポイント ………………………………………………………………………… 198
Reference Case H　咬合挙上の術式の実際・1
—咬合再構成治療の一環として咬合挙上を行った症例— ……………………… 200
Reference Case I　咬合挙上の術式の実際・2
—咬合挙上に伴うアンテリアガイダンスの付与— ……………………………… 201

CHAPTER 14　咬合調整の基礎知識 …………………………………………………………… 202
1　補綴治療における咬合調整の分類 ………………………………………………………… 202
2　咬合調整に用いるおもな検査材 …………………………………………………………… 204
3　咬合紙や咬合フォイル使用時の一般的注意事項 ………………………………………… 205
One Point　上顎総義歯・下顎部分床義歯では？（左右の被圧変位量の違いへの対応）…… 205

CHAPTER 15　歯の咬合調整　—天然歯あるいは補綴歯（インプラントを含む）の
咬合面の咬合接触に対する調整— ………………………………………… 206
1　前歯部補綴（主に小範囲）の咬合調整 …………………………………………………… 206
2　臼歯部補綴（主に小範囲）の咬合調整 …………………………………………………… 208
FOCUS　咬合紙・咬合フォイルの厚さ、咬合調整時の姿勢や頭位について ………… 209
3　プロビジョナルレストレーションの咬合調整 …………………………………………… 210
4　補綴物の経時的変化に対する咬合調整 …………………………………………………… 211
FOCUS　インプラント補綴の咬合調整 …………………………………………………… 212

CONTENTS

CHAPTER 16 顎の咬合調整 ―スプリントによる顆頭の位置、上下顎歯列の三次元的位置関係、咀嚼筋の緊張状態などを含めた顎口腔系全体に対する調整― … 214
    Reference Case J 顎の咬合調整 下顎スタビリゼイションスプリントにて咬合再構成治療のための顎位修正を行った症例 … 218

CHAPTER 17 咬合器の選択とラボワーク （解説：山口周行） … 222
    ① 咬合器の選択 … 222
    ② 計画的に咬合高径を決定する … 222
        One Point 模型上での咬合調整後のチェック方法 … 223
    ③ 咬頭嵌合位の再現性を高める取り扱い … 224
    ④ 下顎限界運動への配慮 … 226
        FOCUS 咬合器可動部は補綴物のどこに影響を及ぼしているか … 228
    ⑤ 調節性咬合器を使用する場合、チェックバイト材は何が必要か？ … 229

CHAPTER 18 調節性咬合器をツールとして使いこなす着眼点 （解説：山口周行） … 230
    ① なぜ矢状顆路角は重要なのか … 230
    ② 調節性咬合器ステップアップ活用術 … 232
        One Point スピーの湾曲が強い症例とは … 232

CHAPTER 19 ナイトガード ―補綴物装着後のトラブル予防として― … 236
    ① ナイトガードの役割 … 236
        FOCUS ブラキシズム（グラインディングとクレンチング）とは？ … 236
    ② ナイトガードの適応症 … 237
    ③ ナイトガードの形態と咬合接触点 … 238
    ④ 上顎・下顎のナイトガード、どちらを選択するか？ … 238
    ⑤ ナイトガード使用時の着眼点 … 239

コラム
- 私と口腔内写真撮影 … 88
- チェアサイドとラボサイドの"ほう・れん・そう" … 118

おわりに … 245

参考文献 … 240
索引 … 246

VISUAL CLINICAL ART

臨床術式編

VISUAL CLINICAL ART

臨床術式編の読みかた
症例の特性と治療手順

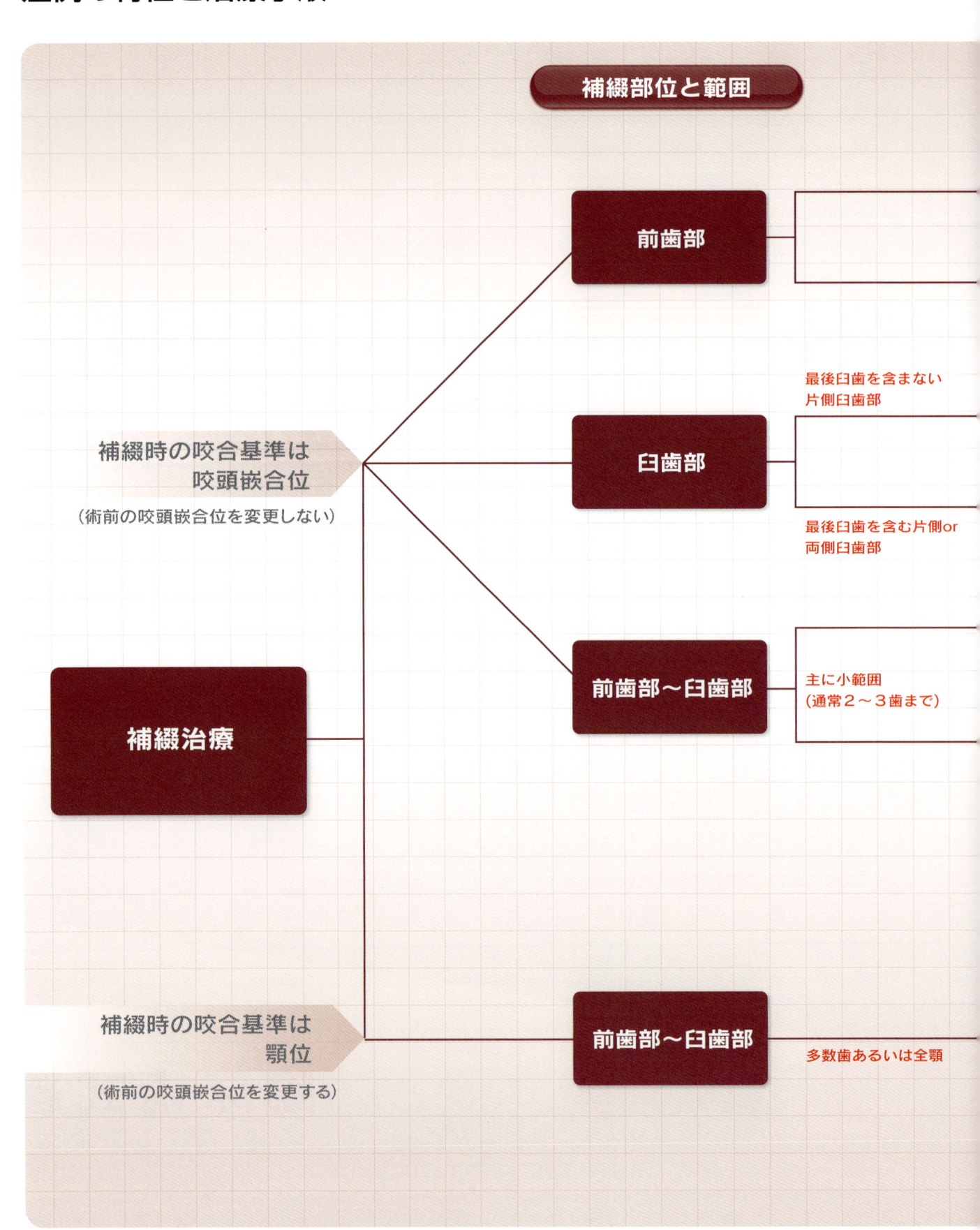

補綴部位と範囲

補綴治療

- 補綴時の咬合基準は咬頭嵌合位
（術前の咬頭嵌合位を変更しない）
  - 前歯部
  - 臼歯部
    - 最後臼歯を含まない片側臼歯部
    - 最後臼歯を含む片側or両側臼歯部
  - 前歯部～臼歯部
    - 主に小範囲（通常2～3歯まで）

- 補綴時の咬合基準は顎位
（術前の咬頭嵌合位を変更する）
  - 前歯部～臼歯部
    - 多数歯あるいは全顎

補綴治療をその部位と範囲、症例の特性（アンテリアガイダンスと咬頭嵌合位）により7つのパターンA～Gに分類し、それぞれの治療手順例を臨床ケースにより示した。咬合基準に関しては、A～Fは術前の咬頭嵌合位、Gのみが顎位である。なお、補綴はインプラントを含むクラウン・ブリッジにより、第一大臼歯もしくは第二大臼歯まで行うものとする。

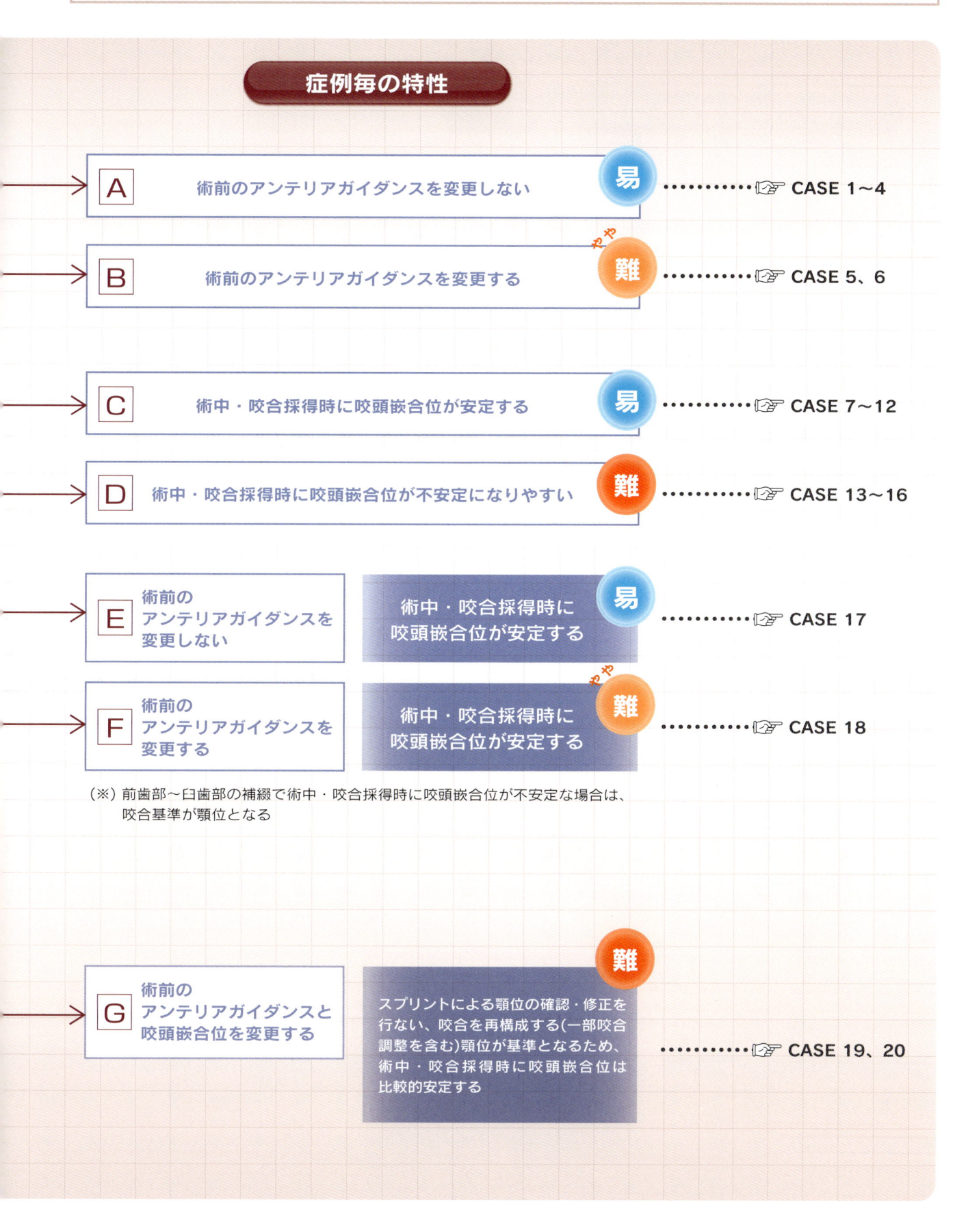

症例毎の特性

A 術前のアンテリアガイダンスを変更しない　　**易**　……☞ CASE 1～4

B 術前のアンテリアガイダンスを変更する　　**やや難**　……☞ CASE 5、6

C 術中・咬合採得時に咬頭嵌合位が安定する　　**易**　……☞ CASE 7～12

D 術中・咬合採得時に咬頭嵌合位が不安定になりやすい　　**難**　……☞ CASE 13～16

E 術前のアンテリアガイダンスを変更しない ／ 術中・咬合採得時に咬頭嵌合位が安定する　　**易**　……☞ CASE 17

F 術前のアンテリアガイダンスを変更する ／ 術中・咬合採得時に咬頭嵌合位が安定する　　**やや難**　……☞ CASE 18

（※）前歯部～臼歯部の補綴で術中・咬合採得時に咬頭嵌合位が不安定な場合は、咬合基準が顎位となる

G 術前のアンテリアガイダンスと咬頭嵌合位を変更する ／ スプリントによる顎位の確認・修正を行ない、咬合を再構成する(一部咬合調整を含む)顎位が基準となるため、術中・咬合採得時に咬頭嵌合位は比較的安定する　　**難**　……☞ CASE 19、20

難 ┈┈▶ 難 ┈┈▶ 難 ┈┈▶ 易 ┈┈▶ 易
（とても）　　　　　　　　　（やや）　　　　　　　　　　　　　　　（とても）

症例の難易度の表示は絶対的なものではなく、あくまでも相対的な評価であり、その目的は、術式を変えることで難易度を下げることが可能なことを示すことにある。

術前の咬頭嵌合位を変更しない症例

たとえば…

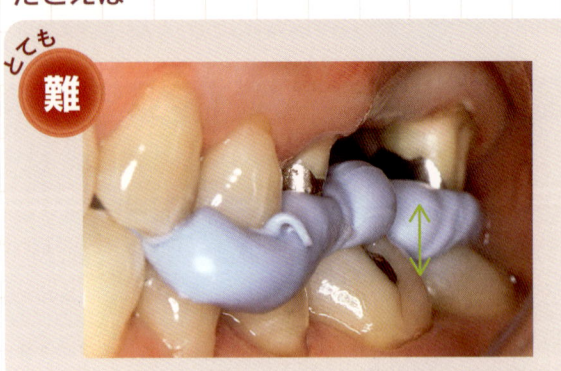

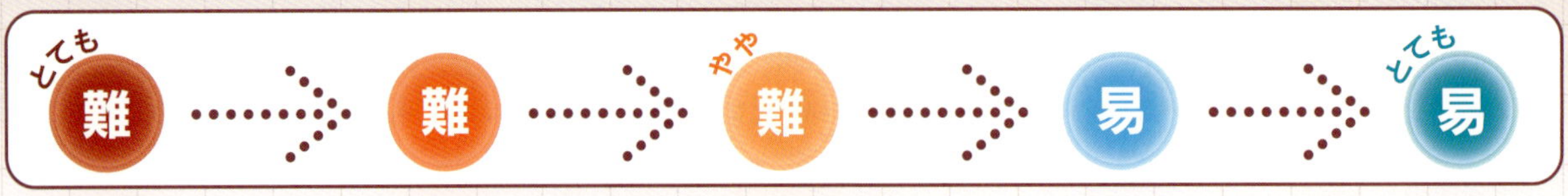

とても難

D 中間欠損をブリッジで補綴する場合、術中、特に咬合採得時に最後臼歯の咬合支持が失われ、咬頭嵌合位が不安定になりやすい。

欠損補綴をインプラントで行なうと…

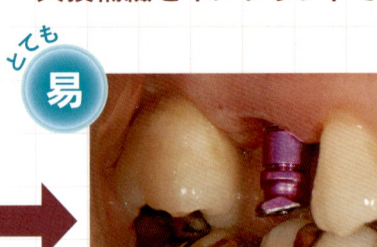

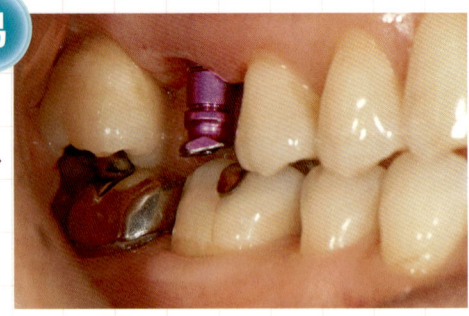

とても易

C 単独インプラントクラウンで補綴すれば、術中・咬合採得時に咬頭嵌合位が安定しているため、術前の咬頭嵌合位が変化するリスクは低い（*PP.36-43 参照*）。

最後臼歯の咬合支持を
暫間的に確保した状態で咬合採得すると…

易

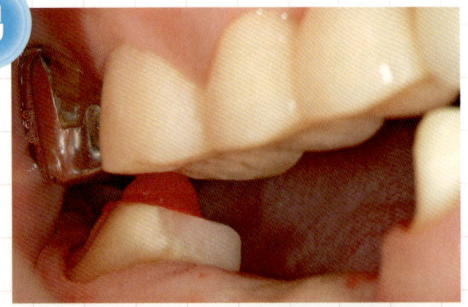

C 中間欠損をブリッジで補綴する場合でも、咬合採得時に支台歯部分の咬合支持が確保できれば、口腔内と模型上の咬頭嵌合位が一致する可能性は高くなる（*P.59 参照*）。

最後臼歯の咬合支持を
確保した状態で咬合採得すると…

易

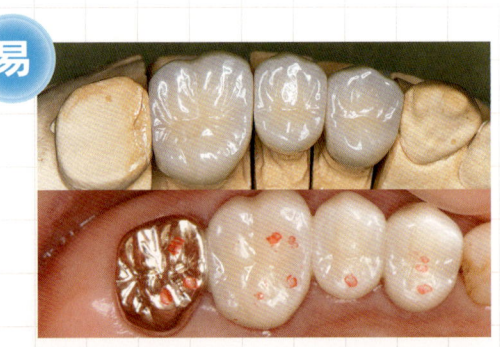

C 臼歯4歯の補綴。同時補綴せず、2ステップに分けて行うことで、咬合採得時に咬合支持が安定し、咬頭嵌合位が再現しやすい（*PP.68-71 参照*）。

術前の咬頭嵌合位を変更する症例

スプリントを用いて顎位の評価・修正を行なうと…

とても難

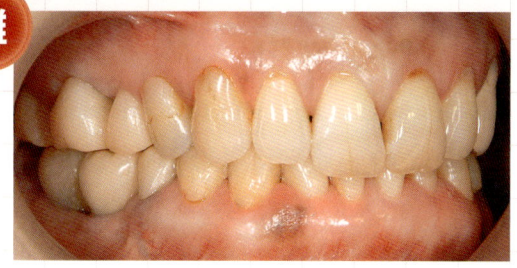

D 右側臼歯部の咬合支持が長期間欠如していた症例。術前の咬頭嵌合位を基準にプロビジョナルレストレーションを行った状態。このままファイナルレストレーションに移行すると、術後に咬合が変化する可能性が高い。

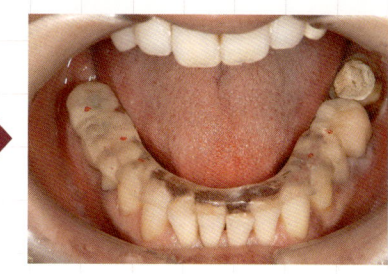

顎位の評価・修正目的のスプリントを2か月間、夜間使用してもらう。

プロビジョナル隙間修正前

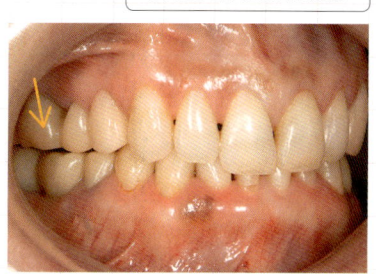

右側の後方臼歯部間の咬合接触が失われて隙間ができている。

難

プロビジョナル隙間修正後

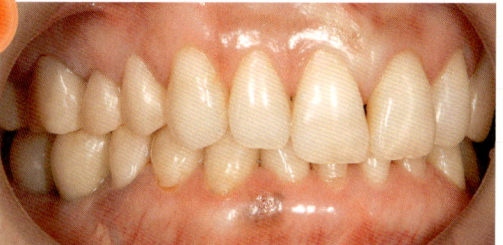

G 右側臼歯部間の咬合接触を回復し、この顎位を基準とした新たな咬頭嵌合位でファイナルレストレーションを行うことは、術後の予知性の向上に繋がる（*PP.214-217* 参照）。

さらに一度に行う補綴の範囲を狭くすると（時差補綴）

やや難

STEP1　臼歯部の補綴　　　STEP2　|3 の補綴

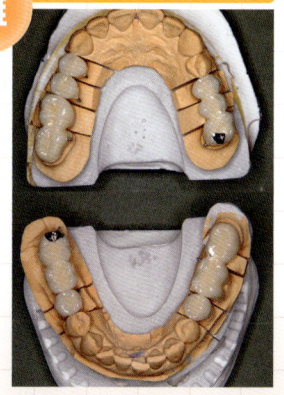

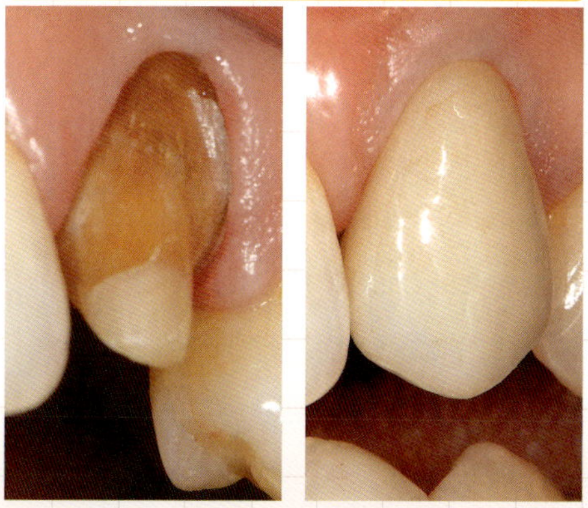

G 一般的に、補綴の範囲が広ければ広いほど、補綴治療の難易度が増す。そこで多数歯の補綴では、いくつかのステップに分けて補綴を行い、一度に行う補綴の範囲を狭くする術式（**時差補綴／*P.71* FOCUS参照**）の採用を検討したい。
この症例では、まず臼歯部の補綴（リマウント操作による咬頭嵌合位の修正を含む）を行い咬合支持を確立し（STEP1）、次に|3の補綴を行い、アンテリアガイダンスを付与した（STEP2）。

術前の咬頭嵌合位をそのまま保存して補綴する

前歯部

術前の
アンテリアガイダンス
を変更しない

A

Case 1
歯根横破折を起こした歯の補綴

患者DATA	補綴時の残存歯		アイヒナーの分類
16歳・男性	7654321 | 1234567 7654321 | 1234567		A

着目点 正中離開の同時解決、Biologic width

【症例の概要】
　下顔面部の打撲にて、|1 が歯頸部付近にて横破折した。破折線は口蓋側にて骨縁下に達していた。正中離開の問題も同時に解決するため、|1 をクラウン、1| をラミネートベニアにより補綴した。

初診時の状態

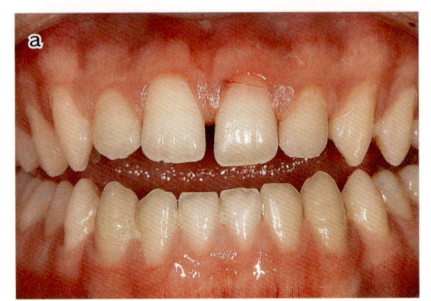

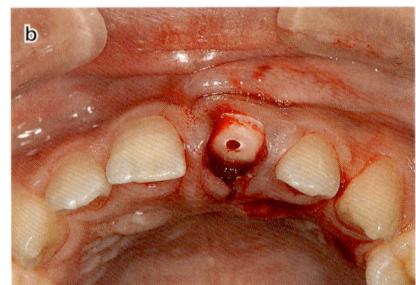

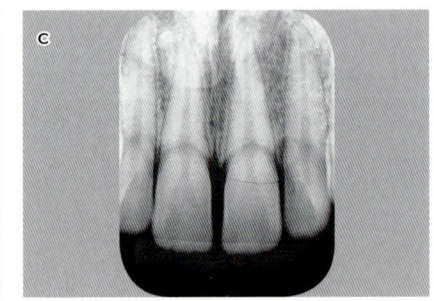

Case 1-1a〜c　打撲により、|1 が歯頸部付近で横破折。破折線は口蓋側にて骨縁下に達していた。

1　まず最初に歯髄処置を行い疼痛を除去し、両隣在歯にテンポラリークラウンを暫間固定することで、審美性、咀嚼・発音機能を応急的に回復した。
　次に破折歯の修復とともに、正中離開の問題も解消して左右中切歯の歯冠幅径を揃えることを計画した。具体的には、診断用ワックスアップをもとに 1| の近心に歯質を削除することなくポーセレンベニアをラミネートし、|1 にはプロビジョナルクラウンを仮着した。
　口蓋側の Biologic width 獲得のための歯周外科手術を行い、歯周組織の改善・安定を約2か月間待つ。

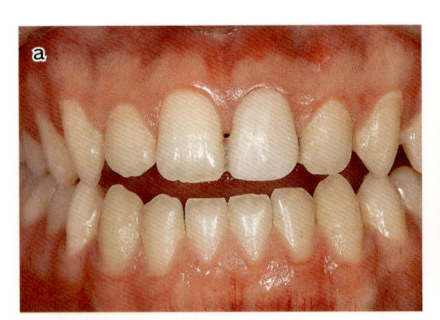

Case 1-2a　テンポラリークラウンを両隣在歯に暫間固定。審美性・咀嚼・発音機能を応急的に回復した。

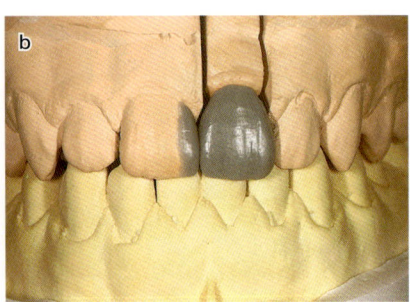

Case 1-2b　ラミネートおよびプロビジョナル用の診断用ワックスアップ。

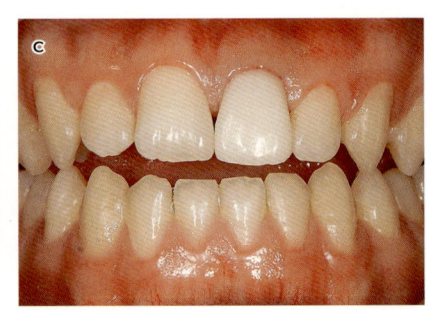

Case 1-2c　1| にポーセレンベニアをラミネート、|1 にプロビジョナルクラウンを仮着した。

2

|1 の補綴物製作では、前歯部の誘導角が急峻で緊密な咬合接触関係にあることから、フェイスボウを用いて口腔と咬合器の回転軸を近似させ、前方滑走運動時の咬合接触を咬合器上にてあらかじめ調整し、さらに口腔内で確認する手順を踏んだ。

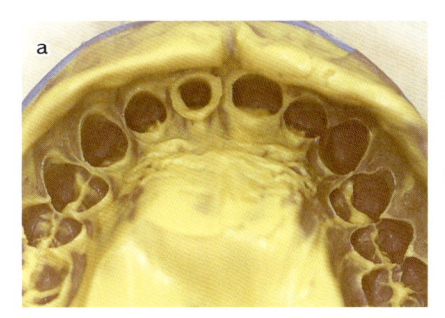

Case 1-3a 印象材はインプリントⅡ（3M社製）を使用。

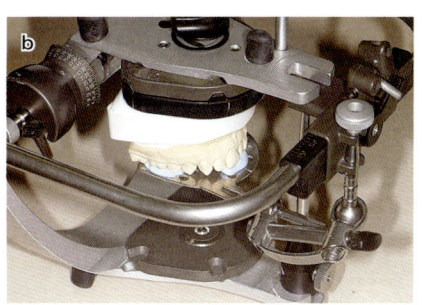

Case 1-3b フェイスボウマウントし、その後、前方運動時のアンテリアガイダンスを調整する。

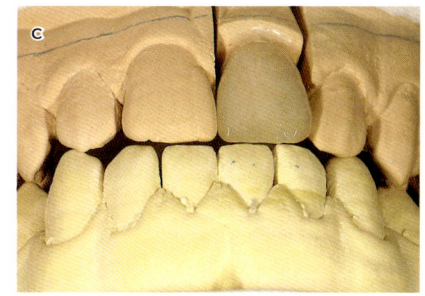

Case 1-3c もともと持っていた上顎左右側切歯接触のガイドをそのまま保持させた。

3

特に審美性が重要視される部位であることから、ファイナルクラウンはジルコニアフレームのオールセラミックで製作した。破折防止のため、焼成する外装セラミックの厚さが均等になるように、フレームの調整には慎重を期す。

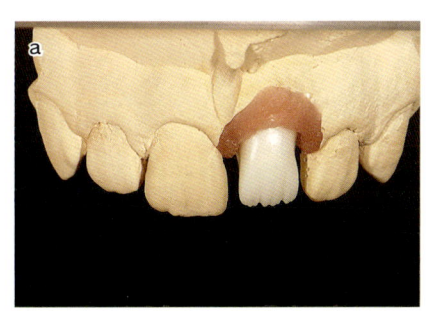

Case 1-4a ジルコニアフレームに内部構造を付与し、外装セラミックの幅・厚さに極端な差が出ないようにする。

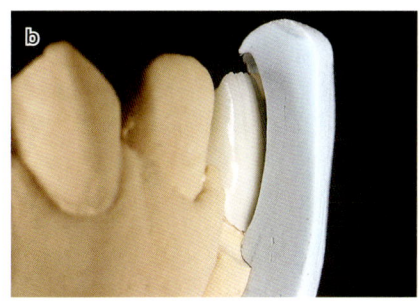

Case 1-4b 外形回復をワックスで行い、シリコーンコアを採得。セラミックの厚さを確認する。

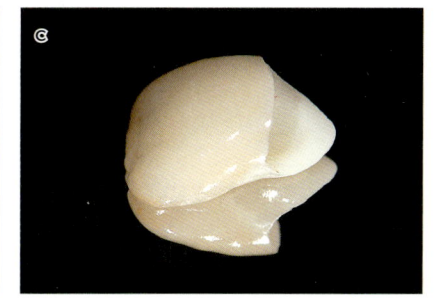

Case 1-4c ジルコニアフレームに専用陶材を焼付したクラウン（SHOFU ヴィンテージ ZR）。

ファイナルレストレーション装着時の状態

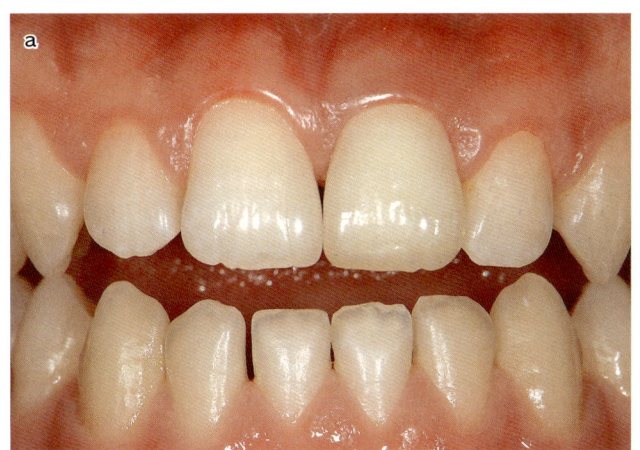

Case 1-5a 術後の状態。上下顎の正中線が一致し、審美的にも周囲の天然歯との調和が図られている。両中切歯間のジンジバル・エンブレジャーは、発音や唾液がもれない程度に閉鎖させた。

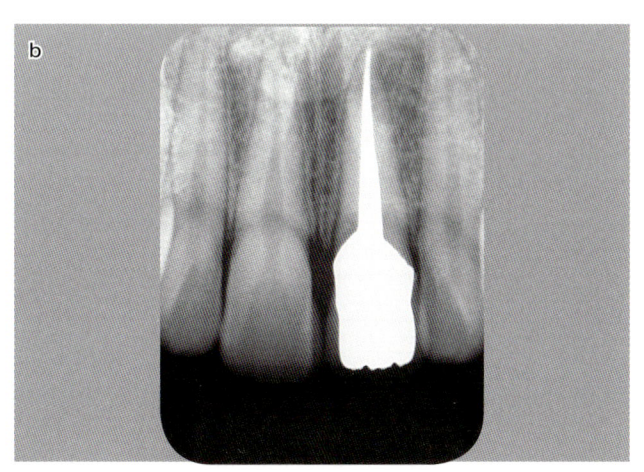

Case 1-5b 機能的には術前の前方滑走運動（主誘導が下顎の左右犬歯による）を継続させている。

術前の咬頭嵌合位をそのまま保存して補綴する

前歯部
術前のアンテリアガイダンスを変更しない **A**

Case 2
正中離開や歯の捻転の補綴的解決

患者DATA	補綴時の残存歯		アイヒナーの分類
30歳・男性	7654321 | 1234567 7654321 | 1234567		A

着目点　審美の改善と機能の継続

【症例の概要】
　上顎正中離開と|1 の歯軸捻転に対して、補綴治療による改善を希望し来院した。
　正中離開のスペースを4前歯の近遠心幅径に振り分けることで、中切歯と側切歯の形態的バランスを図った。また歯の位置に問題があったにもかかわらず、4前歯をいずれも生活歯のまま支台歯形成できたことで、オールセラミックの審美的な優位性を最大限に引き出せた。

初診時の状態

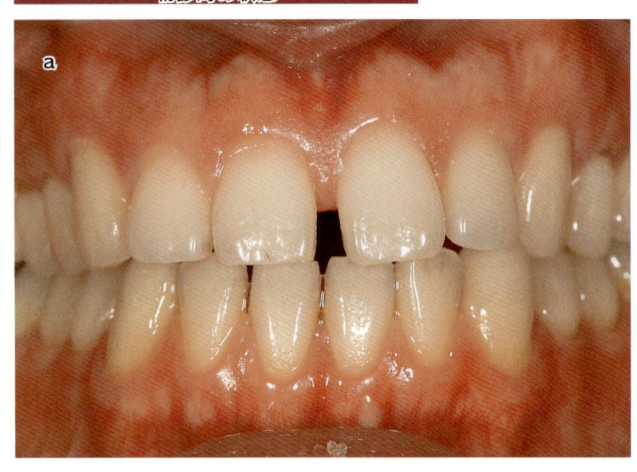

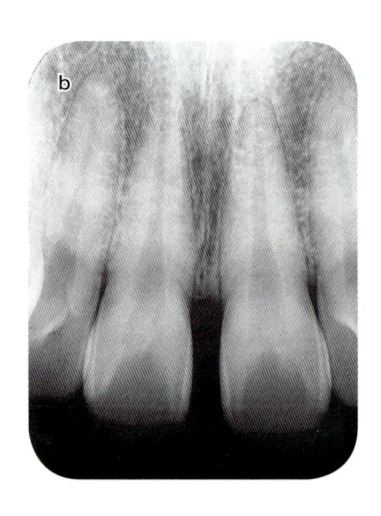

Case 2-1a、b　上顎正中離開と|1 の歯軸捻転による審美障害がみられる。上顎切歯はいずれも生活歯で、歯周組織はほぼ良好である。

1　上顎4前歯の審美的な改善を行うにあたり、機能的には現行の下顎運動、特にアンテリアガイダンスをそのまま継続させたい。
　そこで咬合器にマウントしたスタディーモデルを用いて、初診時のアンテリアガイダンスを変更せずに診断用（ブループリント）ワックスアップを行い、それをもとにプロビジョナルクラウンを製作した。

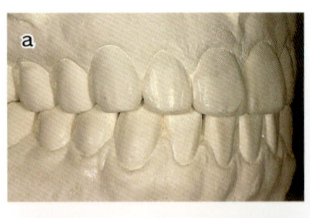

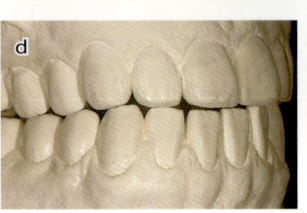

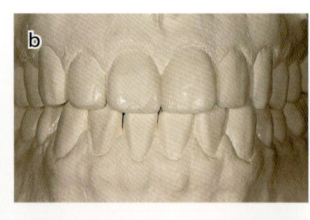

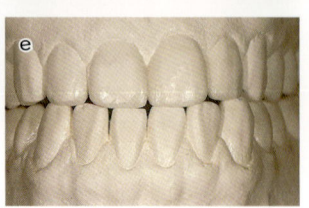

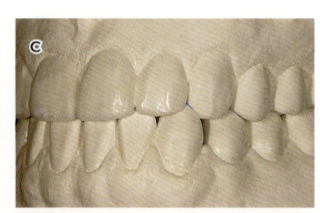

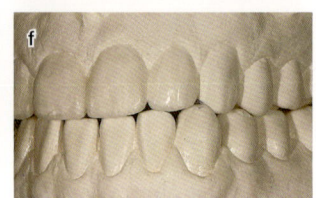

Case 2-2a〜c　咬頭嵌合位での診断用ワックスアップの状態。
Case 2-2d〜f　下顎前方運動および左右側方運動の状態。前方複数歯でガイドさせる。

2 診断用（ブループリント）ワックスアップをもとにプロビジョナルクラウンを製作した後、口腔内にて審美性、発音、歯周組織の反応、プラークコントロール難易度の観察、連結部位の幅と強度、アンテリアガイダンスの角度などを経過観察・確認する。
　ファイナルクラウンの製作には、このプロビジョナルクラウンのスタディーモデルを活用する。

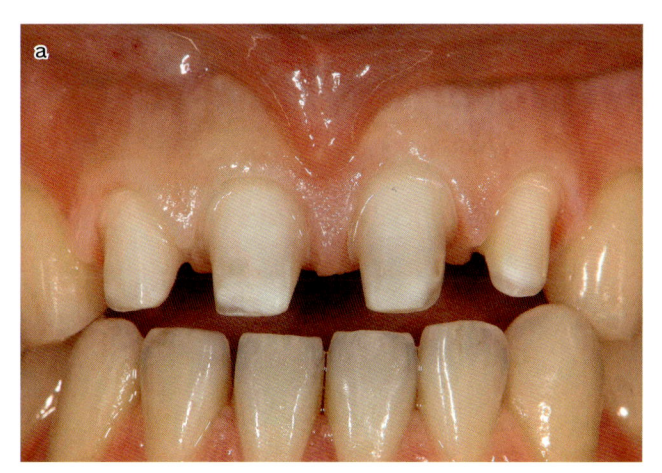

Case 2-3a 4切歯（生活歯）の支台歯形成。

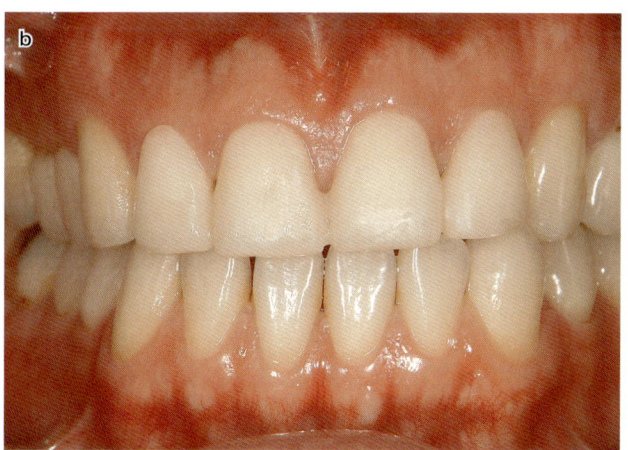

Case 2-3b プロビジョナルクラウン。

3 プロビジョナルクラウンの完成度が高く、舌面形態をファイナルクラウンにそのまま再現できる状態になっている場合は、前歯舌面のシリコーンコアを採得し、これを用いてファイナルクラウンの舌面形態を決定しても、アンテリアガイダンスの角度の再現に問題はないと著者は考えている。

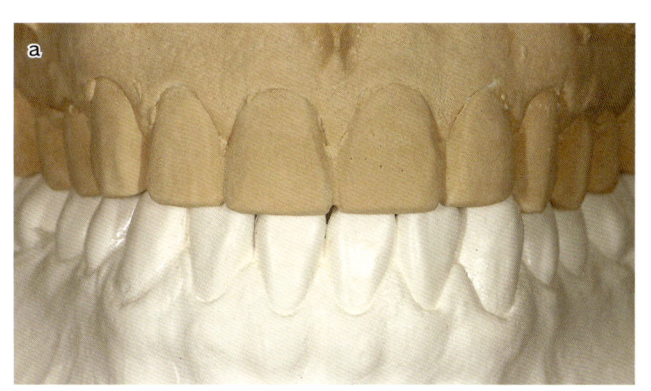

Case 2-4a プロビジョナルクラウンのスタディーモデル。

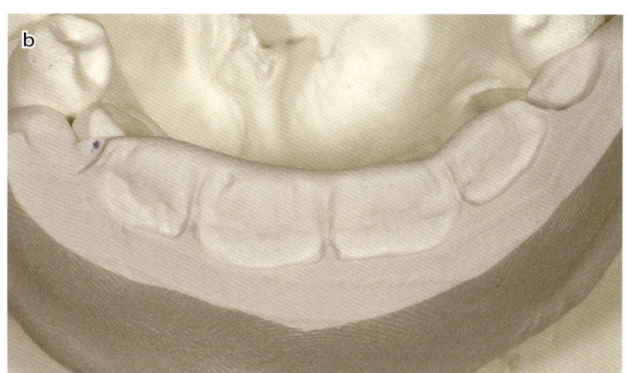

Case 2-4b シリコーンコアによるプロビジョナルクラウンの舌面形態のトランスファー。

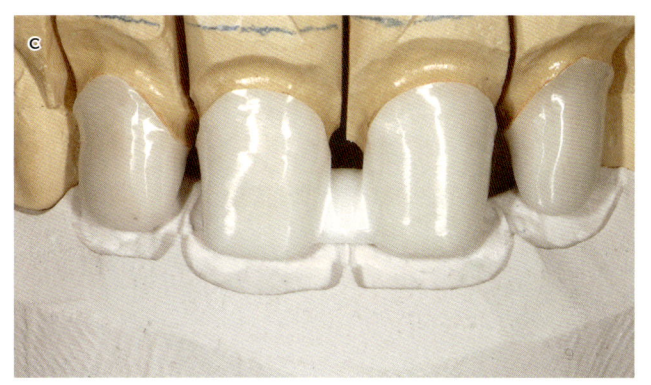

Case 2-4c ファイナルクラウンにプロビジョナルクラウンの舌面形態をデュプリケート。

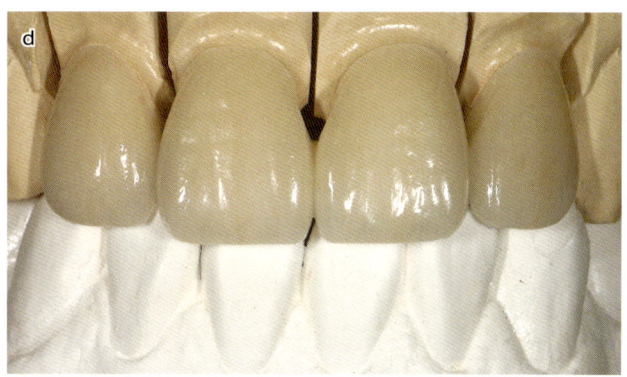

Case 2-4d 咬合器上のファイナルクラウン。

☞ NEXT PAGE

4 　補綴歯が4前歯となったことで、これらの歯軸や切縁線と口唇、顔貌との調和もより重要になる。
　Sレベライザーは顔貌の水平的な情報を補綴物製作のための作業模型に直接記録することができ、簡便で利用価値が高い。このケースでは、補綴歯の歯軸は顔貌との調和を優先し、下顎前歯の歯軸とは異なったものとした。

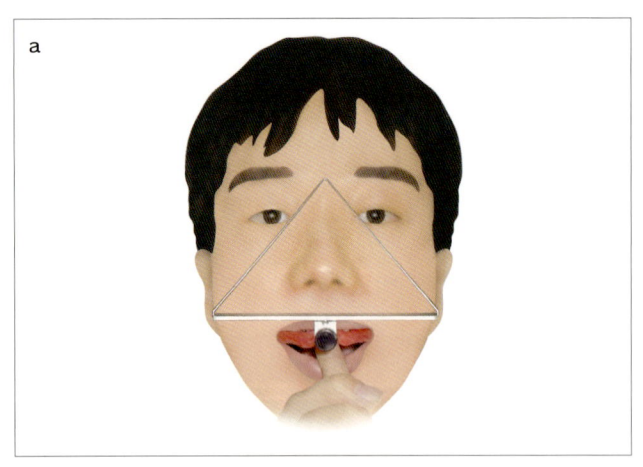

Case 2-5a 　Sレベライザー（製造販売：テクノステップ）による顔貌の水平の記録。

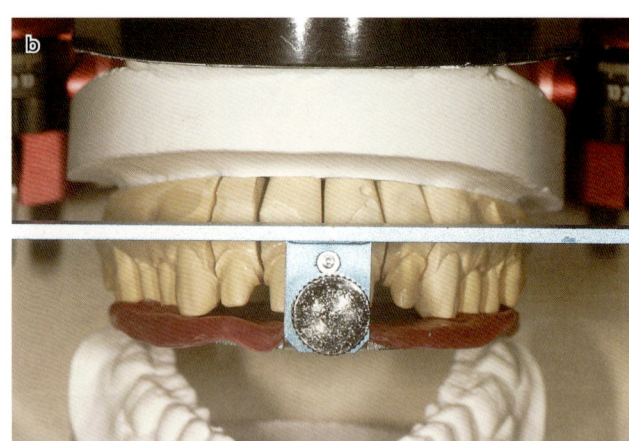

Case 2-5b 　作業模型上の水平の再現。

ファイナルレストレーション装着時の状態

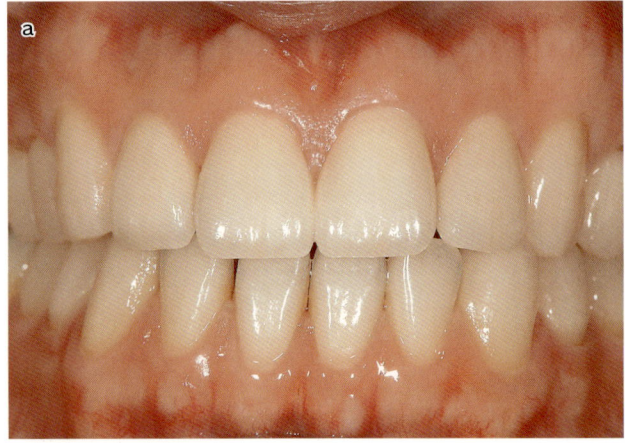

Case 2-6a 　正中離開のスペースを 2 1|1 2 オールセラミッククラウンの幅径に振り分けた。

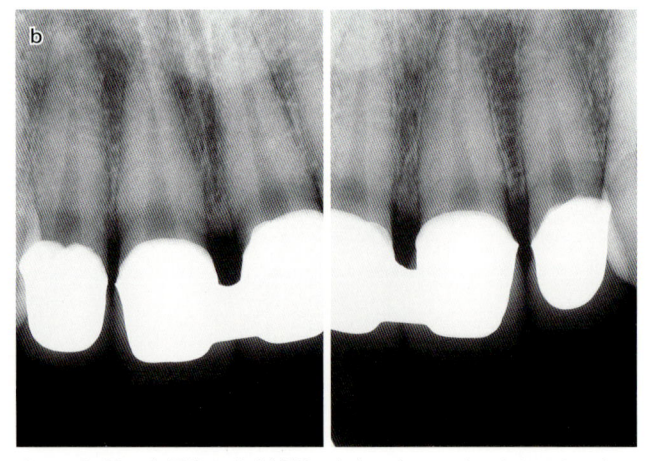

Case 2-6b 　生活歯のまま補綴できたことで、オールセラミックの審美的な優位性を最大限に引き出せた。

Reference Case A

審美の改善
—オールセラミッククラウンとホワイトニング—

ジルコニアをフレームに持つオールセラミッククラウンが臨床に用いられるようになり、強度を兼ね備えながら天然歯に匹敵する審美性が得られるようになってきている。今後、さらなる材質の改良に期待が持たれる状況にある。

ここでは、そのオールセラミッククラウン予定歯の周囲の天然歯をまずホワイトニングし、その色調にあわせてクラウンを装着した症例を提示する。

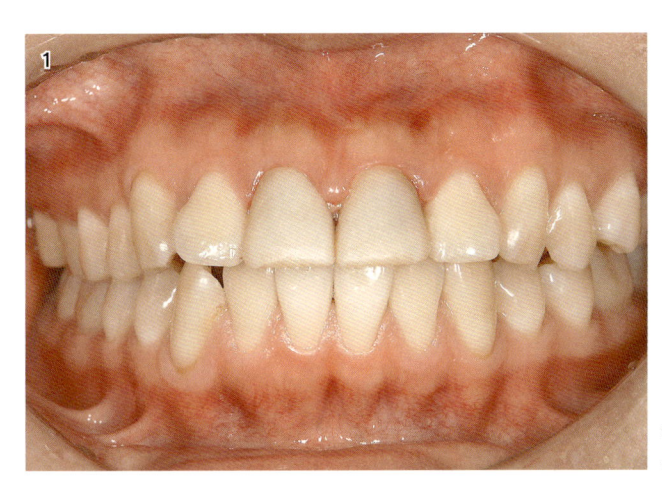

Case A-1 初診時20歳・女性。1|1にレジンジャケットクラウンが入っており、歯を全体的に白くしたいことを主訴に来院した。

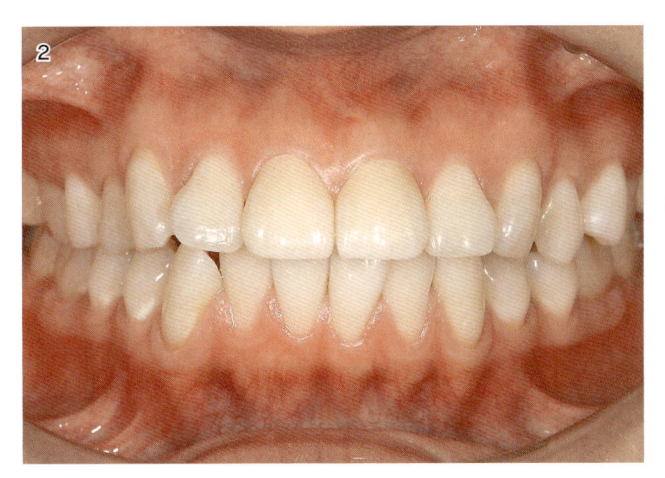

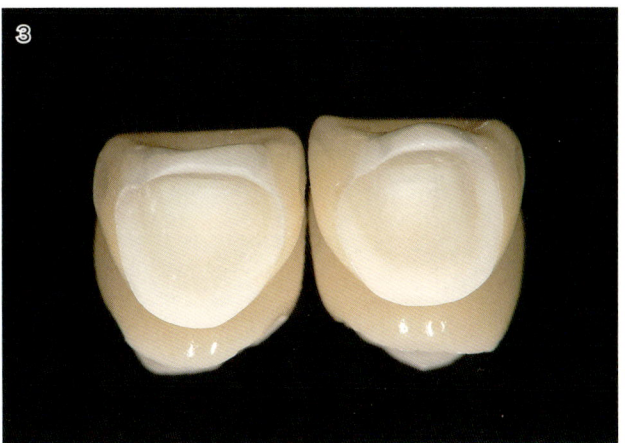

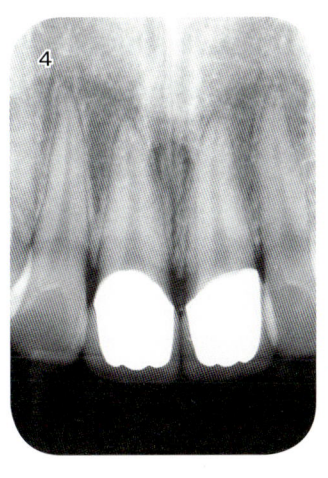

Case A-2〜4 コンサルテーションの結果、まず天然歯にホームホワイトニング（NITE ホワイトエクセル使用／取扱：デンツプライ IH）を行い、その色調に合わせて1|1にオールセラミッククラウン（ジルコニアフレームはノーベルバイオケア社製を使用）を装着することになった。**2**は術後約2年の状態。ホームホワイトニングは、この間、約半年ごとの再評価のもと継続して行っている。

術前の咬頭嵌合位をそのまま保存して補綴する

前歯部 A 術前のアンテリアガイダンスを変更しない

Case 3
先天性欠如歯のスペースの矯正治療とインプラント補綴による解決

患者DATA：11歳・女性

補綴時の残存歯：
8 6543 1	123456 8
7654321	1234567

アイヒナーの分類：A

着目点 インターディシプリナリーアプローチ（矯正治療によるインプラントスペースの確保）
前歯部インプラントクラウンの歯冠形態

【症例の概要】
　2|が先天性欠如していた。歯列矯正治療により、歯や歯列の位置関係をコントロールしながら2|のスペースを確保した。咬合の安定が得られた21歳時に、2|をインプラント補綴することで歯列の連続性を回復した。

歯列矯正治療の経過

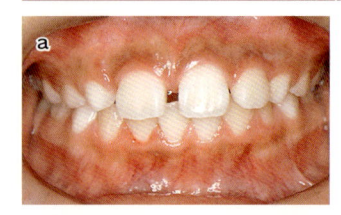

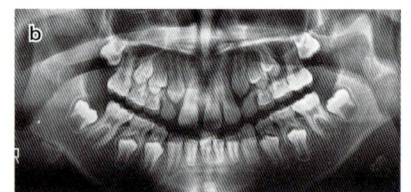

Case 3-1a、b 一期治療開始時（10歳1か月）。2|先天性欠如。上顎前歯正中の右側方偏位、大臼歯関係Ⅱ級、骨格性Ⅱ級の混合歯列期の症例。3|で2|を代用するか、2|部のスペースを確保して将来補綴するかの2案を提示し、後者が選択された。

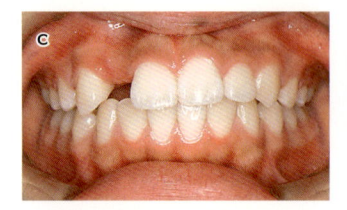

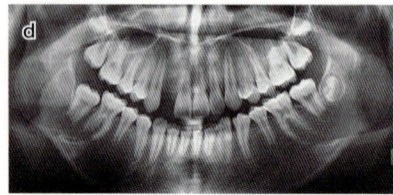

Case 3-1c、d 一期治療終了時（13歳9か月）。上顎前歯の正中偏位の是正と2|部の空隙の確保、臼歯関係の改善後、保定を行う。

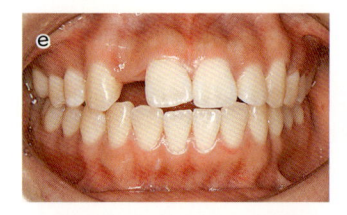

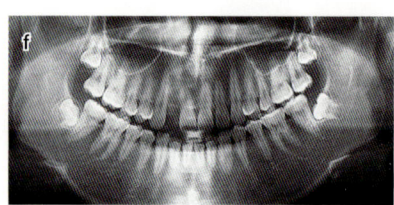

Case 3-1e、f 二期治療開始時（20歳10か月）。一期治療終了から7年経過。この間にオープンバイトの発現がみられた。1|の打撲も経験した。

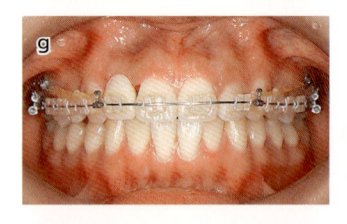

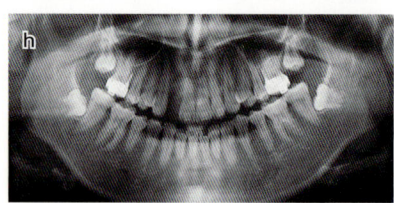

Case 3-1g、h 動的治療中の状態。7|7を抜歯し、マイクロインプラントを固定源とした上顎歯列の遠心移動を行う。

ファイナルレストレーション装着時の状態・1

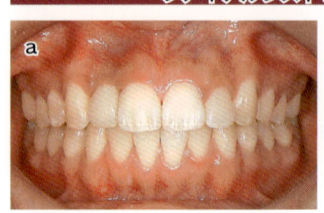

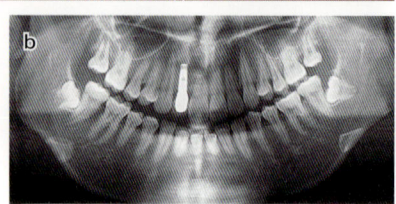

Case 3-2a、b 21歳。動的な歯の移動と2|のスペースをインプラント補綴することで歯列の連続性を回復し、良好な咬合を獲得できた。現在、保定装置による経過観察中である。

1 インプラントの埋入にあたっては、その埋入方向、近遠心的および頬舌的位置が、最終補綴装置（上部構造）の機能や審美、周囲の天然歯との調和にとって理想的になることを目標とする（トップダウントリートメント）。

ただし、フィクスチャーは『既存骨内に埋入』が原則であり、通常は天然歯よりやや舌側寄りの埋入になる。また、アークコンセプトに基づき、唇側歯肉の退縮に対応するため、ヒーリングカラー（アバットメント）の形態は修正を要することが多い。

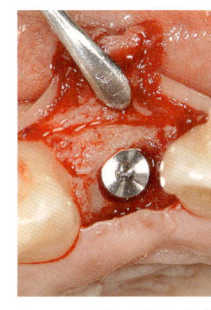

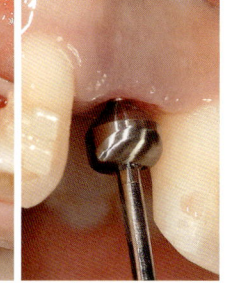

Case 3-3 残存歯槽骨の唇舌幅がやや狭いが、GBRや骨移植を行わずに埋入可能であった。

2 周囲組織（歯肉歯頸線の位置や歯間乳頭）の審美的な要求を満たす形態は、プロビジョナルクラウンのカントゥアにより誘導・調整され、同じカントゥアを与えたファイナルクラウンにより維持される。特に唇側歯肉縁下のエマージェンスプロファイルのオーバーカントゥアは、歯肉退縮や歯頸線不揃いの原因となるため注意を要する。

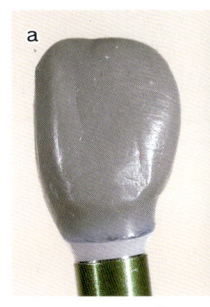

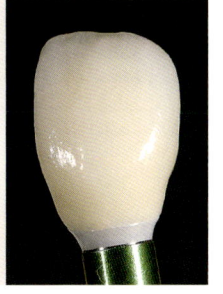

Case 3-4a プロビジョナルのカントゥアをシリコーンで採得し、そこにワックスを流し込んで同形態を得る。

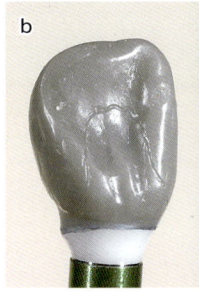

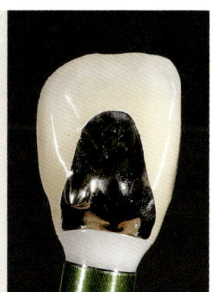

Case 3-7b メタルフレームは、隣接を大きく開放するが、アバットメントの大きさから、内部フレームはあまりカットバックしすぎないようにする。

ファイナルレストレーション装着時の状態・2

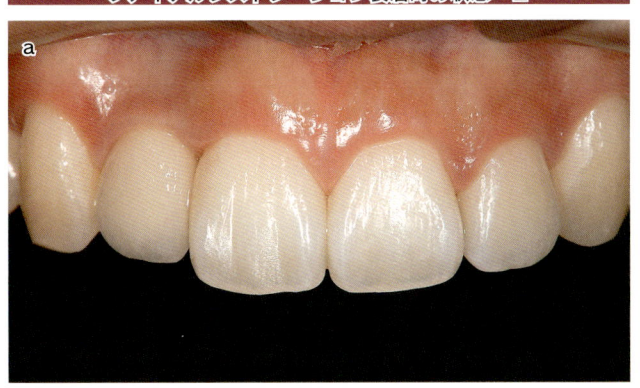

Case 3-5a インプラント特有の形態的配慮、特に唇側歯肉縁下のエマージェンスプロファイルと隣在歯との縦長のコンタクトエリアにより、天然歯に近い審美性が得られている。また、アバットメントにジルコニアを使用したことも審美性の向上につながっている。

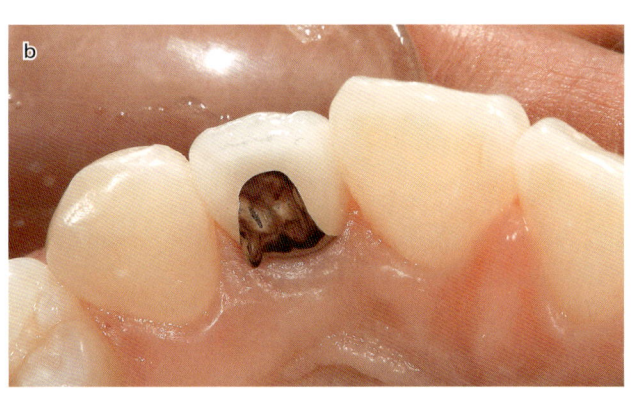

Case 3-5b メインテナンス中のトラブルや補綴設計の変更に対応しやすくするため（リトリバビリティー）、舌側面の遠心にリムーバルノブを付与してセメント仮着とした。

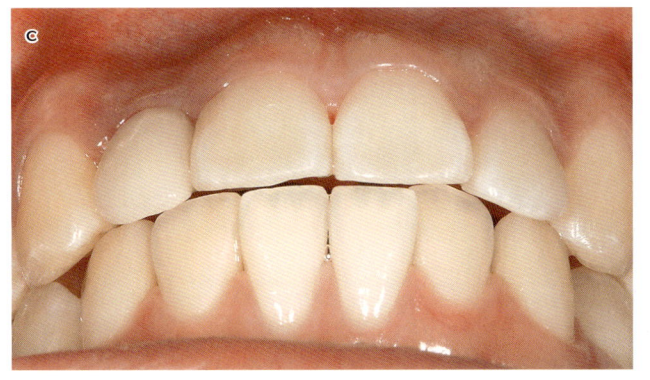

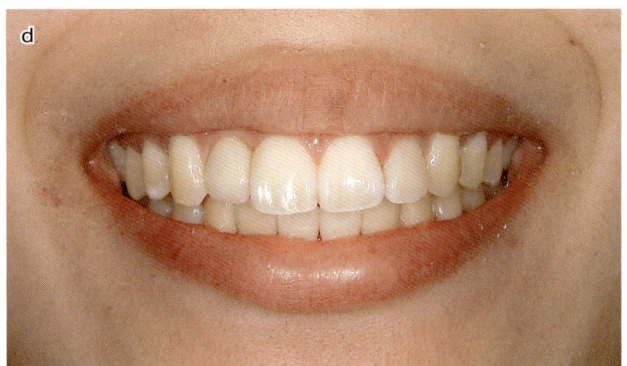

Case 3-5c、d 咬頭嵌合位では、咬合紙約30μmの両面のカラーコーティングが剥がれて抜けてくる状態（アンテリアカップリング＝咬頭嵌合位にて上下顎前歯は咬合接触せず、10〜20μmのスペースを保って対向する）である。前方滑走運動の誘導は犬歯も参加させるが、側方滑走運動の誘導には参加させないことで、力学的な負担の軽減を図った。なお、夜間はリテーナーを使用している。

術前の咬頭嵌合位をそのまま保存して補綴する

前歯部 A 術前のアンテリアガイダンスを変更しない

Case 4
歯根破折により生じた欠損のブリッジによる補綴

患者DATA：59歳・女性

補綴時の残存歯：
765 321	234567
7654321	1234 67

アイヒナーの分類：A

着目点 クラウンとポンティックの形態

【症例の概要】
⎿1が歯根破折を起こして来院。要抜歯で、ブリッジによる補綴を計画した。ブリッジの範囲は4前歯とし、それら歯冠の近遠心幅径を増やすことで正中離開部のスペースの閉鎖を図った。
クラウンとポンティックの形態の審美的な調和を図ることを目指した。

初診時の状態

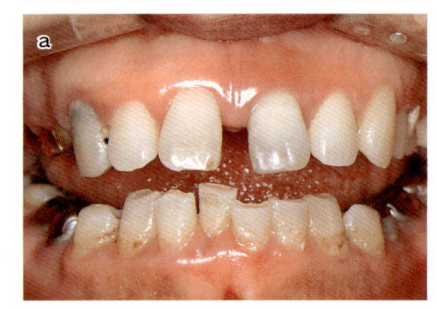

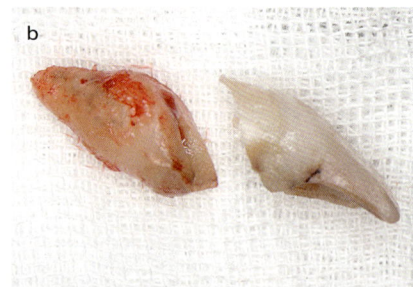

Case 4-1a、b ⎿1が歯根破折を起こし動揺していた。歯肉が発赤している。口腔清掃状態が不良で中等度の歯周炎の進行がみられる。

1 適切なポンティックの形態は、生物学的要素（清掃性）、機械的要素（対咬合圧）、審美的要素を満たさなければならない。これらの条件を満たすポンティックとしては、モディファイドリッジラップ、オベイド（卵型）ポンティックが挙げられる。いずれも、原則として歯槽堤と接する基底面が高度に研磨された凸面あるいは平坦になっている必要がある。
　Case 4では、プロビジョナルレストレーションを用いて、⎿1の抜歯窩に審美性により優れたオベイドポンティック形態のための周囲軟組織の誘導を行った。

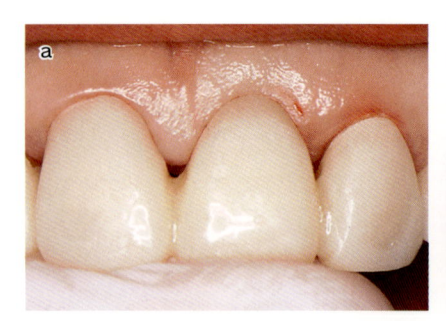

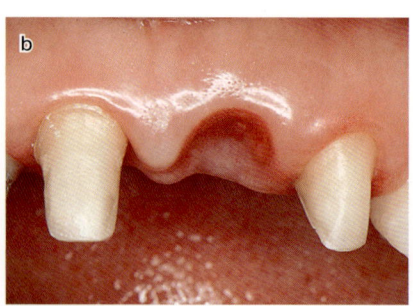

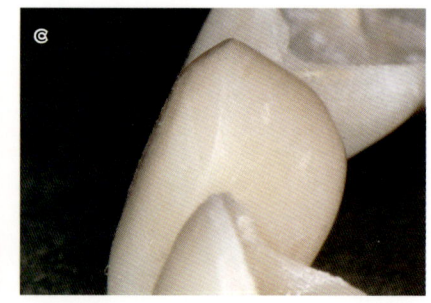

Case 4-2a〜c 抜歯と同時に、抜歯窩に基底面をオベイド型にしたプロビジョナルポンティックを挿入する（歯槽骨縁より1〜2mm以上距離をとる）。その後、抜歯窩が治癒していく3〜4週間、生理的な圧迫が得られるようにポンティック基底面の調整をくり返し行い、両隣在歯との歯間乳頭や歯頸線の調和を図っていく。

2 欠損部の歯槽堤形態が目標とする状態に誘導された時点で、最終ブリッジの製作にとりかかる。印象採得から得られた模型を観察すると、ポンティックが適合する歯槽堤部は、偽歯肉溝からエマージェントサイト（唇側歯頸線の立ち上がり）が明確に表現されている。

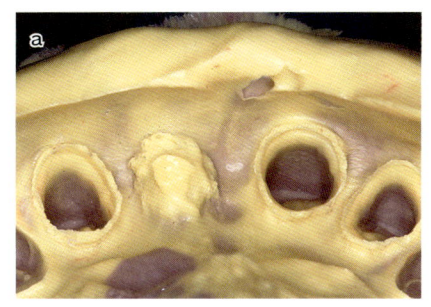

Case 4-3a 印象採得された欠損部歯槽堤の粘膜は幼若でまだ軟らかいため、印象面は滑沢とならず、模型上での調整が必要となる。

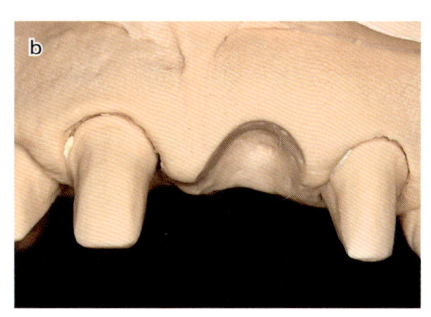

Case 4-3b 模型上で一部調整されたポンティック歯槽堤部。

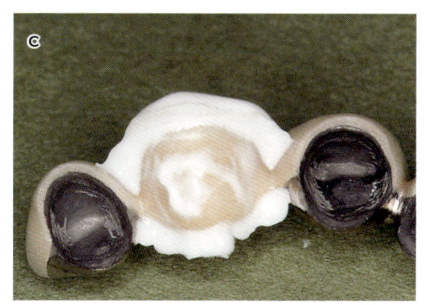

Case 4-3c クラウン内面だけでなく、ポンティック基底面部も適合検査材を用いてチェックする。

3 最終ブリッジのポンティックの適合を確認する。過度な圧迫がないか、スーパーフロスによる清掃が可能かなどのチェックを行い、一定期間仮着としてようすをみる。最基底部の粘膜はまだ十分に治癒していないが、ハイポリッシュなポーセレンポンティックと接することで、プロビジョナルポンティックよりもより早い治癒が期待できる。

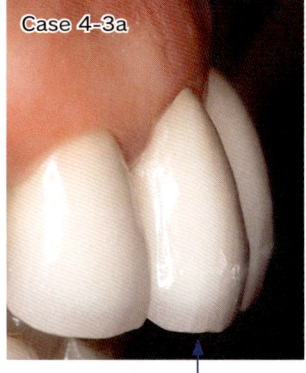

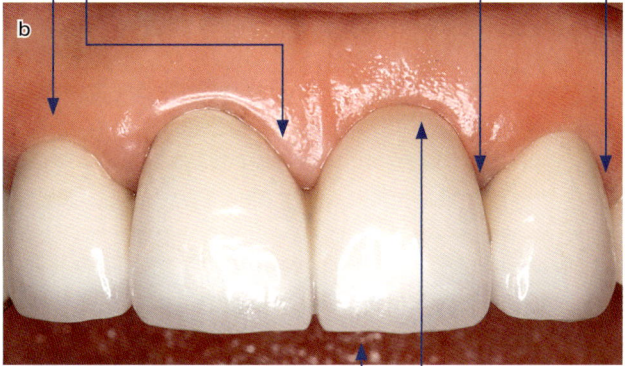

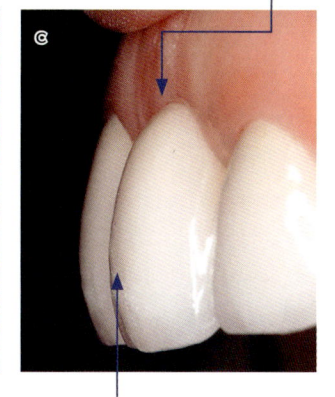

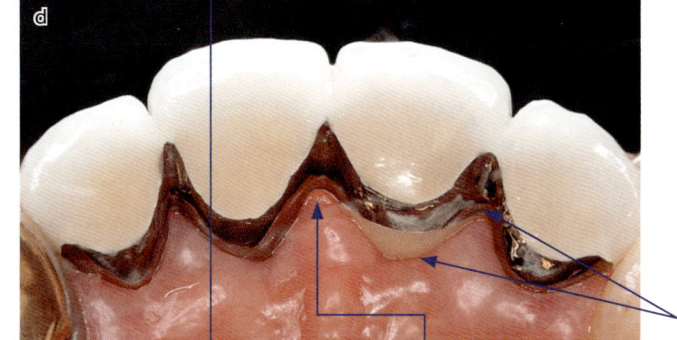

- トランジショナルラインアングル間の移行部が曲面になっていることで、立体感が表現されている。
- カラーレスマージンが歯肉縁下に設定されている。
- ポンティックの歯頸部立ち上がり部分のカントゥア、エマージェンスプロファイルは、対側のクラウンに比較するとやや急峻であるが、調和は取れている。
- 隣接面コンタクトおよび連結部を歯根方向に長く取ったことと、歯肉クリーピングが起きたことで、歯間乳頭部のジンジバルエンブレジャーはブラックトライアングルにならず、発音や唾液のもれがない。

ファイナルレストレーション装着時の状態

- アキシャルカントゥアは4前歯でよく調和しており、口唇の閉鎖路およびリップサポートとしての機能を果たしている。
- ポンティック部の歯頸線は、歯根を有する支台歯クラウンとほぼ揃っており、審美的要素を満たしている。
- ポーセレンクラウンの色調が周囲の残存歯と調和している。また歯肉も健康な色が保たれており、患者の満足が得られている。
- 発音に支障のない形態に仕上がっている。
- 切縁ラインが、笑ったときに下口唇のリップラインと相似形になる。
- 咬合圧を十分受け止められるメタルフレームのバックアップデザインになっている。

☞ NEXT PAGE

FOCUS　ポンティックの形態と機能の関係

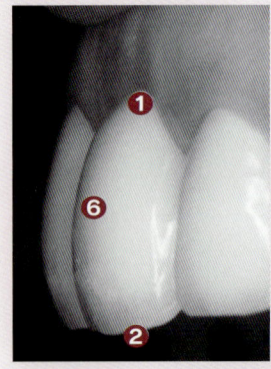

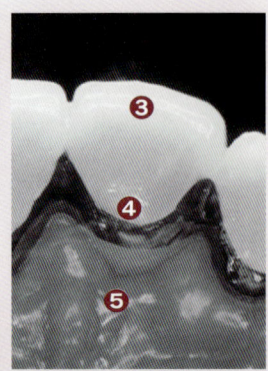

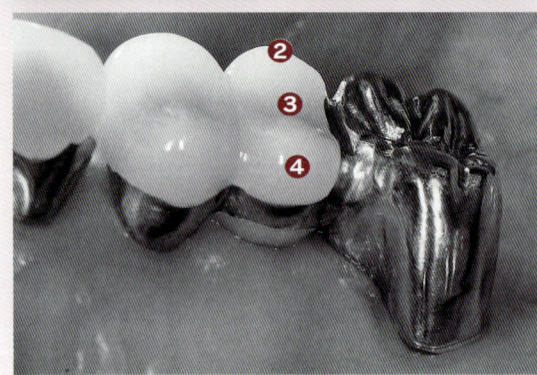

Pameijer(1975)は、モディファイドリッジラップポンティックの形態に関して、5点法を提案している[1]。

- ①－②　　　審美に関わる要素
- ②－③－④　咬合に関わる要素
- ⑤－①　　　歯周に関わる要素

著者はこれに⑥を加え、

- ⑥－②　　　口唇の閉鎖路とリップサポートに関わる要素
- ④－⑤－①　発音に関わる要素

と考えている。この機能と形態の関係はクラウンに置き換えて考えることも可能である。

また臼歯では、②と④がそれぞれ頬舌咬頭頂、③が窩の最下点に相当する。

Reference Case B,C　プロビジョナルレストレーションによるポンティックおよびインプラントクラウンのための周囲軟組織の誘導・調整

クラウン特有の要素
　マージン

ポンティック特有の要素
　ポンティック基底面

インプラントクラウン特有の要素
　インプラント上端部(歯肉貫通部)から歯肉縁

共通要素
- 隣接面コンタクトあるいは連結部
- トランジショナルラインアングル
- カントゥアとエマージェンスプロファイル
- ジンジバルエンブレジャー(鼓形空隙)

Fig.A　クラウン、ポンティック、インプラントクラウンの形態の比較。共通要素であっても、それぞれの場合で付与する形態は異なることが多い。

　ポンティックおよびインプラントクラウンの歯周組織との境界部にあたる歯頸線・歯肉溝・歯冠乳頭などを、天然歯と遜色ない審美的な形態にみせるためには、周囲軟組織の調整・誘導が必要になる。

　プロビジョナルレストレーションを用いて抜歯窩にオベイドポンティック形態のための周囲軟組織の誘導・調整を行う方法はCase 4にて紹介したが、ここではさらに

- 抜歯直後でない既存歯槽堤にオベイドポンティックを行う場合の術式
- インプラントブリッジ(インプラントブリッジとポンティック)の場合の術式

について解説を加える。

　クラウンとポンティック、インプラントクラウン形態の違いは、左の*Fig.A*のとおりである。大きな違いはクラウンのマージンに該当する部分だが、審美性の確立のためには、共通要素にもクラウンとは違った形態付与が必要となることが多い。

Case B 抜歯直後でない既存歯槽堤にオベイドポンティックを行う場合の術式

抜歯直後でない既存歯槽堤にオベイドポンティックを適合させるためには、まず欠損部歯槽堤粘膜、場合によっては歯槽骨に外科的処置を加え、その後にプロビジョナルレストレーションを用いて周囲軟組織の誘導・調整を行うことになる。

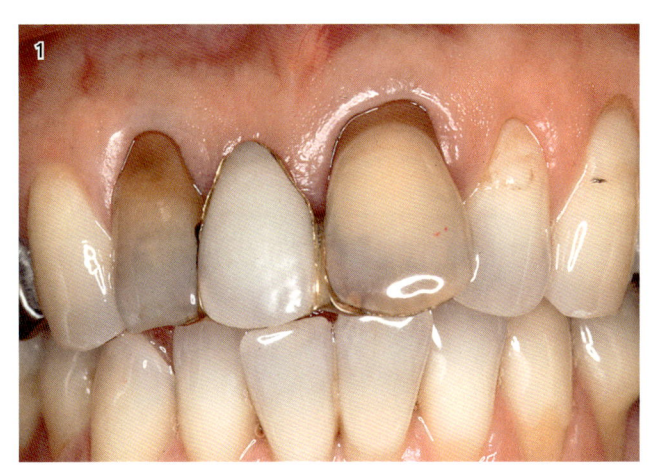

Case B-1 53歳・女性。審美障害のため、ブリッジ再製作を希望。歯冠の色や形態だけでなく、軟組織の審美にも改善の余地がある。

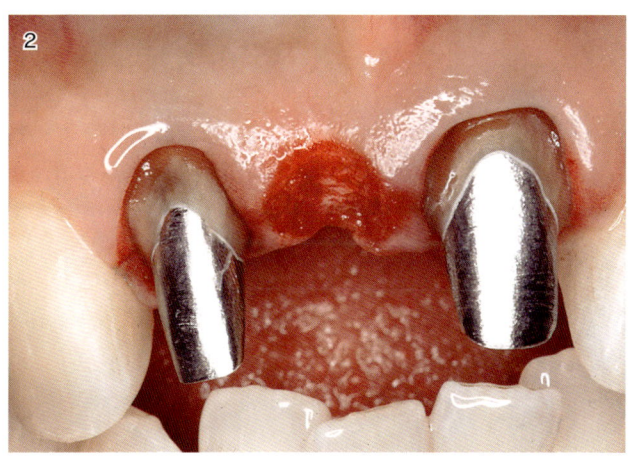

Case B-2 電気メスやダイヤモンドポイントにて欠損部歯槽堤粘膜を一層削除し、エマージェントサイト（唇側歯頸線の立ち上がり）を製作する。この際、歯頸線が明確に出るように唇側部は少し深く削除するとよい（粘膜の厚さが2mm以下では歯槽骨整形を、また粘膜の位置が低位にある場合は逆に歯槽堤増大が必要となることもある）。

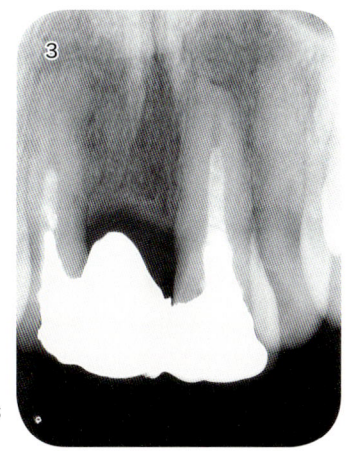

Case B-3 削除量は歯槽骨頂から粘膜までの距離のおよそ半分以下が目安である（通常は0.5〜1.0mm程度）。

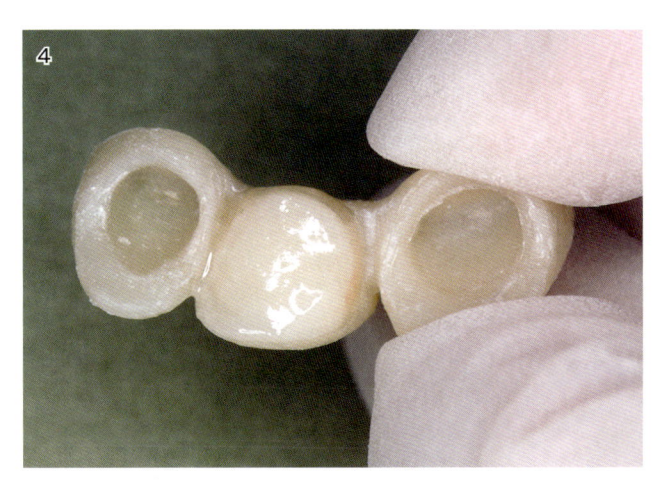

Case B-4 プロビジョナルレストレーションのポンティックの形態をオベイド型に調整し、表面に光重合型表面滑沢材を適用する。

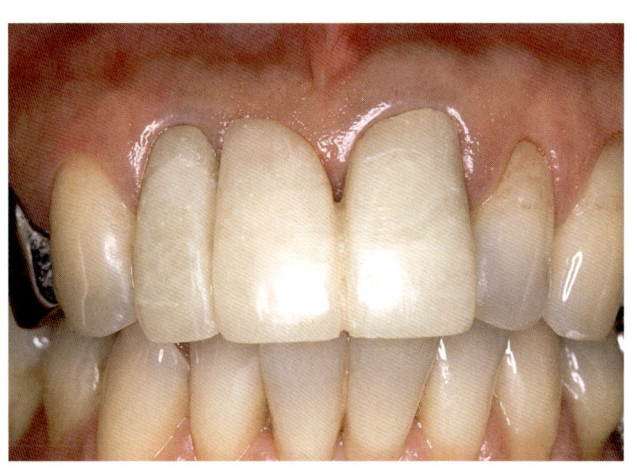

Case B-5 両隣在歯、特に左側中切歯の歯頸線と相似形になるようにポンティックの形態の調整をくり返す。この時、唇側歯頸線付近は少し歯肉を圧迫するように行う。

Case C　インプラントブリッジ(インプラントクラウンとポンティック)の場合の術式

　インプラントブリッジの軟組織調整は、インプラントクラウン本体の周囲軟組織の調整と欠損部の歯槽堤粘膜形態の調整を同時進行する形で行われる。いずれもプロビジョナルクラウンを用いて、個々の支台装置やポンティックが単独で歯肉から萌出しているように、偽歯肉溝やエマージェントサイト(唇側歯頸線の立ち上がり)、さらには偽歯間乳頭を誘導・調整していく。
　Case C では歯槽堤形態に欠陥があったため、インプラント埋入と同時に自家骨や人工骨を欠陥箇所に移植し、あらかじめ歯槽堤の増大も図っている。このように、軟組織の調整だけでなく硬組織の調整が必要になる場合もある。

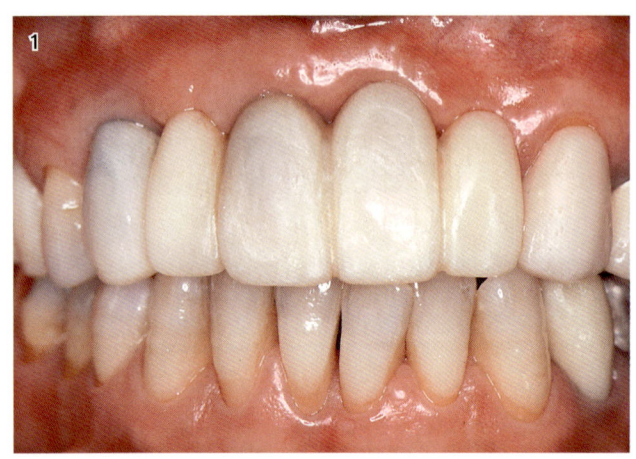

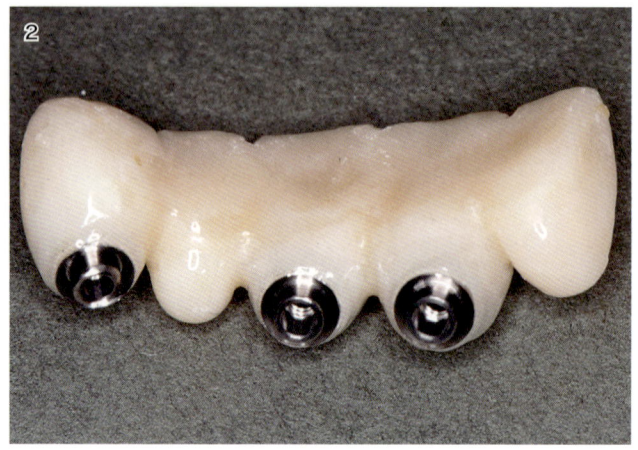

Case C-1、2　プロビジョナルレストレーション装着時の状態。ブリッジの場合、連結部を歯根方向に長く取ることで、ジンジバルエンブレジャー(鼓形空隙)を比較的容易に閉鎖することが可能である(*P.143参照*)。

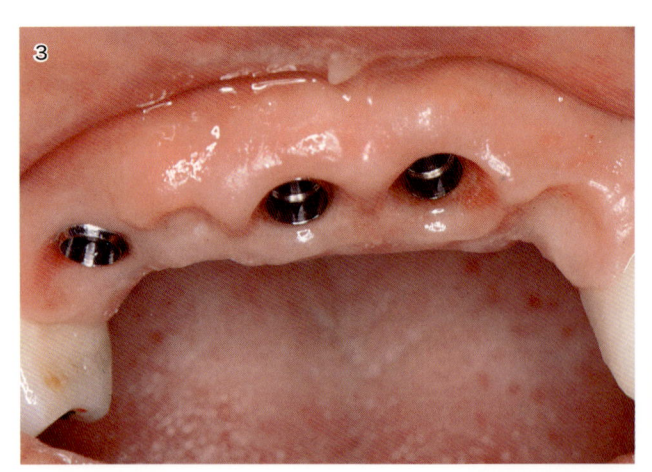

Case C-3　プロビジョナルレストレーションによる偽歯肉溝やエマージェントサイト(唇側歯頸線の立ち上がり、偽歯間乳頭)の形成。

Case C-4　天然歯とインプラントを同時に印象採得する。

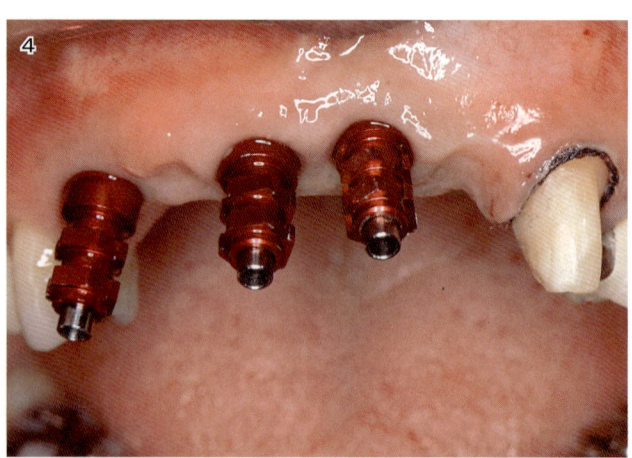

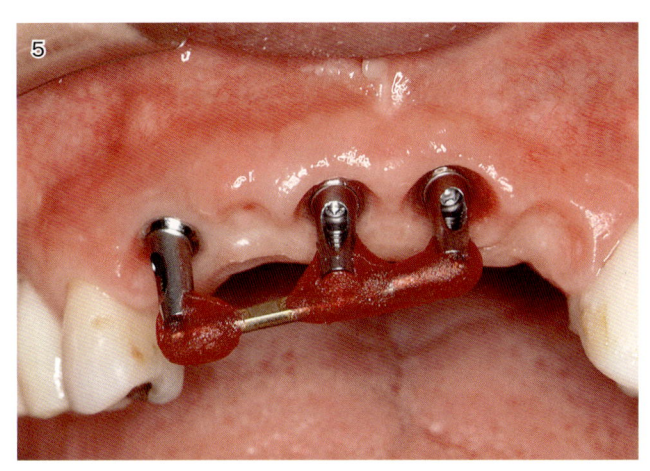

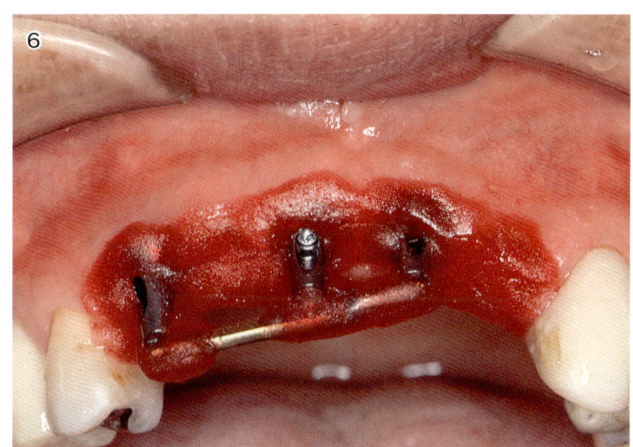

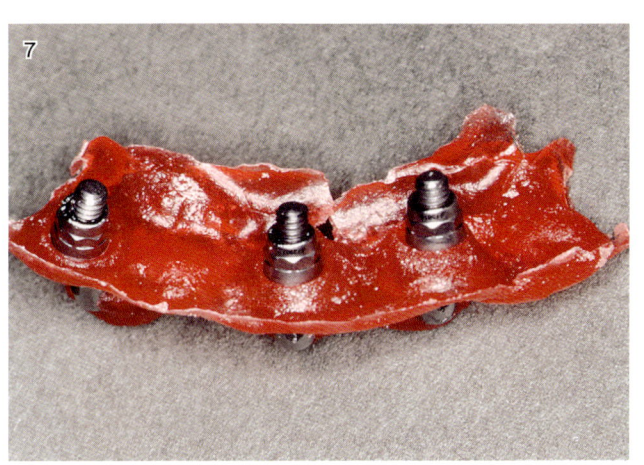

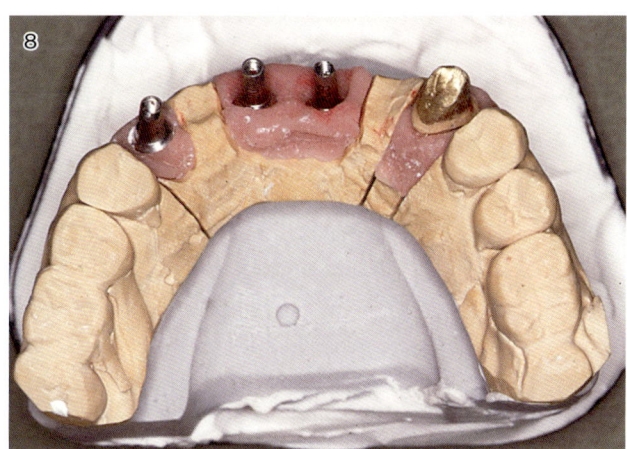

Case C-5〜8 誘導・調整されたポンティックとインプラント周囲の歯肉形態は、後日、別に印象採得し、模型上に再現する。これを利用してプロビジョナルレストレーションの形態をファイナルレストレーションにトランスファーする。

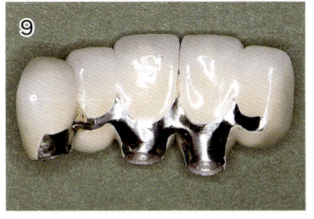

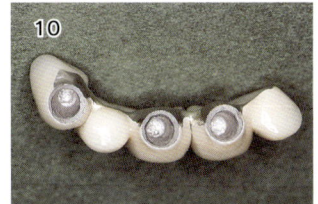

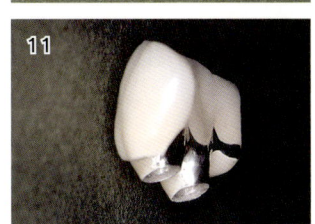

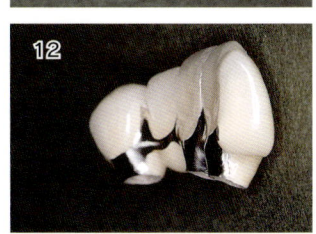

Case C-9〜12 ファイナルレストレーションにプロビジョナルレストレーションの形態が再現されている。左右側切歯のポンティック基底面はいずれもオベイド形態とした。

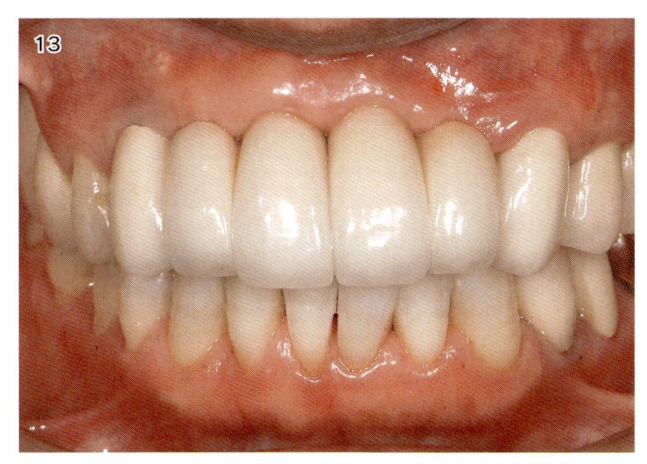

Case C-13 術後約6年後。歯周組織の安定した状態が維持されている。

術前の咬頭嵌合位をそのまま保存して補綴する

前歯部
術前のアンテリアガイダンスを変更する

Case 5
歯根破折により拡大した欠損の再補綴

患者DATA	補綴時の残存歯		アイヒナーの分類
62歳・女性	76543 | 1234567 876 4321 | 1234 67		A

着目点 プロビジョナルレストレーションによるアンテリアガイダンスの決定
ファイナルレストレーションでの再現

【症例の概要】
　③2①ブリッジの支台歯である1が歯根破折、もう一方の支台歯3は脱離してう蝕が進行している。これらの状況に伴い、ブリッジの3が挺出し対合歯の3切縁が著しく咬耗している。
　上顎は1を抜歯し、③21①②ブリッジによる再補綴を、同時に3も補綴して歯冠形態の回復を図った。
　この患者は固有のアンテリアガイダンスが失われているため、プロビジョナルレストレーションによる試行錯誤的なアンテリアガイダンスの決定を必要とした。

初診時の状態

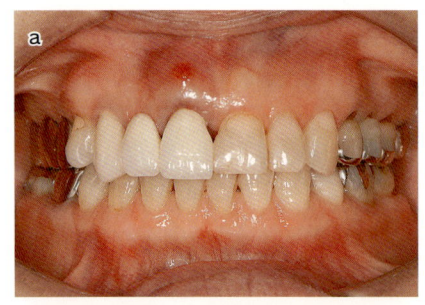

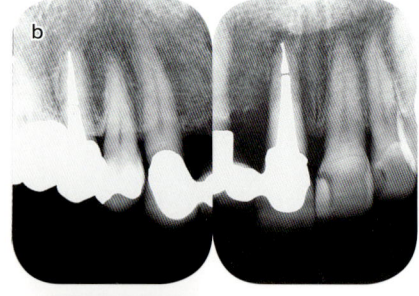

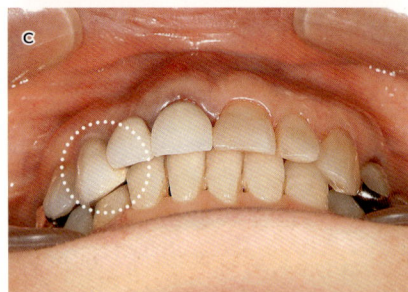

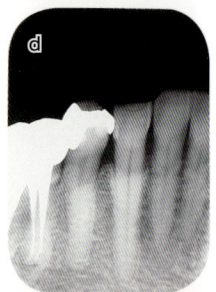

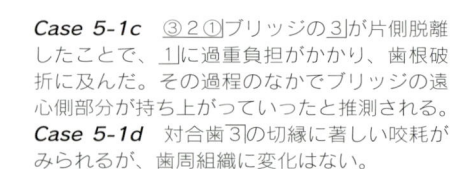

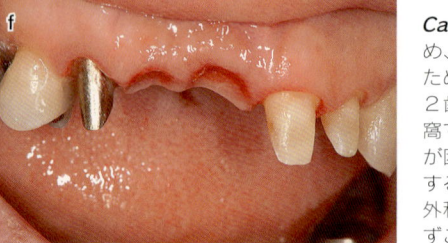

Case 5-1a ③2①ブリッジは動揺、1の唇側歯肉には腫脹がみられる。
Case 5-1b 1歯根周囲に骨透過像が広がっている。唇側のプロービングデプスは10mm程度。破折線はメタルコアと重なっているため、エックス線写真では確認できない。

Case 5-1c ③2①ブリッジの3が片側脱離したことで、1に過重負担がかかり、歯根破折に及んだ。その過程のなかでブリッジの遠心側部分が持ち上がっていったと推測される。
Case 5-1d 対合歯3の切縁に著しい咬耗がみられるが、歯周組織に変化はない。

Case 5-1e, f 1の歯根破折が陳旧性のため、唇側の骨吸収がかなり進んでいた。そのため抜歯窩には人工骨を適用したが、2 1の2歯ポンティックの粘膜調整において、抜歯窩である1と既存の歯槽堤である2との調整が困難であった。歯肉歯頸線の不揃いを改善するには、さらなる歯槽堤増大術などの歯周外科手術が必要と思われたが、患者が希望せずこの状態のまま治療をすすめることにした。

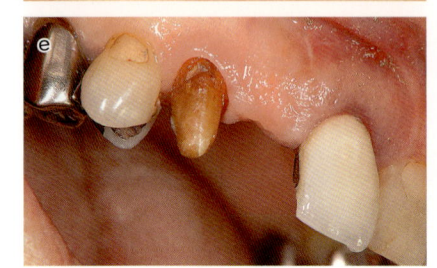

1

　前歯部の補綴において、アンテリアガイダンスの角度決定は重要な要素である。特にカスピッドガイダンス（犬歯誘導）の角度は、咀嚼運動経路に大きく影響を与える。術前の角度に問題がない場合はそのまま同じ角度を与えればよいが、このケースのように上下顎犬歯の接触関係にもトラブルが生じている場合は、プロビジョナルレストレーションを用いて誘導角度を決定しなければならない。

　決定した角度は、模型上でシリコーンパテによりプロビジョナルレストレーションの舌面を印象採得し、これを用いてワックスアップすることでファイナルレストレーションに再現可能である。この方法は咬合器を選ばず、また複雑な技工操作も必要とせず簡便であるにもかかわらず、半調節性咬合器のインサイザルテーブルを用いた場合と比較しても遜色ない。ただしプロビジョナルレストレーションの形態的な完成度は、この操作に見合うレベルの高さが求められる。

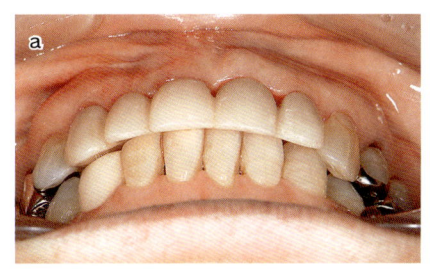

Case 5-2a 口腔内でアンテリアガイダンスを決定したプロビジョナルレストレーション。

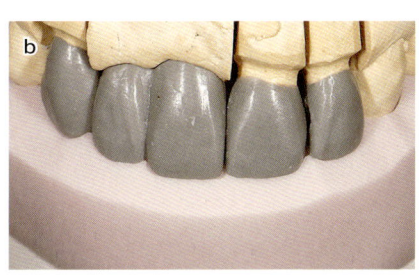

Case 5-2b シリコーンパテのコアを用いてワックスアップし、舌面形態や歯冠長を再現。

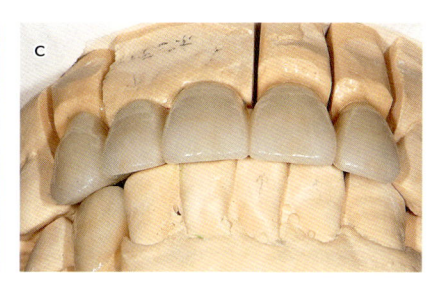

Case 5-2c 咬合器上で完成したファイナルレストレーション。

ファイナルレストレーション装着時の状態

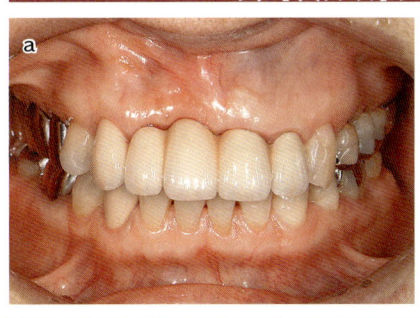

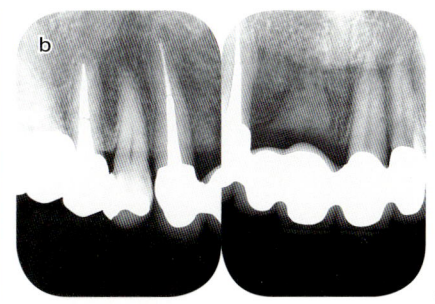

Case 5-3a 初診から4か月後。③21|①②ブリッジ、3|クラウンによるファイナルレストレーション。

Case 5-3b 歯周組織が健康であったため、比較的短期間で治療を終えることができた。3|はう蝕の進行により抜髄を余儀なくされた。

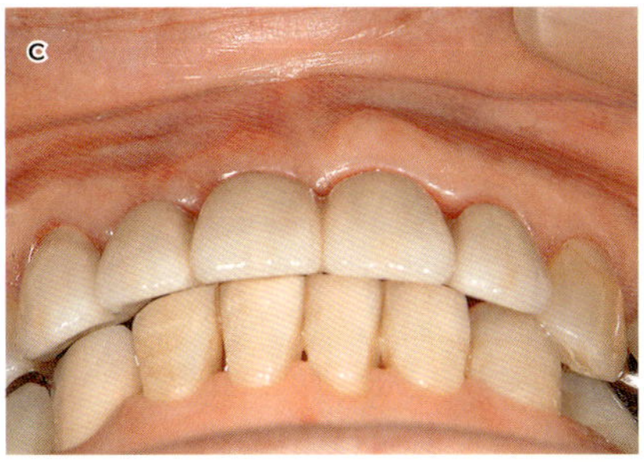

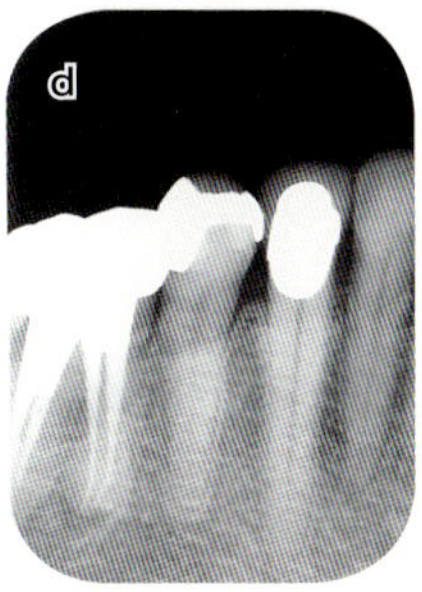

Case 5-3c プロビジョナルレストレーションで決定したアンテリアガイダンスが再現されている（*Case 5-2a* 参照）。

Case 5-3d 3|はクラウンにより歯冠形態を回復。

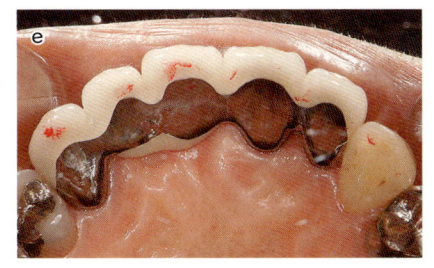

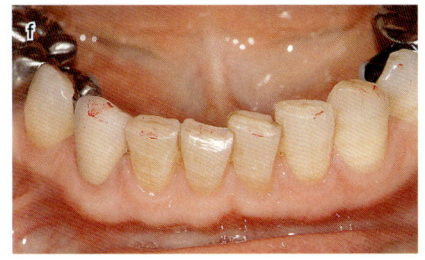

Case 5-3e、f ファイナルレストレーションを試適・装着、あるいは後日調整する際には、アンテリアガイダンスが適切に機能していることを再度確認する。

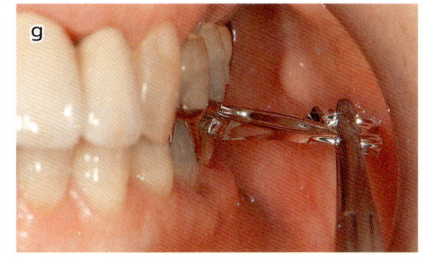

Case 5-3g 偏心運動時の臼歯部咬頭干渉の有無判定には、引き抜き試験が有効である。夜間のブラキシズム時の咬合接触も考慮し、座位だけでなく仰臥位でもテストする。

術前の咬頭嵌合位をそのまま保存して補綴する

前歯部
B 術前のアンテリアガイダンスを変更する

Case 6
エンド予後不良歯の抜去と補綴

患者DATA：33歳・女性

補綴時の残存歯：
| 76543 | 1234567 |
| 7654321 | 1234567 |

アイヒナーの分類：A

着目点　チェアサイドとラボサイドの連携
ほう・れん・そう（報告・連絡・相談）で知識＆技術＆イメージの共有

【症例の概要】
　上顎前歯部の再補綴を主訴に来院。他医院にて歯根端切除を行った2 1の予後に不安があり、コンサルテーションの結果、患者の希望も踏まえて抜歯し、欠損補綴を行うこととなった。
　審美的な改善、力学的な安定を考慮し、3から3までの6前歯のブリッジとする。

初診時の状態

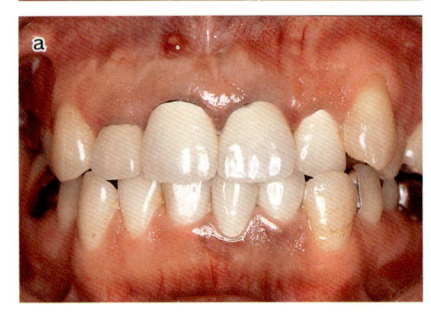

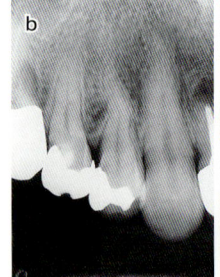

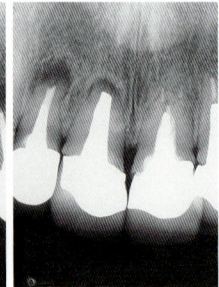

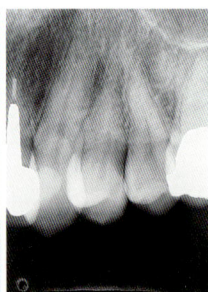

Case 6-1a、b　数年前に他医院にて歯根端切除を行った。2 1の経過が思わしくなく、1には膿瘍がみられる。再度の手術では短い歯根をさらに短くし、歯冠歯根比を悪くさせる可能性が高い。

1　抜歯、エンド、ペリオの補綴前処置の期間中は、初診時の歯冠とほぼ同形態のファーストプロビジョナルをチェアサイドにて製作し、装着する。その模型を用いて、ファイナルレストレーションをイメージしたファイナルプロビジョナル製作のための情報をラボサイドに伝達する。

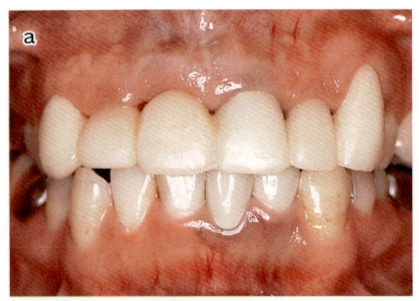

Case 6-2a　ファーストプロビジョナルの状態。ファーストプロビジョナルは抜歯、エンド、ペリオの補綴前処置期間中の仮歯的な要素が強い。

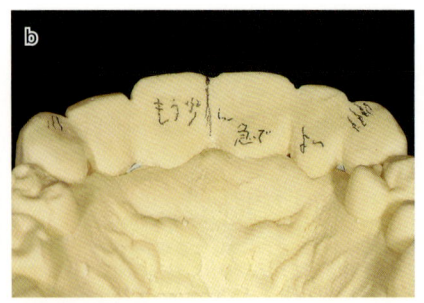

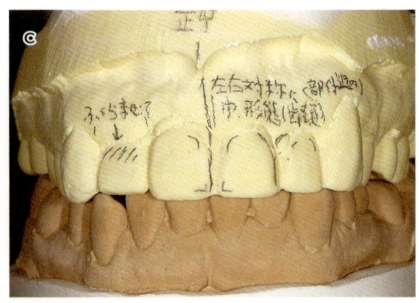

Case 6-2b、c　ファーストプロビジョナルを参考に、ファイナルプロビジョナル製作へ向けて診査・診断されたさらに細かい指示を、模型上に記入して歯科医師から歯科技工士に伝達する。立体に指示を書き込むことでイメージが伝わりやすい。

2

アジャスタブルインサイザルテーブルを用い、ファーストプロビジョナルからファイナルプロビジョナルを製作する。

ファイナルプロビジョナルは、ファイナルレストレーションの形態や機能を決めていく重要な役割を担っている。このインサイザルテーブルは、ファーストプロビジョナルのアンテリアガイダンスの角度を検討した結果、その角度の増減が必要と判断された場合、その程度を数値で確認しながら付与できるので便利である。

Case 6-3 アジャスタブルインサイザルテーブル。主にプロビジョナルレストレーション製作に使用する。このテーブルを用いることで、スタディーモデル（診断用模型）のアンテリアガイダンスを記録することができる。**Case 6** では、ファーストプロビジョナルの模型を参考にファイナルプロビジョナルに与えるアンテリアガイダンスの角度の設定に利用した。

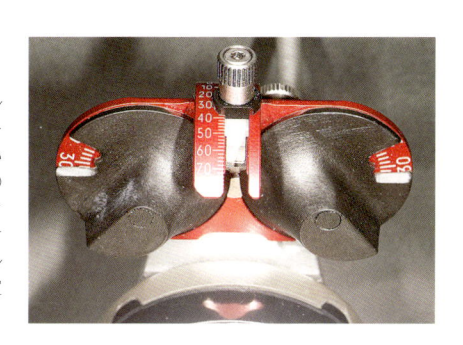

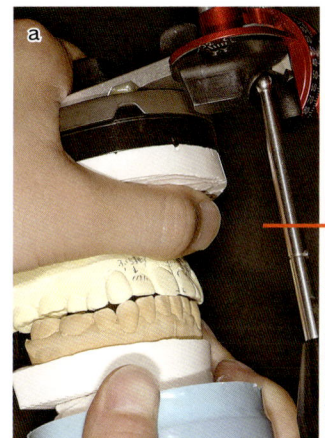

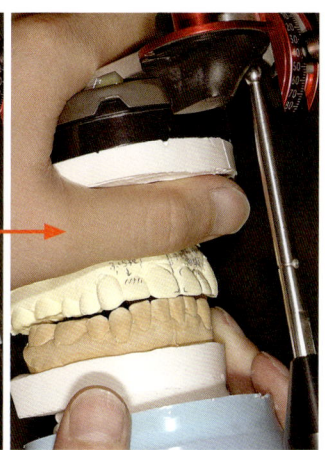

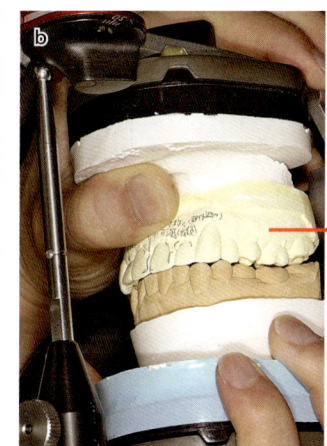

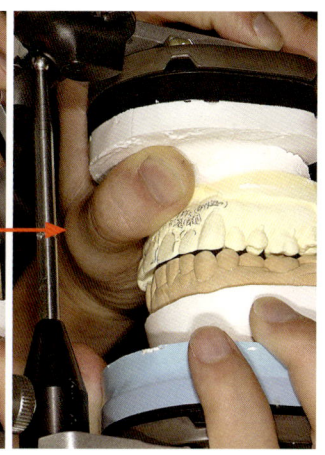

Case 6-4a、b はじめにファーストプロビジョナルの模型を使ってガイドティースの位置と接触を確認し、続いて切歯指導ピンが接触するようにメカニカルインサイザルテーブルを調整する。ファーストプロビジョナルの診査から、臼歯ディスクルージョンを円滑に行う目的でファイナルプロビジョナルでは現行の角度よりアンテリアガイダンスの角度をやや急峻にすることが望まれたため、プロビジョナルの使用材料や使用期間、口腔内での微調整量を加味し、左右および前方ガイドをプラス10°とした。これにより前歯のオーバーバイト、オーバージェットの量を審美的要因も含めながら再検討し、最終的なアンテリアガイダンスの角度を詰めていく。

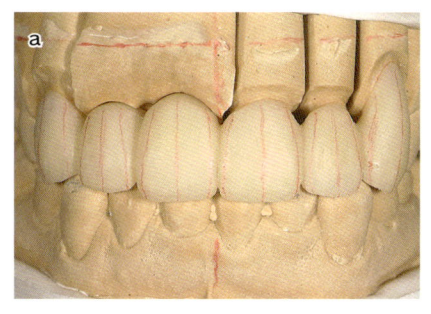

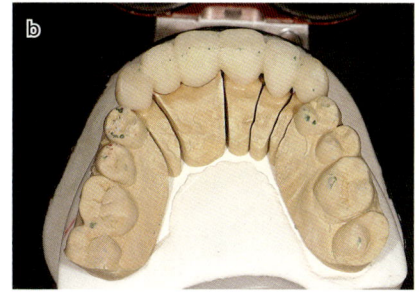

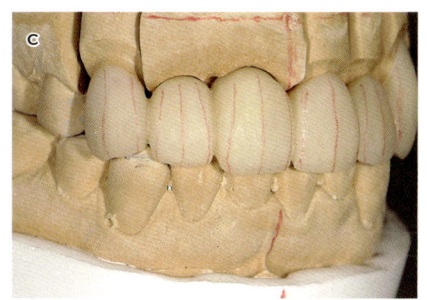

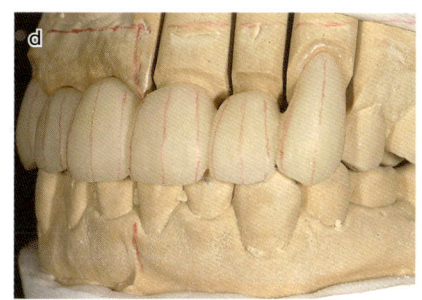

Case 6-5a〜d 正中線、咬合平面、歯軸、ラインアングル、ポンティック基底面形態などを、研磨前に最終チェックする。

3

次にカスタマイズドインサイザルテーブルを用い、ファイナルプロビジョナルからファイナルレストレーションを製作する。

具体的には、ファイナルプロビジョナルを装着し、観察後、角度の適正値が決定されたならば、それをカスタマイズドインサイザルテーブルにてトランスファーする。ファイナルレストレーションの舌面形態は、このカスタマイズドインサイザルテーブルで製作される。

なお、口腔内の下顎の偏心滑走運動を咬合器上で再現して正確にカスタマイズドインサイザルテーブルを製作するには、チェアサイドでのフェイスボウトランスファーと、顆路傾斜角調整のための前方位と側方位のチェックバイトレコードも必要になる。

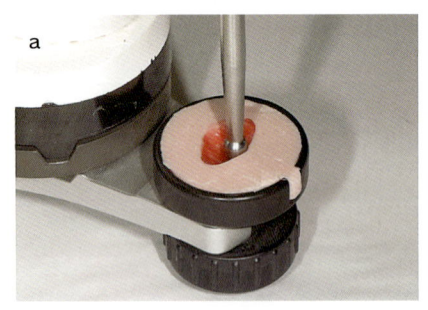

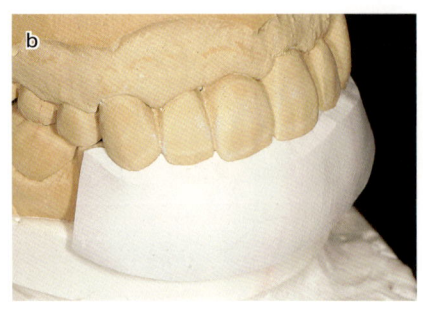

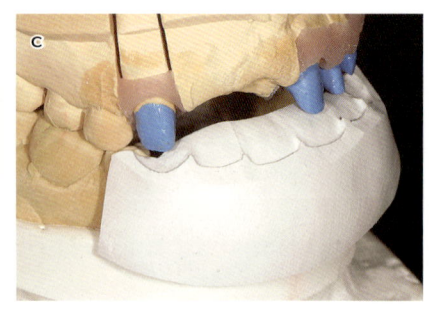

Case 6-6a〜c カスタマイズドインサイザルテーブルとともに、プロビジョナルレストレーションの舌面形態をハードシリコーンコアで採得しておくと、ファイナルレストレーション製作がより正確なものとなる。

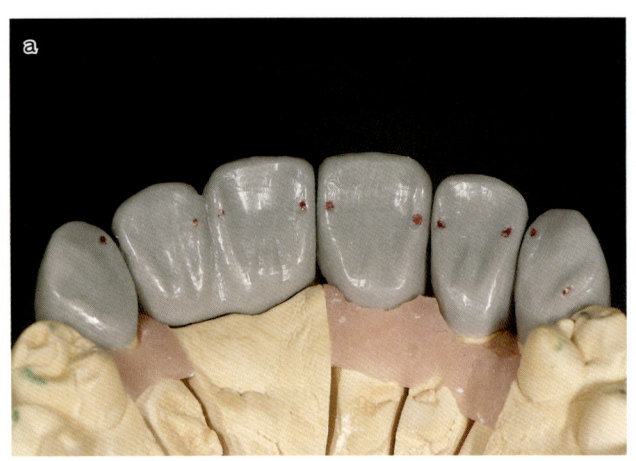

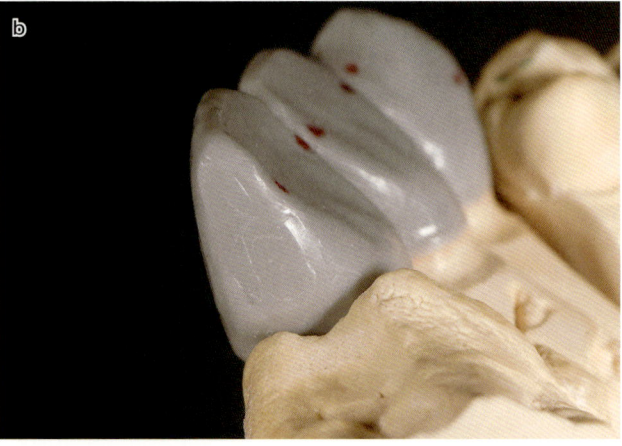

Case 6-7a、b 前歯舌面形態は、下顎の自由な運動の妨げとなるような強調しすぎた隆線を付与しない。また、下顎運動滑走路上に陶材焼付前装冠のフィニッシュラインを設定しない。

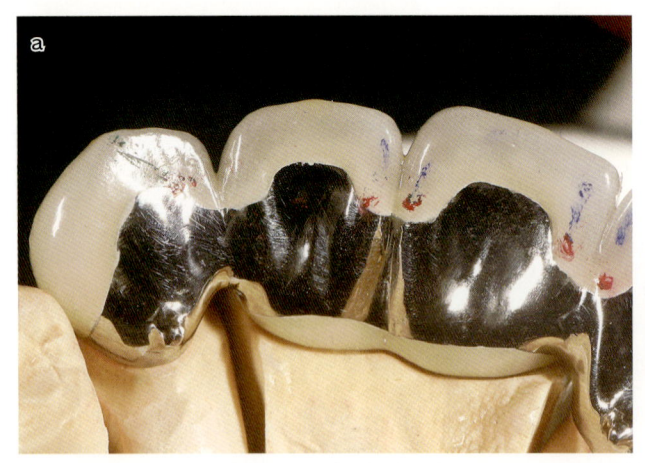

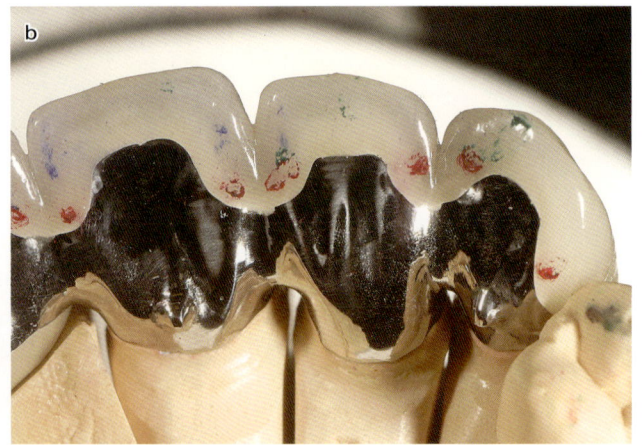

Case 6-8a、b 側方運動はカスピッドガイダンスによる臼歯即時離開を与えるが、犬歯舌面のなかで下顎運動の方向を確認することは重要である。

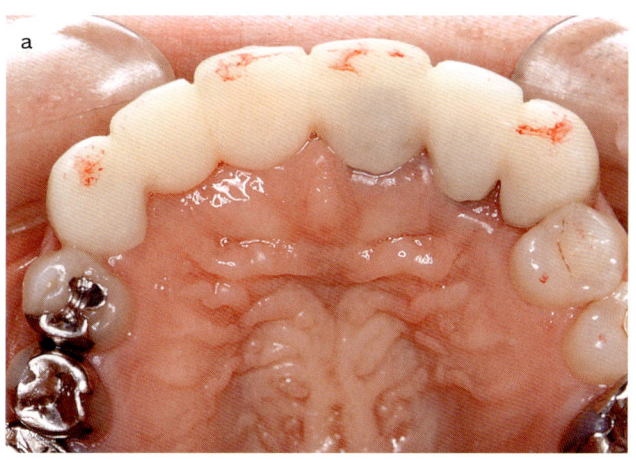

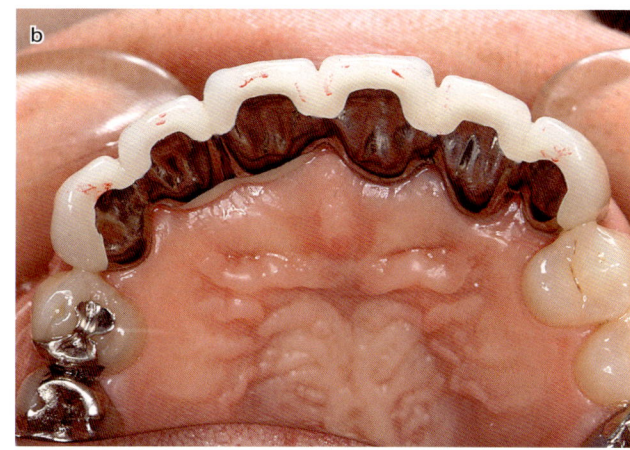

Case 6-9a、b ファイナルプロビジョナルとファイナルレストレーションの咬合状態の比較。カスタマイズドインサイザルテーブルとシリコーンコアにより同形態を付与できる。

初診時の状態	ファイナルレストレーション装着時の状態

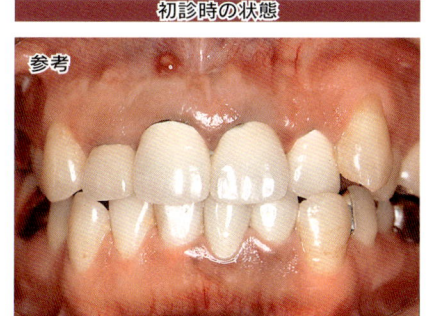

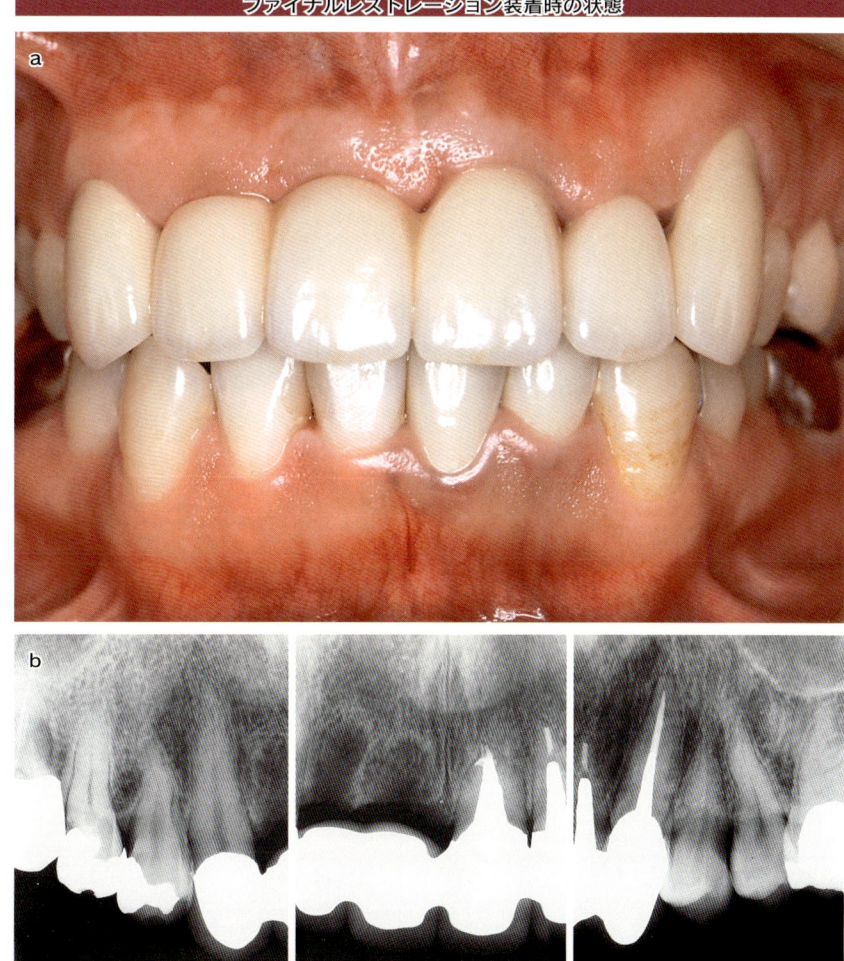

Case 6-10a、b チェアサイドとラボサイドが知識・技術・イメージを共有して製作することで、補綴物の予知性が向上する。

術前の咬頭嵌合位をそのまま保存して補綴する

臼歯部
術中・咬合採得時に咬頭嵌合位が安定する（最後臼歯を含まない片側臼歯部）

Case 7
大臼歯単独歯の補綴

患者DATA	補綴時の残存歯	アイヒナーの分類
33歳・男性	7654321 | 1234567 87654321 | 12345678	A

着目点 Modコアインプレッションペースト法を用いた咬頭嵌合位の再現

【症例の概要】
　エックス線写真にて、6の近心根根尖から根分岐部にかけて、歯髄保存療法の不備が原因と思われる歯髄壊死由来の透過像が観察されるが、自覚症状はない。感染根管処置後、クラウンによる補綴を行った。

初診時の状態

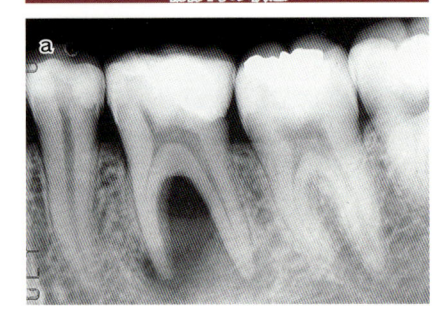

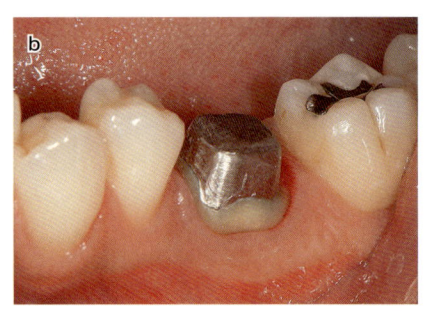

Case 7-1a 6近心根根尖から根分岐部にかけて骨透過像が観察される。感染根管処置後に補綴治療が必要である。
Case 7-1b メタルコア装着後、支台歯形成時の状態。

1　著者が臨床において多用しているModコアインプレッションペースト法により、印象採得、咬合採得を行う。この方法を用いることで、補綴物試適・装着時の咬合調整量を最小限で済ませることができ、チェアタイムの短縮にもつなげることができる。

FOCUS　Modコアインプレッションペースト法

　Modコアインプレッションペースト法は、小範囲の補綴物製作に際し、下顎骨の歪みや被圧変位の影響を受けにくい咬頭嵌合位の再現に優れた方法の1つである。

支台歯を含む歯列の印象採得 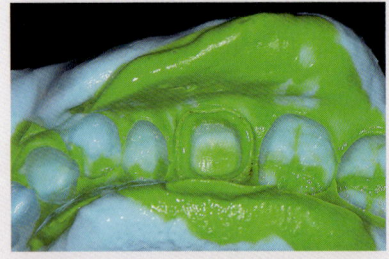
● 支台歯を含む部分歯列の寒天アルジネート連合印象による印象採得。通常、犬歯から最後臼歯の範囲で行う。

対合歯列の印象採得と咬合採得 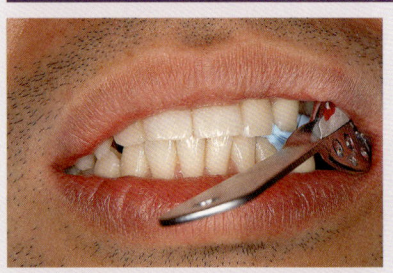 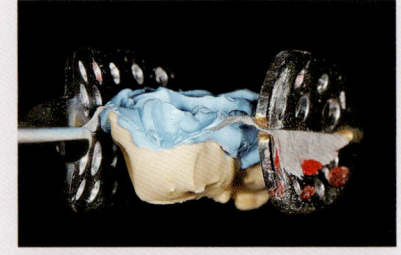
● 咬合印象用トレーを用いて、対合歯列の印象採得と咬合採得を同時に行う。印象採得材は、酸化亜鉛ユージノールペーストあるいは咬合採得用シリコーン印象材を用いる。対合歯列に石膏を注入し、対合歯模型とする。

2 プロビジョナルクラウンからファイナルクラウンに移行する。プロビジョナルクラウンは支台歯形成量の適不適の判定にも利用する。臼歯部クラウンにもポーセレンを使用する機会が増えたことから、このステップは重要である。

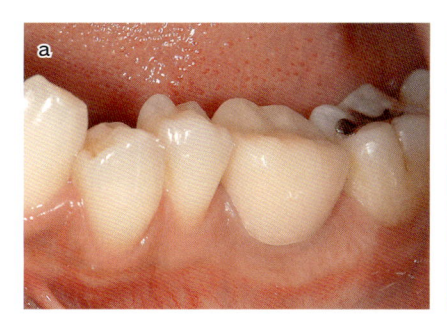

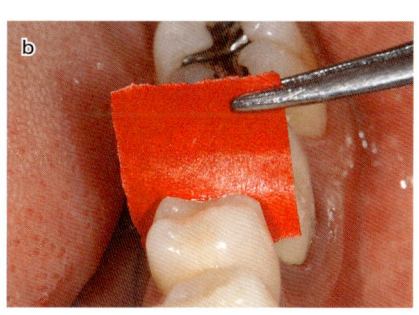

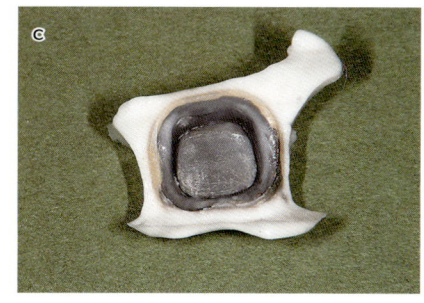

Case 7-2a プロビジョナルクラウン装着時。支台歯形成量や形態など、ファイナルクラウンのさまざまな要素がこの時点で決定されていく。

Case 7-2b、c ファイナルクラウン試適時。Mod コアインプレッションペースト法を用いれば、コンタクトポイントの調整、クラウン内面の調整を終えた時点で、咬合の高さは＋30μm 以内になっていることが多い。

3 ファイナルクラウンの咬合調整では、咬頭嵌合位（赤の咬合紙で印記）に関しては、わずかな調整を行うだけで済むことが多い。

偏心滑走運動時（青の咬合紙で印記）の咬合調整時には、まず咬合フォイルの引き抜き試験を行う。これは、咬頭嵌合位の咬合の強さの比較と、偏心滑走運動時の咬頭干渉の有無の確認に必要不可欠である。

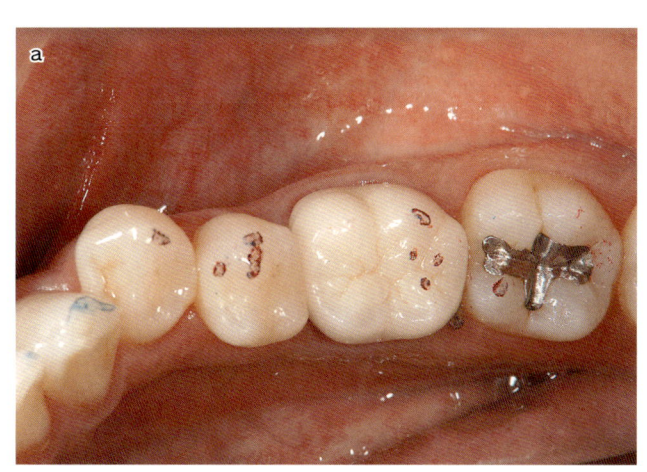

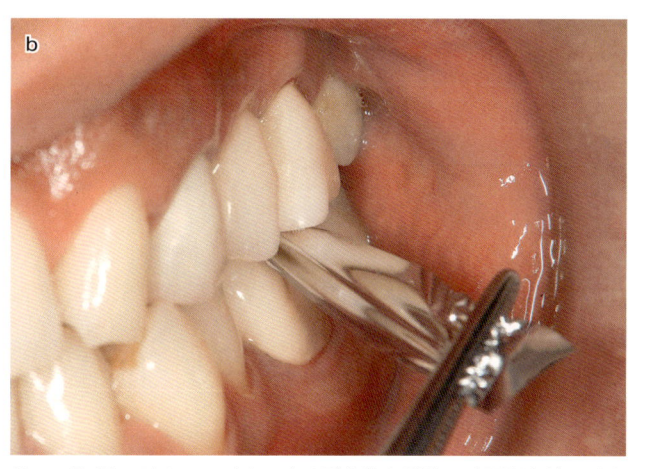

Case 7-3a Mod コアインプレッションペースト法を用いて製作されたクラウンの咬頭嵌合位（赤の咬合紙で印記）の調整量は、この症例にかぎらず、わずかであることが多い。

Case 7-3b 咬合フォイルによる引き抜き試験。咬頭嵌合位の咬合の強さの比較と、偏心滑走運動時の咬頭干渉の有無の確認を必ず行う。

ファイナルレストレーション装着時の状態

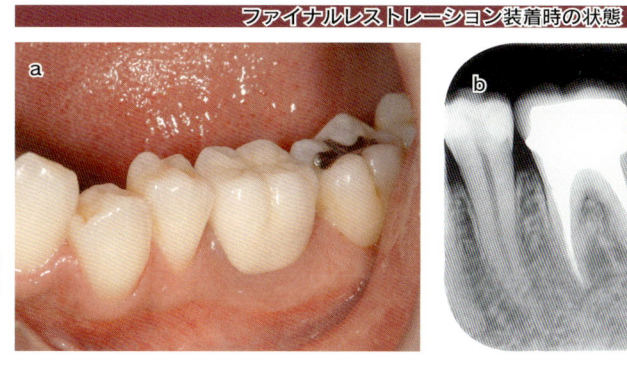

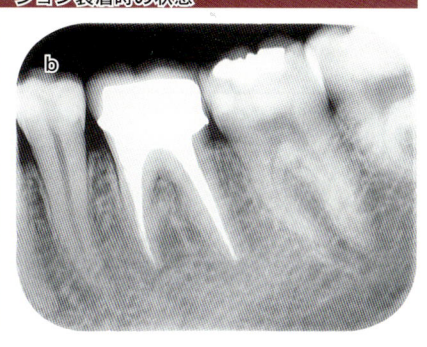

Case 7-4a 装着後１〜２か月のあいだは、特に咬合面やコンタクトポイントの変化などを注意深く観察する必要がある。

Case 7-4b 初診から約３年後のエックス線写真。近心根根尖から根分岐部にかけての病変はほぼ消失している。

術前の咬頭嵌合位をそのまま保存して補綴する

臼歯部
術中・咬合採得時に咬頭嵌合位が安定する（最後臼歯を含まない片側臼歯部）

Case 8
大臼歯単独歯のインプラント補綴

患者DATA: 60歳・女性

補綴時の残存歯:
7 54321	1234567
7654321	1234567

アイヒナーの分類: **A**

着目点 クレンチング時の咬合力への対応、臼歯部インプラントクラウンの歯冠形態

【症例の概要】
上顎右側の温痛を主訴に来院。インレー修復された生活歯の6|が破折しており、破折線は近心頬側根から口蓋根にまで達していた。抜歯後、歯の傾斜や挺出による咬合関係の変化を最小限に食い止めるため、早期にインプラント埋入とプロビジョナルクラウンの装着を行う治療計画を立てた。

初診時の状態

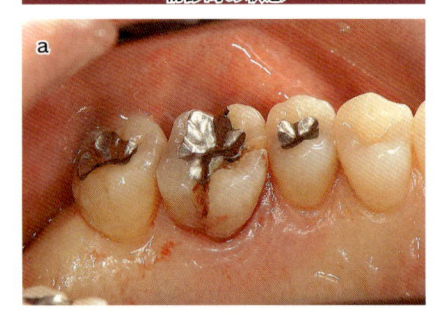

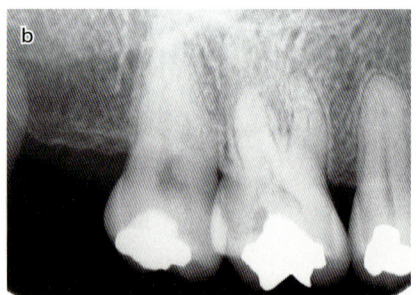

Case 8-1a、b インレー修復された生活歯の6|が破折。破折線は歯根にまで達している。

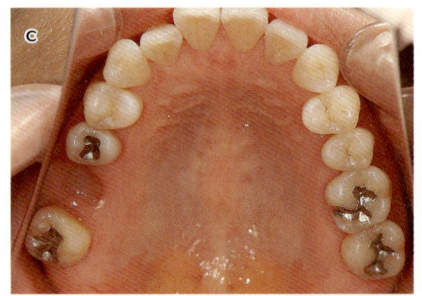

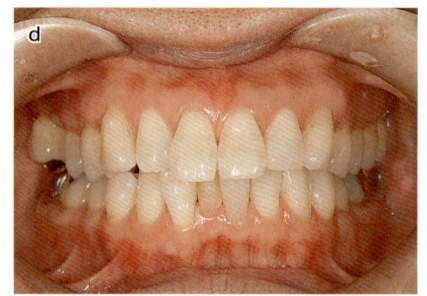

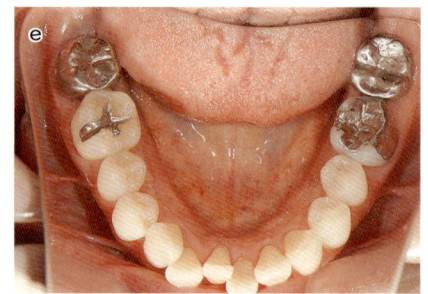

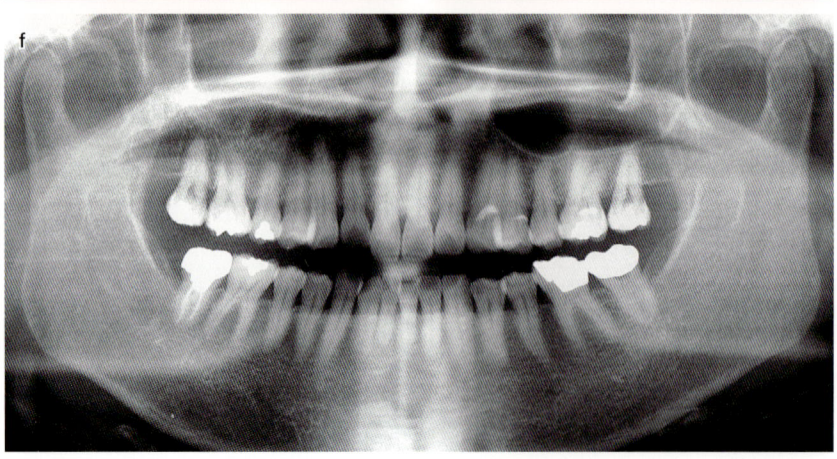

Case 8-1c～f 口腔内はよくプラークコントロールされ、歯周組織の状態も良好である。補綴されている歯は年齢からして比較的少なく、欠損は今回が初めてである。大臼歯部、特に下顎大臼歯の咬合面の摩耗が進行しており、凹面での咬合接触を余儀なくされている。

1 　抜歯後、軟組織の治癒を待ってインプラントを埋入する。約1か月後に二次手術(ティッシュパンチング)を行い、ペリオテストにてアンキローシスを確認後(Case 8では−7)、プロビジョナルクラウンのための印象採得をインダイレクト(クローズドトレー)法により行う。

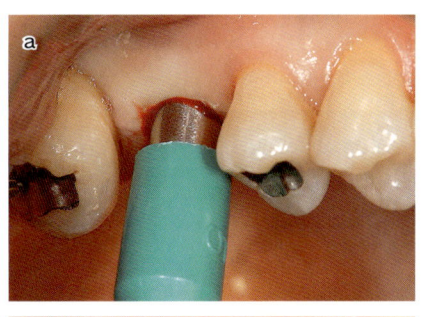

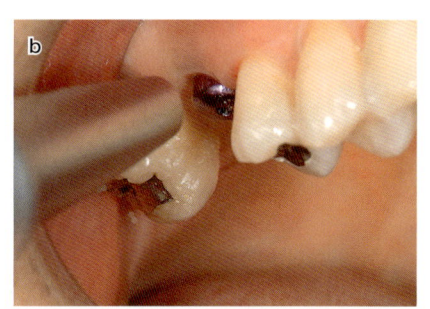

Case 8-2a、b インプラント埋入から約1か月後に二次手術とペリオテストを行う。

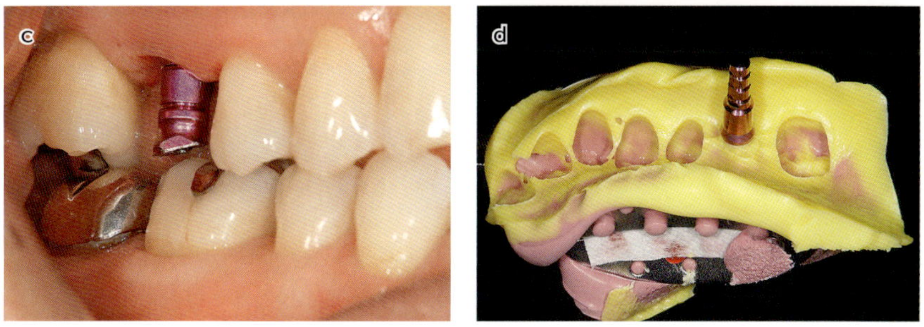

Case 8-2c、d プロビジョナルクラウンのための印象採得は、インダイレクト法を用いたため、対合歯列の印象採得および咬合採得を同時に行う咬合印象が可能であった。

2 　インプラントメーカーによっては、それぞれが同一規格化された数種類の形態の異なるヒーリングカラー・印象用トランスファー・アバットメントが用意されている。これらを利用すれば、ほとんどのケースのインプラント上端部(歯肉貫通部)から歯肉歯頸線部までのエマージェンスプロファイルの違いに対応できる。しかし、
①インプラント上端部(歯肉貫通部)と歯肉歯頸線部の幅径が大きく異なる
②距離がある
③同心円でない(傾斜あるいは舌側よりにインプラントを埋入した際に起こる)
などは、さらにプロビジョナルクラウンを用いて周囲軟組織の誘導を行い、歯肉歯頸線の位置や歯間乳頭も含め、インプラントクラウンの形態をより天然歯に近づける必要がある。
　Case 8は①に該当し、プロビジョナルクラウンにより周囲軟組織を圧迫し、形態を誘導する。貧血帯が5分程度で消失すれば、圧迫は生理的範囲内と判断できる。

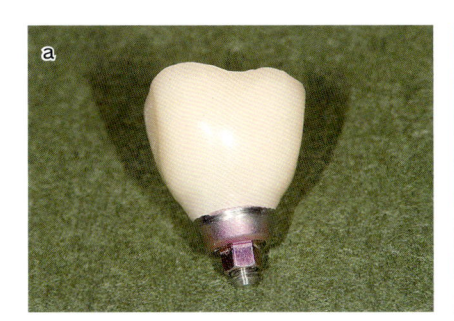

Case 8-3a 印象用トランスファーを利用して製作されたプロビジョナルクラウン。

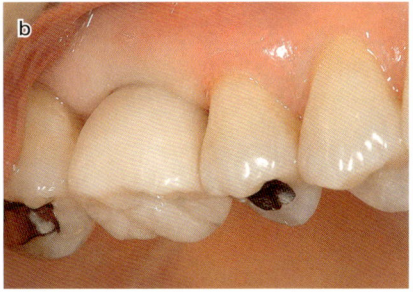

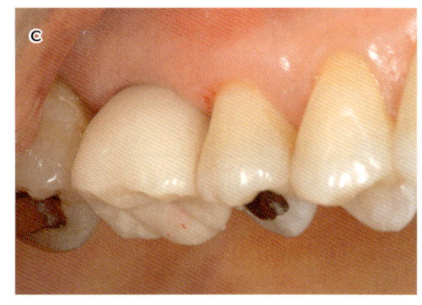

Case 8-3b、c プロビジョナルクラウンによる周囲軟組織の圧迫による形態誘導。貧血帯が5分程度で消失すれば問題はない。

3 プロビジョナルクラウン装着から1週間後の来院時に、7̲との隣接面から口蓋側歯頸部にかけて、食片圧入が起きていた。
　プロビジョナルクラウンの遠心口蓋側のジンジバルエンブレジャーから口蓋側のエマージェントサイト（歯頸線の立ち上がり）の形態の不備が原因と考えられ、これらの部位の形態を修正することで改善がみられた。

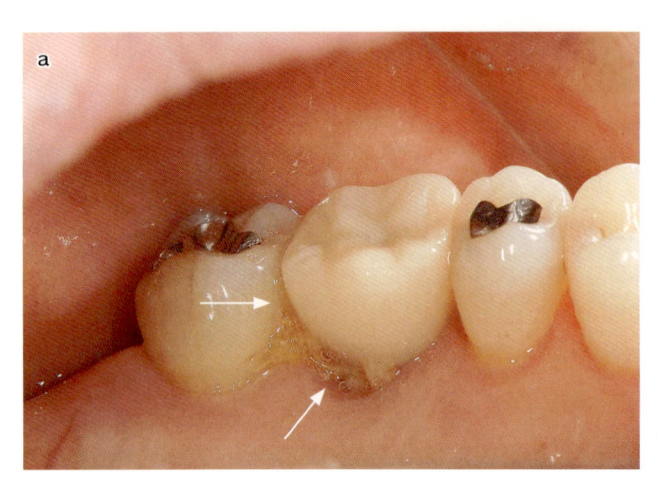

Case 8-4a　7̲との隣接面から口蓋側歯頸部にかけて食片圧入が起きていた。

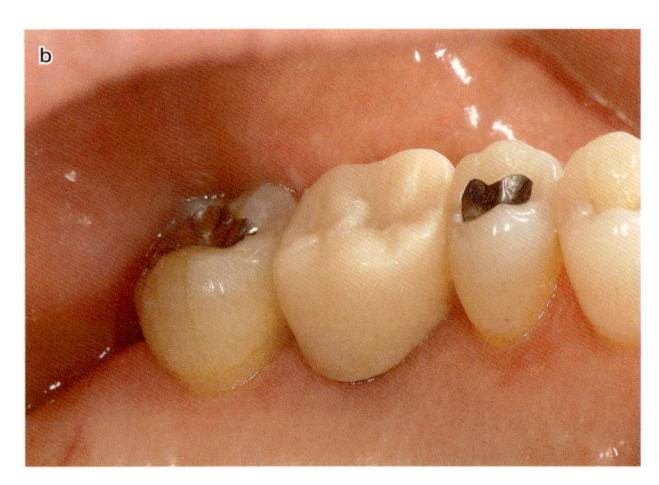

Case 8-4b　この部位の形態修正を行う。

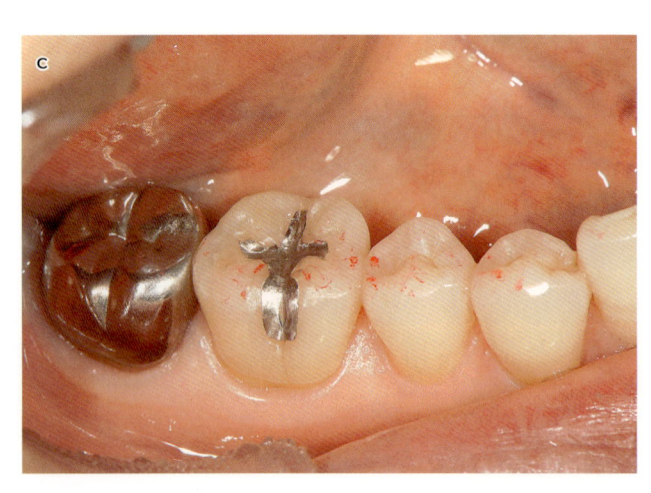

Case 8-4c　主対合歯である6̄は、咬合面の摩耗が進行し一部象牙質も露出していたが、患者の了解を得て可能な範囲で補綴歯と凸面と凸面で咬合接触できるように、歯冠形態の修正を行った。

4

ファイナルクラウンは、プロビジョナルクラウン製作時の作業模型をそのまま利用して製作する。Case 8では、作業模型上に口腔内のプロビジョナルクラウンを戻し、その形態を印象採得してファイナルクラウン製作用のコアを製作した。この方法により、エマージェンスプロファイルの形態だけでなく、ワックスアップ時にその形態に苦慮する隣接面歯肉歯頸部からコンタクトまでの形態も再現することができ、プロビジョナルクラウンと同形態のファイナルクラウンが製作可能になる。

この方法は、より形態に関する要求度が高いケースに適用される。

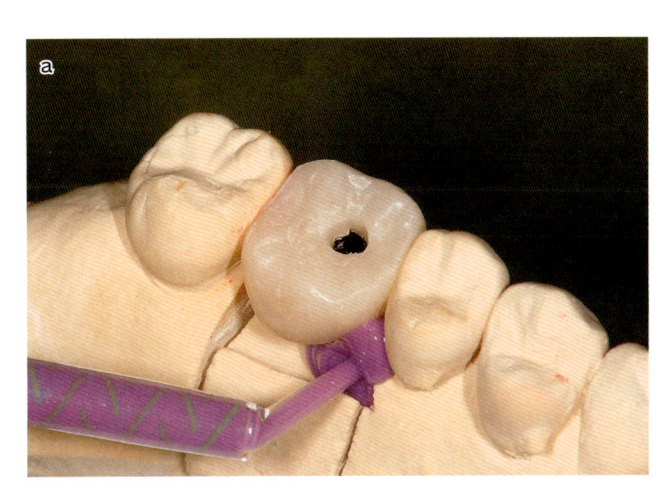

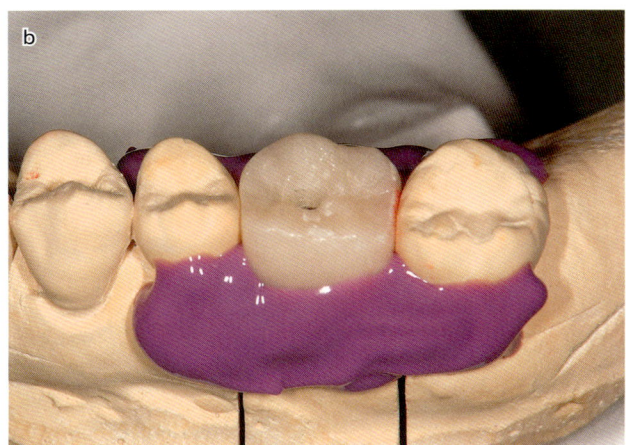

Case 8-5a、b　プロビジョナルクラウンを作業模型に戻し、軸面形態を印象採得してファイナルクラウン製作用のコアを製作する。

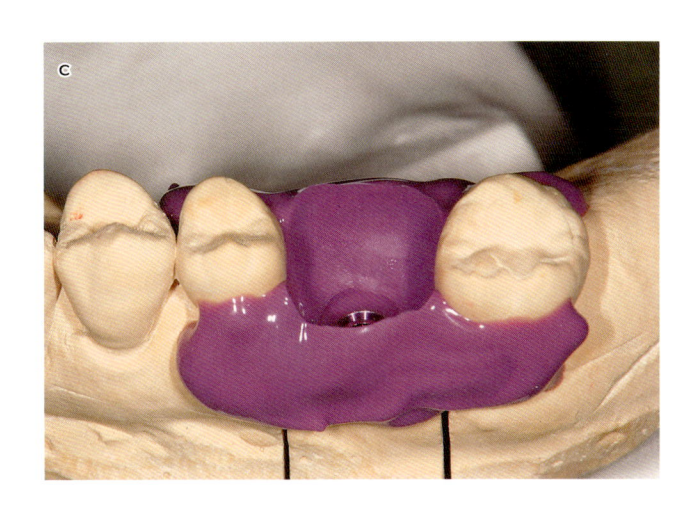

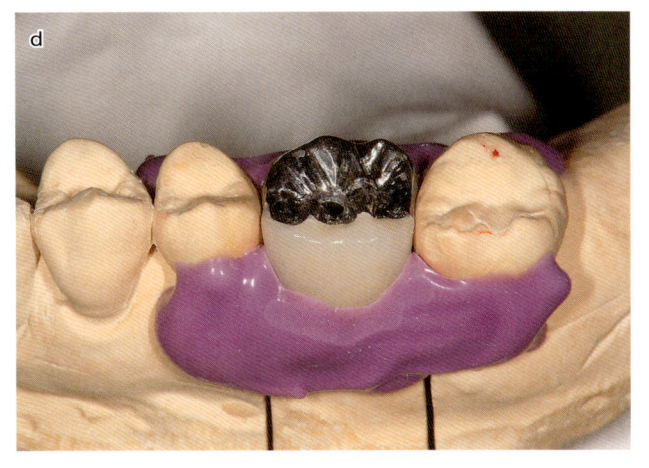

Case 8-5c、d　この方法により、プロビジョナルクラウンの軸面形態がファイナルクラウンに再現された。

One Point　ファイナルクラウンへの形態の移行方法

通常行っているインプラントのプロビジョナルクラウンの形態をファイナルクラウンに活かすには、インプラント上端部（歯肉貫通部）から歯肉縁、さらにエマージェンスプロファイルまでの形態を印象用トランスファーとパターンレジンを用いて印象採得し、模型上にその形態を再現する方法が有効である。この方法で、多くのケースが対応可能である。

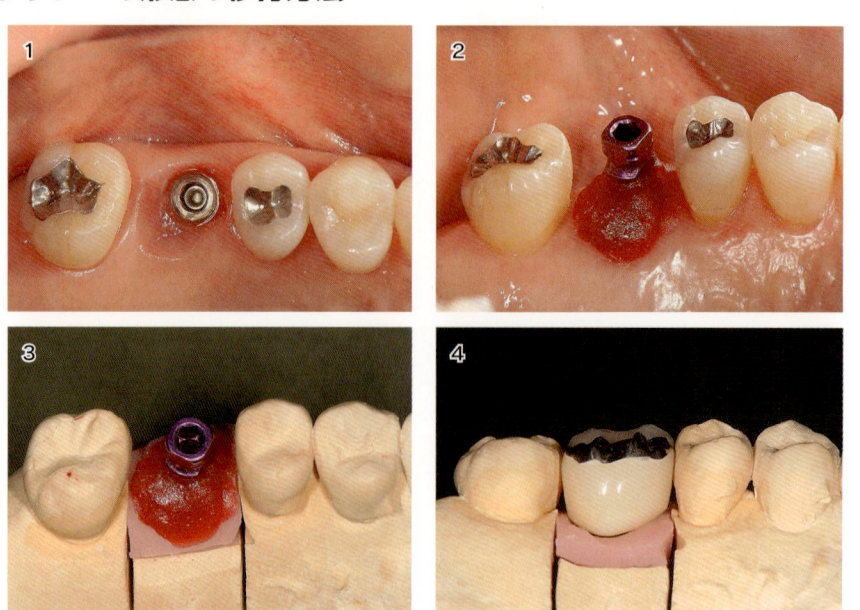

5　インプラントクラウンと天然歯のコンタクトポイント（あるいはコンタクトエリア）の接触は、インプラントには歯根膜による被圧変位がないため、天然歯同士の接触よりもその分強くしている。

アバットメントとクラウンを一体化してスクリュー固定する場合（**PP.60-65参照**）は、コンタクトの調整を終えた後に一体化する。この手順を踏むことで、アバットメントの着脱方向がコンタクト調整の妨げにならない。

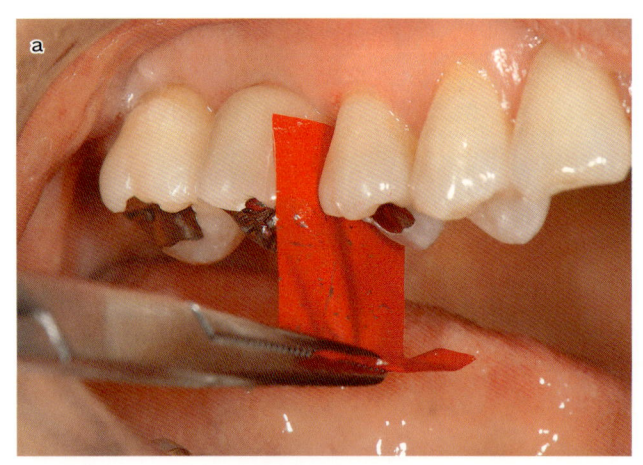

Case 8-6a　インプラントクラウンと天然歯のコンタクトポイントの接触は、天然歯同士よりも強く与える。具体的には、12μmの咬合フォイルが強い力でやっと引き抜ける程度を目安にしている。

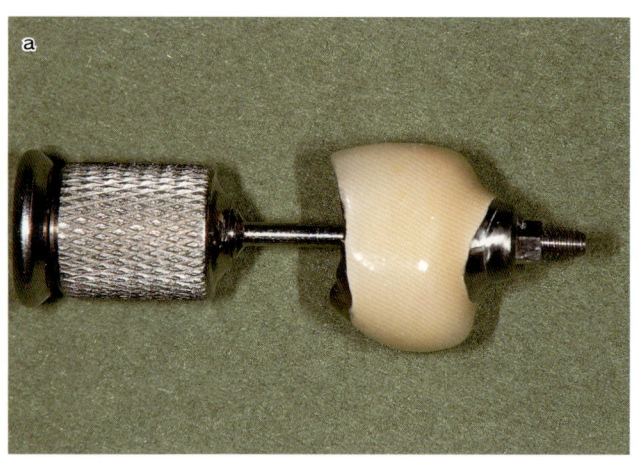

Case 8-6b　アバットメントとクラウンをセメンティングにより一体化する場合は、コンタクトの調整を終えたあとにする。

6 Case 8では、就寝時の強いクレンチングが疑われ、そのことが歯根破折による欠損を招き、インプラントクラウンによる補綴が必要となった可能性が高い。したがって、インプラントクラウンに同様なクレンチングが原因となるトラブルが起こることは回避したい。

その対応としては、
①対合歯、特に6̄の咬合面形態を修正し、凸面と凸面で咬合接触させる
②咬合面の咬合接触領域をメタルにする
③さまざまな頭位、姿勢で咬合調整をくり返す
④プロビジョナルクラウンによる咬合の観察頻度および期間を長くする
⑤クラウンをスクリュー固定としてトラブルに対応しやすい上部構造とする
⑥定期的に咬合接触の変化、特にファセットをチェックする回数を増やす
などが挙げられる。

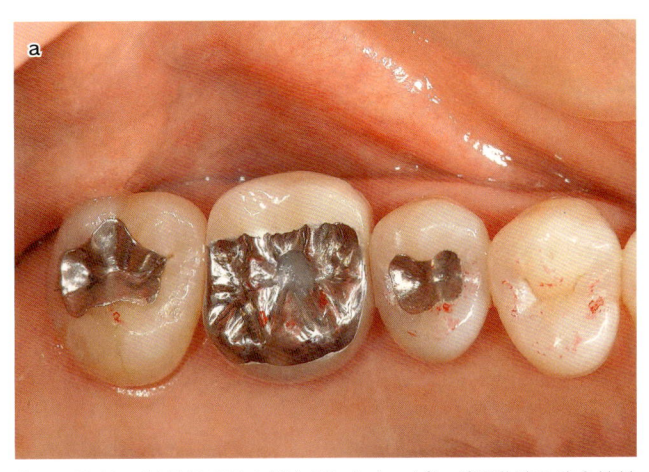

Case 8-7a 装着後の咬合紙を用いたタッピング運動時の咬合接触状態。ABC コンタクトのうち、B が主の BC コンタクトで、A は接触させない。この径のアクセスホールであれば、咬合接触の妨げにはならないと考えている。

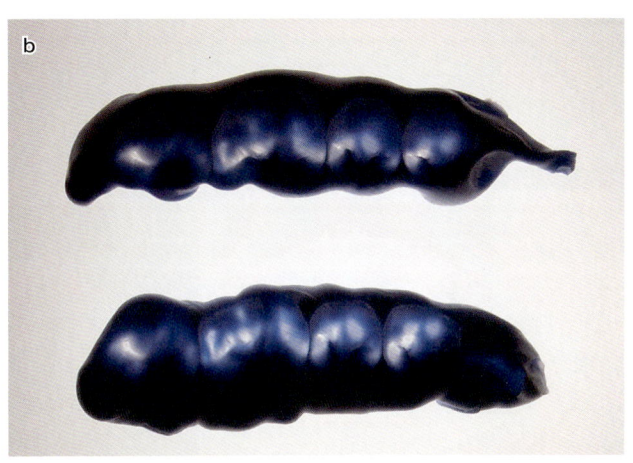

Case 8-7b 上が仰臥位、下がカンペル平面水平頭位での軽い噛みしめによる咬合接触状態を示す。接触の強さにやや違いはあるが、位置はほぼ一致している。インプラントクラウンと対合歯との接触が、他の部位より強くないことを確認する。

ファイナルレストレーション装着時の状態

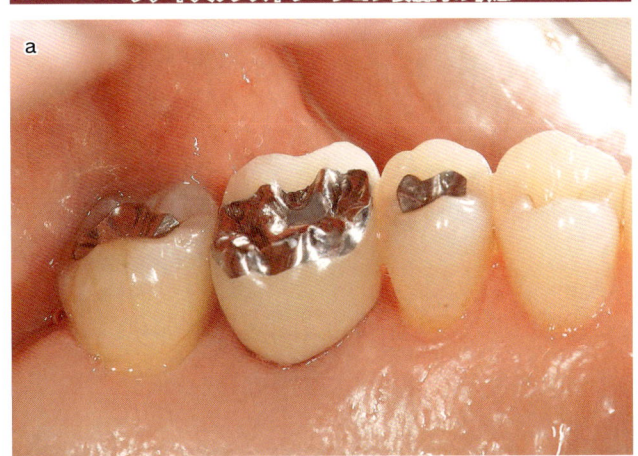

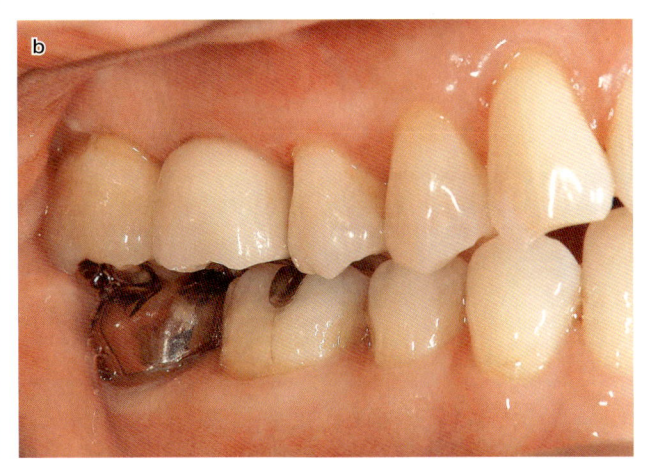

Case 8-8a〜c プロビジョナルクラウンにより決定された形態のデュプリケートならびに咬合印象法による咬頭嵌合位の再現により、審美的にも機能的にも患者の高い満足感が得られる。またクラウン装着に要するチェアタイムも大幅に縮小される。

術前の咬頭嵌合位をそのまま保存して補綴する

臼歯部
術中・咬合採得時に咬頭嵌合位が安定する（最後臼歯を含まない片側臼歯部）

Case 9
小臼歯単独歯の補綴

患者DATA	補綴時の残存歯		アイヒナーの分類
58歳・女性	87 54321ǀ1234 7 7654321ǀ123456		A

着目点 咬合印象法、生体と咬合器の閉口路の違い、咬合様式

【症例の概要】
　二次う蝕からの歯髄炎により、補綴処置が必要な症例である。咬頭嵌合位の再現性を最優先し、さらに犬歯の咬耗が進行している。アンテリアガイダンスに参加させグループファンクションにすることも考慮し、側切歯から最後臼歯までの範囲の部分模型によりクラウンを製作した。

初診時の状態

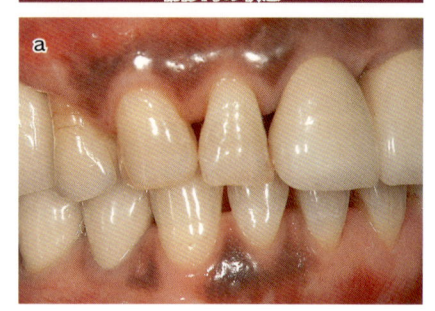

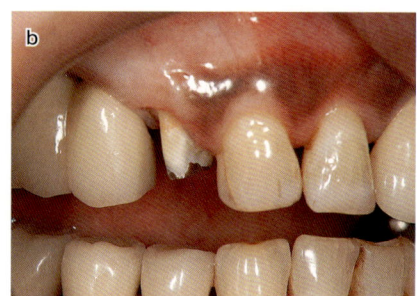

Case 9-1a 4⏌の歯髄炎が進行し、補綴処置が必要となった。後方臼歯部は対合歯列も含め、すでに補綴されている。
Case 9-1b 支台歯形成時。対合歯との クリアランスを十分に確保する。

1 　咬合印象法を用いて印象採得および咬合採得を行う。
　咬合印象法は、小範囲の補綴の際に用いる咬頭嵌合位の再現性に優れた術式である。これは、同時に口腔内における咬頭嵌合位からの側方滑走運動も咬合器上にて近似させやすいこと、つまり咬合様式（犬歯誘導かグループファンクション）を付与しやすいことも意味している。

FOCUS　咬合印象法

　咬合印象法は、印象採得と咬合採得を同時に行うModコアインプレッションペースト法と同様に、間接法による補綴物製作における生体固有の要素である下顎骨の歪みや被圧変位の影響を受けにくい。

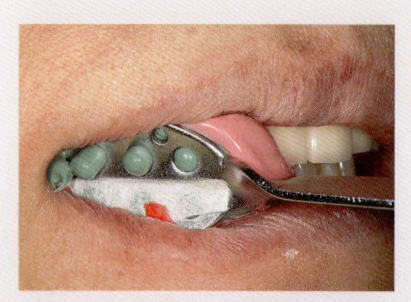

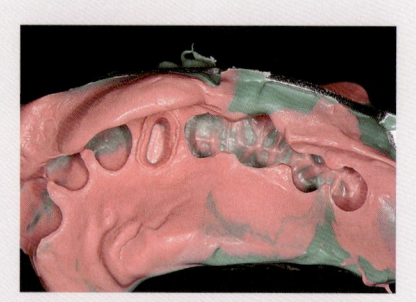

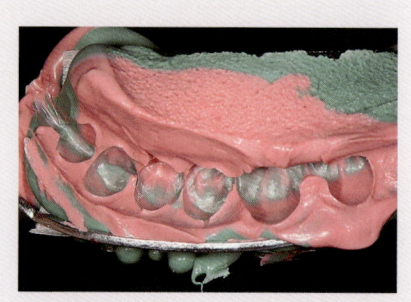

● 支台歯を含む歯列と対合歯列の印象採得および咬合採得を同時に行う。咬頭嵌合位で正確に咬合しているかを、反対側の犬歯付近で確認するとよい。

2

前方に位置する臼歯ほど、生体と咬合器の閉口路(の回転半径)の違いによる影響を受け、その結果、口腔内にて早期接触が生じやすくなる[2]。それを予防するには、生体に近い解剖学的な半調節性咬合器を用い、ボンウィル三角を基準にした位置に模型の咬合器装着を行うとよい(Case 9-2、3)。

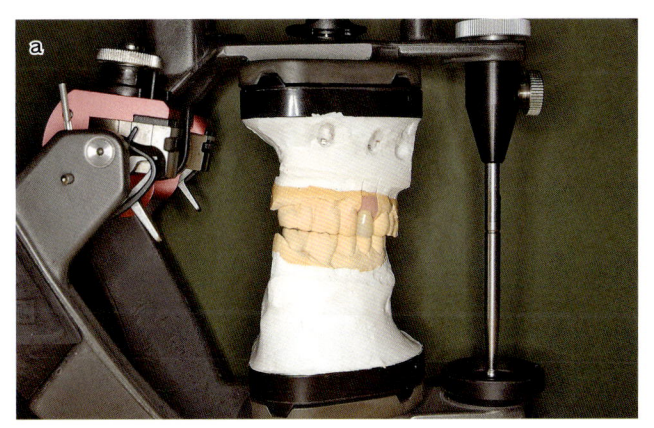

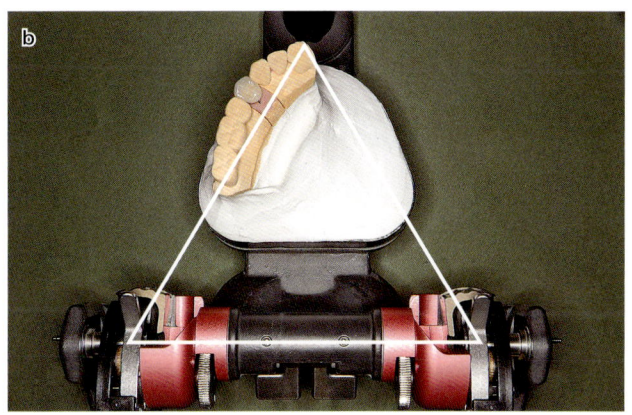

Case 9-2a、b 咬合印象法では、上下顎の模型が同時に咬合器に装着されるため、フェイスボウトランスファーが行えない。そのためボンウィル三角(切歯点と左右顆頭の上面中央を結ぶ三角形)を利用して解剖学的な半調節性咬合器に装着することで、生体と咬合器の開口路の違いの影響を受けにくくしたい。

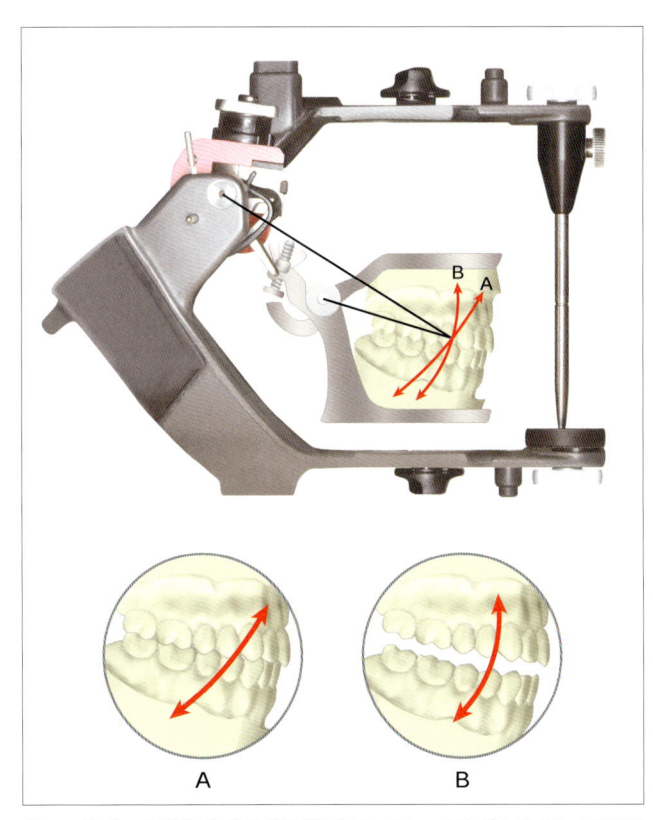

Case 9-3 小型咬合器の閉口路Bは、フェイスボウを用いて顎関節と歯列の位置的関係を再現する解剖学的な咬合器の閉口路Aに比べて、その半径が小さくなる。その結果、蝶番閉口時に小臼歯間に早期接触を生じやすい。ただし、小型咬合器は模型の固着位置が任意であるから、早期接触の出現はその固着位置にも左右される(Rosenstiel SF, Land MF, 藤本順平. クラウンブリッジの臨床(第2版). 東京：医歯薬出版, 1999. より引用改変)。

Reference Case D
小型の咬合器の使用により早期接触が生じた症例

⑦⑥⑤④ブリッジの症例。④の近心辺縁隆線と⑥の(咬頭傾斜角が大きい)近心舌側咬頭に早期接触が生じている(Case D-1)。これらを調整することで、咬合器上で付与した本来の咬頭嵌合位の咬合接触点が現れてくる(Case D-2)。この症例のように小臼歯に現れる早期接触の原因の多くは、『口腔と模型の歯列のカーブの違い』より、『口腔と咬合器の閉口路の半径の違い』にある。

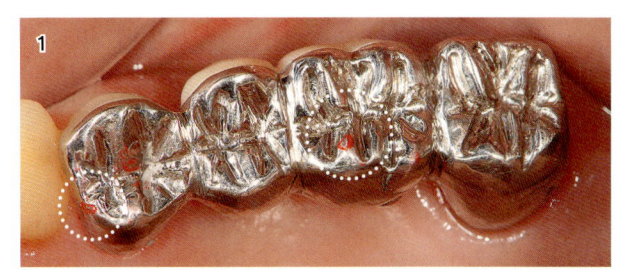

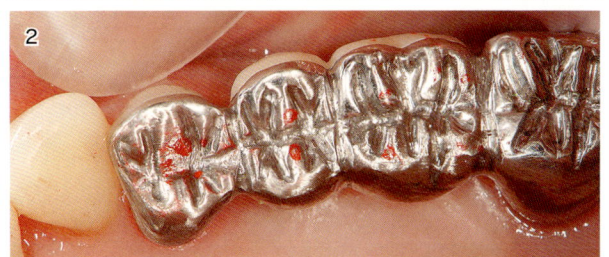

3

　咬合印象法により製作されたクラウンは、クラウン試適時における咬合嵌合位での咬合調整量はごくわずかである。このため咬頭嵌合位からの偏心滑走運動(前方、側方)の調整も比較的容易に行えることが多い。
　咬合様式は、犬歯の咬耗量と隣在歯との形態の調和を考慮して4 3|のグループファンクションとしたが、歯根が短く歯冠歯根比が不良で側方圧負担能力に問題があることを考慮し、あくまでも犬歯主導にしている。

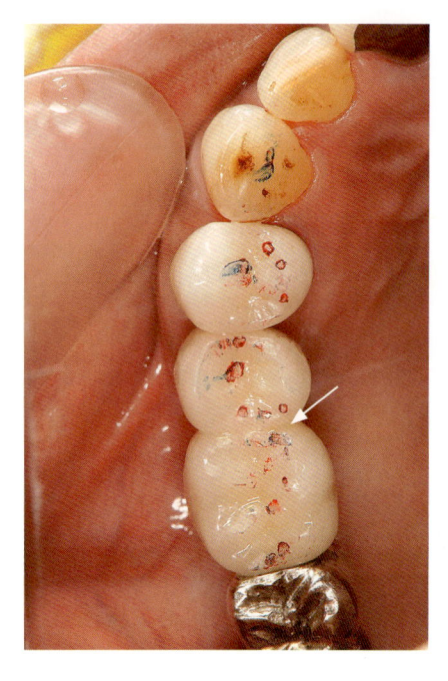

Case 9-4　咬合調整時の状態(青が偏心運動を示す)。4 3|のグループファンクションにするための側方滑走運動時(作業側)。6|の近心舌側の辺縁隆線に、平衡側(非作業側)の接触(バランシングコンタクト)が観察される(矢印)。この接触はポーセレンの破損を招く可能性が高く、削除すべきである。(**P.137参照**)

ファイナルレストレーション装着時の状態

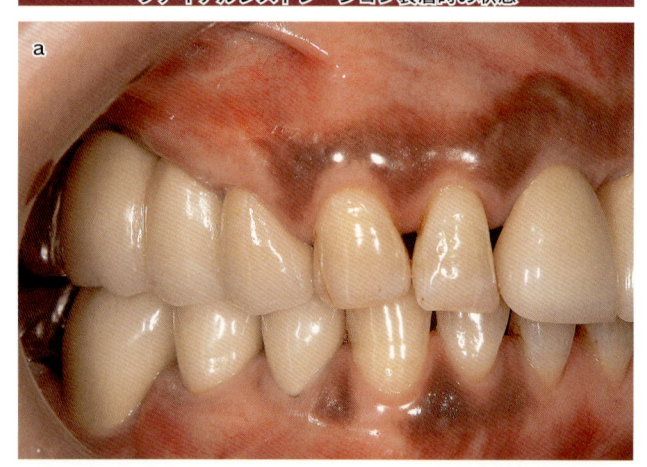

Case 9-5a　グループファンクションにすることで、患者固有のアンテリアガイダンスを変更することなく、同時に形態的調和も図れた。

Case 9-5b　4|は歯冠が短く臨床的歯冠歯根比が不良であるため、側方圧がかかり過ぎないように、定期的なチェックが欠かせない。

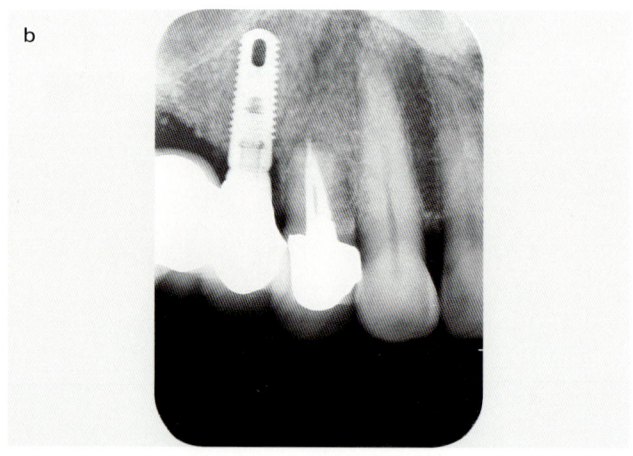

Reference Case E — 第一小臼歯のみにより側方滑走運動がガイドされていた症例

初診時39歳・女性。4|の動揺を主訴に来院した。③②1|1②③ブリッジを約7年前に他医院にて装着したとのこと。垂直性骨吸収が著しく、側方滑走運動を4|が単独でガイドしている。

歯周外科手術時、人工骨と思われる顆粒が確認され、不良肉芽とともに除去。同時に、咬合調整により側方圧の軽減を図った。

約7年後、動揺は生理的範囲内に落ち着き、歯槽骨の回復がみられることから、このまま定期的に経過をみることにする。

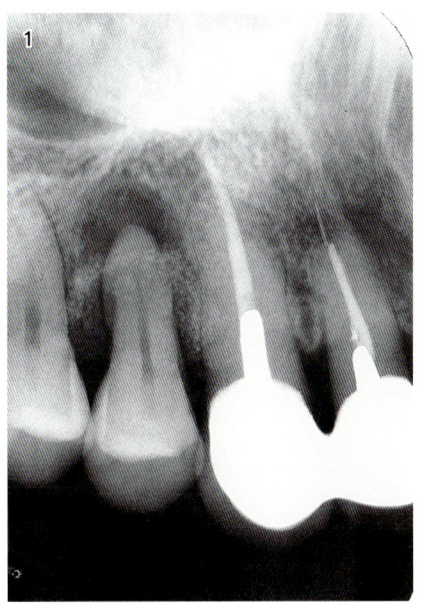

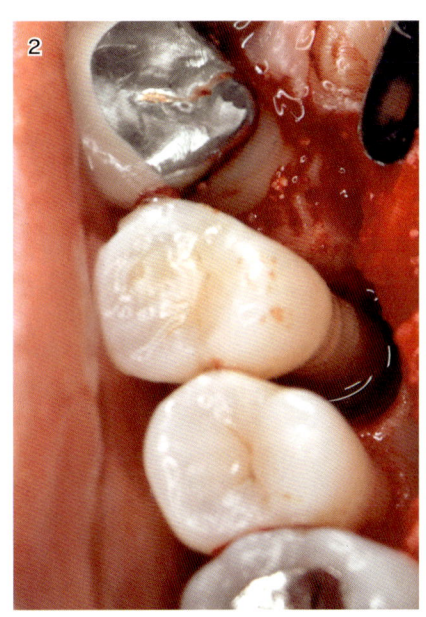

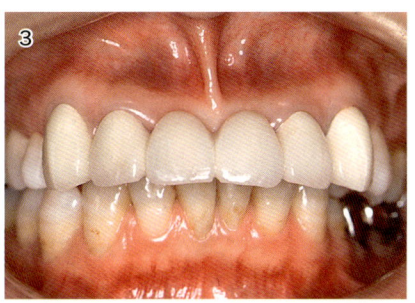

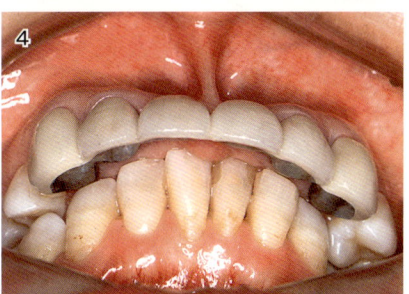

Case E-1〜4 初診において、4|のみが右側滑走運動時に咬合接触し、高度の垂直性骨吸収が起きている。歯周外科手術後に咬合調整を行い、側方圧の軽減を図った。

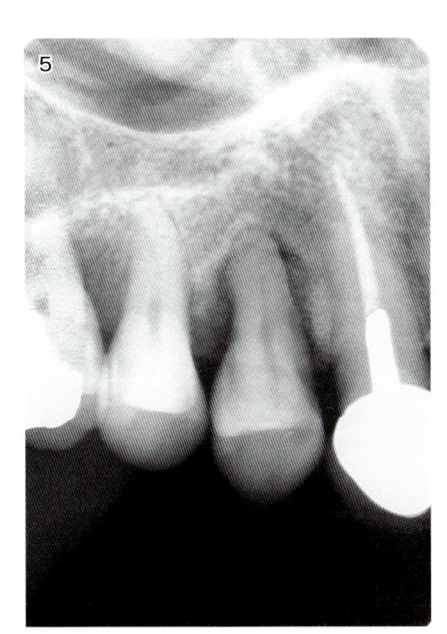

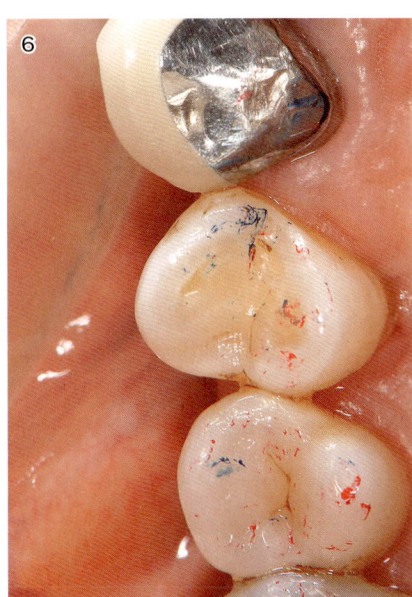

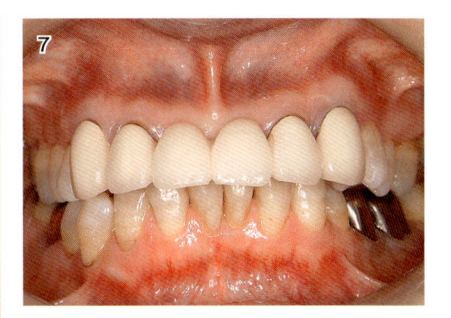

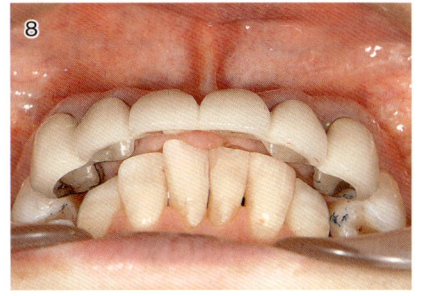

Case E-5〜8 約7年後、口蓋側に約5mmの歯周ポケットと歯肉の炎症がみられるが、病的動揺度はなくなり、アンテリアガイダンスは犬歯主導のグループファンクションとなっている。

術前の咬頭嵌合位をそのまま保存して補綴する

臼歯部
術中・咬合採得時に咬頭嵌合位が安定する（最後臼歯を含まない片側臼歯部）

Case 10
小臼歯単独歯のインプラント補綴

患者DATA	補綴時の残存歯	アイヒナーの分類
53歳・女性	7654321｜123 567 7654321｜1234567	A

着目点 欠損に対するインプラント補綴の優位性―アンテリアガイダンスの観点から―

【症例の概要】
　歯根破折により欠損補綴処置が必要な症例である。インプラントによる補綴を計画した。周囲の天然歯の歯質を保存し、比較的単純な補綴術式で治療できるメリットは他の部位と同じであるが、|4のインプラントクラウンの場合はさらに犬歯の誘導角度を変えずに補綴でき、患者固有の咀嚼運動経路が維持されることがもっとも大きなメリットである。
　この誘導角度を変えないことを優先すれば、次の選択肢は|4⑤⑥ブリッジとなる（**Reference Case F, G 参照**）。

初診時の状態

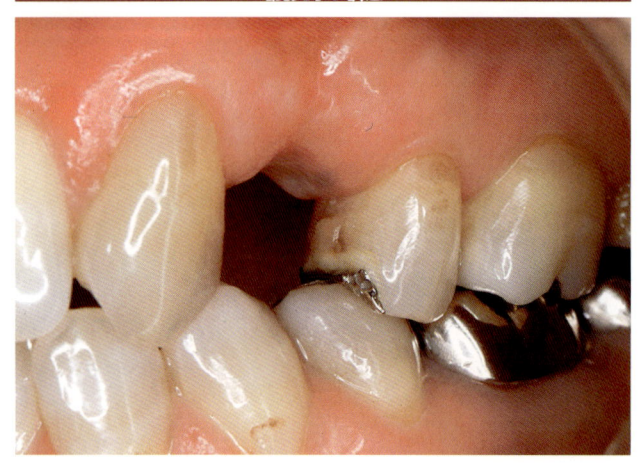

Case 10-1 犬歯は骨植がよく、咬耗は切縁付近のみである。上下の犬歯関係はⅠ級。う蝕のため充填による修復処置が歯冠の一部になされているが、全体としては歯冠形態もよく保存されており、側方滑走運動時に臼歯部は十分に離開する状況にある。

ファイナルレストレーション装着時の状態

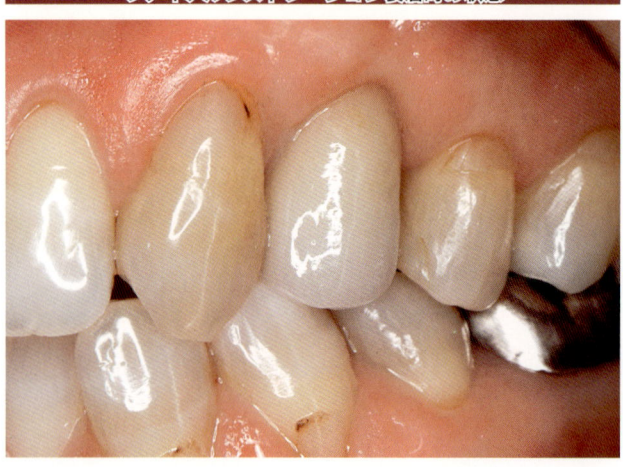

Case 10-2 |4をインプラントクラウンにしたことで、犬歯の誘導角度を維持でき、患者固有の咀嚼運動経路を変えることなく欠損補綴が可能になった。これは咬合が変化するリスクを減らし、結果として|4インプラントクラウンのLongevityも増すことになる。

Reference Case F, G — 支台歯の選択
——ブリッジによる第一小臼歯の欠損補綴に際して——

Case F　犬歯の誘導角度の保存を優先した症例

初診時24歳・女性。臼歯支台のブリッジ(⑥⑤4̲)にしたことで犬歯の切削が回避でき、患者固有の誘導角度が維持できた。反面、延長ポンティックであることから、

- 4̲に強い咬合力が加わらないこと
- 4̲をアンテリアガイダンスに参加させてグループファンクションにする場合には、犬歯主導の誘導であること
- 5̲にも側方圧を負担させる

などの力学的な配慮が必要になる。

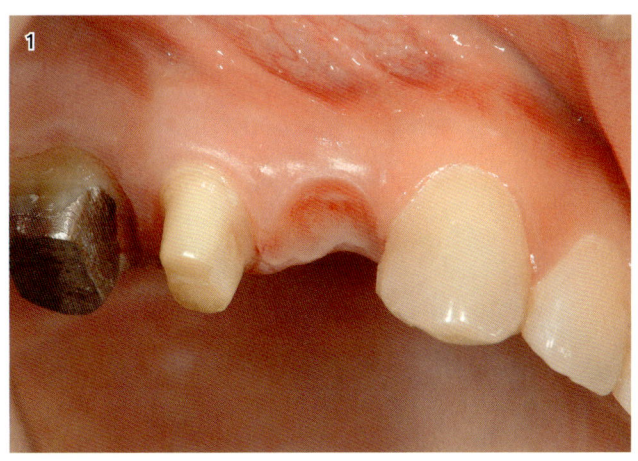

Case F-1 残存状態にあった4̲を抜歯し、⑥⑤4̲のブリッジによる補綴を計画した。

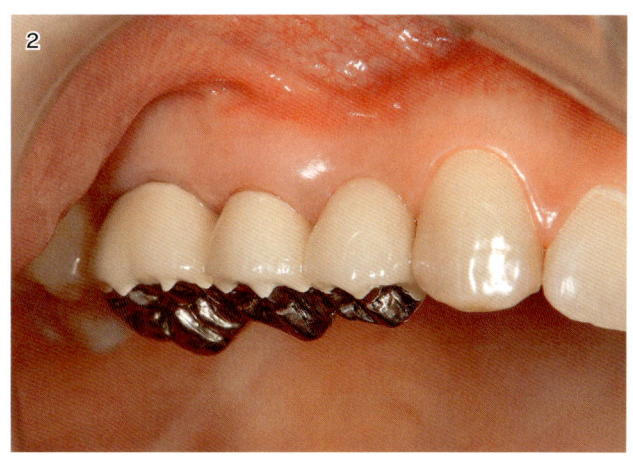

Case F-2 犬歯を天然歯のまま保存したことで、患者固有のアンテリアガイダンスが継続される。

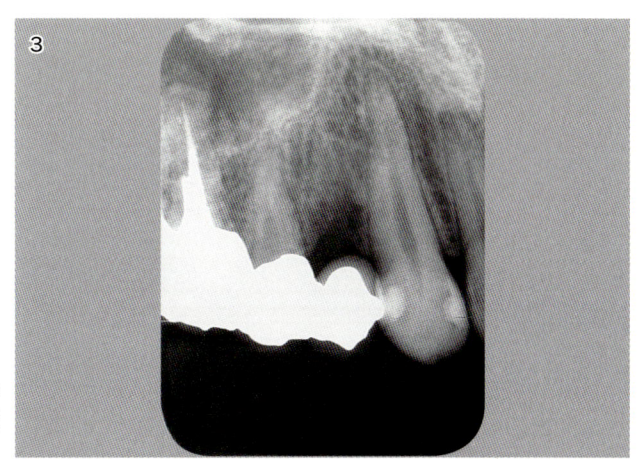

Case F-3 延長ポンティックであることから、支台歯に起こるトラブル(たとえば片側脱離や歯根破折)にはより注意が必要となる。定期的なエックス線写真撮影はトラブルの徴候を知るのに役立つ。

Case G　力学的咬合関係（受圧・加圧要素）を優先した症例

40歳・女性。上顎前歯～小臼歯部の審美的改善を主訴に来院。右側臼歯部に咬合時、異和感がある。右側臼歯部はスピーの湾曲が強く、⑤④③ブリッジの支台歯③が片側脱離、⑦⑥⑤ブリッジの支台歯⑤が歯根破折を起こしている。

患者が再度ブリッジによる補綴を希望したため、咬合平面の修正とともに、受圧・加圧要素を考慮した咬合圧の分散を優先しなければならない。

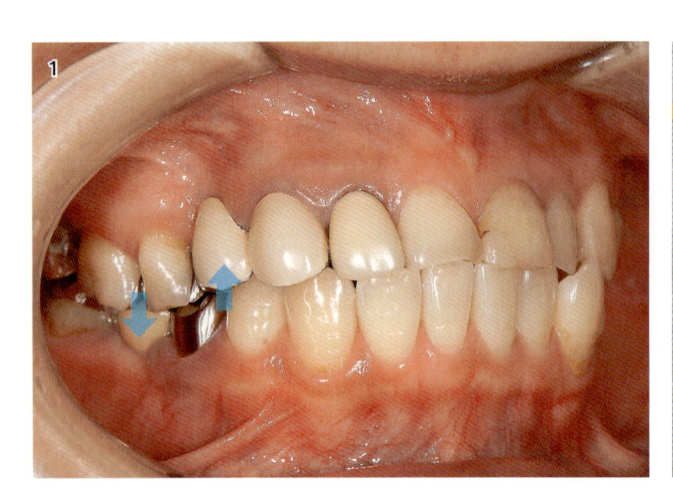

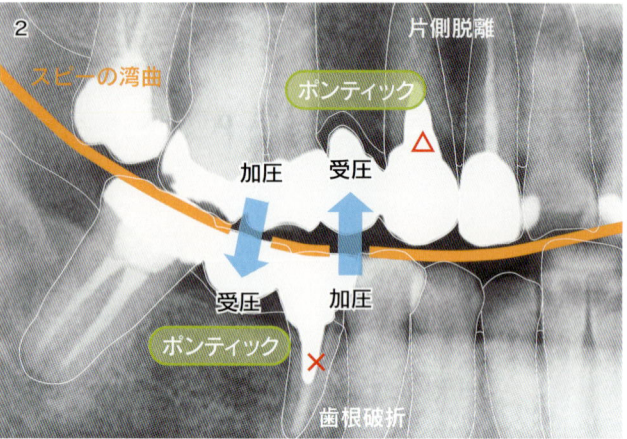

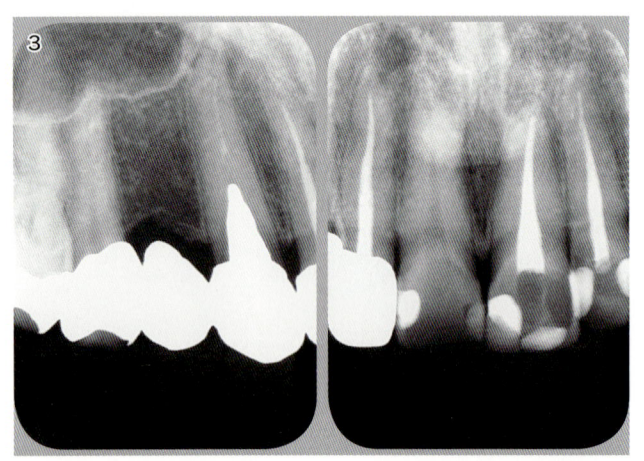

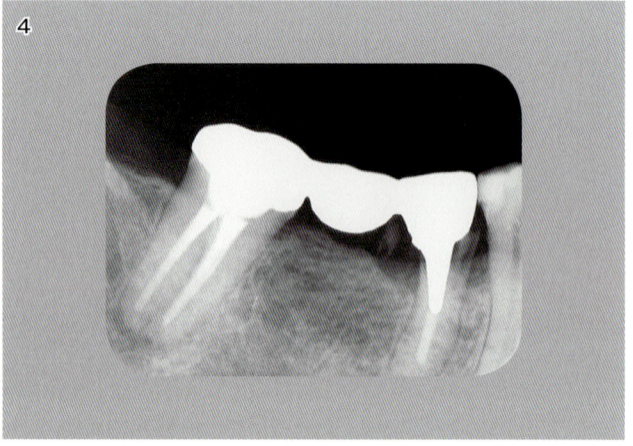

Case G-1～4　右側臼歯部はスピーの湾曲が強く咬合時に違和感があった。⑤④③ブリッジの支台歯③は片側脱離を起こし、う蝕が骨縁付近にまで達している。また⑦⑥⑤ブリッジの支台歯⑤の歯根破折が確認できる。

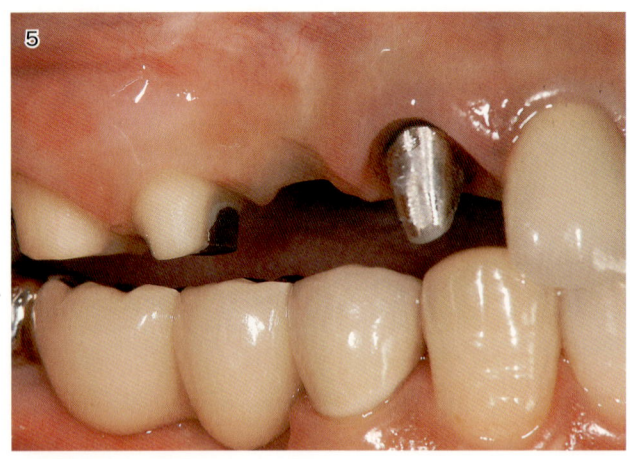

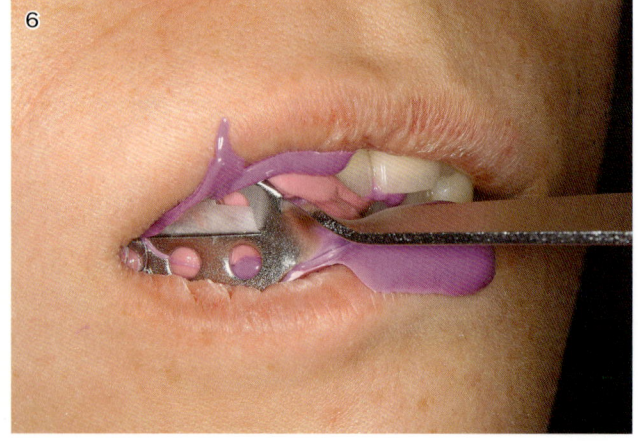

Case G-5、6　補綴はテクニカルエラーを抑えるため同時には行わず、②①｜①②クラウン、⑦⑥⑤④ブリッジ、⑥⑤④③ブリッジの順で3段階に分けて行った。

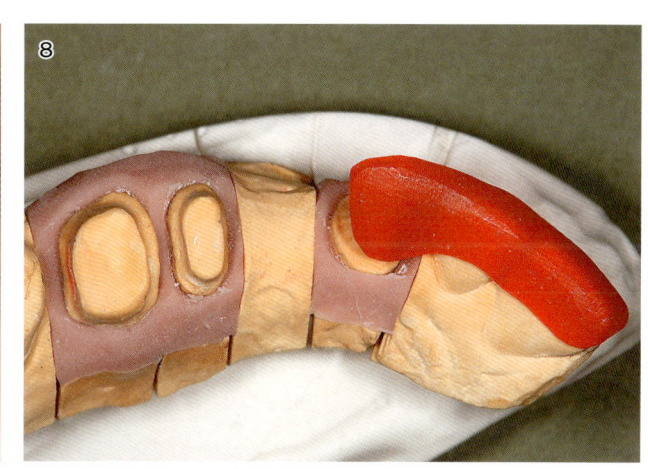

Case G-7、8 最後の⑥⑤④③ブリッジは、咬頭嵌合位の再現を最優先するため咬合印象法による部分模型法で製作する。犬歯の誘導角度は、プロビジョナルレストレーションの舌面形態をパターンレジンのコアを用いて口腔内で写し取り、模型上でファイナルクラウンに再現した。

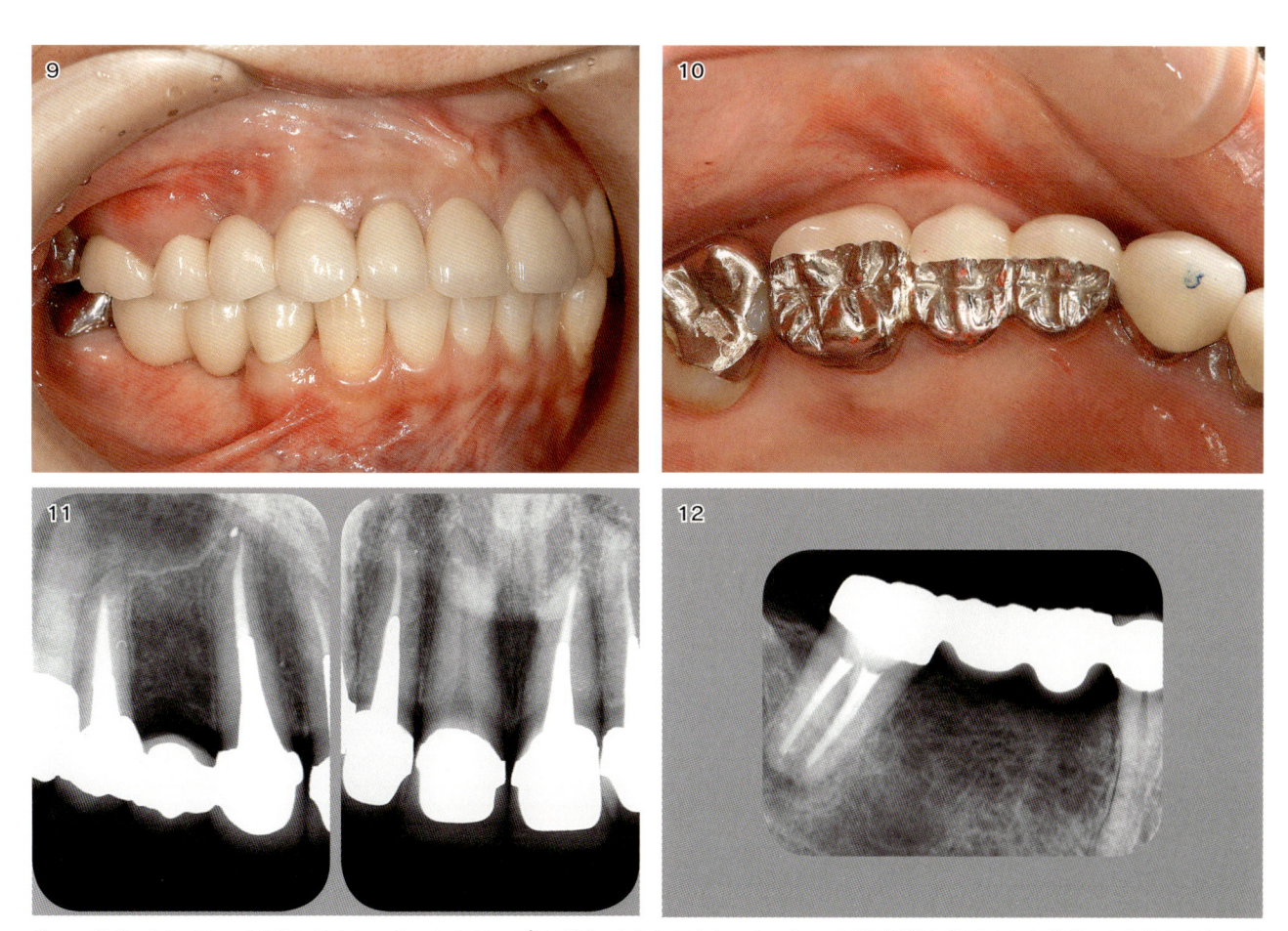

Case G-9〜12 ファイナルレストレーションには、プロビジョナルレストレーションにより最終的に決定された前歯・臼歯それぞれの機能的役割、アンテリアガイダンスと咬合支持が、術者の意図したとおりに的確に付与されている。

術前の咬頭嵌合位をそのまま保存して補綴する

臼歯部
術中・咬合採得時に咬頭嵌合位が安定する（最後臼歯を含まない片側臼歯部）

Case 11
臼歯複数歯の同時補綴

患者DATA	補綴時の残存歯	アイヒナーの分類
58歳・女性	7654321 | 1234 67 7654321 | 1234567	A

着目点 咬合支持、咬合様式（犬歯誘導かグループファンクションか）

【症例の概要】
　既存の④⑤⑥ブリッジ周辺に口臭を感じて来院した。二次う蝕は認められたが、再度の同範囲のブリッジによる補綴が可能であった。ポンティックも含め3歯の同時補綴になるが、最後臼歯による咬合支持が術中、特に咬合採得時に存在して咬頭嵌合位が安定していることから、治療は比較的容易である。

印象採得に先立つ歯肉圧排時

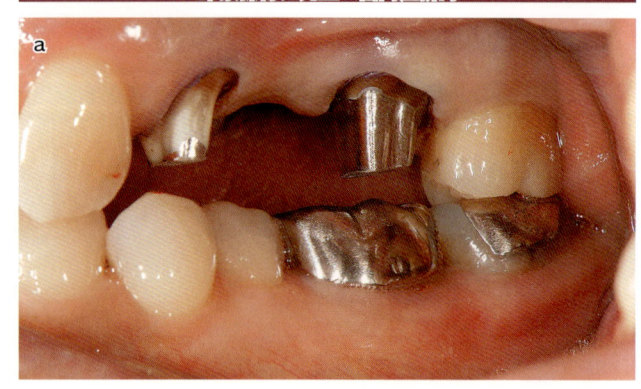

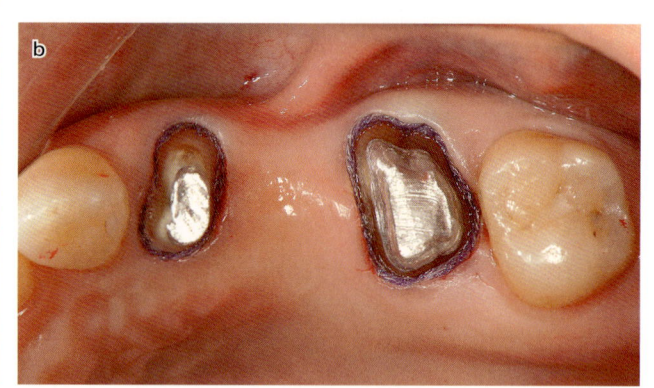

Case 11-1a、b 支台歯の歯周組織は良好で、二次う蝕のための再補綴としては歯頸部周囲の残存歯質も一定量確保されていた。また、5欠損部顎堤の骨吸収量はポンティックの形態にとって問題ない。

1　プロビジョナルレストレーションは、咬合様式（犬歯誘導かグループファンクションか）の決定や、歯肉も含めた審美性・清掃性・装着感のチェックなど、担う役割は多い。そのため、既存のブリッジと同形態に製作されたプロビジョナルレストレーションを修正、場合によっては再製作を行い、ファイナルレストレーションの形態を模索していく。
　この時点で、対合歯や隣在歯の咬合調整や形態修正、場合によっては修復範囲の拡大を行わざるを得ないこともある。

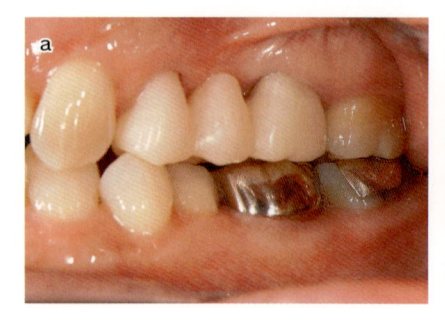

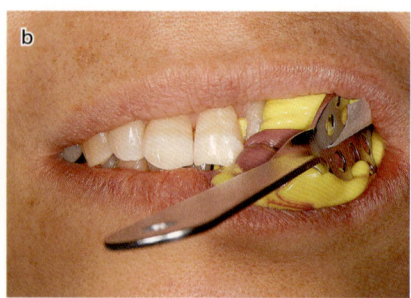

Case 11-2a プロビジョナルレストレーション。咬合様式の決定や審美性・清掃性・装着感などのチェックのため修正し、場合によっては再製作をくり返し行い、ファイナルレストレーションの形態を模索していく。
Case 11-2b 咬合印象法にて印象と咬合の同時採得する（*PP.99-101参照*）。

2

ブリッジの試適時は、コンタクト調整→内面（およびポンティック基底面）調整→コンタクト再調整→内面再調整→咬合面調整を行う。

コンタクト調整は、約30μmの咬合紙の両面のカラーコーティングが剥がれ、紙の部分のみが抜き取れることが適度な接触の目安になる。

内面の調整は、シリコーンの適合検査材を用いて行う。セメントラインは30μm以下が理想である。また、同時にポンティック基底面の調整を行う。欠損部基底面をやや圧迫し、貧血帯が約5分出現するぐらいの密着度がよいとされる。

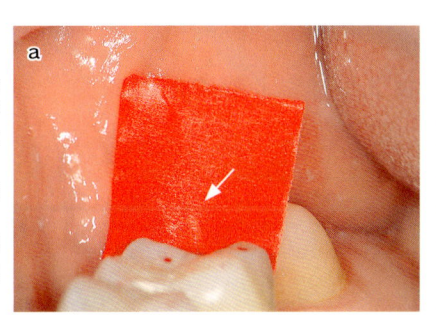

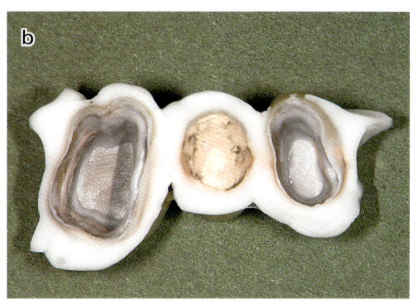

Case 11-3a コンタクト調整は、約30μmの咬合紙の両面のカラーコーティングが剥がれ、紙の部分のみが抜き取れることが適度な接触の目安になる。
Case 11-3b ポンティック基底面は、欠損部粘膜面の形態が比較的良好であったため、外科的な調整は行わず、改良リッジラップ型とした。凹面をつくらないことが清掃性を向上させる。

3

咬合印象法で補綴物を製作する際は、咬合器にマウントされた模型の上下顎咬合高径が口腔内の最大嵌合位と一致しているため、咬合接触点をロスしないように気をつける。できれば12μmの咬合紙が2〜3枚重ねて抜けない程度だと、口腔内で調整の余地があり望ましい。

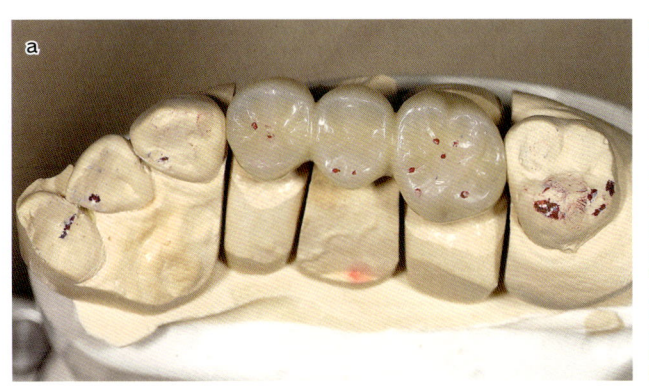

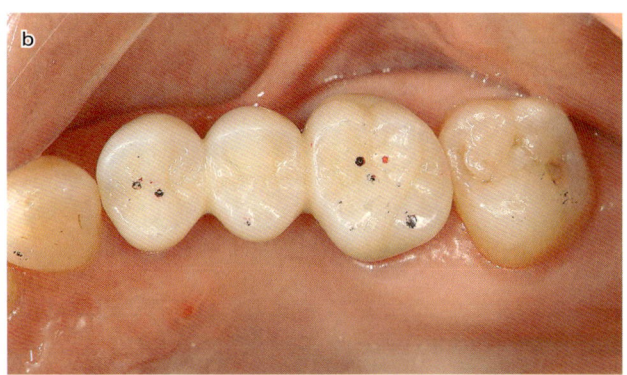

Case 11-4a, b 模型上で与えた咬頭嵌合位の咬合接触点10か所のうち、口腔内の試適時（咬合調整前）に6か所が完全に一致している。このように、咬合印象法で得られる作業模型は口腔内に近似した状態が得られるため、咬頭嵌合位の再現性に優れていることがわかる。逆に、製作時に咬合が低くなることを注意しなければならない。

ファイナルレストレーション装着時の状態

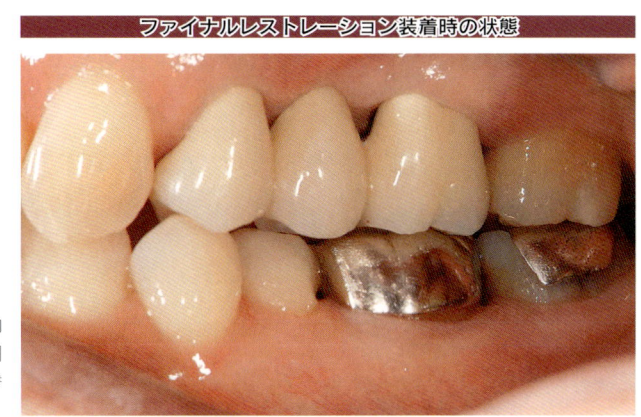

Case 11-5 ファイナルレストレーションは、修正をくり返した印象・咬合採得に入る直前のプロビジョナルレストレーションとほぼ同じ形態に仕上がっている。咬合様式は|4を側方滑走運動のガイドに参加させ、グループファンクションとした。

術前の咬頭嵌合位をそのまま保存して補綴する

臼歯部
術中・咬合採得時に咬頭嵌合位が安定する（最後臼歯を含まない片側臼歯部）

Case 12
インプラントを含む臼歯複数歯の同時補綴

患者DATA	補綴時の残存歯	アイヒナーの分類
53歳・男性	654321|1 34567 7654321|1234 67	A

赤：ポンティック　青：インプラント

着目点　咬合支持、プロビジョナルレストレーションの役割、オールセラミッククラウン

【症例の概要】
 5の頬側歯肉に歯周膿瘍が、またエックス線写真にて歯根破裂と周囲歯槽骨の吸収が認められるが、自覚症状はない。応力集中を起こしやすいスクリュー式のダウエルコアの形態に問題があったと推測される。抜歯後に、インプラントによる補綴と両隣在歯（4と6）の二次う蝕の同時治療を希望された。
　Case 10同様、最後臼歯による咬合支持が術中確保されており、反対側の咬合支持も強固である。さらにブリッジではなく3歯それぞれ単冠による補綴であることから、力学的にも生物学的にも安定度が増し、予知性は高い。
　なお、反対側が小臼歯までの不安定な咬合支持の場合には、たとえ最後臼歯による咬合支持が存在しても、治療中の顎位および咬頭嵌合位の変化を防ぐため、同時補綴ではなく2〜3回に分けて補綴を行うこと（時差補綴）を考えたい。

術前の状態

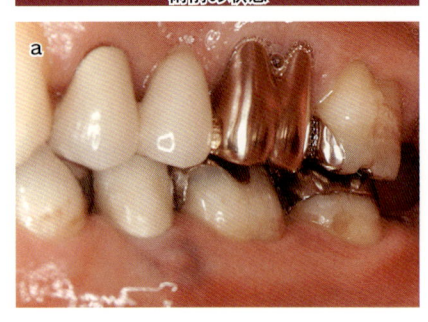

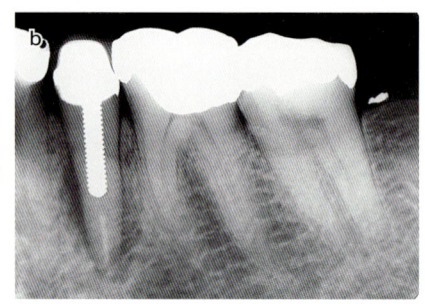

Case 12-1a　5の頬側歯肉に歯周膿瘍が観察される。なお2 1|1はプロビジョナルレストレーションの状態。
Case 12-1b　同部位のエックス線写真。歯根破裂と周囲歯槽骨の吸収が認められる。

1　5を抜歯後、抜歯窩軟組織の治癒を待って約1.5か月後に、骨移植を伴うインプラント埋入（一次手術）を行った。約4か月後の二次手術までのあいだは、治療予定の4 6を支台歯としたプロビジョナルブリッジによる暫間修復を行い、二次手術後は4 5 6それぞれに単冠のプロビジョナルクラウンを装着した。これを用いてファイナルクラウンのための周囲軟組織の調整を行った。

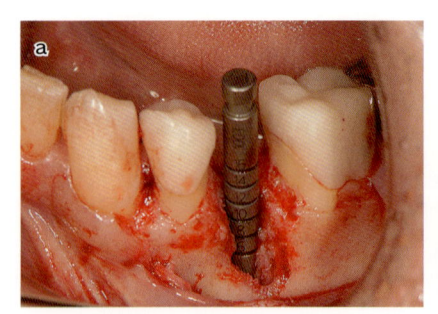

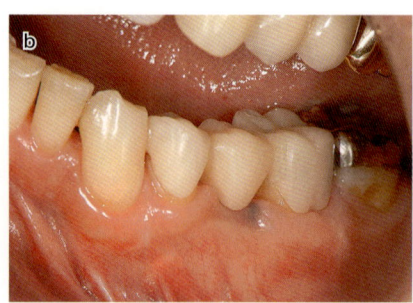

Case 12-2a　インプラント一次手術に先立ち、治療予定の4と6はあらかじめプロビジョナルクラウンにしておく。頬側歯槽骨の吸収の度合いから、歯根破裂からかなりの時間が経過していたと考えられる。5抜歯の約1.5か月後、抜歯窩軟組織の治癒を確認してインプラントを埋入し、同時に頬側付近に骨移植も行った。
Case 12-2b　両隣在歯の4と6を同時に治療するため、5にも手術前後にプロビジョナルクラウンをポンティックとして装着することが可能になる。

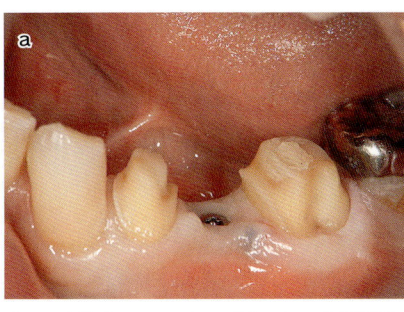

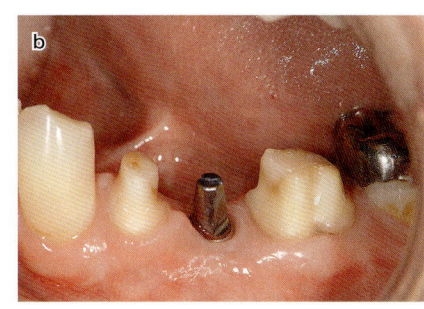

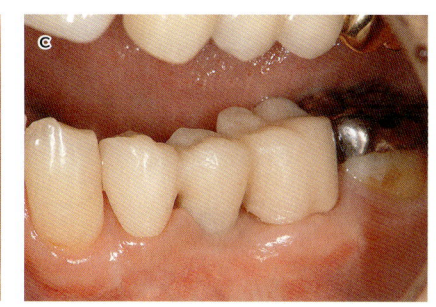

Case 12-3a～c インプラント二次手術後、プロビジョナルクラウンを用いて周囲軟組織、特に頬側歯肉歯頸線と歯冠乳頭部の調整を行う。|4と6|の支台歯に対しても、歯肉の退縮に伴いマージンが歯肉縁下0.5mmになるよう、再度形成仕上げをする。

2

咬合調整は、患者の了解を得て対合歯も含めて行い、凸面と凸面で咬合接触させることが基本原則である。さらに**Case 12**では、オールセラミッククラウンであること、|5がインプラントクラウンであることを考慮し、側方圧がかからないことを優先した咬合接触点の付与、および咀嚼時に大きな咬合力が伝わらない適切なスピルウェイの付与にも留意した。

咬合調整には、咬合紙だけでなく、咬合採得用シリコーン印象材やオクルーザルインディケーターワックスを用いた、咬頭嵌合位における軽い咬みしめ時の咬合接触の強さや面積の確認も必要である。

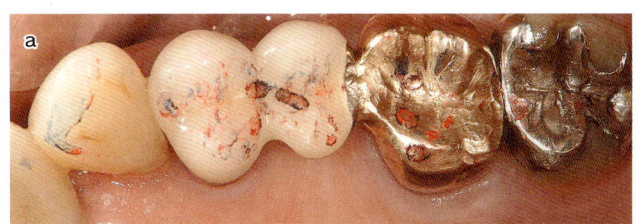

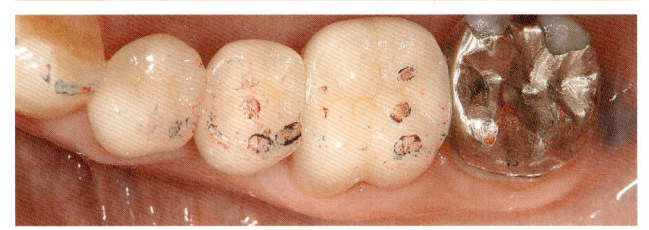

Case 12-4a 咬合調整は対合歯も含めて行う。凸面同士での咬合接触が基本原則である（赤の咬合紙：咬頭嵌合位、青の咬合紙：側方滑走運動）。

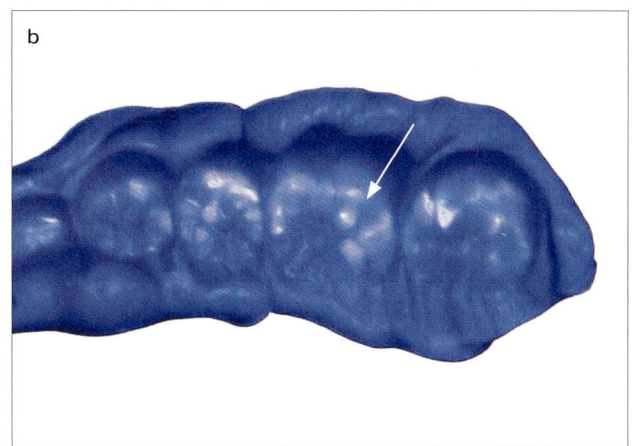

Case 12-4b 咬合紙では同様に接触しているように印記されても、印象材の咬みしめ時には強い接触を示す箇所がある（矢印）。

ファイナルレストレーション装着時の状態

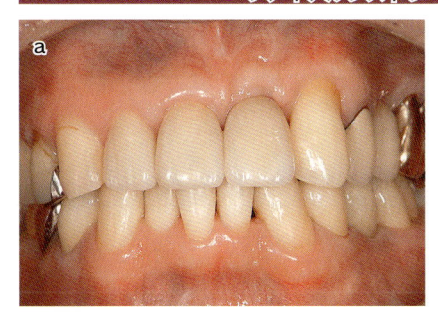

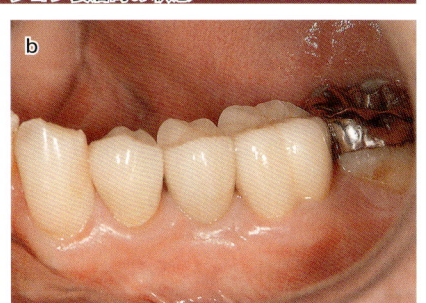

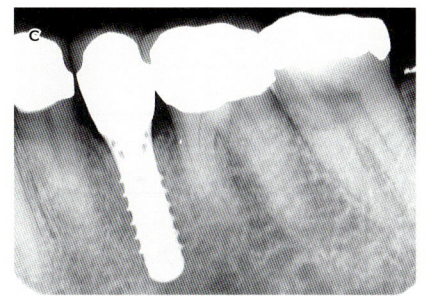

Case 12-5a～c 術後は1～2週間おきの咬合のチェックおよび調整をくり返し、咬合の変化がほぼみられなくなった時点で1か月おき、さらに3か月おきの定期健診へと移行していく。

術前の咬頭嵌合位をそのまま保存して補綴する

臼歯部

B 術中・咬合採得時に咬頭嵌合位が不安定になりやすい

Case 13
大臼歯二歯の同時補綴

患者DATA	補綴時の残存歯		アイヒナーの分類
29歳・女性	7654321 | 1234567 7654321 | 1234567		A

着目点 咬頭嵌合位を変化させないための対応策、臼歯の修復材質

【症例の概要】
6̅7̅の疼痛を主訴に来院。自分の歯と同じ材質を用いて治療してほしいとのこと。二次う蝕の進行で歯髄処置が必要である。歯内療法後、オールセラミッククラウンによる補綴を行う。

初診時の状態

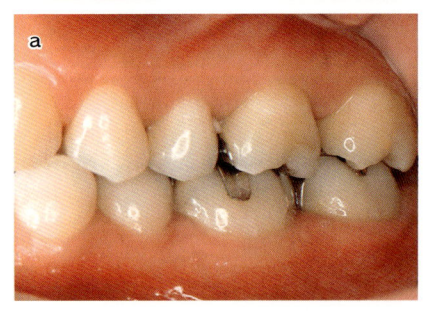

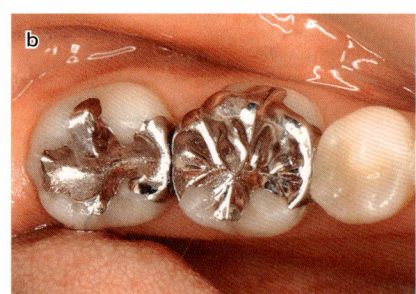

Case 13-1a, b 初診時、7̅のインレーの摩耗から強い咬合力が加わっていたことが推測される。夜間のクレンチングが疑われ、ポーセレンによる咬合面の修復は破損のリスクが大きいことをあらかじめ患者に伝えておく。また、犬歯舌面および切縁も咬耗が進んでいることから、アンテリアガイダンスと臼歯部の咬頭干渉の術前のチェックも不可欠である。

FOCUS　術中・咬合採得時に咬頭嵌合位を変化させないための対策

Case 13のように6̅7̅を同時に補綴する場合、咬合採得時に同側の顎関節からもっとも近い歯が5̅で（2歯遊離端欠損と同じ状況）、咬合支持が不安定になることがある。たとえば補綴歯側で主に咀嚼していた場合や、反対側が小臼歯までの咬合支持である場合などがこれに該当する。この場合、咬合採得時に下顎が偏位した状態で咬頭嵌合位を記録してしまう可能性がある。さらに厳密に言えば、プロビジョナルクラウンを装着しながら治療を進めたとしても、その材質（多くの場合、即時重合レジン）の経時的変化が大きいことから、下顎は術中時間の経過とともに随時偏位していくことも起こりうる。

これらに対する臨床的な対策としては、以下に示した3点が挙げられる。なお、**Reference Case H, I (*PP.58-59*)** および ***P.109*** も参照されたい。

●術中・咬合採得時に咬頭嵌合位を変化させない臨床的な対策

① 術中、随時咬頭嵌合位の咬合接触点や前歯部の被覆、上下顎正中線の位置関係をチェックしながら、必要に応じてプロビジョナルクラウンの調整を行う。
② 咬合採得時に顎位・咬頭嵌合位の変化を起こさない配慮を心がける。つまり咬合採得の直前までプロビジョナルレストレーションを試適した状態で咬合支持を確保しておく。また、咬合採得前にあらかじめ咬合紙にて咬合接触点を印記しておき、咬合採得後に咬合採得材上の咬合接触点との一致を確認する。
③ できるだけすみやかに補綴治療を終える。

1 プロビジョナルクラウンからファイナルクラウンに移行する。ファイナルクラウンの形態は、理想的にはプロビジョナルクラウンの段階で決定されているべきである。そうすることで、必然的に支台歯削除量の過不足や対合歯との咬合接触関係が、プロビジョナルクラウンにより診断されることになる。

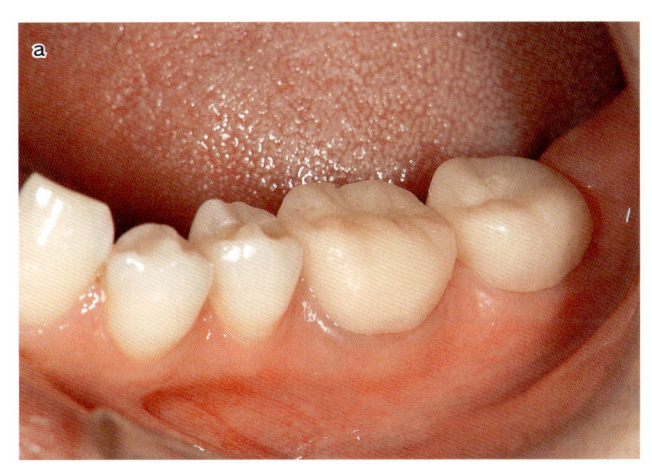

Case 13-2a プロビジョナルクラウンの段階で、支台歯の削除量、対合歯との咬合接触関係などが診断され、ファイナルクラウンにその結果が反映される。

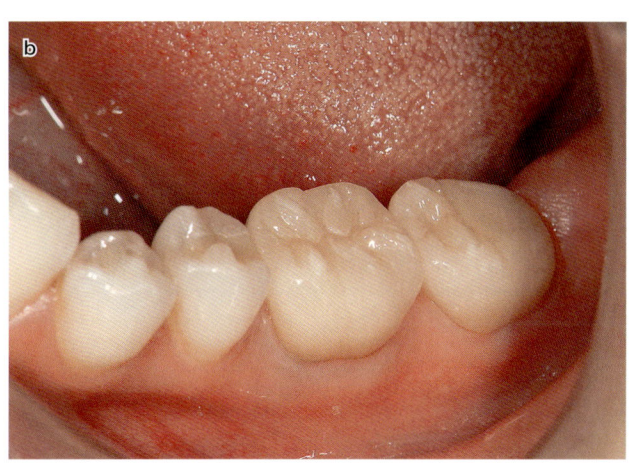

Case 13-2b ファイナルクラウンの形態は、すでにプロビジョナルクラウンの段階で決定されていることが望ましい。

2 Case 13では、強い咬合力（特に夜間のクレンチング）への対応策の1つの試みとして、最後臼歯である第二大臼歯の遠心咬合面はフラットに近い凸面とし、中央部一点のみ咬合接触させている。
　また、審美性よりも機能性（強度）を優先させ、オールセラミックは IPS e-max を用いて、プレス単体にステインとグレース仕上げする方法（ステイニング法）を採用した。

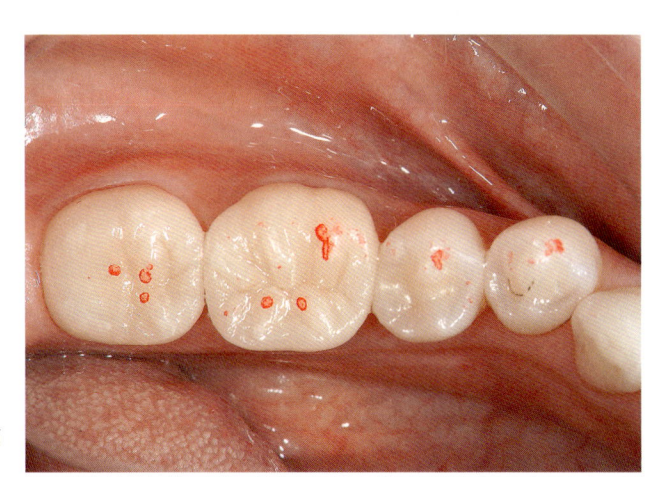

Case 13-3 強い咬合力への対応策として、最後臼歯の遠心咬合面をフラットに近い凸面とし、中央部一点のみを咬合接触させた。

*Case 13*の
- 支台歯形成〜印象採得、咬合採得などの具体的な治療の流れは **PP.96-98参照**
- 試適時および装着時の咬合調整は **P.209参照**

Reference Case H, I　下顎が偏位した状態で咬合採得することを防ぐひと工夫
――咬合採得時の遊離端欠損状態を中間欠損状態に――

　咬合採得時に咬頭嵌合位を変化させない臨床的対策を、FOCUS（P.56）に示した。ここではさらに、最後臼歯の補綴に伴い咬合採得時に2～3歯の遊離端欠損状態になる症例において、最後臼歯の支台歯とその対合歯のあいだにパターンレジンにより暫間的な咬合支持を確保する術式を紹介する。この術式を用いれば、咬合採得時の2～3歯の遊離端欠損状態を中間欠損状態に変換でき、顆頭が偏位した状態（同側顆頭が圧迫、反対側顆頭が牽引）で咬合採得されるリスクを回避できることになる。

Case H　7⃣6⃣インプラントクラウン症例での実践例

　パターンレジンを用いて最後臼歯の支台歯に暫間的な咬合支持を確保すれば、咬合採得時の2～3歯の遊離端欠損状態を中間欠損状態に変換可能である。
　まず7⃣のインプラントの印象用トランスファー（同形態）を2つ用意する。1つは印象採得用とし、もう1つにはパターンレジンを盛り上げ、対合歯と咬合接触させた状態にて咬合採得を行う。
　この術式により上下顎第二大臼歯間に咬合支持がある状態での咬合採得が可能となり、術前と異なった咬頭嵌合位が記録されてしまうリスクを回避できる。

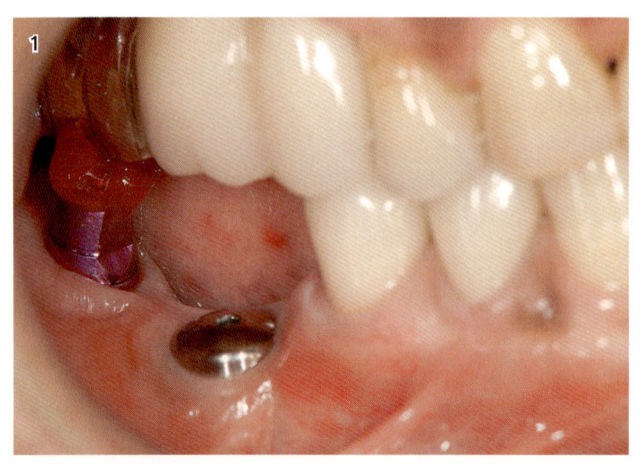

Case H-1　印象用トランスファーにパターンレジンを盛り上げ、暫間的な咬合支持を確保する。この印象用トランスファーは咬合器装着時にも利用する。

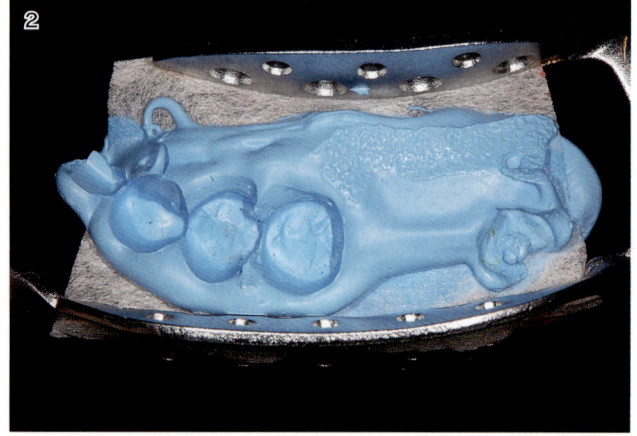

Case H-2　この状態で対合歯の印象採得を兼ねた咬合採得を行う（Modコアインプレッション法）。

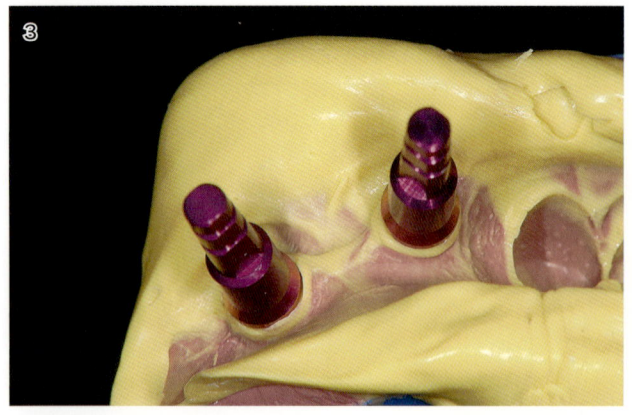

Case H-3　別の印象用トランスファーを用いて印象採得を行う。

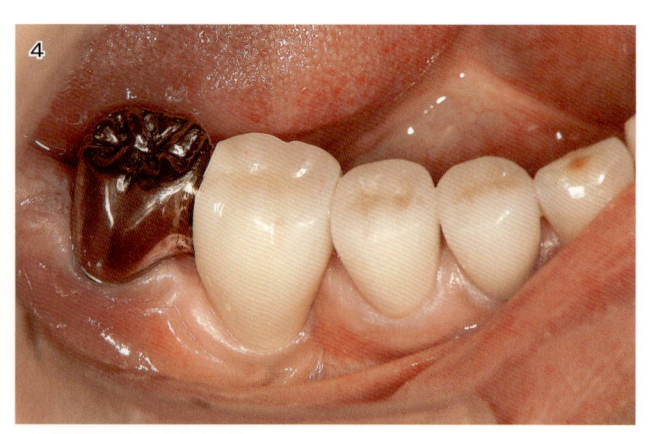

Case H-4　7⃣6⃣インプラントクラウンの試適時。咬頭嵌合位での咬合調整は最小限で済ますことができる。

Case 1　⑦65④ブリッジ症例での実践例

　⑦65④プロビジョナルブリッジの⑦部の咬合面中央付近をくり抜き、プロビジョナルブリッジを試適した状態で、このスペースにパターンレジン(あるいは光重合レジン)を盛り上げ、顎位(咬頭嵌合位)保持のためのアイランドを支台歯咬合面につくる。次に、このアイランドが対合歯と咬合接触した状態で印象採得と咬合採得を行う。その後アイランドは削除し、プロビジョナルクラウンをもとの状態に戻す。ラボでは、咬合器装着後にパターンレジン部分を削除して通常どおりワックスアップを行う。

　このひと工夫は、『印象採得と咬合採得を同時に行う咬合印象法』『別に行う術式』の双方において適応可能である。天然歯の支台歯の場合は、咬合面の一部を削除しないで、咬合支持を確保したまま印象採得と咬合採得を行う方法もある(エナメルアイランド)。

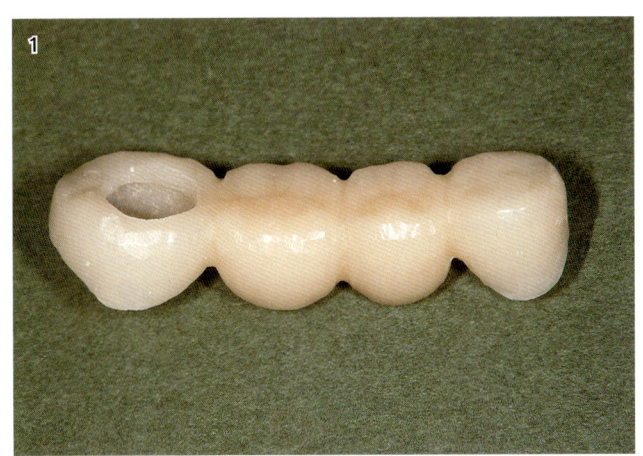

Case 1-1　プロビジョナルブリッジの⑦部咬合面をくり抜き、口腔内に試適する(くり抜いた箇所にはワセリンを塗布しておく)。このスペースからパターンレジンを適量盛り上げて、咬頭嵌合位にて咬合してもらう。

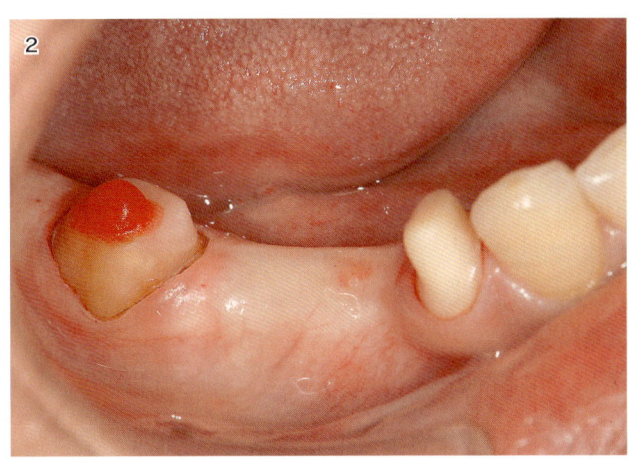

Case 1-2　プロビジョナルブリッジを外した状態。支台歯咬合面上にパターンレジンのアイランドが製作された。

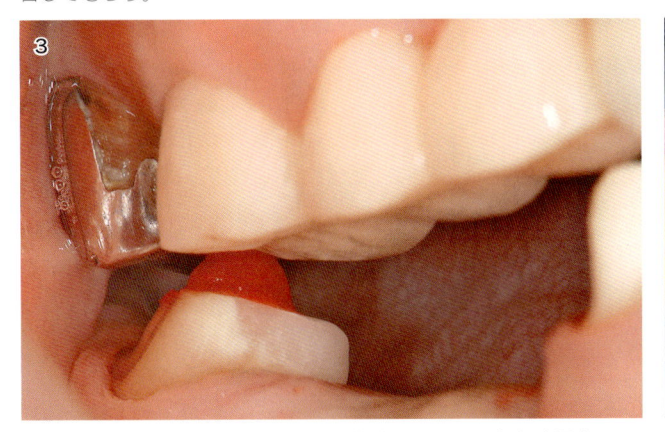

Case 1-3　咬頭嵌合位にて対合歯と接触していることを確認する。

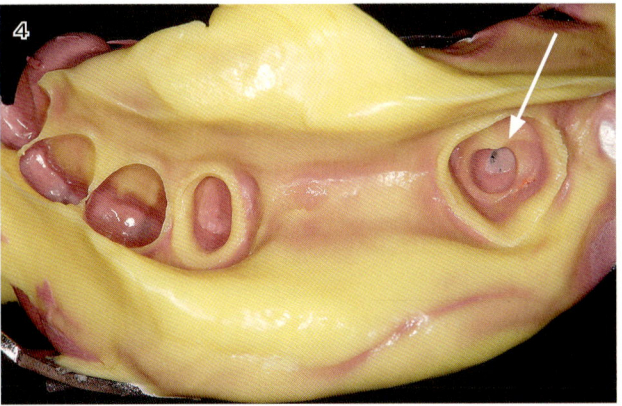

Case 1-4　咬合印象法を用いて印象採得する。支台歯咬合面のアイランド部に対合歯との咬合接触が認められる。

術前の咬頭嵌合位をそのまま保存して補綴する

臼歯部
B 術中・咬合採得時に咬頭嵌合位が不安定になりやすい

Case 14
対合する大臼歯の同時補綴

患者DATA：45歳・女性

補綴時の残存歯：
654321	1234567
54321	123456

アイヒナーの分類：**B-1**

着目点 第一大臼歯までの補綴、上下顎クラウンの同時製作
インプラントクラウンの固定方法（セメントかスクリューか）

【症例の概要】
 6⏌欠損に1本義歯を使用していたが、疼痛のため装着できなくなりインプラントによる補綴を希望して来院した。⏋7は歯周病が進行し、保存が不可能である。対合歯列の最後臼歯が⏌6であることから、6⏌部にインプラントを埋入して第一大臼歯までの補綴処置を計画した。また、二次う蝕が進行し挺出している⏌6にはオンレーによる補綴を行う。7⏌も歯周病の進行により要抜歯となったが、幸いその他の部位は動揺度が生理的範囲内であり、歯周基本治療によりプロービングデプスも3mm以下に改善した。
　補綴時の咬合基準のためのチェアサイド診査（**PP.122-123参照**）、顎位の確認・修正の必要性を示す口腔内所見（**P.120参照**）の結果から、歯周病の進行や欠損に伴う顎位の変化は許容範囲内であると判断した。そこで、術前の咬頭嵌合位を基準とし、術中にこれを変化させることのないように、できるだけすみやかに補綴治療を終えることを目指した。

初診時の状態

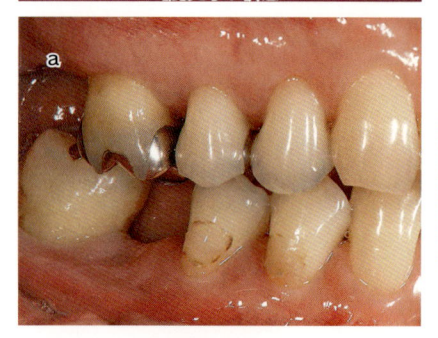

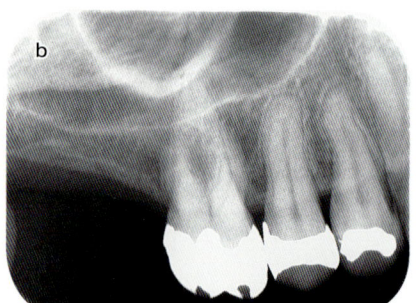

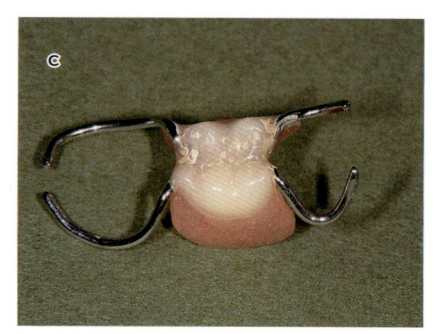

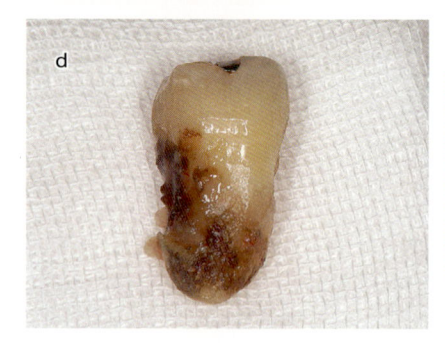

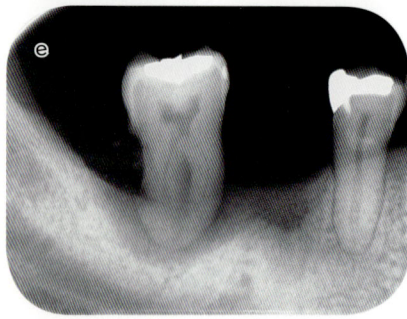

Case 14-1a〜e 6⏌欠損に対する補綴装置を、1本義歯からインプラントクラウンにして欲しいことを主訴に来院。⏋7（および7⏌）は歯周病の進行により抜歯となったが、その他の部位は歯周基本治療により歯周組織は改善した。術前の咬頭嵌合位を基準として、6⏌部インプラントクラウン、⏌6アンレーの補綴治療を計画した。

1　チェアワークとして、7⏌の抜歯後、顎位や咬頭嵌合位に変化が起きないよう、すぐに6⏌部にインプラントを埋入し、できるだけすみやかな咬合支持の回復を目指した。
　なお、上下顎クラウンあるいはオンレーの同時製作時にも、咬合印象法が有効である。この方法を用いることで咬合器と口腔内の咬合の高さがほぼ一致するため、口腔内における咬頭嵌合位の調整をわずかで済ますことが可能となる。

Case 14-2a、b　できるだけすみやかな咬合支持の回復を目指し、7⏌の抜歯から時間をおかずに6⏌部にインプラントを埋入し、約1.5か月後にはファイナルクラウン製作のための印象採得および咬合採得に取り掛かった。

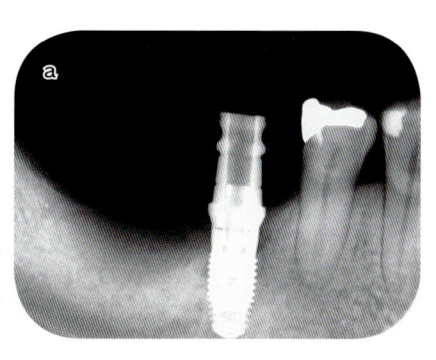

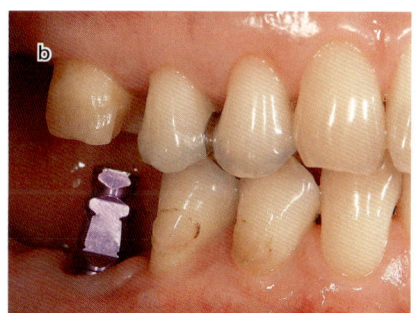

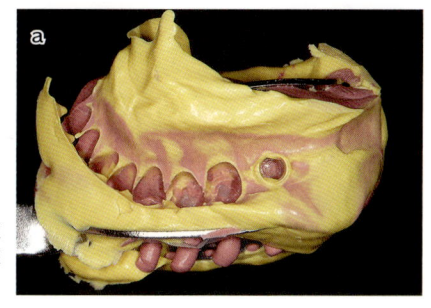

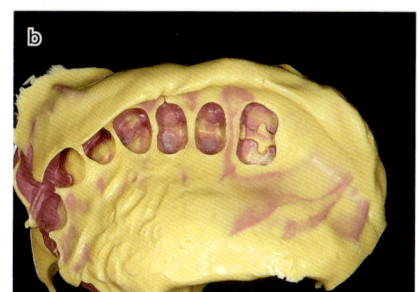

Case 14-3a、b　咬合印象法により、上下顎の補綴物製作のための印象採得および咬合採得が、1回の操作により短時間で行える。

2　ラボワークにて、6⏌部のインプラントクラウンと⏌6のオンレーを同時に製作する。
　就寝時にクレンチングを行うと、咬合力の分布が変化して後方歯、特に最後臼歯の遠心により大きな咬合力が加わることが明らかにされている[3,4]。このことも踏まえて、最後臼歯である6⏌のインプラントクラウンの咬合面および⏌6オンレーはメタルを用いた。インプラントクラウンは概して体積が大きくなることから使用する金属量を減らしたいが、機械的な強度も考慮せねばならず、そのデザインには工夫を要することが多い。

Case 14-4a、b　上下顎の最後臼歯であることから、6⏌部インプラントクラウン、⏌6オンレーはメタル同士の咬合接触とした。6⏌部インプラントクラウンは、金属量を減らしながらも機械的強度が得られるように、そのデザインには工夫を要した。

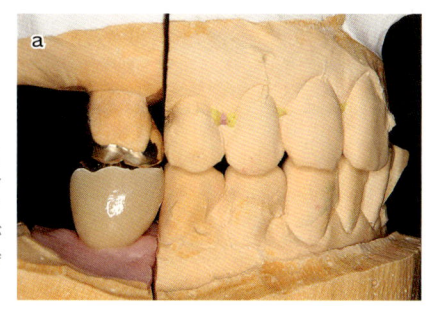

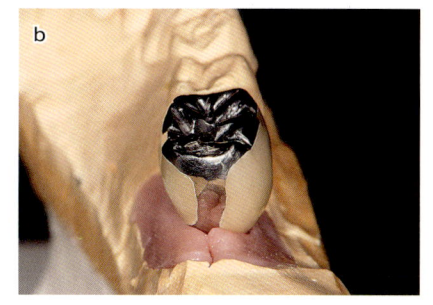

3

　印象採得と咬合採得を同時に行う咬合印象法を用いれば、補綴物を口腔内に試適した際に、咬合は通常30μm程度高くなっているだけと考えられる。30μmといえば、カーボランダムポイントの1回の調整量にほぼ匹敵することから、咬合を低くしないように慎重に咬頭嵌合位の調整を行わなければならない。

　Case 14では、試適時に6|の舌側咬頭頂の接触箇所をカーボランダムポイントを用いて1回調整すると、接触点が内斜面と外斜面にほぼ均等に2分された。その後は接触が強い箇所をサンドペーパーとシリコーンポイントを用いて数回微調整をくり返し、術前の咬頭嵌合位と同じ咬合接触が得られた。

　その後、偏心滑走運動時の咬頭干渉の有無の確認を、咬合フォイルの引き抜き試験にて行う(*PP.36-37参照*)。

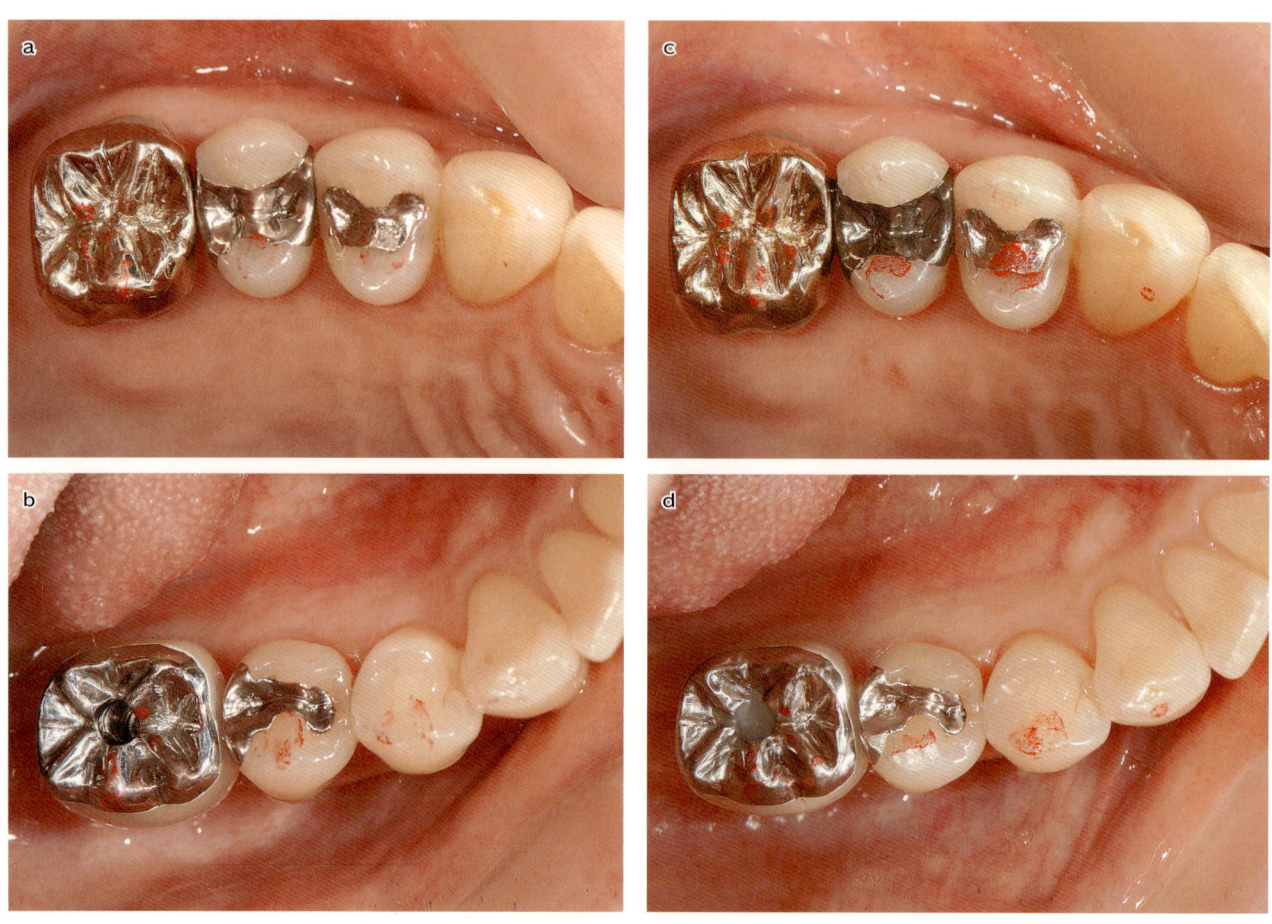

Case 14-5a、b クラウン試適時、咬頭嵌合位の調整前の状態。

Case 14-5c、d 咬頭嵌合位の調整後の状態。

4 クラウン装着後に、咬合採得用シリコーン印象材を用いて、咬頭嵌合位の咬合接触点の確認を行う（*Case 14-6*）。

天然歯とインプラントが混在する歯列咬合において、それらの被圧変位量の差を考慮する必要があることを示す臨床的な研究データは示されていない。そのことも踏まえ、著者はインプラントクラウン装着後にかみしめを行ってもらった際に、少なくとも天然歯より強い咬合接触にはなっていないことを、咬合採得用シリコーン印象材を用いて確認するようにしている。

5 トップダウントリートメントの考えかたに従い、補綴学的に理想的な位置にインプラントを埋入すれば、それだけスクリューのアクセスホールと咬合接触点を付与したい位置が重なってしまう可能性は大きくなる。

この問題は、アクセスホールをできる限り小さくできる上部構造のシステムを採用することで、ほぼクリアできると考えている（*Case 14-7*）。

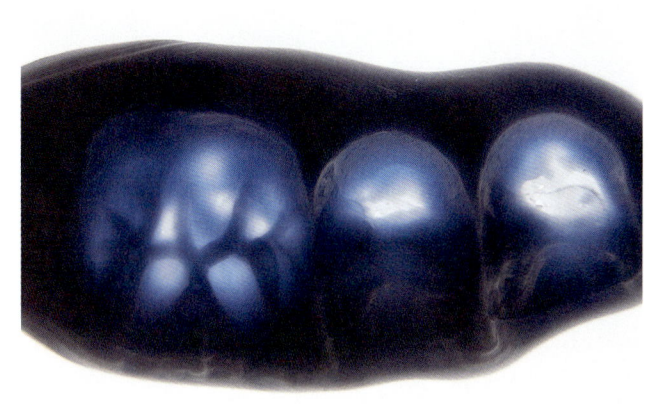

Case 14-6 咬合採得用シリコーン印象材を用いた咬頭嵌合位における咬合接触の状態。インプラントクラウンが、かみしめ時に天然歯よりも強い接触になっていないことを確認する。

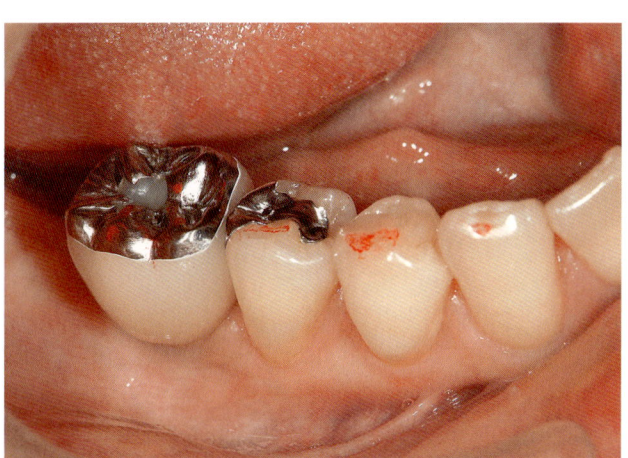

Case 14-7 上部構造固定用スクリューを用いずにアバットメントとクラウンを接着性レジンセメントにて一体化することで、アバットメントスクリューのみによる固定とした。アクセスホール（直径約2.5mm）は、咬合接触点の付与に支障をきたしていない。

One Point
インプラント上部構造の固定方法

アバットメントとクラウンを一体化する際は、接着性レジンセメントの分量に注意しながら、口腔外にてあらかじめ合着する。

アクセスホール内面に溢れ出るセメントは最小限に！

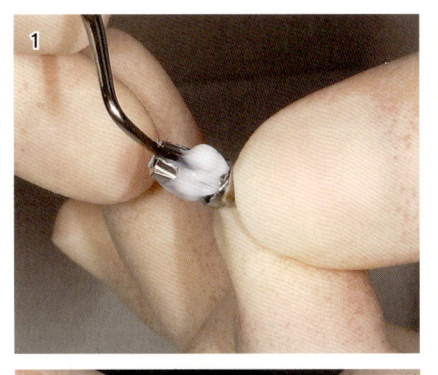

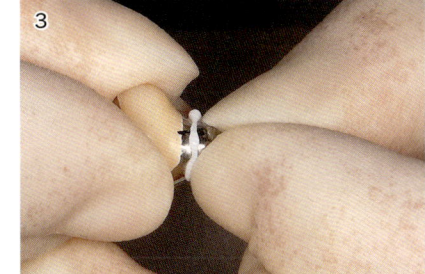

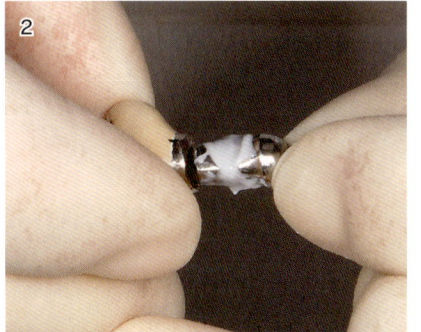

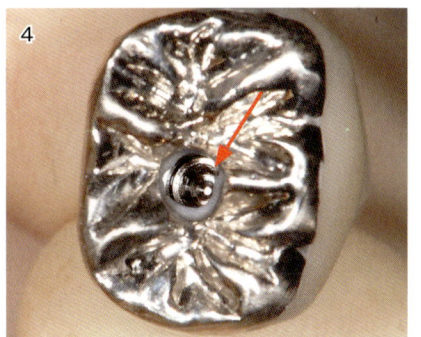

（1～4は別症例にて解説）
1～3　アバットメントとクラウンを、接着性レジンセメントにて合着する。
4　スクリューのアクセスホール内面に溢れ出るセメント量には注意が必要である。

6 インプラントによる臼歯部の遠心遊離端欠損補綴の範囲は、機能的・手技的かつ経済的な理由から、第一大臼歯を越えて遠心領域まで行わないことが多い。Case 14では対合歯列の最後臼歯が 6̲ であることから迷わず第一大臼歯までの補綴としたが、対合歯列の最後臼歯が 7̲ の場合はやや事情が異なる。 6̲ までの欠損補綴では、安定した咬合接触を持たない対合歯列の 7̲ が挺出し、早期接触による咬合の変化が危惧されるため、何らかの対策を講じなければならない（P.191参照）。

ファイナルレストレーション装着時の状態

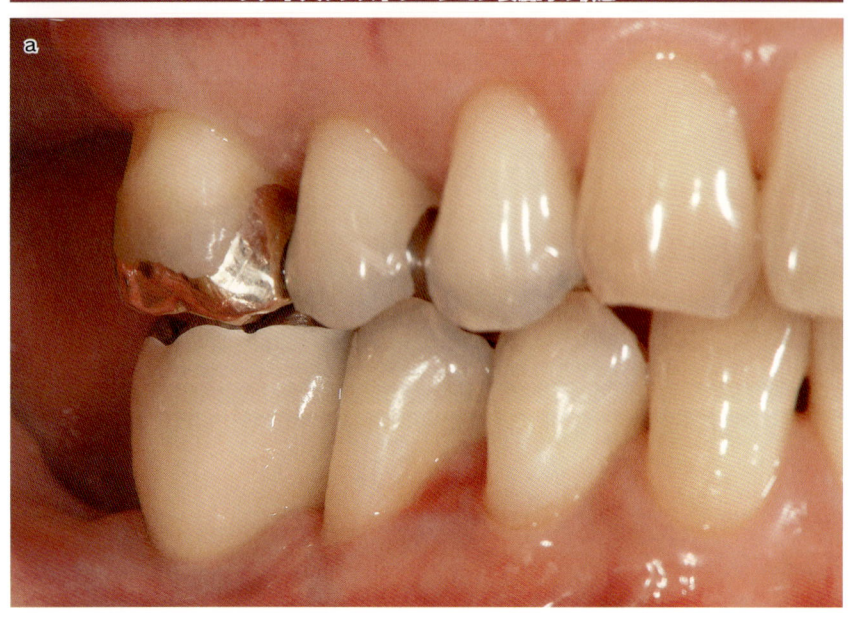

Case 14-8a 補綴物装着時の状態。上下顎とも最後臼歯は第一大臼歯となっている。

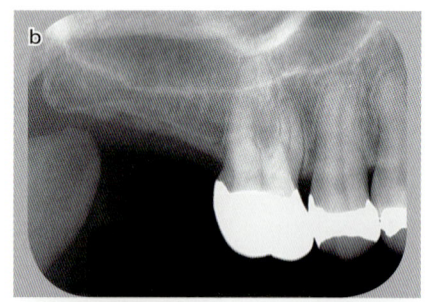

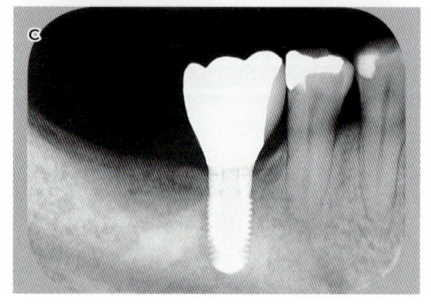

Case 14-8b、c 術後のエックス線写真。 6̲ 部インプラントクラウンの近心コンタクト部の材質は、将来的に修正の可能性があることに配慮し、ハイブリッドとした。

Reference Case J, K — インプラントクラウン（上部構造）の固定方法

インプラントクラウン（上部構造）の固定、つまりセメント固定（合着か仮着）とスクリュー固定には、それぞれ一長一短があり、どちらを選択すべきかのガイドラインは示されていない。

メインテナンス中のトラブルや補綴設計の変更が生じた場合に対応しやすいのは、セメント固定（仮着）かスクリュー固定である。しかしセメント仮着は、外れてほしくないときに外れ、外そうとしたときに外れないこともよく経験する。またスクリュー固定は、咬合面の咬合接触点の付与や審美性に問題が生じることがある。

1）前歯部の場合

スクリューのアクセスホールの審美的な制約の問題が大きく、ラボ操作も煩雑であることから、スクリュー固定せずにリムーバルノブを付与して、セメント固定（仮着）とすることが多い（**Case J**）。

2）臼歯部の場合

クラウンのカントゥア、特にエマージェンスプロファイルの形態によりリムーバルノブの付与が困難なことが多いため、単冠ではスクリュー固定とし（**Case 14参照**）、連結冠では連結部を利用して外すことを前提にセメント固定（仮着）とすることが多い（**Case K**）。

Case J　前歯部の場合：3|2連結、|3単冠のインプラントクラウン症例

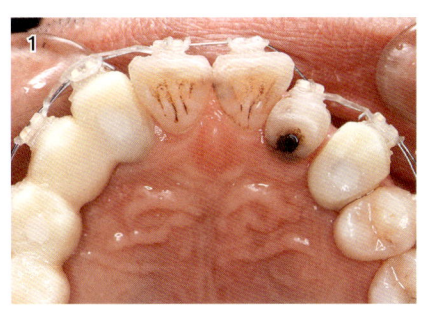

Case J-1　MTMの後戻りや、天然歯とインプラントの歯根膜の有無の差による隣在歯とのコンタクトロスが懸念される。

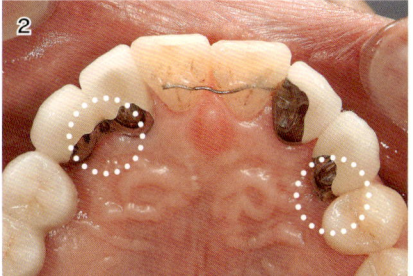

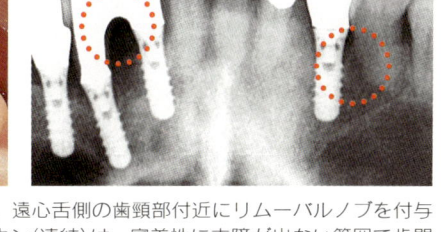

Case J-2、3　|3インプラントクラウンは、遠心舌側の歯頸部付近にリムーバルノブを付与してセメント仮着。3|2インプラントクラウン（連結）は、審美性に支障が出ない範囲で歯間連結部を金属にしてリムーバーを操作できる場所を確保した。いずれもハイボンドテンポラリーセメントによるセメント仮着である。また、天然歯である1|1 2は、ワイヤーおよびウイングロックを用いて固定している。

Case K　臼歯部の場合：|6インプラントクラウン症例

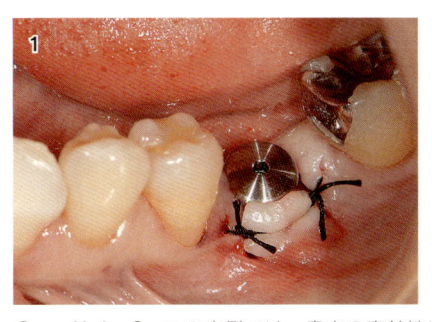

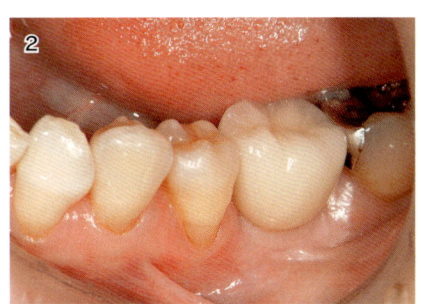

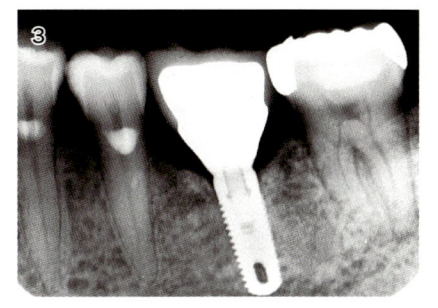

Case K-1～3　この症例では、患者の審美性に対する要求度が高く、咬合面もポーセレンのためアクセスホールの付与には不安があり、セメント固定（合着）とした。

術前の咬頭嵌合位をそのまま保存して補綴する

臼歯部
術中・咬合採得時に咬頭嵌合位が不安定になりやすい

Case 15
臼歯部後方３歯の同時補綴

患者DATA	補綴時の残存歯		アイヒナーの分類
54歳・女性	7654321|1234567 7 54321|1234567	赤：ポンティック	A

着目点 咬合支持、全顎歯列模型か部分模型か、咬頭嵌合位の再現性の優先

【症例の概要】
　下顎右側臼歯部の咬合痛を主訴に来院。6┐が歯根破折を起こしており、抜歯と診断された。765┐のブリッジによる欠損補綴を行う。

初診時の状態

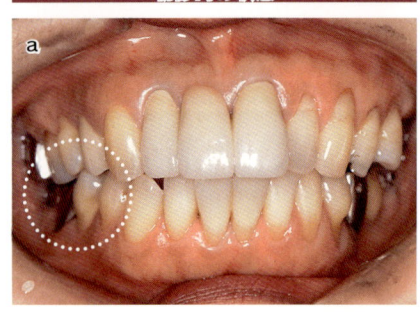

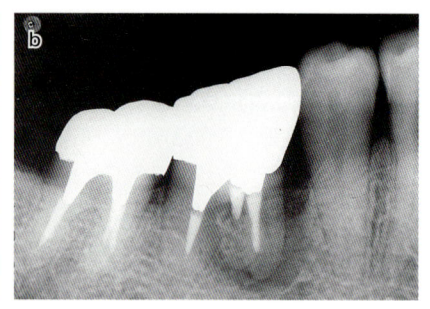

Case 15-1a、b　歯根破折を起こした6┐を抜歯して、765┐のブリッジを計画する。

1　下顎第一大臼歯の欠損は、日常臨床でもっともよくみかける症例の１つである。現在、インプラントクラウンによる単冠補綴が第一選択との考えが拡がっているが、現実には日常臨床で765┐ブリッジも依然として多用されている。
　この場合、補綴の範囲が３歯となることから、咬合採得は３歯の遊離端欠損状態（アイヒナーの分類 B-1に相当）であり、術前の咬頭嵌合位を変化させずに補綴装置を装着することの難易度が、インプラントクラウンによる単冠補綴に比較すると格段に増す（**A**→**C**）。つまり、**術中・咬合採得時に咬頭嵌合位を変化させないことへの対策が必要となる**（*P.56参照*）。

2　具体的には、まず7 5┐の咬合支持を失う時間に配慮したい。抜歯後ただちに7 5┐を支台歯形成してプロビジョナルブリッジを装着することはせずに、術前処置（歯内療法、歯周治療など）を先行させる。プロビジョナルレストレーションの材質はエナメル質や金属よりも摩耗しやすく、通常２週間ほどで目にみえる摩耗が起こり、顎位・咬頭嵌合位が変化する可能性が出てくる。しかしプロビジョナルブリッジを装着せずに長期間抜歯後の欠損を放置すると、今度は残存歯の傾斜移動や挺出が起こり、やはり顎位が変化するリスクが高くなる。
　Case 15ではこれらのことを考慮して、『抜歯後に抜歯窩の軟組織が治癒する１か月前後』をプロビジョナルレストレーションを装着する時期の目安とした。この時期は、ちょうどプロビジョナルレストレーションを用いたポンティック下粘膜の形態調整・誘導を行うにも適している。

3 　補綴物製作においては、全顎歯列模型と部分模型のどちらを用いればよいだろうか？

　全顎歯列模型は上下顎の位置関係が決めやすく安定した結果が得られるが、小さい部分模型では咬合が不安定になり最終的に大きな誤差が生じやすくなるため、2歯以上の補綴物の製作には全顎歯列模型を用いたほうがよい、と一般的に考えられている。

　しかし、Modコアインプレッションペースト法あるいは咬合印象法を用いた部分模型では、この優劣関係は逆転する。なぜなら、これらの印象法では上下顎の位置関係が決めにくい欠点が解消され、さらに部分模型ならではの口腔内と模型の歯列の状態が近似しているという優位性が加わるからである（詳細は *PP.128-141参照*）。

　また、咬合採得時に咬合（咬頭嵌合位）が不安定になることは、全顎歯列模型法、部分歯列模型法いずれの方法も同じである。

　以上から、⑦⑥⑤の3歯の補綴であっても、全顎歯列模型ではなく、Modコアインプレッションペースト法あるいは咬合印象法により部分模型で製作したほうがよいと考えている。

One Point　補綴反対側の咬合支持能力にも注目

　⑦⑥⑤ブリッジを計画する際に、反対側の大臼歯部⑥⑦、⑥⑦に咬合支持がない、すなわち小臼歯までの咬合支持の症例（アイヒナーの分類 B-1）では注意が必要である。そのような症例では、術前の咬頭嵌合位自体が不安定なことが多く、術中はさらに不安定になりやすい（咬合採得時はアイヒナーの分類 B-2に相当）。よって全顎歯列模型、部分模型のいずれを選択しても補綴物の咬合に関する精度に差が出ないことも多い。

　したがって、このような症例では**術中・咬合採得時に咬頭嵌合位を変化させない対策**（*P.56参照*）を十分に図る、**下顎が偏位した状態で咬合採得することを防ぐ工夫を行う**（*PP.58-59参照、P.109参照*）、あるいは**咬合再構成治療の適用を検討する**、などの対策を練る必要が出てくる。

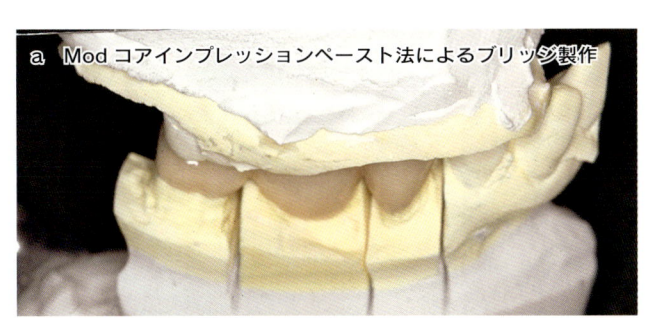

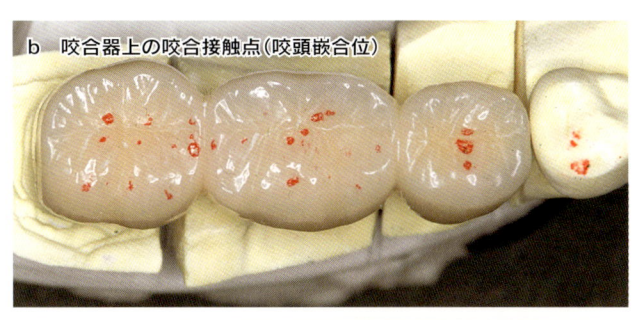

---

a　Modコアインプレッションペースト法によるブリッジ製作
b　咬合器上の咬合接触点（咬頭嵌合位）
c　口腔内試適時（咬合調整前）の咬合接触点
d　口腔内調整後の咬合接触点

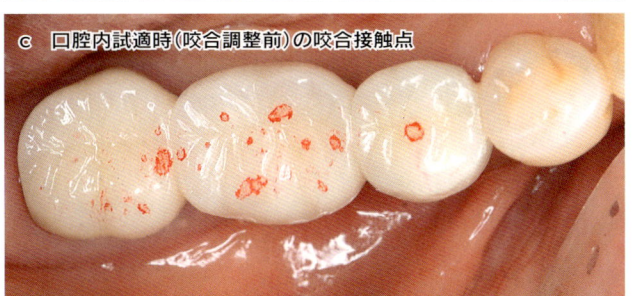

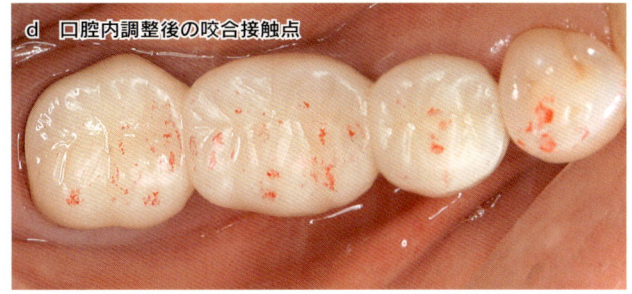

Case 15-2a〜d　咬頭嵌合位の咬合調整（強い接触点の削除）を2〜3回くり返すことで、Case 15のように術前の咬頭嵌合位が再現されることが多い。調整量は30μm程度であることから、（修復の材質にもよるが）咬合調整はカーボランダムポイントは使用せず、ホワイトポイントやサンドペーパーから行う。この後、偏心滑走運動時の咬頭干渉の有無を咬合フォイルの引き抜き試験により確認し、必要があれば調整する。咬合器上の咬合接触点（咬頭嵌合位）と口腔内の咬合調整前後の咬合接触点が近似していることに注目。

術前の咬頭嵌合位をそのまま保存して補綴する

臼歯部
術中・咬合採得時に咬頭嵌合位が不安定になりやすい

Case 16
臼歯部4歯の同時補綴の回避

患者DATA：59歳・女性

補綴時の残存歯：

7654321	12345
7 54321	1234567

赤：ポンティック

アイヒナーの分類：B-1

着目点 補綴トラブルのリカバリー、顎位の変化と上下顎の正中線、咬合平面

【症例の概要】
　約2年半前に装着したブリッジが、支台歯の水平破折と鑞着部の破折により片側脱離したため、支台歯を増員したブリッジの再補綴と、対合する4臼歯のクラウンによる再補綴を行った。
　治療は同時に行わず、まずカンペル平面を参考に新たに設定された咬合平面に合わせて下顎の補綴、次いで上顎の2ステップに分けた補綴、の合計3ステップに分けた補綴を行うことで、術中の咬合（咬頭嵌合位）が変化しないように配慮した。

最初の補綴時の状態

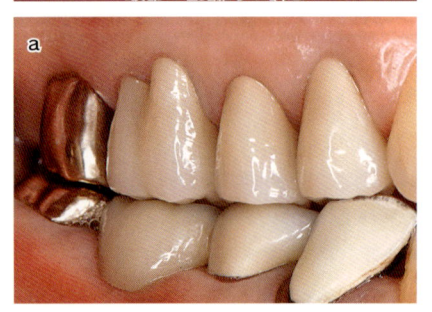

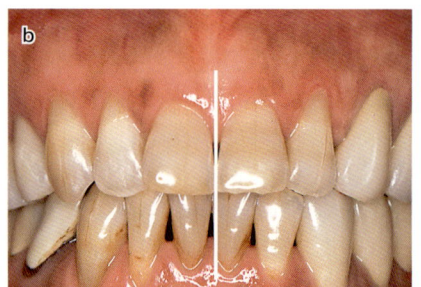

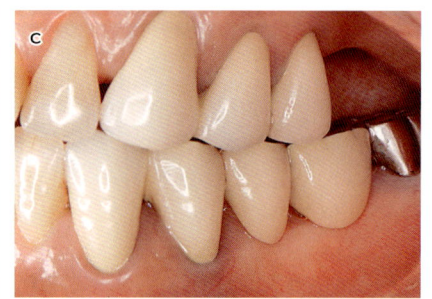

Case 16-1a～c 6⌋が根分岐部病変の進行により要抜歯となり、⑦⑥⑤ブリッジによる欠損補綴を行った。左側の臼歯部は、上顎は⌊6 7 欠損放置、下顎は③④５６⑦ブリッジの状態であり、主に右側臼歯部で咀嚼しているとのことであった。

再初診時（約2年半後）の状態

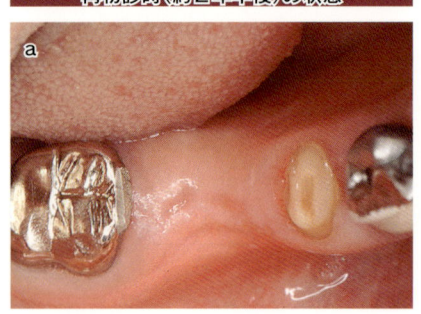

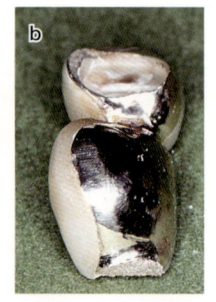

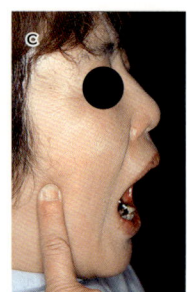

Case 16-2a、b ⑦⑥⑤ブリッジが壊れ、右側顎関節部に疼痛が発現したとのことで来院した。⌊5の支台歯（生活歯）が歯頸部より水平的に破折し、また⌊7⌊6間鑞着部でブリッジが破折していた。

Case 16-2c 患者は右側顎関節部に疼痛を訴えていた。

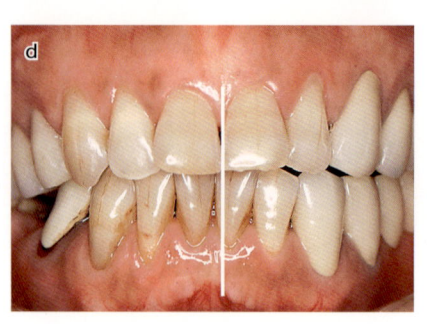

Case 16-2d 7⌋のクラウンの近心咬合面の咬合接触は依然として確保されており、4⌋と7⌋で咬合支持がなされているが、約2年半前の状態と比較すると、下顎歯列正中は右側に偏位している。

One Point　上下顎の正中線のズレの原因は？

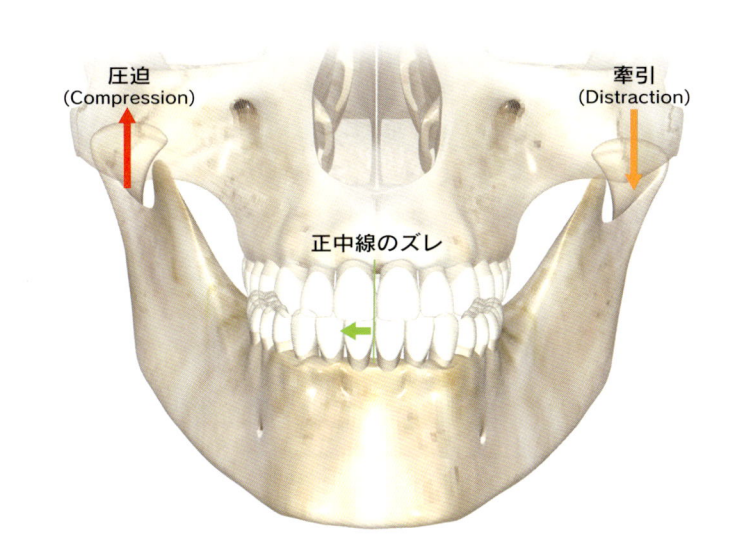

なぜCase 16の上下顎正中線はズレてしまったのだろうか？

右側臼歯部の咬合支持が失われ臼歯部の咬合支持に左右差が生じ、咬頭嵌合位において右側顆頭は前頭面からみて内側上方に、矢状面からみて後上方に偏位したことが原因と推測される。

また、右側顎関節部は関節円板の主に内側極部が障害されたことで、疼痛につながっていると推測される。

圧迫 (Compression)
牽引 (Distraction)
正中線のズレ

1　右側臼歯部にプロビジョナルブリッジを、また上顎歯列にスタビライゼーションスプリントを装着（当初は終日使用、右側顎関節部の疼痛消失後は夜間のみの使用）し、上下顎の正中線の位置関係を確認しながらプロビジョナルブリッジの咬合高径を挙上していった。

また初診時の咬合平面はスピーの湾曲が強く、下顎臼歯部の歯冠長が十分に取れない状態にある。このことがブリッジ破損を招いた主な原因と考え、患者の同意を得て咬合平面をカンペル平面を参考に再設定し、その平面に合わせてまず下顎ブリッジを再補綴し、次に上顎臼歯部の再補綴を行うこととした。

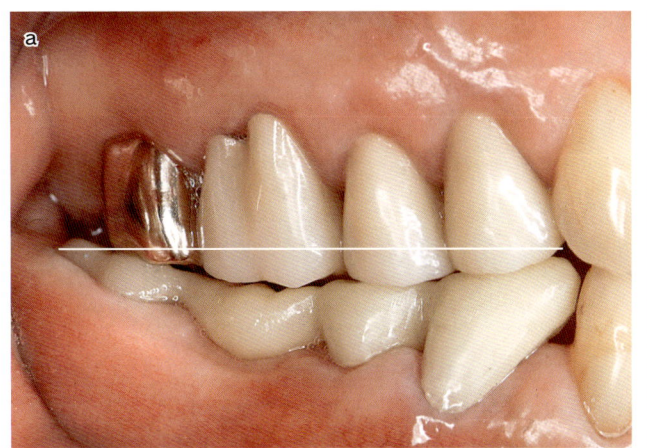

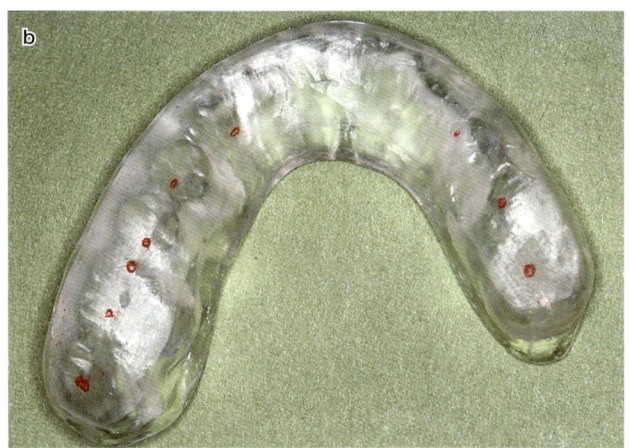

Case 16-3a　上下顎正中線の位置関係を確認しながら、⑦⑥⑤④のプロビジョナルブリッジの咬合高径を挙上していく。ファイナルブリッジの製作時には、上顎臼歯部の再補綴を前提に、咬合平面を設定しなおした。

Case 16-3b　右側臼歯部の咬合高径の挙上には、上顎歯列にスタビライゼーションスプリントを併用した。当初は終日使用とし、右側顎関節の疼痛消失後は夜間のみの使用とした。

2 　上顎臼歯部の再補綴は、左側の臼歯部が小臼歯までの咬合支持で不安定であることを考慮して、咬合採得時に顎位の変化を起こすことのないように上下顎正中線の位置に注意しながら、次の2段階に分けた術式で行った。

STEP 1 　まず最後臼歯である7̲にプロビジョナルクラウンを装着し、咬合支持が確保された状態で6̲ 5̲ 4̲クラウンを製作する。

STEP 2 　6̲ 5̲ 4̲クラウンが装着された状態で7̲クラウンを製作する。

　また、術後の咬合支持が安定するように、臼歯部の咬頭嵌合位における咬合接触点は、可及的に咬合力が歯軸方向に向かうように与えた。

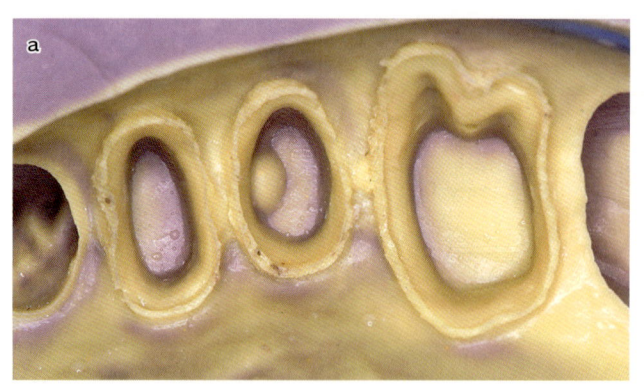

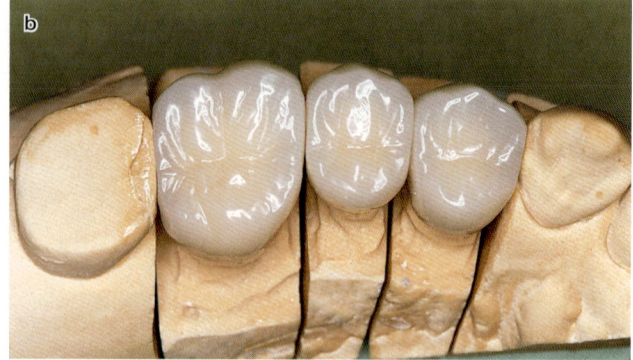

Case 16-4a、b（STEP 1） 7̲にプロビジョナルクラウンが装着された状態で、まず6̲ 5̲ 4̲クラウンを製作する。7̲ 6̲ 5̲ 4̲の同時補綴であれば、咬合採得時に遊離端欠損状態になるところを、7̲の咬合支持が存在するため中間欠損状態で咬合採得が行えることから、術中の顎位および咬頭嵌合位の変化は起こりにくくなる。

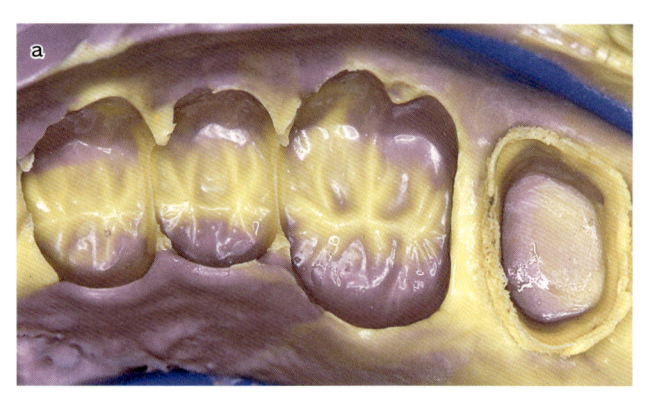

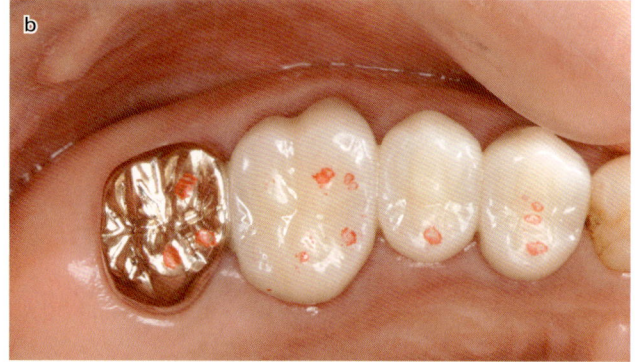

Case 16-5a、b（STEP 2） 6̲ 5̲ 4̲クラウンの装着後、7̲クラウンを製作する。術後の咬合支持の安定のため、咬頭嵌合位における咬合接触点は、可及的に咬合力が歯軸方向に向かうように与える必要がある。

再補綴後の状態

Case 16-6a 正中線のズレが元に戻っている。このように、正中線は下顎が偏位しているか否かを判断するのに利用できる。

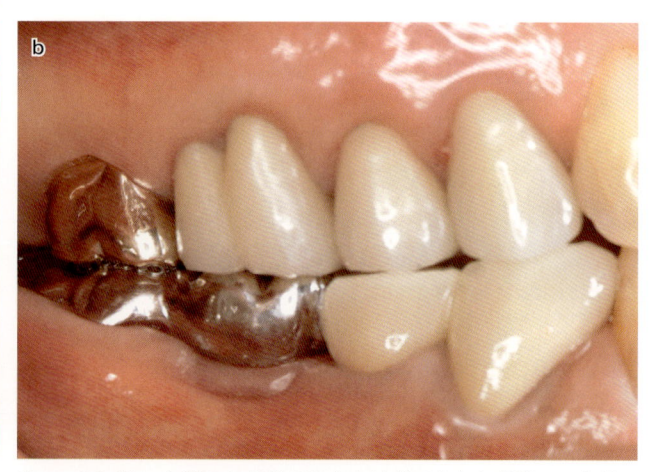

Case 16-6b 左側の臼歯部の咬合支持が不安定な状態で、右側での咀嚼が主という問題点は解消できていないことから、右下ブリッジは強度を最優先し、焼付用金属によるワンピースとした。

再補綴から7年経過時の状態

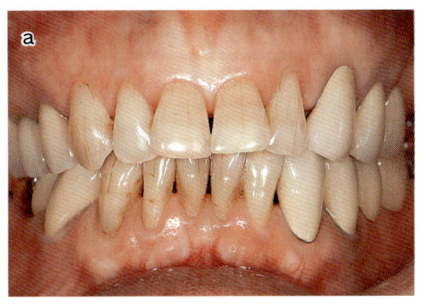

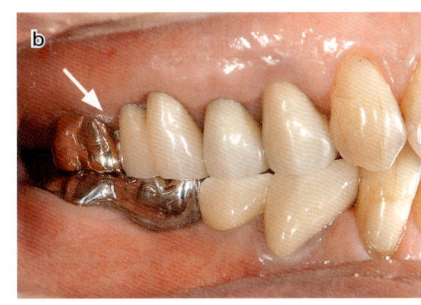

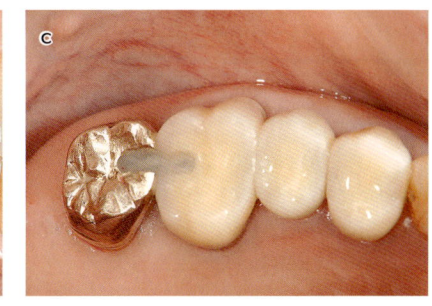

Case 16-7a〜c 正中線にズレは生じていないが、臼歯部左右咬合面の挫滅や摩耗が著しく、就寝時の強いブラキシズムが疑われる。7 6|間のコンタクトが緩くなり、食片圧入を認めたため、ウイングロックシステムを用いて7 6|を連結した。また、治療後まもなくナイトガードの使用を止めていたことから、再度ナイトガードを製作し、その必要性を認識してもらった。

再補綴から8年経過時の状態

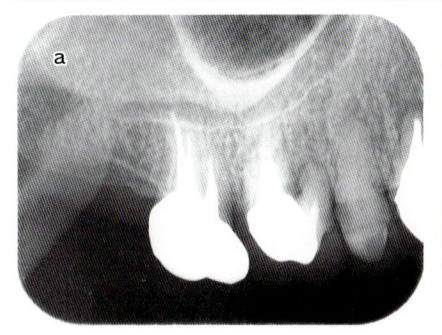

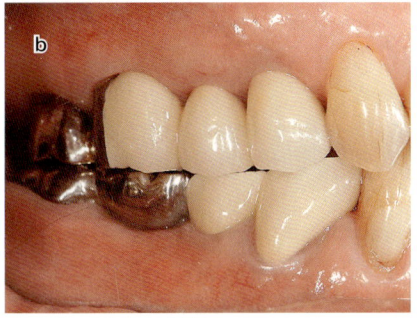

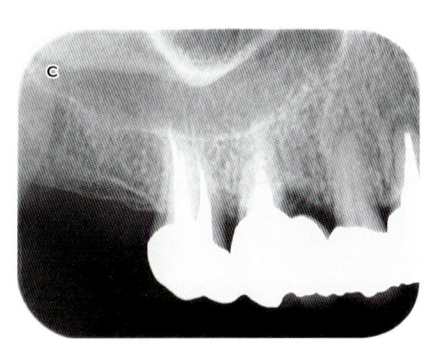

Case 16-8a〜c 右側臼歯部が急に痛くなり咬めなくなったことを主訴に来院。6|の根分岐部病変が進行し、1年前にウイングロックシステムを用いて連結した7|とともに垂直方向への動揺を示した。近心頬側根のみ切除（ルートリセクション）し、7 6 5 4|の連結（スプリンティング）により症状は消失。このトラブルを契機に、プラークコントロールとナイトガードの使用に前向きに取り組むようになった。

FOCUS　同時補綴と時差補綴

　このCase 16のような複数歯の補綴に際し、同時に補綴を行わず何段階かに分けて補綴を行う時差補綴のメリットとデメリットを以下に示す。

　なお、Case18（*PP.74-75*）および全顎的な咬合再構成のCase19（*PP.76-81*）とCase20（*PP.82-87*）も時差補綴を行っているので参照されたい。

●時差補綴のメリット

- 一度に行う治療範囲が狭いため、チェアタイムが短くなる。
- 試適・装着時に行う補綴物の形態修正や咬合調整の量が少ない。
- 術前の咬合（顎位・咬頭嵌合位）を変えてしまうようなテクニカルエラーが起りにくくなる。
- 再製作のリスクが減り、たとえ再製作になっても、大がかりな回復作業を必要としない。

●時差補綴のデメリット

- 全体の治療回数が増える。
- 精度の高いプロビジョナルレストレーションやスプリントを用いながら治療を進めなければならないことが多い。

術前の咬頭嵌合位をそのまま保存して補綴する

Case 17
前歯と臼歯の同時補綴

前歯部～臼歯部	患者DATA	補綴時の残存歯	アイヒナーの分類
術中・咬合採得時に咬頭嵌合位が安定する（アンテリアガイダンスの変更なし）	56歳・女性	7654321ǀ12 4567 7654321ǀ1234567	A

着目点 半調節性咬合器を利用した術前のアンテリアガイダンス（グループファンクション）の再現

【症例の概要】
　|Cの咬合痛と4|の審美の改善を主訴に来院。晩期残存した|Cの歯根吸収が進んでおり、要抜去の状態である。後続永久歯はエックス線写真にて観察できない。また、対合する|3が挺出している。さらに4|は、3|と萌出位置が逆転している。
　現在の咀嚼パターンを構成する咬頭嵌合位、アンテリアガイダンス（左右ともグループファンクション）、咬合高径、咬合平面などを変えずに3|、4|の歯冠補綴、|3部のインプラントによる欠損補綴を行った。ただし、萌出位置が前後している3|と4|の歯冠形態は逆転させた。挺出している|3は歯髄処置を行い、コンポジットレジン修復に止めた。

One Point　補綴物にアンテリアガイダンスを付与する2つの方法

補綴物にアンテリアガイダンス（犬歯誘導かグループファンクション）を付与するには、
　A. 下顎運動を半調節性咬合器上に再現する方法
　B. シリコーンコアを用いてプロビジョナルの形態を写し取る方法（P.102参照）
の2つがある。Aは難易度が高く、できればBで済ませたい。しかし、グループファンクションの付与をBで済ませるのは難しい。これらの適応症を分類すると、以下の表のようになる。

	前歯と臼歯の同時補綴	前歯と臼歯の時差補綴
犬歯誘導	Bでも可　Reference Case G (PP.50-51)、Case20 (PP.82-87)参照	Bでも可 Case19 (PP.76-81) 参照
グループファンクション	A Case17	原則A　ケースによってはBでも可 Case18 (PP.74-75) 参照

初診時の状態

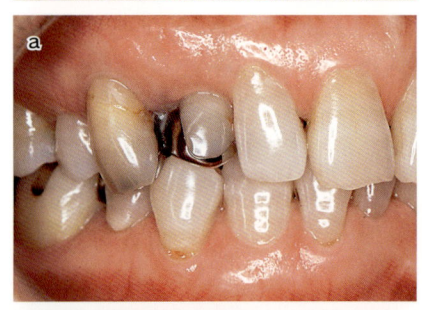

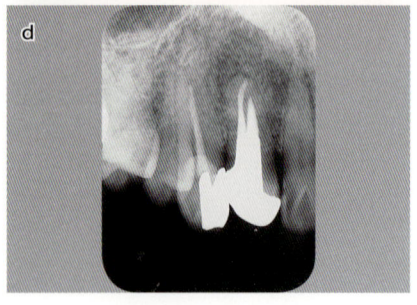

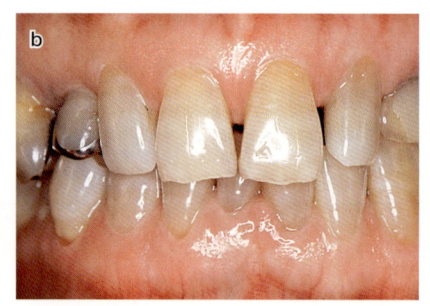

Case 17-1a～e　晩期残存の|Cは歯根吸収が進み咬合痛も出ており、要抜歯となった。対合歯|3は著しく挺出している。4|と3|の萌出位置が逆転しており、審美障害となっている。

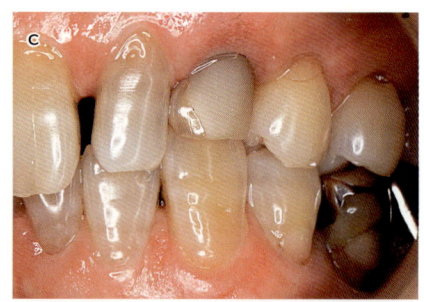

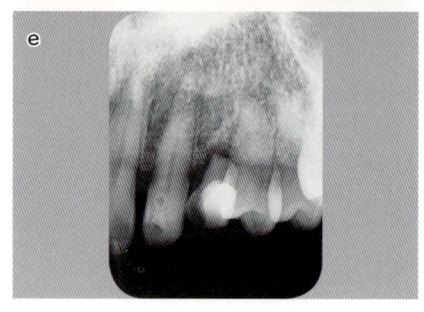

1 診断用ワックスアップにて、アンテリアガイダンスの角度や方向を変えることなく3|と|4の歯冠形態を逆にし、この形態をプロビジョナルレストレーションで再現する。数か月間の試用期間後、ファイナルレストレーションに移行した。スプリットキャスト（マグネット式）のマウンティングプレートを持つ咬合器の使用で、この一連の作業は単純化される。

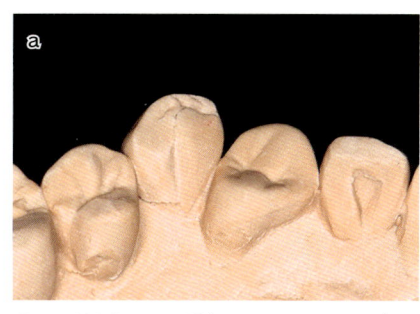

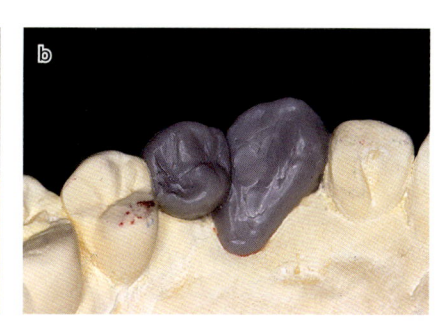

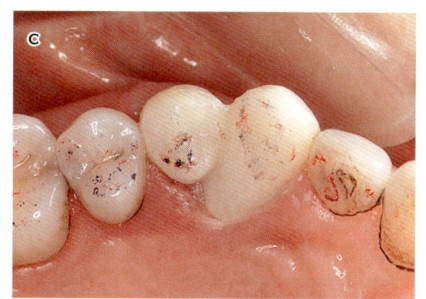

Case 17-2a〜e 診断用ワックスアップにより、アンテリアガイダンスを変えることなく3|と|4の歯冠形態を逆にし、この形態をプロビジョナルレストレーションに再現する。

2 補綴に際し、初診時のアンテリアガイダンス（左右ともにグループファンクション）を変えないように、精度の高いダイキャストの半調節性咬合器上でカスタムメイドインサイザルガイダンス（テーブル）を用いて補綴物を製作した（咬頭嵌合位を青、側方滑走運動を赤で印記）。

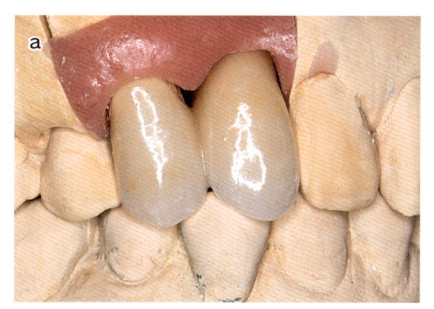

Case 17-3a 4 3|クラウン製作時。

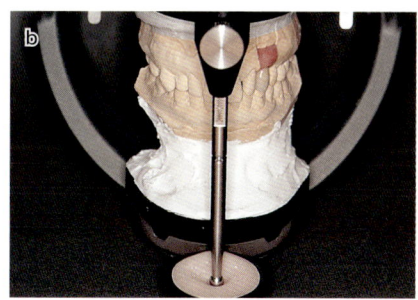

Case 17-3b |3インプラントクラウン製作時。

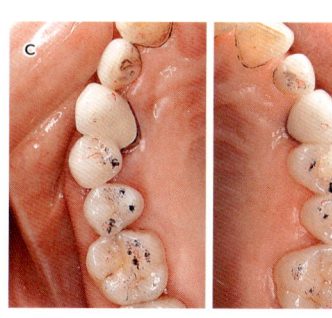

Case 17-3c 高精度の半調節性咬合器上でカスタムメイドインサイザルテーブルを用いることで、初診時のアンテリアガイダンスが補綴時に再現されている。

ファイナルレストレーション装着時の状態

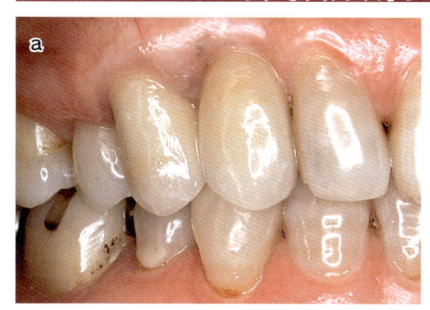

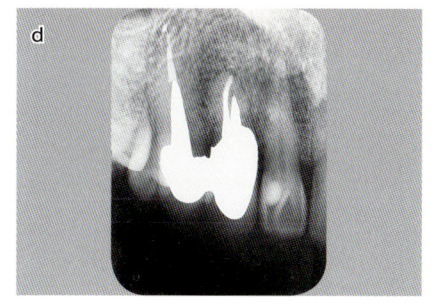

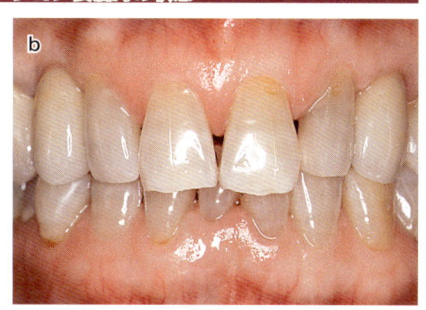

Case 17-4a〜e 術前の咬合（咬頭嵌合位、アンテリアガイダンス、顎運動）を変えることなく、補綴治療を終えることができた。

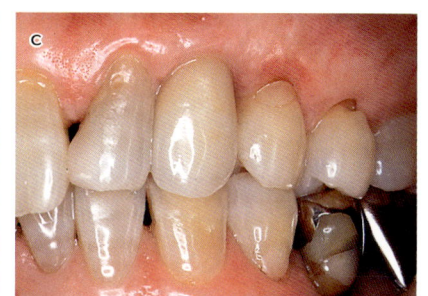

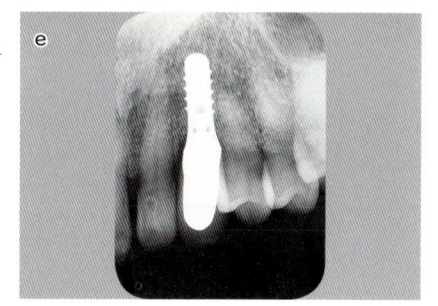

術前の咬頭嵌合位をそのまま保存して補綴する

前歯部〜臼歯部
術中・咬合採得時に咬頭嵌合位が安定する（アンテリアガイダンスの変更あり）

Case 18
前歯と臼歯の時差補綴

患者DATA 54歳・女性

補綴時の残存歯

7	321	1	34567
7654321	123456		

赤：ポンティック　青：インプラント
＊ 治療時に4はブリッジのポンティック、6はインプラントで補綴されており、これらも咬合支持歯に加えている。

アイヒナーの分類 B-1＊

着目点　咬合採得時の咬頭嵌合位の安定のための工夫（同時補綴の回避）

【症例の概要】
　上顎右側に歯を入れてほしいことを主訴に来院した。歯周病の進行した5 4を抜歯し、6 5 4のインプラントブリッジによる欠損補綴を計画した。同時に、う蝕治療、咬合平面の修正のため7、7 6の補綴、また舌面のレジン充填されている3はアンテリアガイダンスの設定のための補綴を必要とした。また、上下顎右側第二大臼歯間の咬合支持（咬合接触）が存在し、補綴時の咬合基準のためのチェアサイド診査の結果から、顎位は修正せずに術前の咬頭嵌合位を基準とした補綴が可能と判断した。計画した補綴は同時に行わず3段階に分けて行い、新たに設定する咬合様式はグループファンクションとした。

初診時の状態

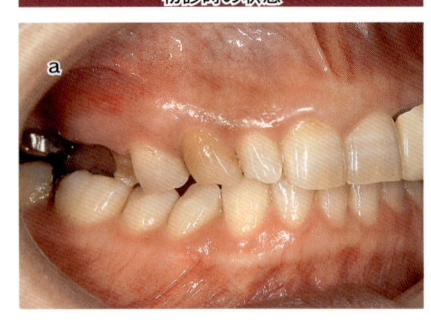

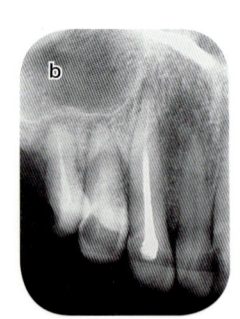

Case 18-1a、b　右側臼歯部は6欠損、それに伴う6挺出、歯周病が進行している5 4という状況にあるが、幸い上下顎右側第二大臼歯の咬合支持は存在していた。

1　最後臼歯である上下顎右側第二大臼歯の咬合支持（咬合接触）を確保した状態で
STEP 1　まず前方臼歯部（6 5 4、6）の補綴
STEP 2　次いで最後臼歯（上下顎右側第二大臼歯）の補綴
STEP 3　最後に3の補綴
と3段階に分けて行うことで、咬頭嵌合位がつねに安定した状況で咬合採得が可能となる。

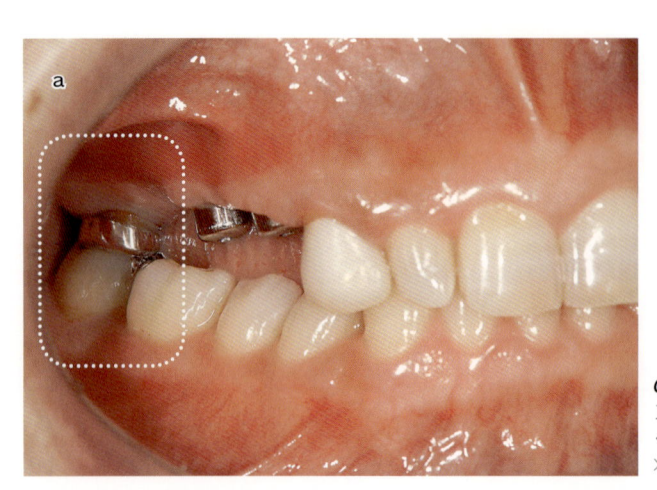

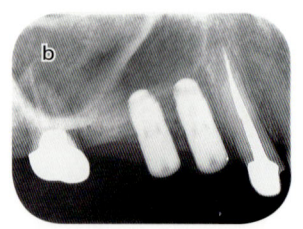

Case 18-2a、b　治療の早い段階でレジンのプロビジョナルクラウンに換えると、時間の経過とともに咬耗が進行して顎位が変化しやすくなるため、咬合平面の修正との兼ね合いもあるが、できる限りこの状態で治療を進めたい。

2 Case 18は7 6|の挺出が著しいことから、補綴に先立ち咬合器上の診断用ワックスアップを行い、カンペル平面を参考に咬合平面を設定し直す必要があった。

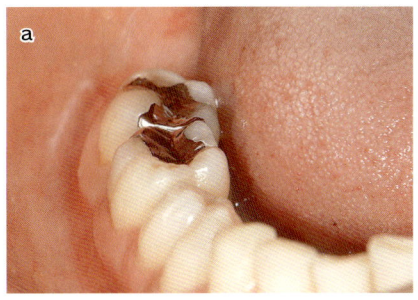

Case 18-3a 術前の7 6|。6|の挺出が著しい。

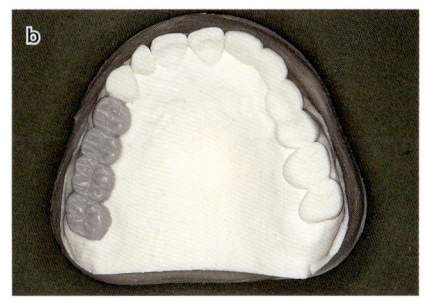

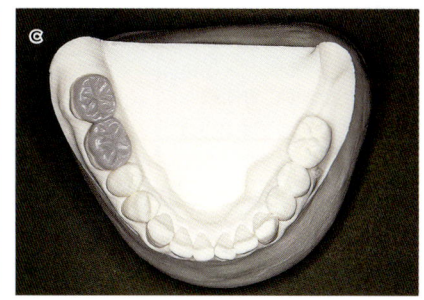

Case 18-3b、c 咬合器上の診断用ワックスアップ。

3 臼歯と前歯を分けて補綴することで、それぞれの主機能（咬合支持とアンテリアガイダンス）を的確に付与しやすくなる。咬合様式は咬耗が比較的進行した歯列であることから、|4 3 2のグループファンクションとした。
　この際、口腔内と模型の誤差を考慮し、模型上で製作するファイナルクラウンの誘導角度はプロビジョナルクラウンよりもやや急峻に設定しておき、口腔内にて咬合調整して、最終的に|4 3 2のグループファンクションになるようにする。

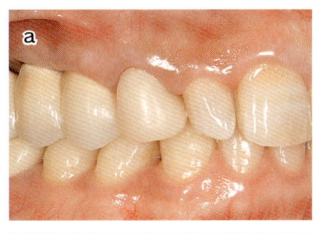

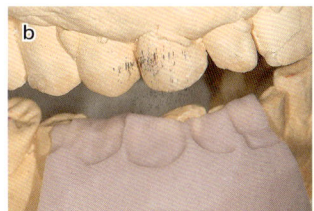

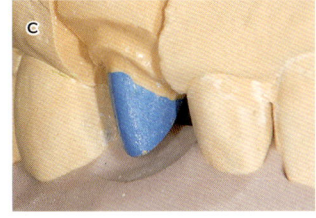

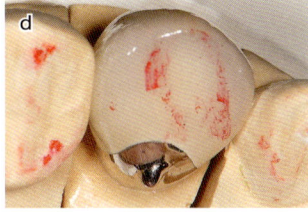

Case 18-4a〜d |4 3 2のグループファンクションを与えた|3プロビジョナルクラウン模型の舌面形態を、シリコーンパテにより写し取り、ファイナルクラウンに再現する。

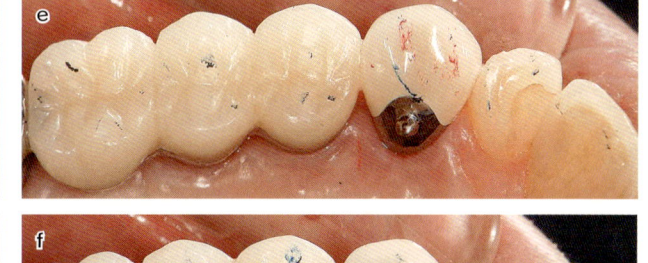

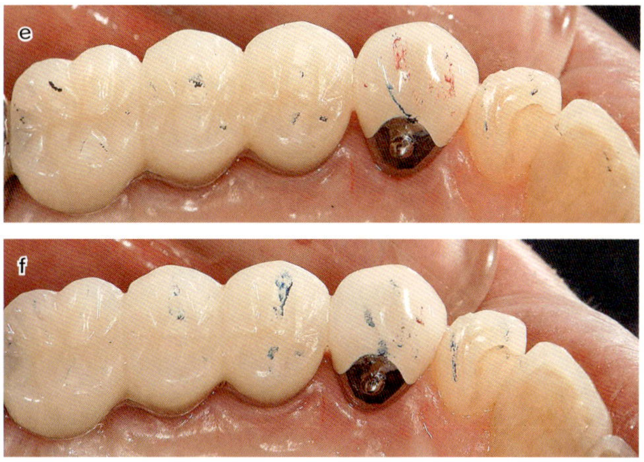

Case 18-4e、f |3の誘導角度はやや急峻に製作しておき、口腔内にて咬合調整後、|4 3 2のグループファンクションとした。

ファイナルレストレーション装着時の状態

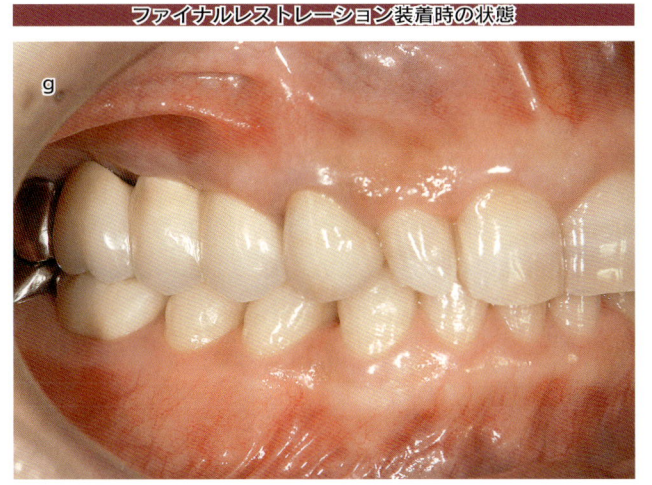

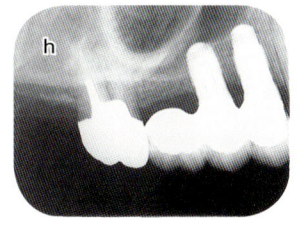

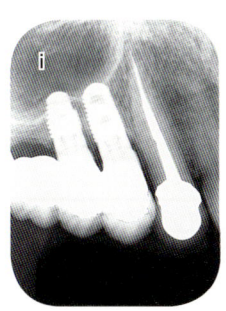

Case 18-4g〜i 3つのステップに分けて補綴することで、術中に咬合（顎位、咬頭嵌合位）を変化させることなく、咬合支持とアンテリアガイダンスが的確に付与された。

術前の咬頭嵌合位を変えて、顎位を基準にして補綴する

前歯部〜臼歯部

顎位を基準にした咬合再構成の補綴（一部咬合調整を含む）

Case 19
①1③以外の全顎的な補綴（最後臼歯は第一大臼歯）

患者DATA：69歳・女性

補綴時の残存歯：

4321	123456
654321	123456

赤：ポンティック

アイヒナーの分類：**B-2**

着目点 プロビジョナルレストレーションを用いた顎位の修正、咬合挙上

【症例の概要】
「3から4まで歯が減っているのを治してほしい」という主訴で来院。これらの歯冠形態を回復するには補綴スペースが不足しており、咬合挙上が必要と考えられる。また、長期に及ぶ右側臼歯部の咬合支持の欠如により、右側顎関節部には顆頭の上後方への圧迫が起こっている可能性が大きい。これらの理由により、主訴の改善の前提として顎位の修正を行い、咬合の再構成が必要である。

補綴診断結果に基づき、咬合挙上を伴うクラウンとブリッジによる全顎的な咬合再構成治療を行うこととなった。ただし、①1③のブリッジ（2は先天欠如と思われる）は、患者の希望もあり再補綴は行わない。

初診時の状態

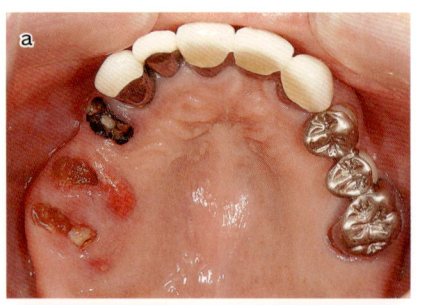

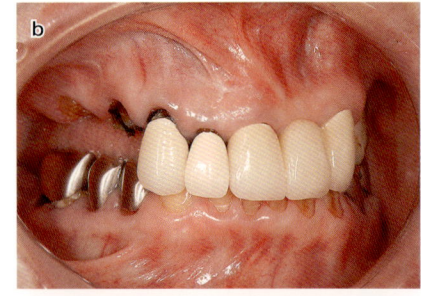

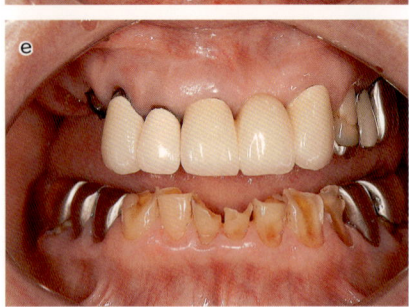

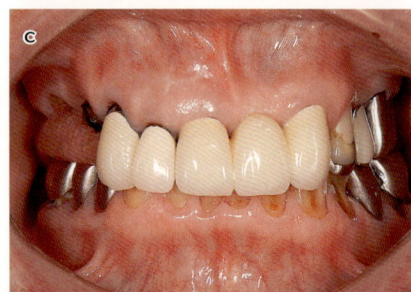

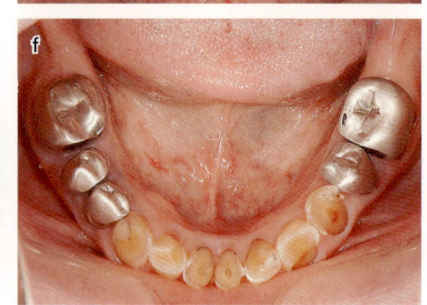

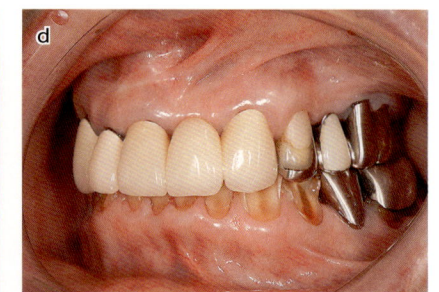

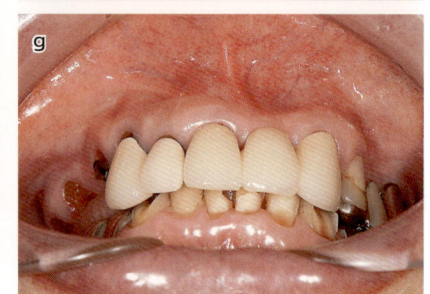

Case 19-1a〜g 7欠損、654が残根状態であり、右側臼歯部に咬合支持が存在しない。補綴物のマージン付近で二次う蝕が進行している歯が多数みられる。

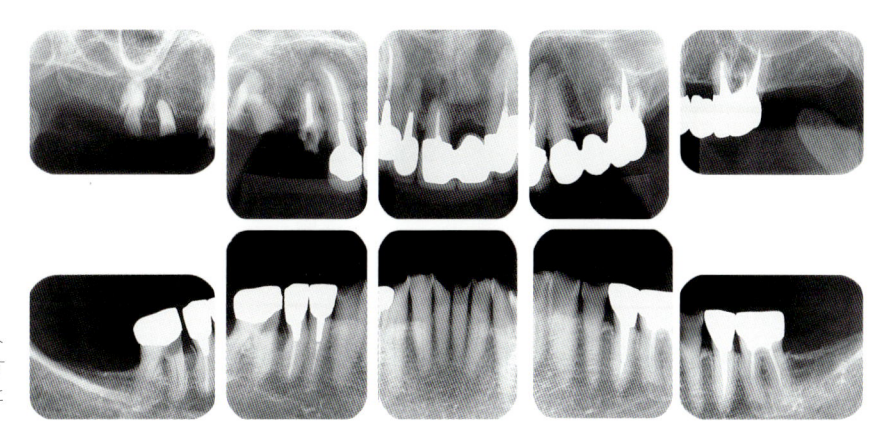

VISUAL CLINICAL ART 臨床術式編

Case 19-1h プラークは多いが、ポケットはほぼ正常範囲内にあり、病的動揺度を示す歯はない。歯槽骨の吸収も水平性で、問題となる量ではない。

1 術前の咬頭嵌合位を基準に咬合器装着されたスタディーモデル、エックス線写真、口腔内写真を用いて、患者へのコンサルテーションを行う。

そのために、まず咬合器上のスタディーモデルにて本来の下顎前歯の解剖学的歯冠長を回復できる程度まで咬合挙上し、患者の主訴である ③ から ④ までのプロビジョナルクラウンを製作する。それに伴い、臼歯部にも仮の診断用ワックスアップを行う。この状態を患者にみてもらい、

- 下顎前歯部の補綴スペースの確保のためには、下顎臼歯部の再補綴が必要であること
- 右側臼歯部の欠損を補綴することが、主訴の下顎前歯部の補綴の予後に貢献すること

を説明し、これらも治療に加え、咬合を再構成することに理解と同意を得た。
さらに患者自身から、左側臼歯部の再治療の要望も加わった。

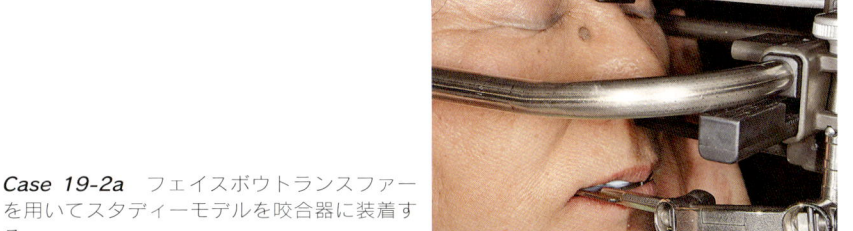

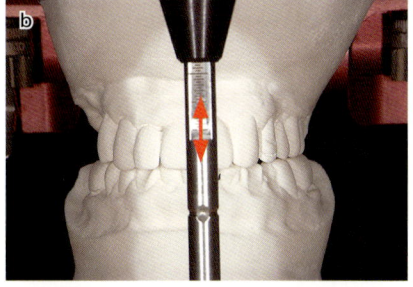

Case 19-2a フェイスボウトランスファーを用いてスタディーモデルを咬合器に装着する。
Case 19-2b 咬合平面はカンペル平面（咬合器の上弓）を参考に決定する。
Case 19-2c インサイザルピンの調整により咬合高径を増加させる。
Case 19-2d これらの咬合平面、咬合高径にて、③ から ④ のプロビジョナルクラウンの製作ならびに ⑥⑤④ と ⑤⑥ に『仮の診断用ワックスアップ』を行う。『仮の診断用ワックスアップ』である理由は、顎位の確認・修正を行う前の初診時の咬頭嵌合位、上下顎の位置的関係に基づいているからである。

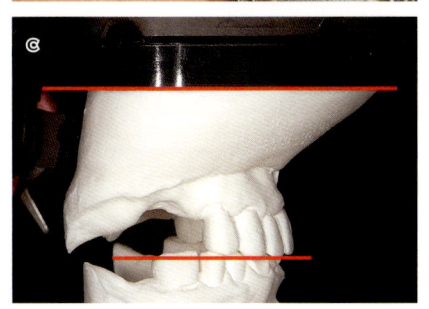

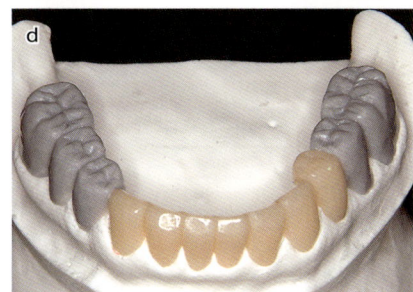

2　治療は、患者の主訴解決のための前提となる臼歯部の咬合支持の回復と、咬合挙上を最優先して進めていく。そのため、まず残根状態の6⏌、5⏌、4⏌のうち保存可能である4⏌にプロビジョナルクラウンを装着し、6⏌、5⏌は抜歯して軟組織の治癒を待ち、同部位にインプラントを埋入した（6⏌はCT撮影の結果に基づき、上顎洞を避けて傾斜埋入）。

これと同時進行する形で、カンペル平面を基準に咬合平面を設定しながら、治療予定の上顎の残存歯をプロビジョナルクラウンに変えていった。

下顎前歯のプロビジョナルクラウンのスペースを確保するため、⌐5 4、⌐5 6の咬合面には即時重合レジンを盛り、便宜的に咬合挙上している。最終的な垂直性顎間距離の挙上量は、顎位の修正が終わった時点で、前頭面からみた咬合平面、オーバーバイト、前方滑走運動時のアンテリアガイダンスなどを考慮して決定することになる。

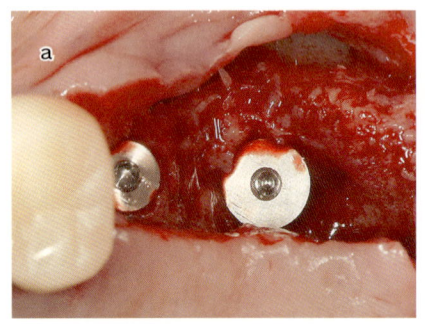

Case 19-3a　抜歯後、軟組織の治癒を待ち、⌐6 5部にインプラントを埋入する。

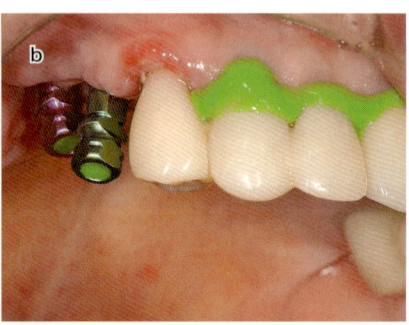

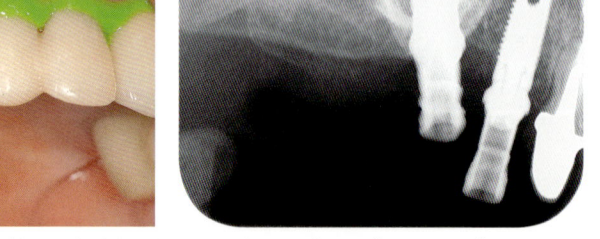

Case 19-3b、c　約3か月後に二次手術を行い、同時に⌐6 5インプラントのプロビジョナルクラウン製作のための印象採得も行う。6⏌は上顎洞を避けて傾斜埋入している。

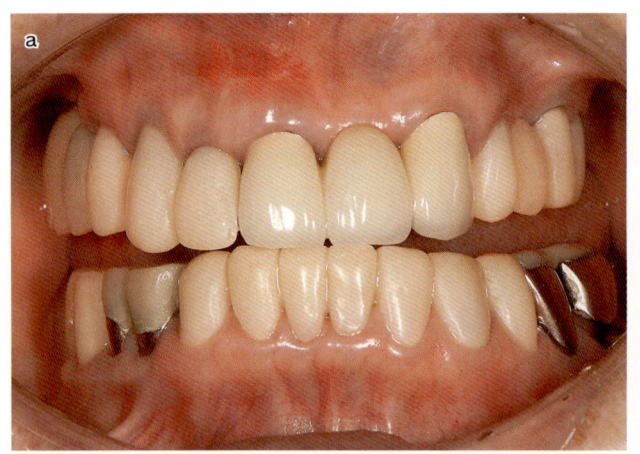

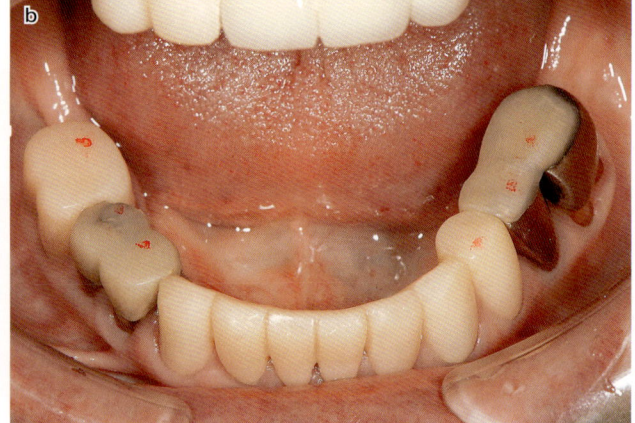

Case 19-4a、b　⌐5 4、⌐5 6以外の治療予定の歯が、すべてプロビジョナルクラウンに置き換わった状態。

3

プロビジョナルレストレーションにより、顎位の修正を図る。

最初に装着するプロビジョナルレストレーション（ファーストプロビジョナル）には『顎位の確認・修正のためのスプリントと同様の効果』を具備させる。具体的には、上顎臼歯部の機能口頭頂を、義歯のリンガライズドオクルージョンの咬合接触と同じ要領で下顎臼歯部のフラットテーブルに左右合わせて6〜8点で咬合接触させ、上下前歯部の咬合接触はさせない。そして1〜2週間ごとに、接触点の変化に対して調整をくり返す。変化が起きなくなった時点で、顎位の修正が図られたと判断する。これには、通常6〜8週間を要する（スプリントの術式と同じ）。

臨床でよく経験するのは、臼歯部の既存の補綴物が低位のため後上方に転位していた顆頭が、このプロビジョナルレストレーションのスプリントと同様の効果により本来の位置に戻って安定し、それに伴って下顎骨が回転しながら前方にシフトすると推測される現象である。この場合、咬合高径の挙上量分が、そのまま下顔面高の増加にはつながらない。

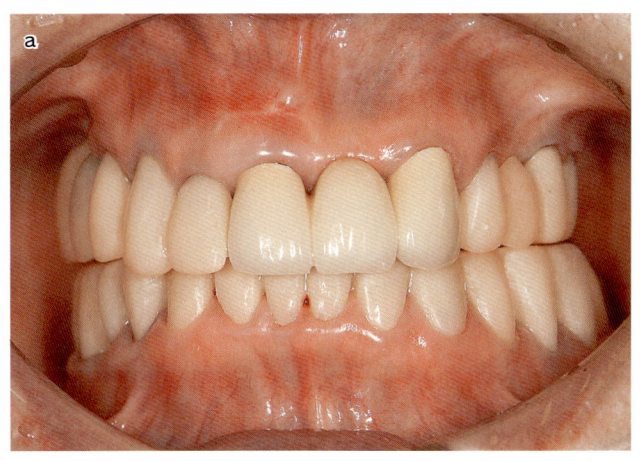

Case 19-5a 夜間スプリントを併用せず、プロビジョナルレストレーションのみで顎位の修正を行う。

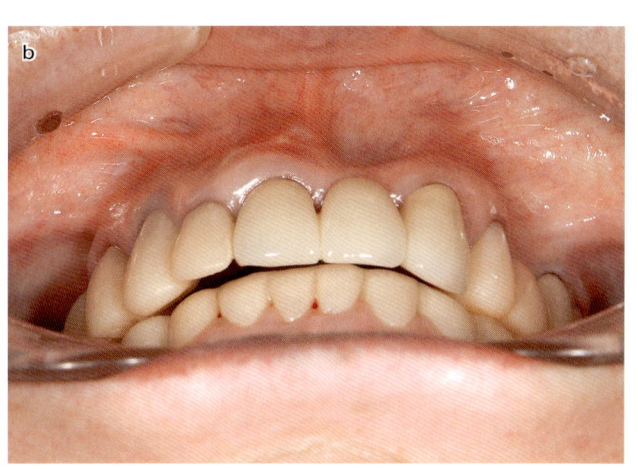

Case 19-5b 顎位の修正を主目的としたファーストプロビジョナルでは、臼歯部の咬合接触点が変化しなくなるまで前歯部は咬合接触させない。

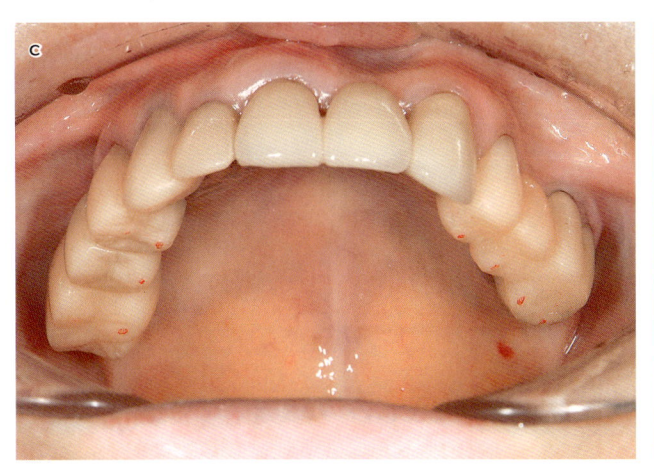

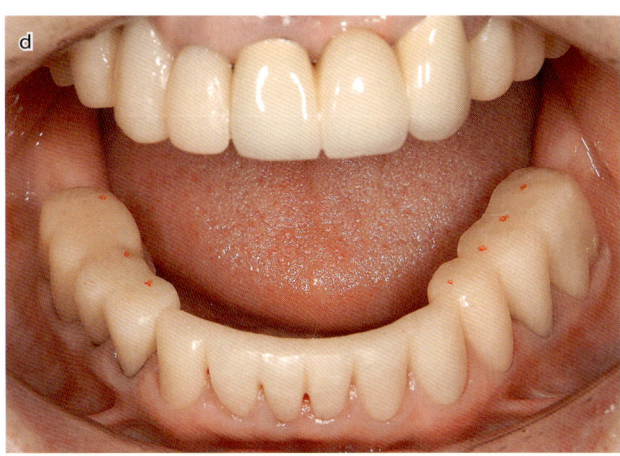

Case 19-5c、d ファーストプロビジョナルにおいて、上顎臼歯部の機能咬頭頂と下顎臼歯部の咬合面（フラットテーブル）が、右側3点、左側4点の計7点で咬合接触している。

4

　顎位の修正がなされたならば、プロビジョナルレストレーションを再製作し、そのプロビジョナルレストレーションを用いてファイナルレストレーションを想定した臼歯部の咬合接触関係、上下前歯部間のアンテリアカップリングおよびアンテリアガイダンスを決定する。前者はBCコンタクトによる咬合支持、後者は臼歯部が咬頭干渉を起こさない緩い誘導角度が原則である。

　これらの設定が終わった時点でファイナルレストレーションに取り掛かるが、すべての補綴物の製作をいくつかのステップに分けて行うことで、生体の被圧変位や材料による誤差、印象採得や咬合採得などのテクニカルエラーが出た場合でも、リカバリーが容易になる。Case 19では、

STEP 1　　上顎（1|1 3 以外）
STEP 2　　下顎臼歯部
STEP 3　　下顎前歯部

の3つのステップに分けて、ファイナルプロビジョナルをファイナルレストレーションに変えていった。機能的には、臼歯部の咬合支持→前歯部のアンテリアガイダンスを分けて補綴したことになる。

　これらに共通する術式上のポイントは、プロビジョナルレストレーションを利用して、咬頭嵌合位にて咬合採得を行うことである。咬合採得時に咬合高径を挙上しないことで、顆頭の滑走運動の影響を受けずに上下歯列の位置関係を記録することが可能になる。

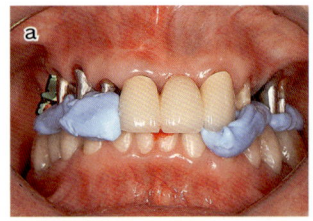

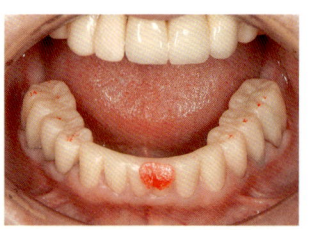

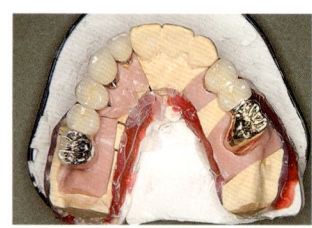

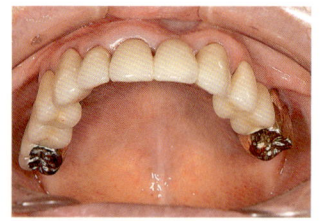

Case 19-6a (STEP 1)　上顎（1|1 3 以外）の補綴。ファイナルプロビジョナルの咬頭嵌合位の状態で、1|1部にパターンレジンを盛り、1|1の圧痕を残しておく。これにより、咬頭嵌合位における上下歯列の位置関係が咬合採得時にずれることなく再現可能となる。

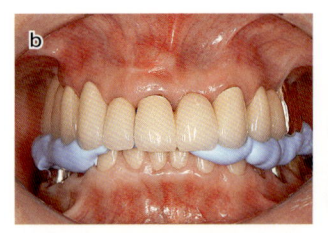

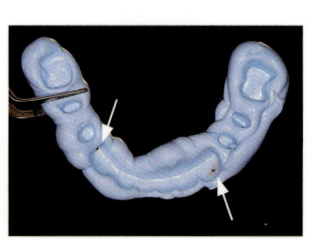

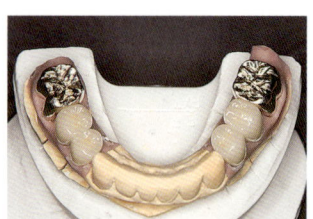

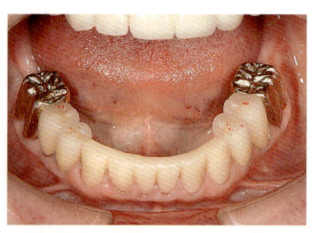

Case 19-6b (STEP 2)　下顎臼歯部の補綴。STEP 1と同様に、咬頭嵌合位にて咬合採得する。シリコーンの咬合採得用印象材の3|3部がほぼ同じ強さで咬合接触していることが確認できる（白矢印部）。

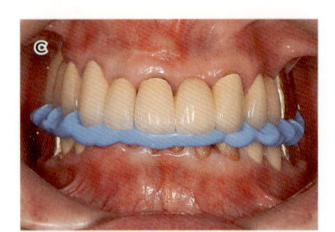

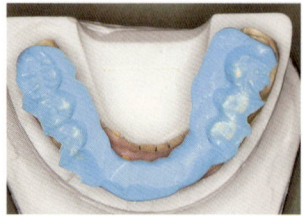

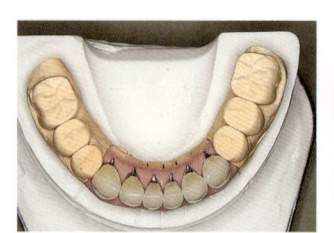

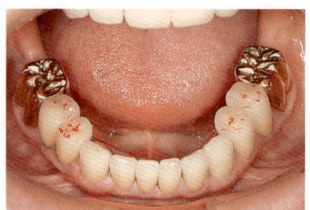

Case 19-6c (STEP 3)　下顎前歯部の補綴。左右臼歯部にファイナルレストレーションによる咬合支持が得られている状態。咬頭嵌合位にて咬合採得を行うが、咬合器装着時にこの記録材を上下歯列間に介在させることはせず、あくまでも咬頭嵌合位の確認のためにだけ用いる。

ファイナルレストレーション装着時の状態

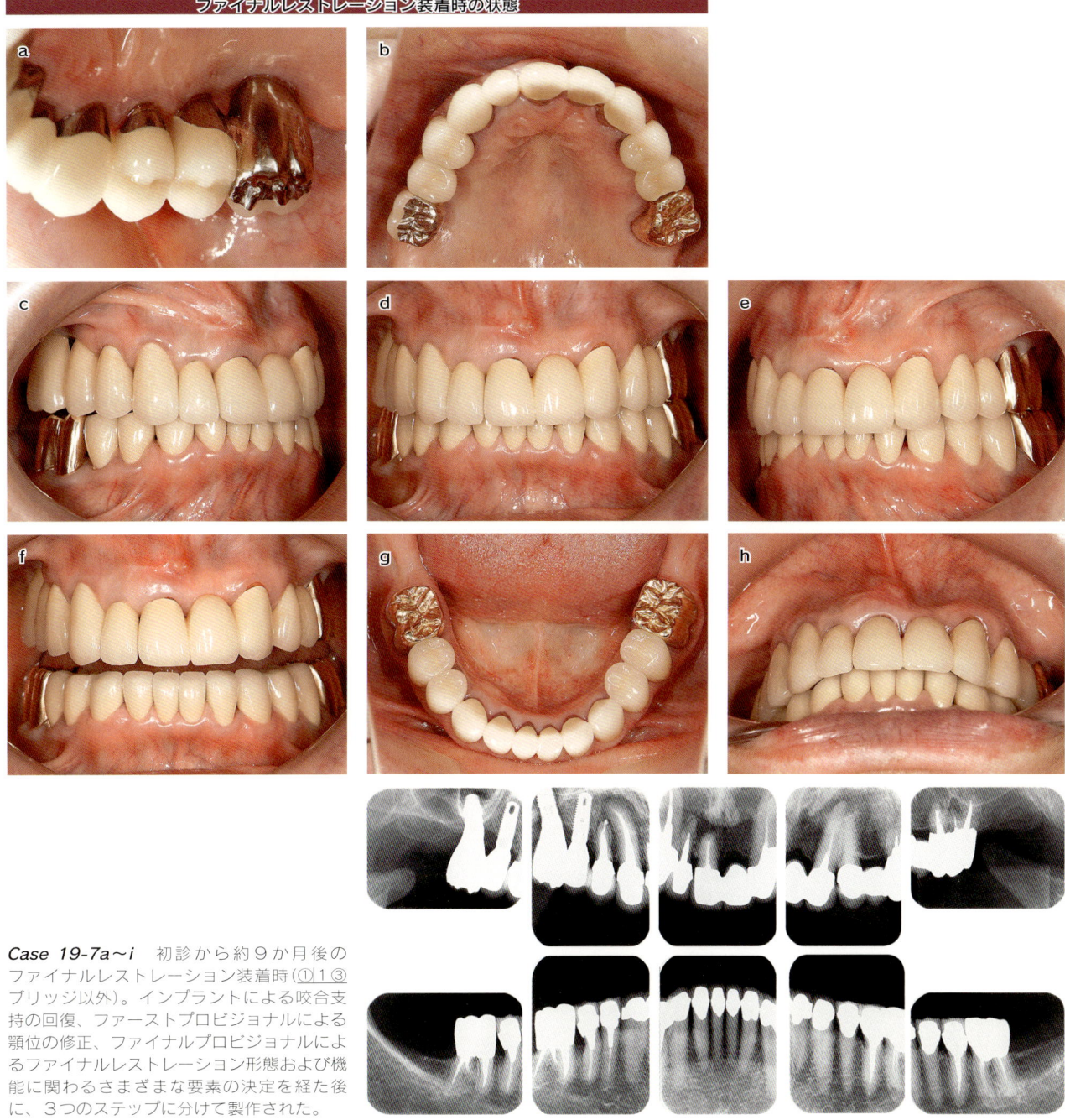

Case 19-7a〜i 初診から約9か月後のファイナルレストレーション装着時（①1③ブリッジ以外）。インプラントによる咬合支持の回復、ファーストプロビジョナルによる顎位の修正、ファイナルプロビジョナルによるファイナルレストレーション形態および機能に関わるさまざまな要素の決定を経た後に、3つのステップに分けて製作された。

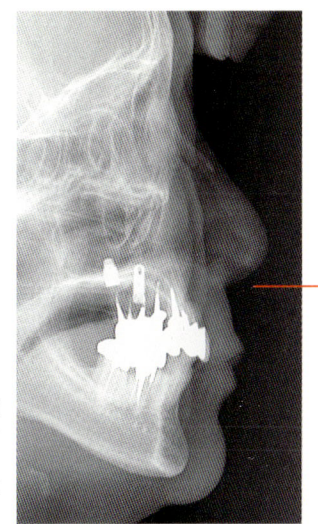

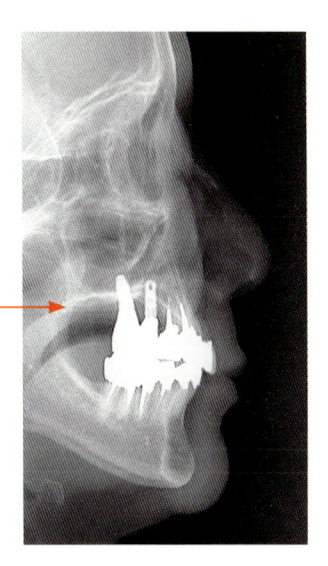

Case 19-8 咬合挙上の前後の側方セファロ分析の結果では、顆頭が下前方への移動し、インプラントは前方に移動している。また上下顎口唇の形態の変化が認められ、肉眼的にも口元のたるみがなくなった。適切な顆頭位と咬合高径下でのアンテリアガイダンス機能に呼応するかたちで、口輪筋の機能が活性化されたことが推測される。

術前の咬頭嵌合位を変えて、顎位を基準にして補綴する

前歯部～臼歯部

顎位を基準にした咬合再構成の補綴（一部咬合調整を含む）

Case 20
4321|12以外の全顎的な補綴（最後臼歯は第二大臼歯）

患者DATA：57歳・女性

補綴時の残存歯：

543	345 7
7 54321	12 45 78

アイヒナーの分類：B-1

着目点 スプリントを用いた顎位の確認・修正、大臼歯根分岐部病変の評価

【症例の概要】
　全体的に悪いところを直してほしいことを主訴に来院された。約20年前に全顎的な治療経験があり、以後歯科を受診していない。歯周病の部位特異的な進行、補綴物咬合面の咬耗量、歯周組織との不調和が目立ってきており、プラークコントロールおよびフォースコントロールの両面から、再補綴の必要性が強い。歯周病、特に根分岐部病変と歯槽骨量の三次元的評価のためCT断層撮影と、スプリントを用いた顎位の診断・修正が必要と考えられる。
　CT撮影の結果を受け、7 1|1および|3 6を抜歯し、7 6|と|3にはインプラントを用いたクラウンとブリッジによる全顎的な咬合再構成治療を計画した。

初診時の状態

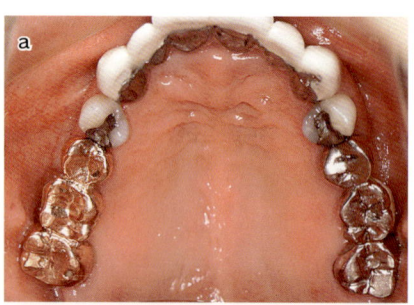

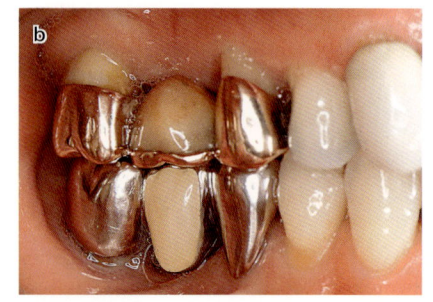

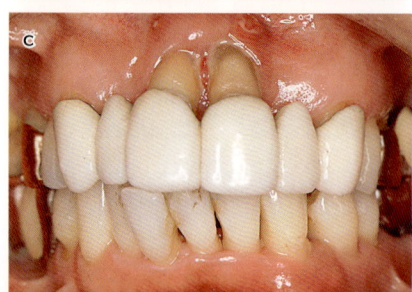

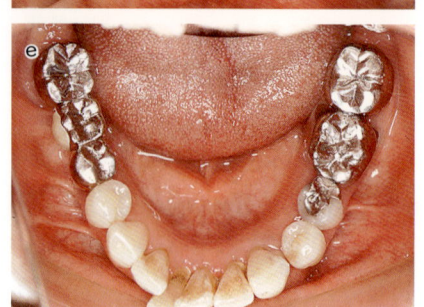

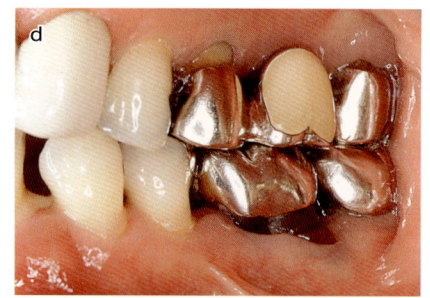

Case 20-1a～e　約20年前に全顎的な治療を経験している。1|1唇側の歯根露出および下顎前歯部歯列の歪みが審美障害となっている。また、補綴物咬合面の咬耗量、歯周組織との不調和も目立ってきている。

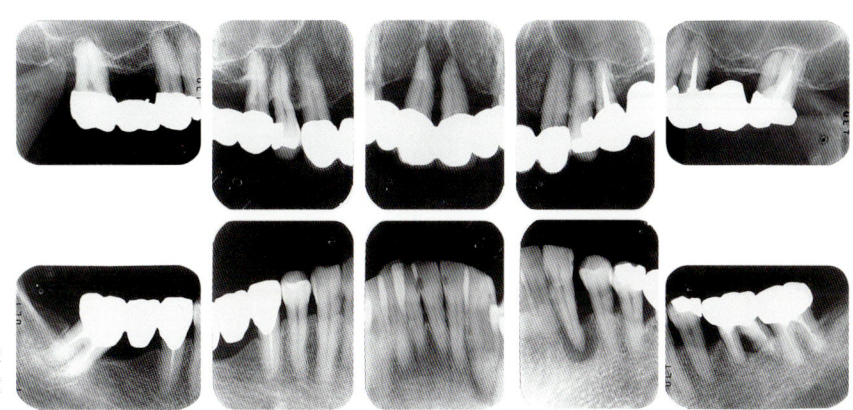

Case 20-1f 初診時デンタルエックス線写真では、部位特異的な歯周病の進行から極度に歯槽骨が吸収しているところがみられる。

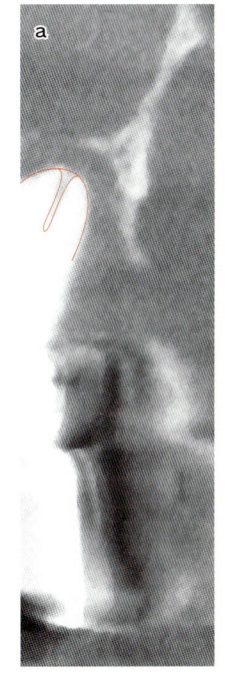

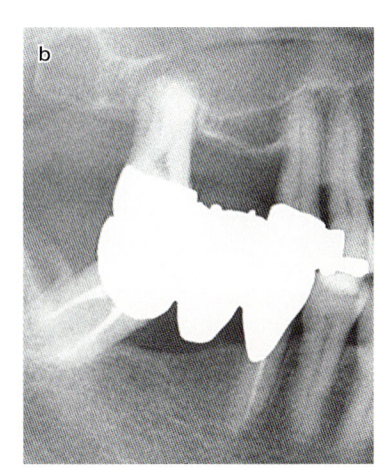

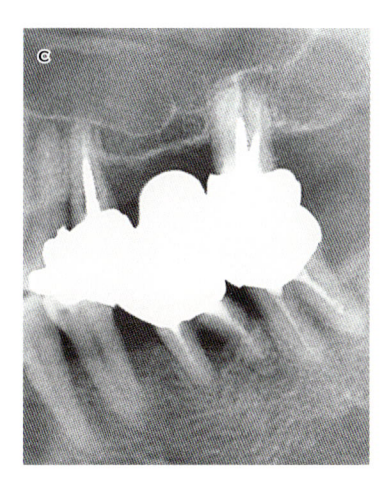

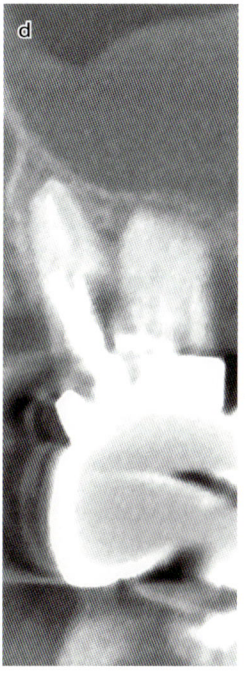

Case 20-2a～d 7|7のCT撮影による根分岐部病変と歯槽骨量の頰舌的評価（**a、d**）では、7|は要抜歯と考えられる。デンタルエックス線写真やパノラマエックス線写真の近遠心像（**b、c**）では判定しづらい。

1 　7|は病的な動揺度がなく、術中の咬合支持の維持に利用できる。そこで治療の初期では抜歯は行わず、まず6|部にインプラント埋入を行い、この部位の咬合支持を確保した時点で、7|の抜歯と同部へのインプラント埋入を行った。これにより、上顎右側大臼歯部に咬合支持がない期間を短縮できた。

Case 20-3a 6|インプラントのオッセオインテグレーションが得られるまで、抜歯予定の7|をプロビジョナルブリッジの支台歯として利用し、咬合支持の確保に役立てる。
Case 20-3b 6|部インプラントにプロビジョナルクラウンを装着することが可能になった時点で、7|部にインプラントを埋入する。なお7|部のインプラント埋入時は、その操作性を向上させるため、6|部のプロビジョナルクラウンを一時的にヒーリングキャップに戻している。

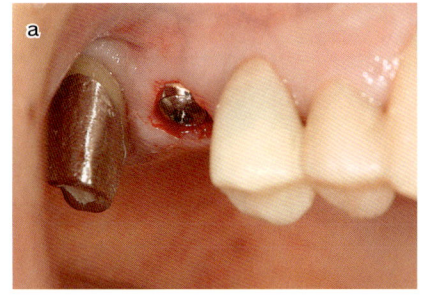

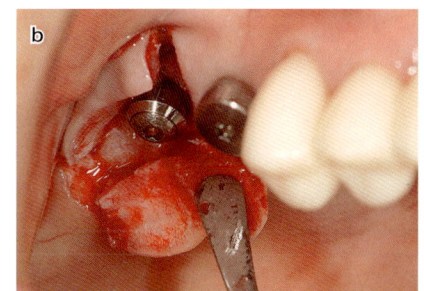

2 　下顎前歯部は、歯周病の進行に伴う歯の病的移動が原因と考えられる歯列の歪みがあり、健常な被蓋とアンテリアガイダンスの付与が困難なため、MTMを行った。また3⎿の欠損はインプラントにより対応した。

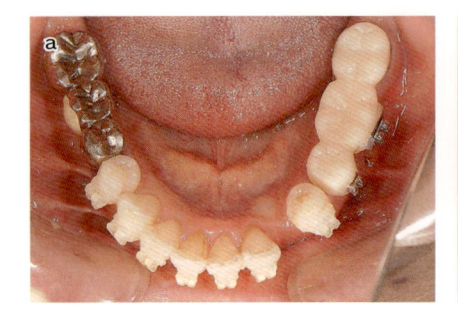

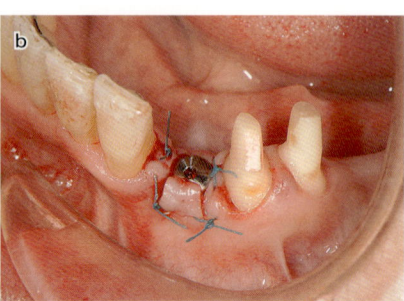

Case 20-4a 　下顎前歯部の歯列の歪みをMTMにより取り除く。
Case 20-4b 　3⎿欠損はインプラントにより対応した。

3 　治療の初期は、プロビジョナルレストレーションと夜間スプリントを併用し、咬合支持を確保しながら顎位の確認・修正を行う。同時に、咬合高径や咬合平面の設定はおおむね終えておく。
　夜間はスプリントを使用してもらう。上顎（下顎）の機能咬頭が、対合する下顎（上顎）スプリント面に左右5～10点で咬合接触するように、6～8週間調整をくり返す。なお、最初の2～3週は前歯部は咬合接触させない。

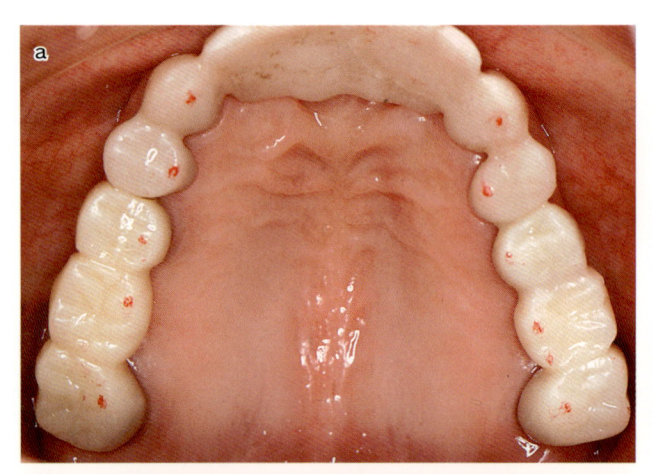

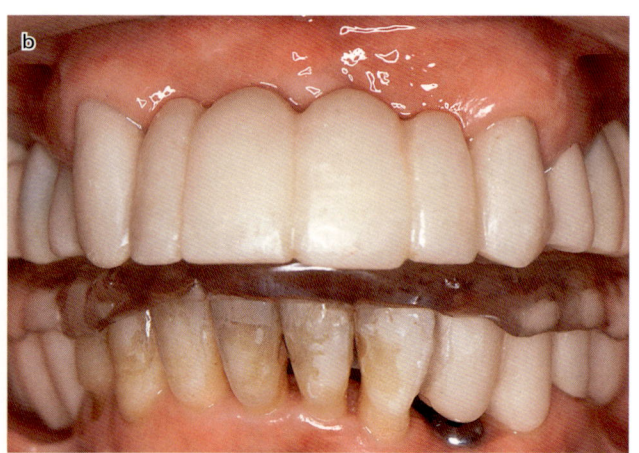

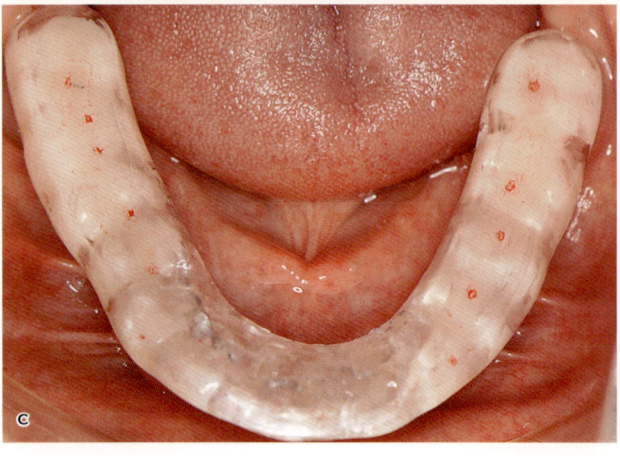

Case 20-5a～c 　ファーストプロビジョナル。咬合支持を確保し、夜間スプリントの併用により顎位の確認・修正を行うことが主目的である。また、咬合高径や咬合平面の設定もこの段階でおおむね終えておく。

4

　顎位の確認・修正が終わったならば、プロビジョナルレストレーションの目的は、ファイナルレストレーションの
①個々の歯および上下歯列の形態
②臼歯部の咬合面形態、咬頭嵌合位における咬合接触
③前歯部アンテリアガイダンスの誘導角の設定
④天然歯、インプラントそれぞれについて連結するか否かの最終判断
⑤顔貌との調和（特に口唇との位置関係）
などの、最終的な決定へと移っていく。
　この時期は、夜間ブラキシズムによるプロビジョナルレストレーションの形態が損なわれることを防ぐために、ナイトガードとしてスプリントを使用してもらう。

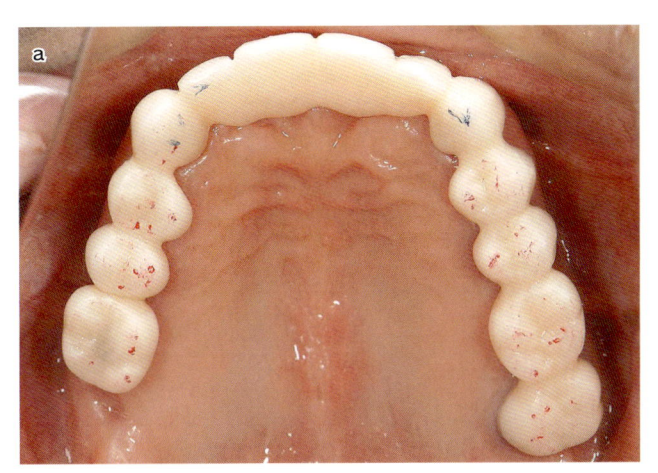

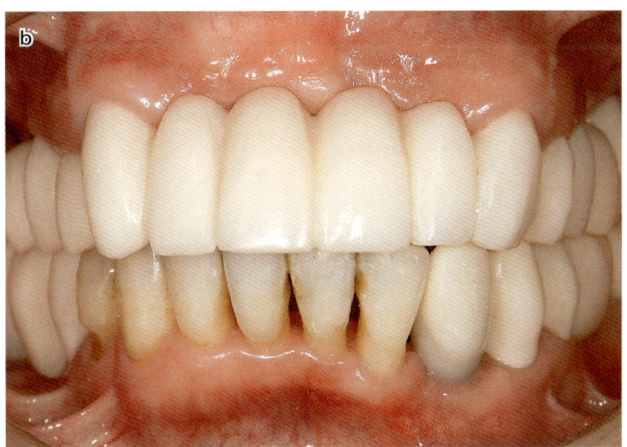

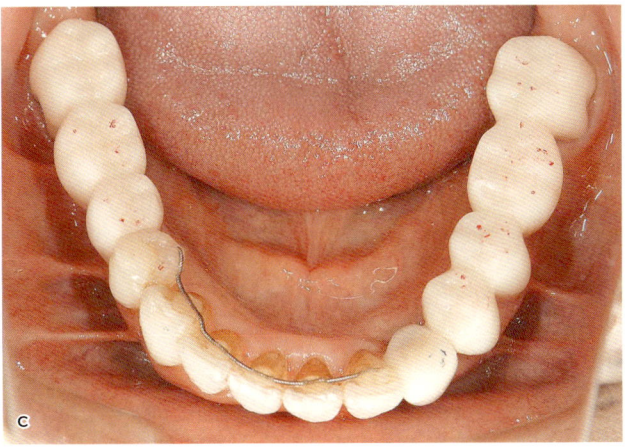

Case 20-6a～c　ファイナルプロビジョナル（7⏌以外）。ファイナルレストレーションのさまざまな要素（形態や機能）を決定していくことが目的である。夜間のブラキシズムにより形態が損なわれないように、就寝時はナイトガードとしてスプリントを使用してもらう。

One Point　ナイトガードを使用しないと……

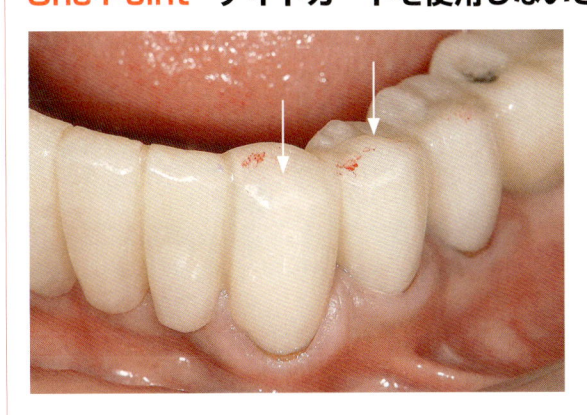

　アンテリアガイダンスの最終決定もファイナルプロビジョナルの重要な役割である。就寝時にスプリントをナイトガードとして使用していないと、睡眠時ブラキシズムにより、プロビジョナルの咬合接触面の摩耗が極度に進行し、誘導角の決定に支障をきたすことがある。
　この症例では、ナイトガードの不使用により、⌊3 4に睡眠時ブラキシズムが原因と考えられる粗造な摩耗面が観察される（矢印）。

5 　全顎歯列模型法では、生体固有の要素、特に印象採得時の下顎骨の歪みによる歯列のカーブの違いの影響を強く受け、咬合は高くなる。さらに、Case 20のように全顎に及ぶ多数歯の補綴治療の場合、使用する材料の変形やチェアサイドとラボサイドにおけるエラーの影響も大きくなる。そのため、良好な咬合接触関係を得るためには、チェアサイドの咬合調整だけでは対応が難しい。
　そこで、補綴物を口腔内に試適した状態で再度咬合採得を行い、咬合器に戻して（この操作をリマウントと呼ぶ）咬合調整を行うことがある。
　Case 20では、リマウントにより咬合器上で上顎の補綴物に対して咬合調整を行った（詳細は *PP.140-141参照*）。

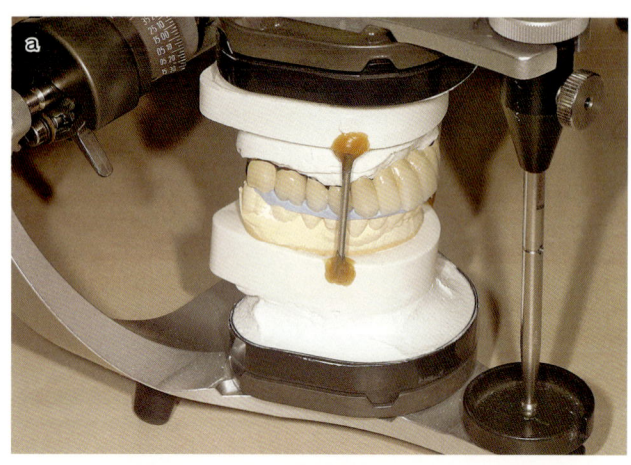

Case 20-7a～c　ファイナルレストレーションのためのリマウント操作。チェックバイトをもとに再度咬頭嵌合位を調整し、咬合接触点の確認をする。リマウントのことを考えると、対合歯模型を摩耗させない取り扱いがラボサイドに求められる。

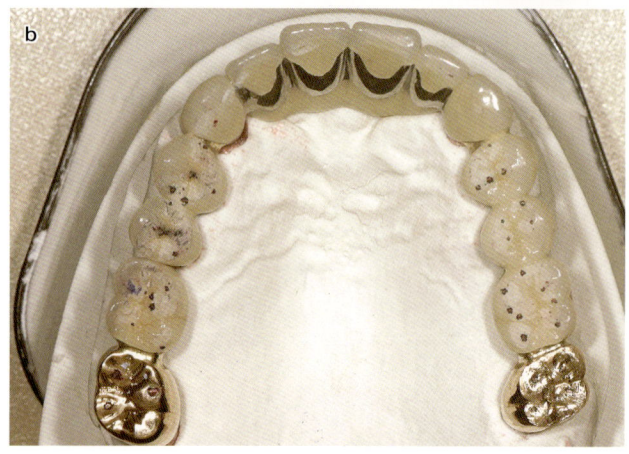

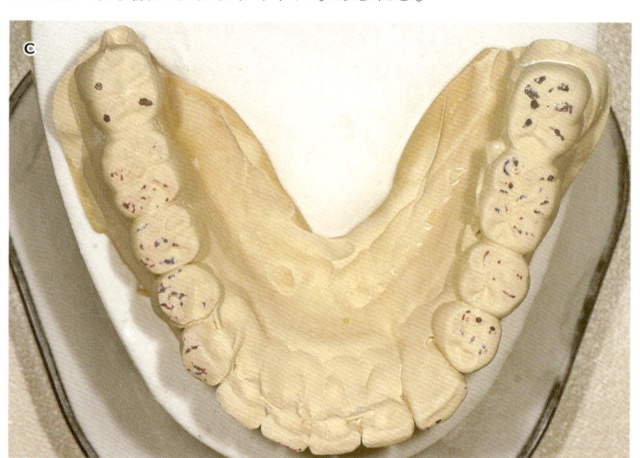

One Point　暫間スプリント

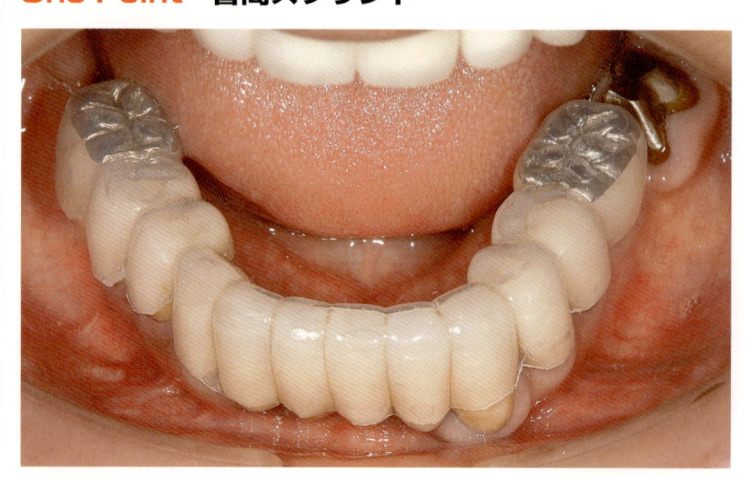

　スプリントは加熱重合レジンによるハードスプリントを用いるが、紛失や破損時、またファーストプロビジョナルからファイナルプロビジョナルへの移行時など、当日即座に用意することが不可能なことがある。その際には、プラスチックシートを真空加熱形成器で軟化して製作するスプリントを、暫間スプリントとして代用する。
　このスプリントは、短期間の使用であれば、睡眠時ブラキシズムから歯や補綴物を守るナイトガードとしての機能を果たすことが可能と考えられる。

ファイナルレストレーション装着時の状態

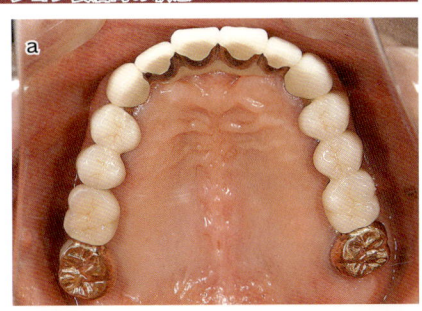

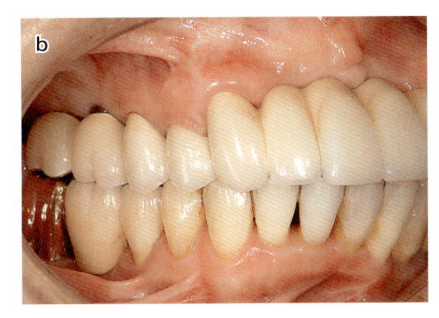

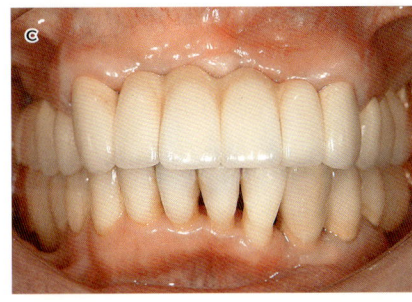

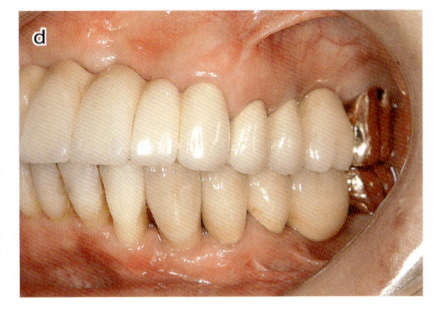

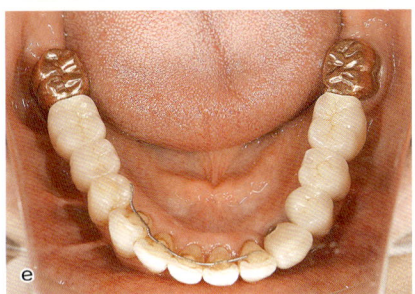

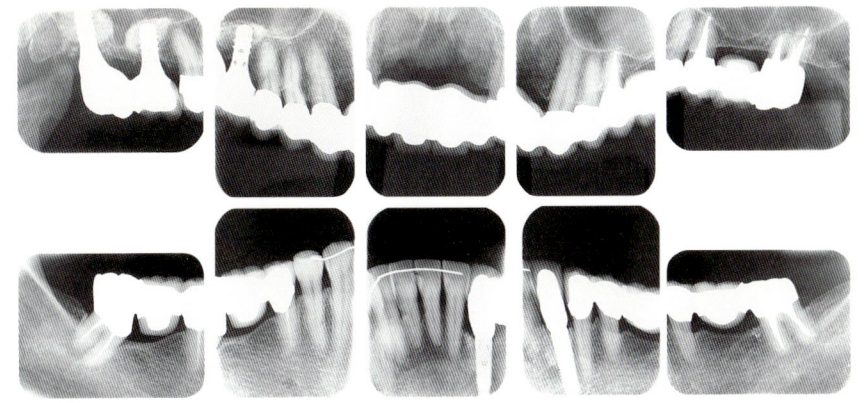

Case 20-8a〜f ファイナルレストレーション装着時の状態。7̄6̄インプラント連結クラウンはセメント仮着、5̲+7̲ブリッジ、7̄−5̄ブリッジ、3̄インプラントクラウン、4̲−7̲ブリッジはいずれもセメント合着とした。術後1〜2か月はプラークコントロール、フォースコントロール双方の観点から注意深い経過観察が必要となる。安定が得られていることが見極められたならば、3か月に一度程度の定期的なメインテナンスに移行する。

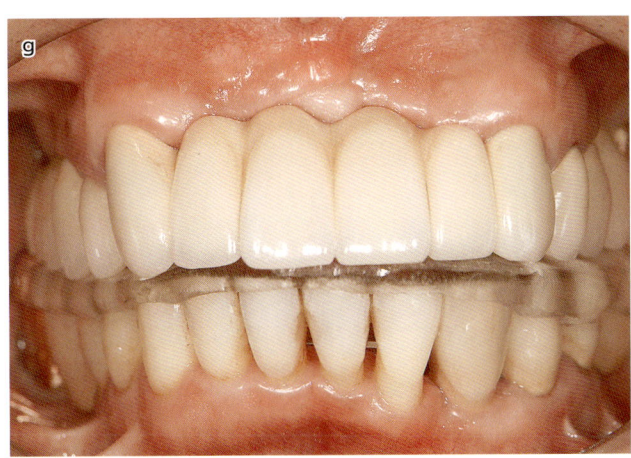

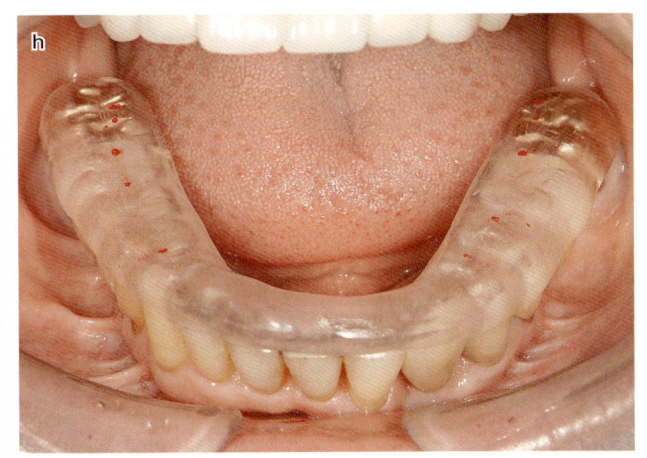

Case 20-8g〜h 術後はナイトガードとしてスプリントを使用してもらい、夜間のブラキシズムから、歯、インプラント、補綴物を保護する。術前あるいは術中に用いるスプリントとはその目的が異なる。

COLUMN

私と口腔内写真撮影

　私が開業した28年前は、臨床家のあいだにも口腔内写真撮影がようやく一般化し始めた時代で、日常的に撮影している者はまだ少数派であった。

　新しもの好きの私はその当時から、36枚撮りポジフィルムを年間平均15～20本のペースで撮り続け、現在に至っている。もっとも約4年前にデジタル写真に移行したが、その撮影枚数もあわせると、およそ2万回はカメラのレンズを通して口腔内を見てきた計算になろう。

　この習慣が身についたのは、勤務医時代に丸森賢二先生がメディカル・ニッコールの開発者である堀邦彦氏と共著した『歯科臨床写真の写し方使い方』（医歯薬出版／絶版）を購読したことによるところが大きい。当初は、写真の良し悪しが撮影時即座にモニタを通してわかるデジタルカメラと違い、36枚撮りの最初のほうに撮影した写真の結果がわかるのは数週間後であった。撮影技術が未熟で思うように写真が取れないうえに、初診時や炎症所見を示す写真は再撮影が利かないから、必然的にこの本を開いて技術の向上を図ったことが、結果として撮影の習慣化と永続化に結びついたように思う。

　撮影ミスといっても、最初は被写界深度やシャッタースピードなどの設定ミス、ミラーの汚れや曇りによるものがほとんどであったが、しばらくすると撮影範囲、構図、口腔内の乾燥状態などの撮影環境にも目が向くようになった。それから撮影の意図も明確になり、さらに経過観察に欠かせない規格化写真撮影が無難にこなせるようになるまでに、およそ10年の歳月を費やした。

　本書に掲載した写真は、近年撮影したものが多く、およそ半分はデジタル写真である。撮影の技術的には"読者に見せても恥ずかしくないレベルの写真"を選定したつもりであるが、その内容が読者の目にどう映るかは別問題である。これに関しては、読者の評価に委ねるしかない。

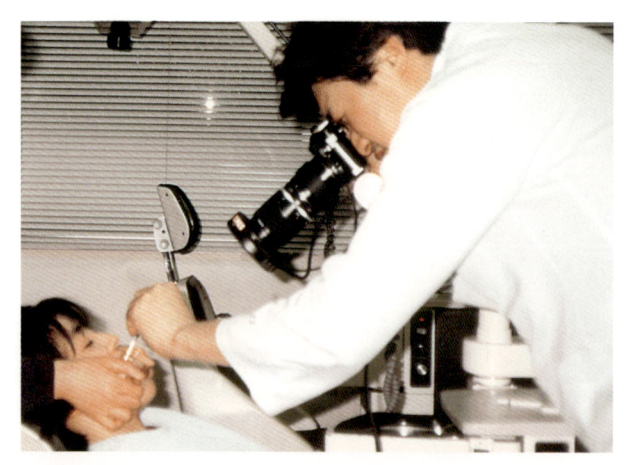

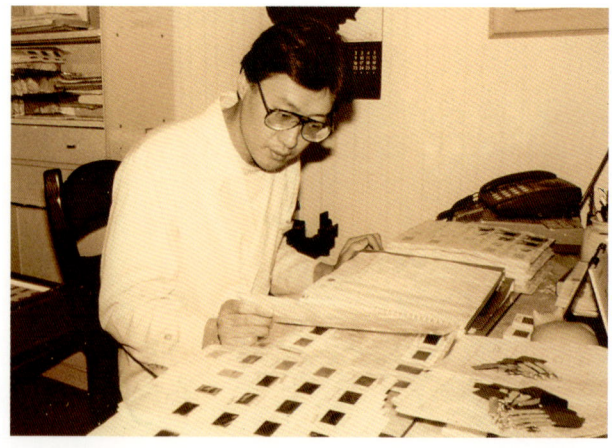

● 開業当初の口腔内撮影と写真の整理のようす。この当時は、うまく撮れているかどうか写真の良し悪しに一喜一憂した。現在は、自分の目で見た被写体と撮影された被写体のギャップに戸惑うことがしばしばであり、"見ている"と"診えている"の違いを日々実感している。その意味で口腔内写真による記録とその観察は、自分の臨床における診査・診断および治療の予習・復習にとって不可欠となっている。

CHAIRSIDE / LABOSIDE MANUAL

チェアサイド&ラボサイド
術式マニュアル編

MANUAL 1
Mod コアインプレッションペースト法を用いた
クラウン製作のチェアサイドマニュアル

　　　　　　　　Mod コアインプレッションペースト法は、対合歯列の印象採得と咬合採得を同時に行うことを特徴とする部分模型法の1つで、小範囲の補綴物製作に際し、咬頭嵌合位の再現性に優れている。ここでは、この方法を用いた6|クラウンの支台歯形成からクラウン試適までのチェアサイドワークを、各ステップごとに解説していく。

1 支台歯形成と歯肉圧排

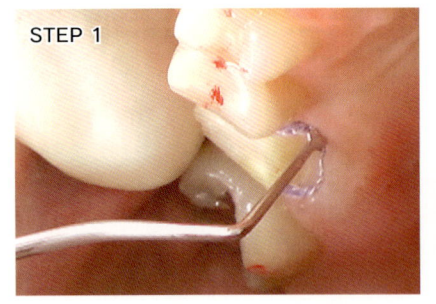

STEP 1

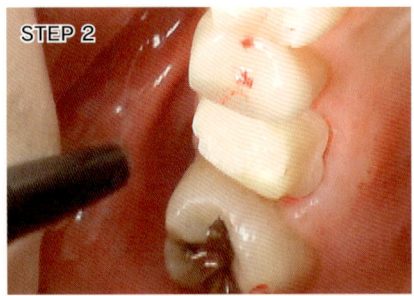

STEP 2

STEP 1　支台歯形成終了後、マージン（フィニッシングライン）が歯肉縁下にある場合は、歯肉溝内面とマージン間のスペースを広げる目的で、圧排コードを用いて歯肉圧排を行う（圧排にはエレクトロサージェリーを併用することもある）。
STEP 2　圧排コードを取り除き、マージンが肉眼的に確認でき、出血もない状態で印象採得に移る（圧排コードを歯肉溝内に残したまま印象採得を行う方法もある）。

One Point　メタルコアの装着された支台歯の切削に欠かせない圧排コードの利用

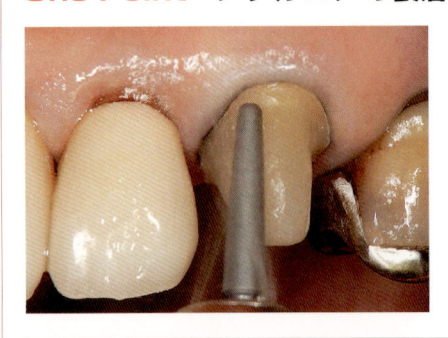

　圧排コードは、支台歯形成時に歯肉溝にあらかじめ挿入し、歯肉を損傷させないためにも利用される。特にメタルコアが装着された支台歯を切削する場合、メタルの切削片が歯肉を損傷させ、歯肉内部に残存し歯肉色が黒変する場合があるが、この予防にも圧排コードの利用は有効である。

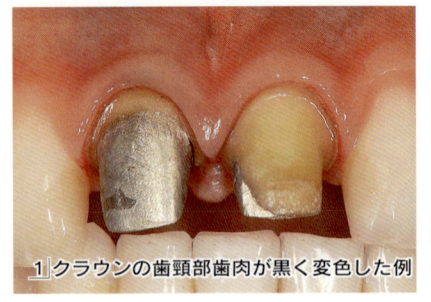

1 クラウンの歯頸部歯肉が黒く変色した例

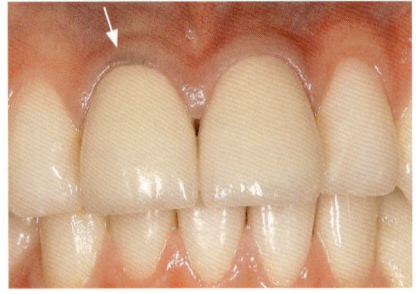

●右側中切歯の支台歯の表面は、歯頸部付近までメタルが占めている。支台歯形成の仕上げをした際のメタルの切削片が歯肉に迷入し、歯頸部歯肉が黒変した可能性が高い。

2 印象採得

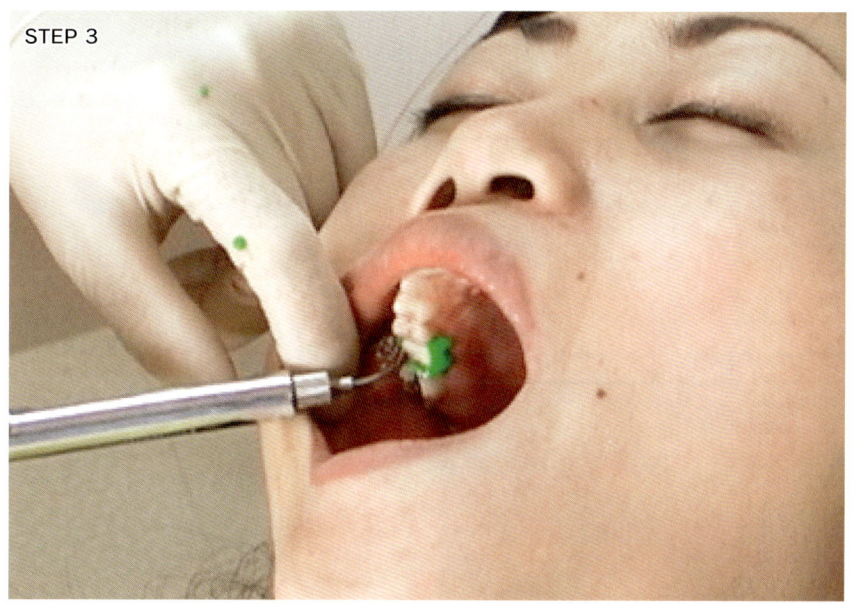

STEP 3 寒天アルジネート連合印象法を用いて、印象採得を行う。寒天は支台歯のマージン付近から注入する。

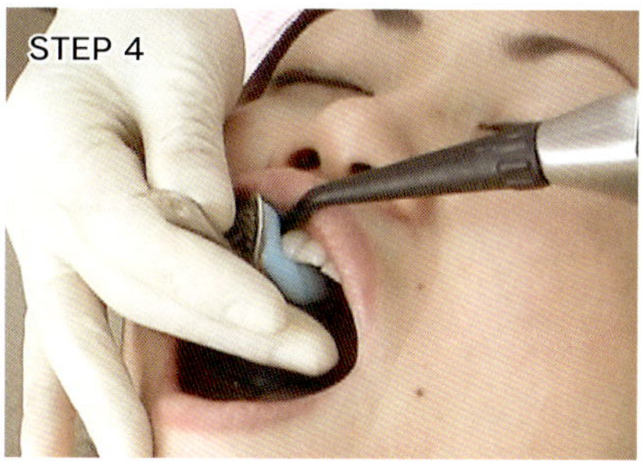

STEP 4 印象材が硬化後、エアフローを行うと同時に印象トレーを一気に撤去し、印象材の変形やちぎれ、印象トレーからの離脱を防ぐ。撤去方向は支台歯の歯軸と一致させる。

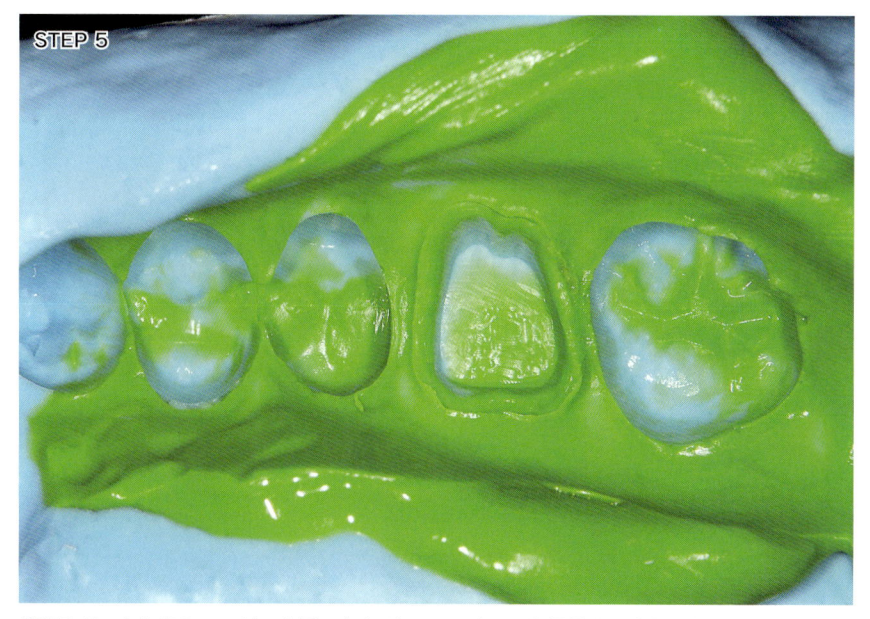

STEP 5 支台歯のマージン全周にわたり、マージンの歯根側まで印象されていることを確認する。

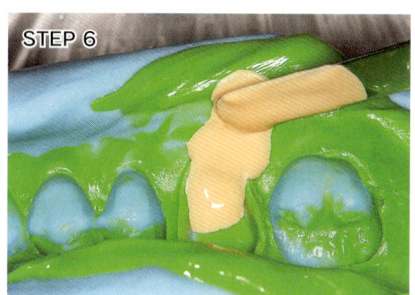

STEP 6 印象面に血液、唾液が付着しているときは弱い流水で洗い流し、すみやかに支台歯形成部位より石膏を注入する。

CAUTION
シリコーン印象材の場合は、即座に石膏注入を行うと水素ガスが発生するため、石膏面に気泡を生じる。約1時間後（2週間以内）に石膏注入を行う（*P.169参照*）。

3 咬合採得

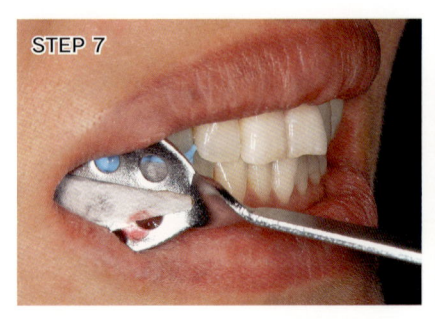

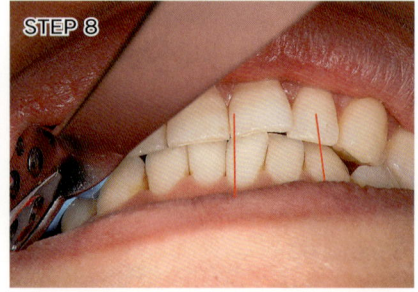

STEP 7、8 対合歯列の印象採得を兼ねた咬合採得は、バイトトレーK型（YDM社製）を利用して、上下歯列間の隔膜となるレーヨン紙の両面に咬合採得材である酸化亜鉛ユージノールペースト（スーパーバイト／Bosworth社製）を適量盛り上げて行う。

咬合採得時、下顎が偏位することなく、咬頭嵌合位で咬合しているか、上下顎正中線の位置関係や反対側の上下犬歯の接触状態により確認する。また、咬合紙の印記痕をあらかじめ歯列に残しておき、咬合採得後に酸化亜鉛ユージノールペーストが抜けて薄くなっている部位と一致しているかチェックすることも有効である。

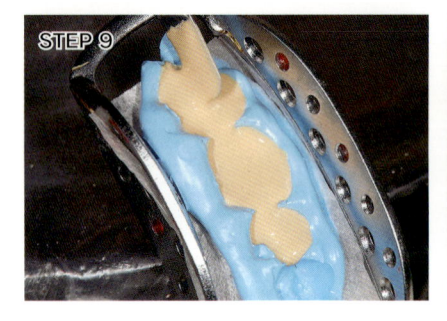

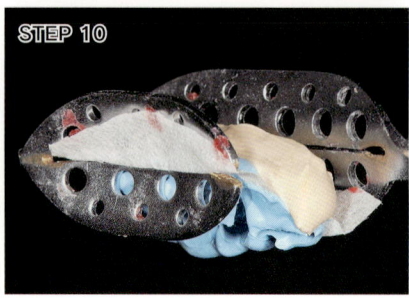

STEP 9、10 スーパーバイトの硬化後、変形しないようにすみやかにバイトトレーを口腔外に取り出し、対合歯列側に直接石膏を注ぎ、これを支台歯を含む作業模型と咬合させる（Modコアインプレッションペースト法）。

One Point　なぜスーパーバイトを咬合採得材・対合歯列の印象採得材として用いるのか？

『スーパーバイトは、ユージノールペーストとしては強度があり、咬合採得材に適している。また流動性にすぐれ、硬化後の寸法変化は約0.1％と小さい。』（簡, 1983)[1]

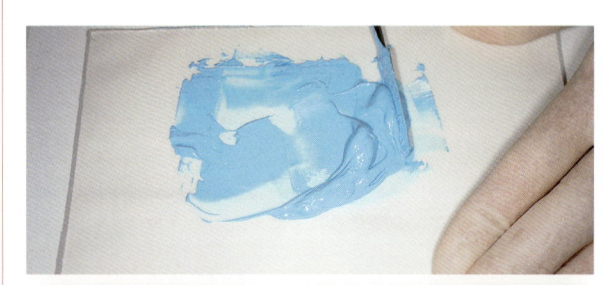

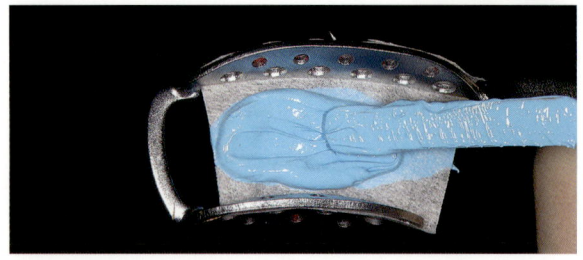

● 練和およびレーヨン紙の両面に盛る操作が、カートリッジ自動練和システムのシリコーンよりやや面倒である。しかし硬化時間が短く（口腔内約1分）、支台歯の印象採得を寒天とアルジネート印象材で行えば、これと同時に即座に石膏を注ぐことができる（これはシリコーンにはない大きなメリットである）。また、コストもシリコーン印象材より低く抑えられる。

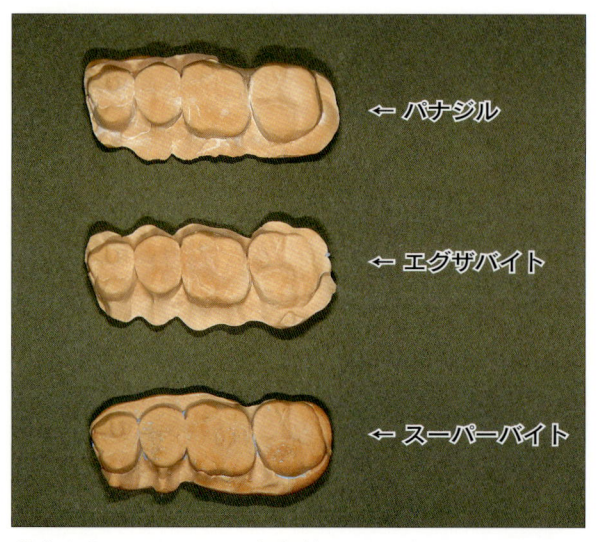

● 上から、シリコーン印象材のパナジルイニシャルコンタクト（ライト）、咬合採得用シリコーン印象材のエグザバイト、スーパーバイトに、それぞれ超硬石膏フジロックを注いだものである。スーパーバイトに直接石膏を注いでも、対合歯の模型としての役割は十分果たすと考えられる。

4 プロビジョナルクラウン製作

●このケースでは、術前にすでに患歯にクラウンが装着されており、歯冠形態が確保されていたため、クラウン撤去前に隣接歯も含めてあらかじめ印象採得し、歯間部のアンダーカットや可動粘膜部などを削除して口腔内に戻ることを確認している。

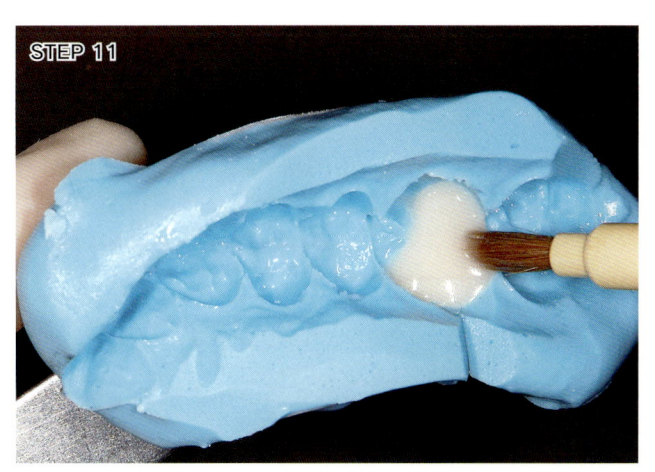

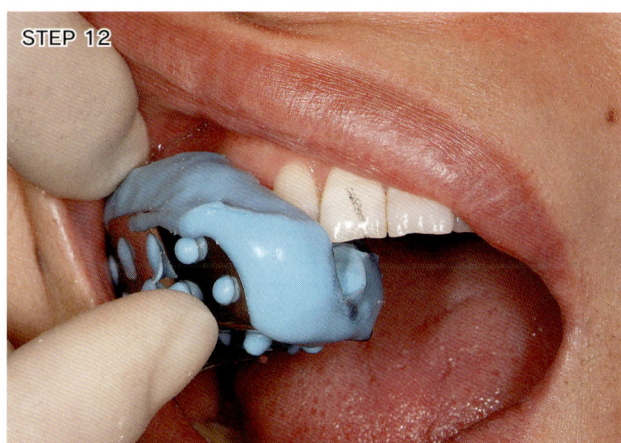

STEP 11、12 支台歯形成後に適量の即時重合レジンを支台歯該当部の印象面に流し込み、口腔内に戻して圧接する方法でプロビジョナルクラウンを製作した。

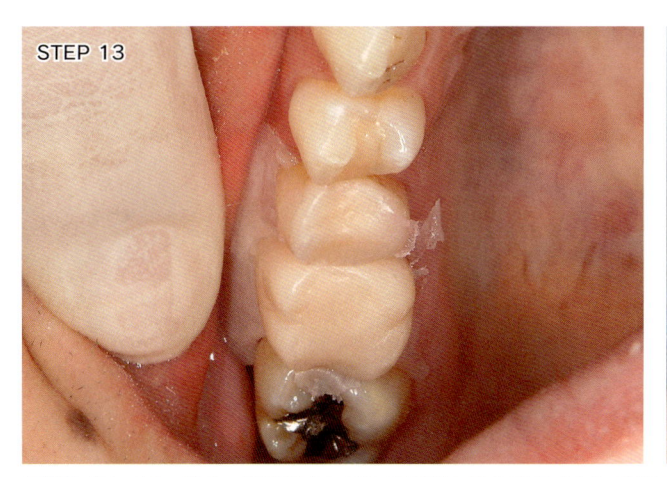

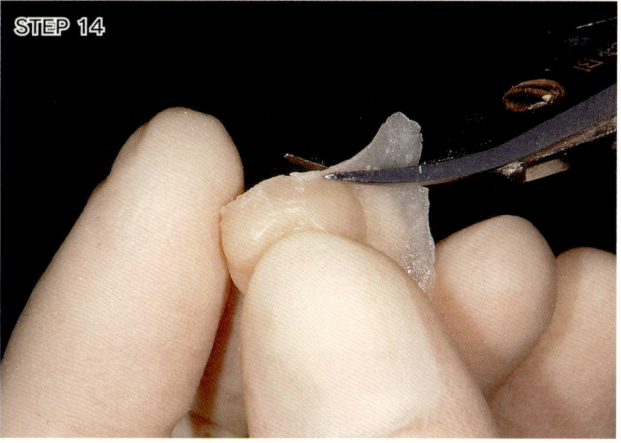

STEP 13、14 術中、即時重合レジンの収縮と硬化のタイミングを見極め、レジンの余剰部分やアンダーカットに入った部分の処理が手際よく行えるかが、プロビジョナルクラウンの適合精度を左右する。

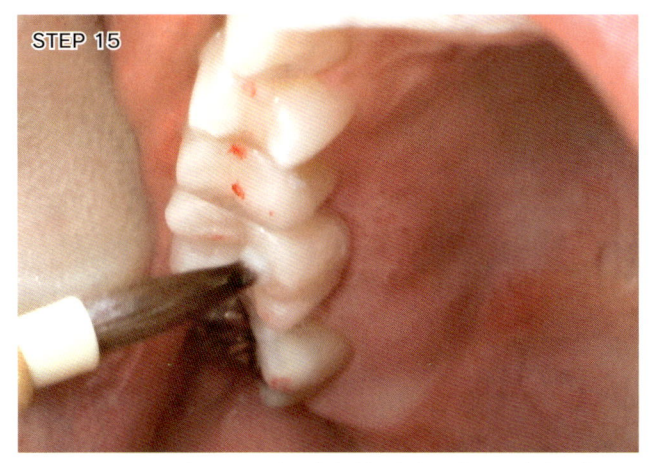

STEP 15 マージン、コンタクトなどの細部の修正や咬合調整には口腔内で直接レジンを盛り足すこともあるが、混和塊やモノマー液が周囲の口腔軟組織に接触することのないように、一連の操作やレジンの粉と液の混和比および混和量には十分注意したい。

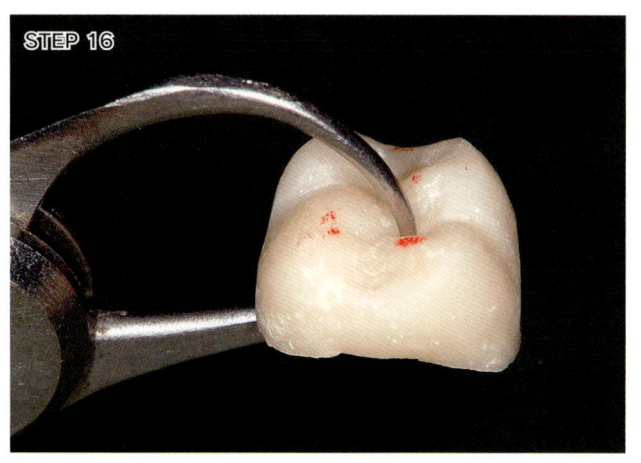

STEP 16 完成したプロビジョナルクラウン。経験を重ねれば、ほとんど修正や調整にかかる作業時間は大幅に短縮される。同時に支台歯形成の確認（特に削除量）を行い、問題がなければ仮着する。

5 クラウン試適・咬合調整（咬頭嵌合位）

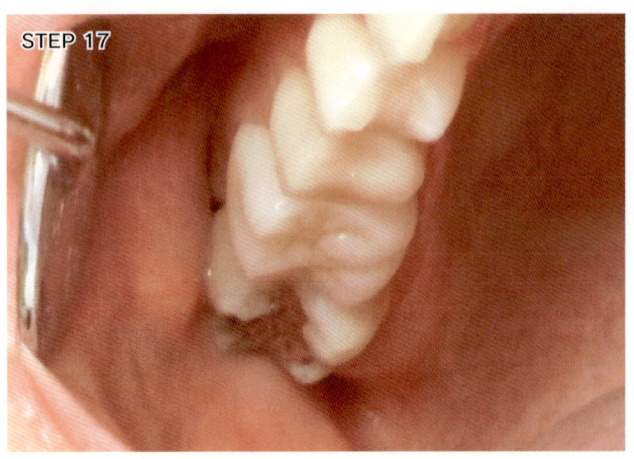

STEP 17 クラウンのコンタクト調整および内面の適合調整が終わった状態。

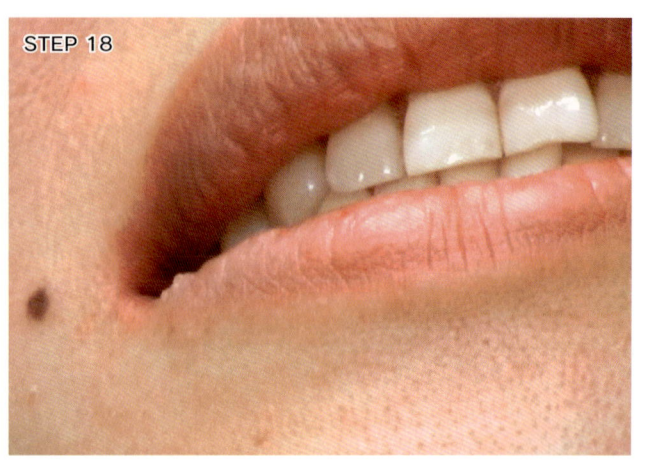

STEP 18 咬頭嵌合してもらうと上下犬歯が接触する。試適したクラウンがわずかに高い状態（30μm以下）にあり、てこの支点となって上下犬歯が咬み込んでいる状態と推測できる。

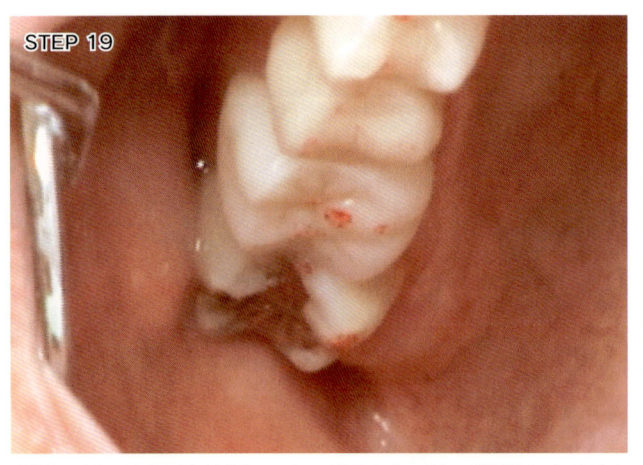

STEP 19 咬合面を乾燥し、1～2回のタッピング運動による咬合接触を咬合紙（約30μm）により印記する。

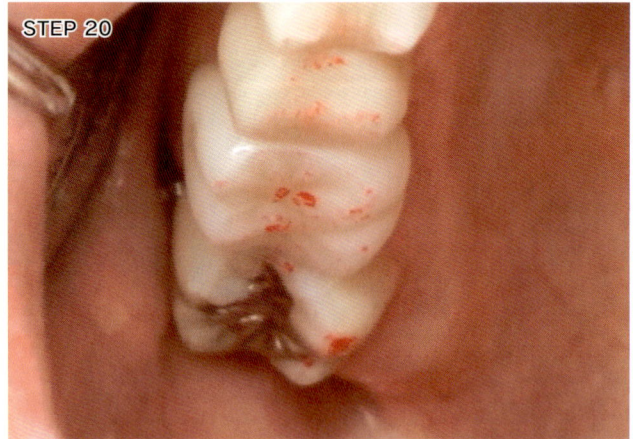

STEP 20 機能咬頭内斜面の強い接触をホワイトポイントで一層削合すると、ほぼ均一な咬合接触が得られた。

One Point　咬合調整時の姿勢と頭位

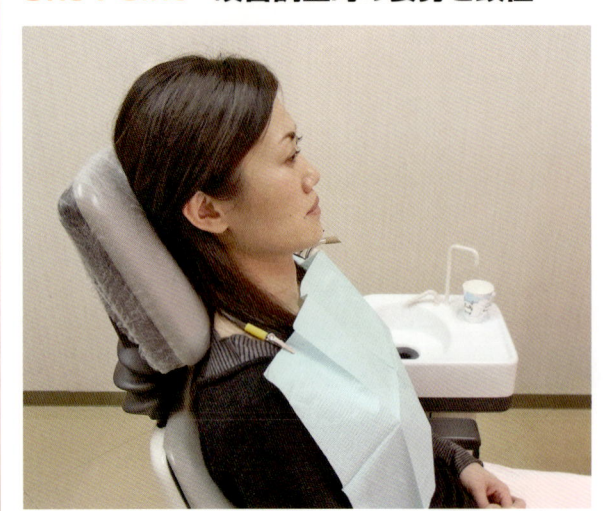

　最終的な咬合接触の確認は、患者の頭部をやや後屈させたカンペル平面水平頭位（咬合平面と床が水平になるような頭位）にて行う。これは、『カンペル平面水平頭位にて頻度3Hz、開口量30mmのタッピング運動を行うと、ほぼ純粋な回転による閉口運動が可能になる』という理論[2]に基づいている。

6 クラウン試適・咬合調整（前方、側方滑走運動）

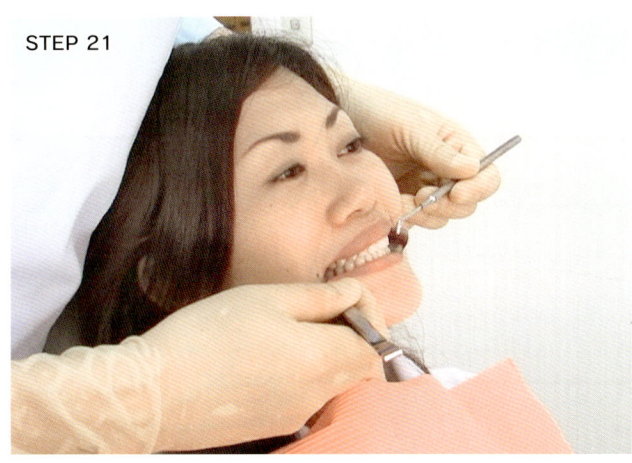

STEP 21 咬合フォイルを用いた引き抜き試験。咬頭嵌合位では抜けず、前方滑走運動、側方滑走運動時に抜けるか否かを調べる。

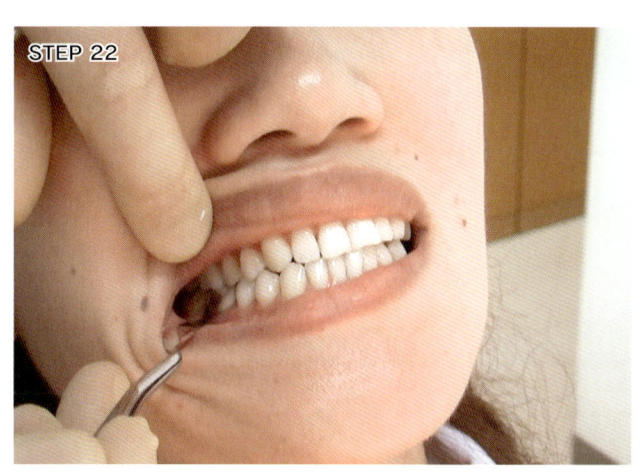

STEP 22 作業側滑走運動時に咬頭干渉があることを確認。咬合フォイルが引っ掛かって抜けない。

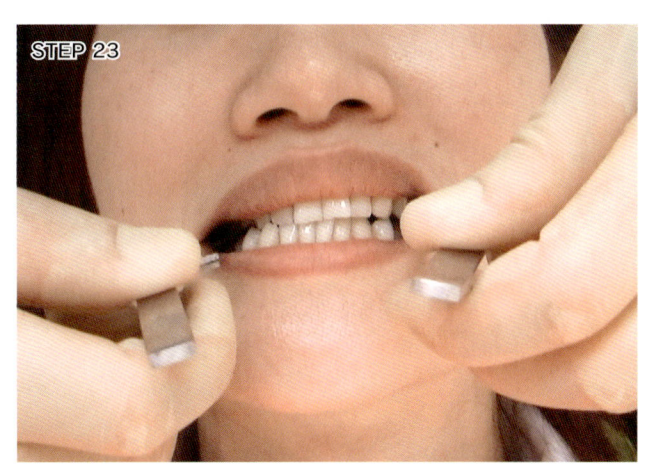

STEP 23 咬合紙（青）を用いての作業側の咬頭干渉の印記。

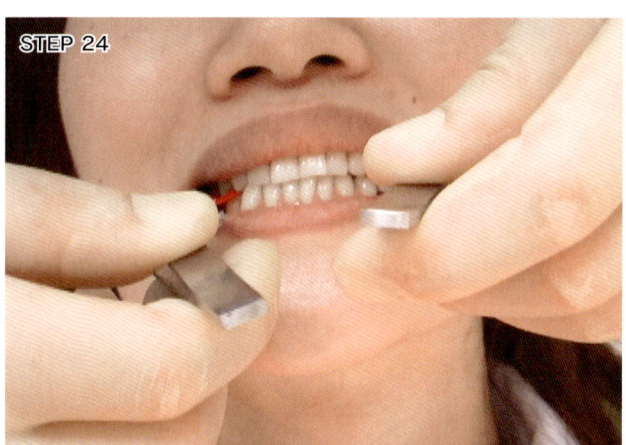

STEP 24 引き続き、咬合紙（赤）を用いての咬頭嵌合位の印記。

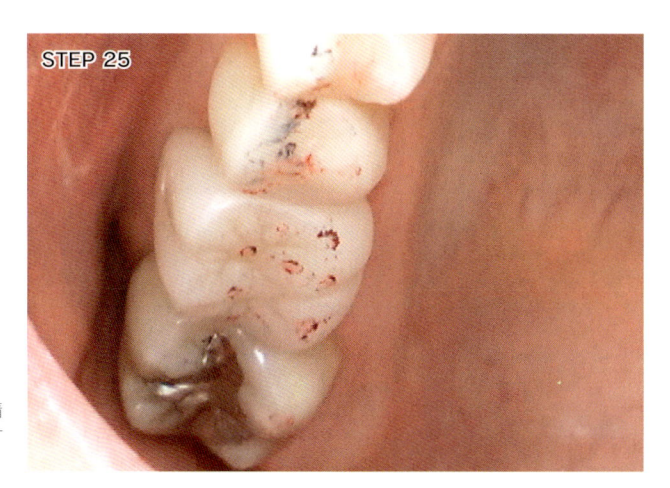

STEP 25 咬頭干渉部位を特定して除去したのちにクラウンを装着（PP.206-213参照）。セメント合着後に再度咬合接触状態を確認する必要がある。

MANUAL 2
咬合印象法を用いたクラウン製作のヒント
― チェアサイドワークを中心に ―

臨床術式編 Case 13の6 7クラウン製作（**PP.56-57**）では、咬合印象法を採用した。ここでは、その咬合印象法（印象と咬合の同時採得）を中心とした一連の術式のなかから、特にテクニカルヒントが必要な場面を取り上げ、解説していく。

1 支台歯形成・歯肉圧排

　支台歯形成においては、対合歯とのクリアランスが均等でその量が十分であることに留意する。

　印象採得時は、通常は歯肉溝内面とマージン（フィニッシングライン）間のスペースを広げるため、圧排コードを用いて歯肉圧排を行うが、圧排が十分に行えない場合がある。この時は、内縁上皮を一部除去するためエレクトロサージェリーを用いるが、圧排コードを挿入したまま行うと、コードが焼けて細かい繊維が歯肉溝内に残ってしまうことがあるため、コードを除去した後に行うべきである。

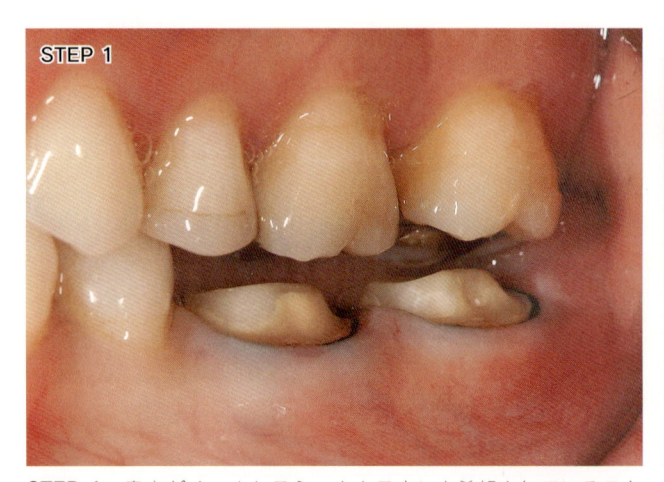

STEP 1 患者がオールセラミッククラウンを希望されていることから、咬合面のクリアランス量は2.0mm、軸面形成もヘビーシャンファーにて十分な厚さが必要である。犬歯の咬耗が進行しているため、咬頭干渉のリスクを減らす目的で、対合歯にもエナメル質の範囲内での歯冠形態修正（咬頭傾斜角を低くする）を行った。

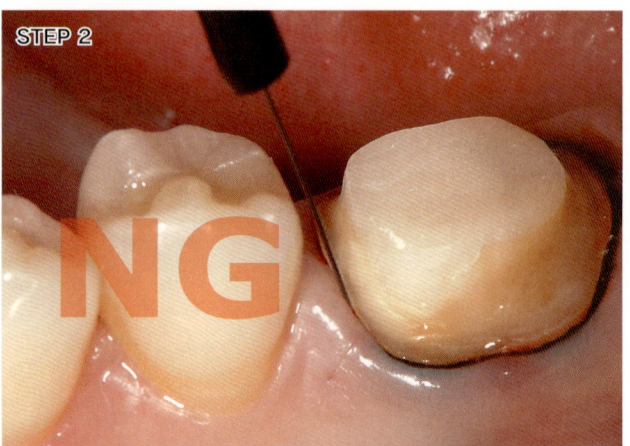

STEP 2 圧排コードを挿入したままエレクトロサージェリーを行うと、コードが焼けて細かい繊維が歯肉溝内に残ってしまうことがある。

2 印象採得・咬合採得

咬合印象法では、印象採得と咬合採得を同時に行う。
　印象材は親水性付加重合型シリコーン印象材を用い、印象方法は調度の異なるウォッシュとヘビーボディによる『連合印象1回法』(2種類同時の複合積層法)である。
　トレーは咬合印象法用のバイトトレーK型(YDM社製)を用いる。印象材は寒天アルジネート連合印象を用いてもよいが、印象面への石膏注入、模型製作の操作を院内で行わなければならず、そのための労力と時間の問題が出てくる(**ラボワークについては術式マニュアル編 PP.99-101参照**)。

　咬頭嵌合位にて印象採得されているかは、まず術中に反対側の上下顎犬歯あるいは正中線の位置関係にて確認し(STEP 7の緑線)、さらに術後に咬合紙の印記部位と印象(咬合)採得材の『抜けている』部位が一致しているか否かで確認(STEP 8の白丸)する。

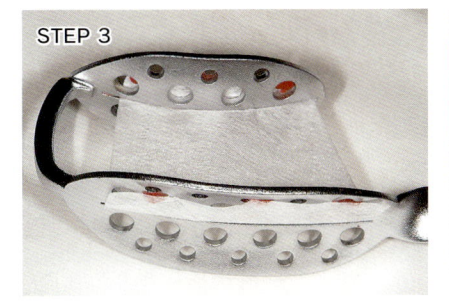

STEP 3 上下の咬合接触はレーヨン紙を介して行われる。

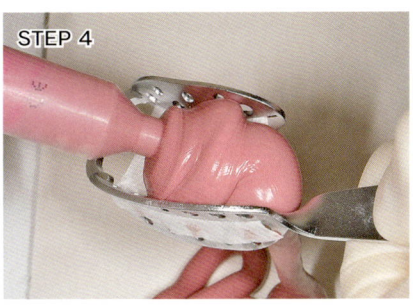

STEP 4 まずレーヨンの表と裏にヘビーボディを盛る。

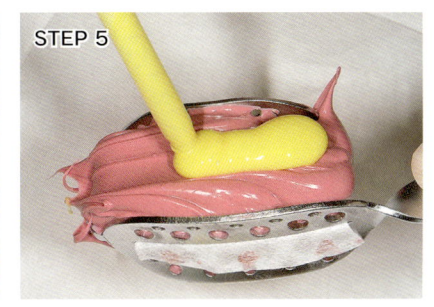

STEP 5 ヘビーボディの中央部をやや窪ませて、ここにウォッシュを載せる。

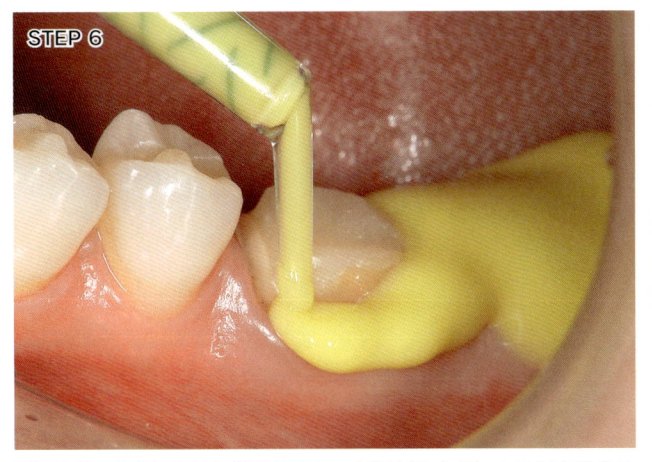

STEP 6 さらにシリンジを使用し、気泡が入らないように支台歯およびその周辺をウォッシュで覆う。

STEP 7 歯列の位置に注意しながらトレーを口腔内に運び、咬頭嵌合位で咬合してもらう。

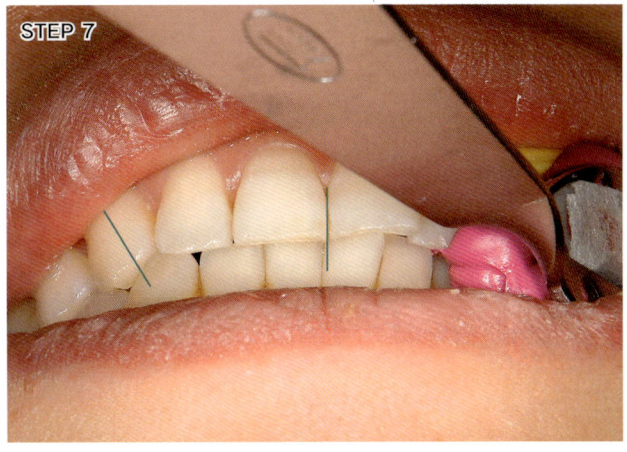

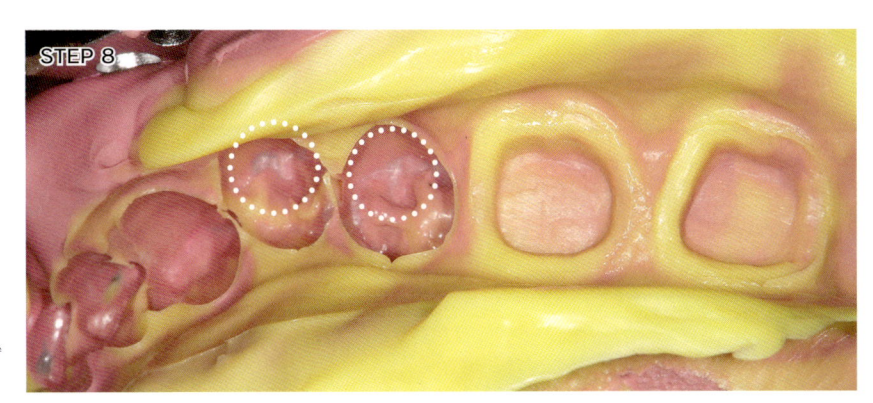

STEP 8 印象材の硬化後、トレーを片顎ずつ外して印象面を確認する。

3 部分模型法によるクラウンの製作

部分模型にてクラウンを製作する。

平線咬合器は、下顎運動の再現ではなく『咬頭嵌合位の再現』を目標とする。すなわち、口腔内の第一顎位である咬頭嵌合位の咬合調整が最小限ですむことをラボサイドでの目標とし、偏心運動時の咬合調整（咬頭干渉の除去）は原則としてチェアサイドに委ねる。

ただし、作業模型に犬歯を含んでいれば、平線咬合器であってもファセットから偏心運動時の滑走の状態を推測し、大まかな咬頭干渉の除去は可能であることが多い。

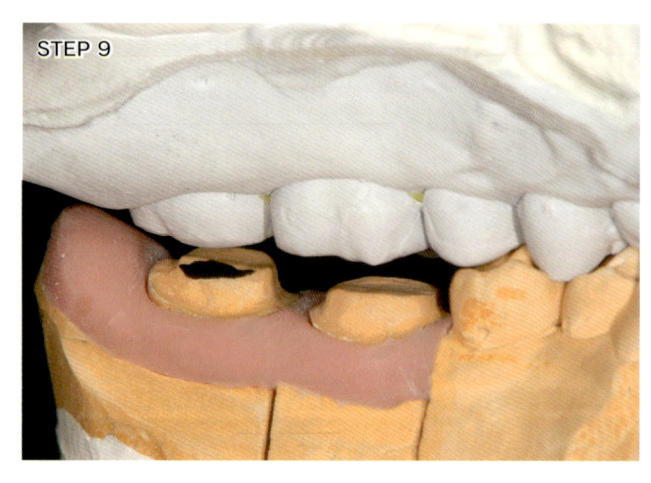

STEP 9 支台歯の削除量が不足しており、その程度が模型上にて調整可能の場合は、ラボサイドにてあらかじめ支台歯か対合歯のいずれかを削除し、その箇所に印をつける。

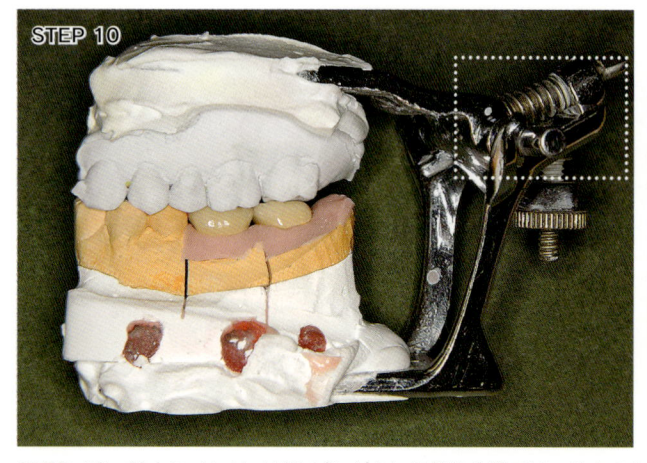

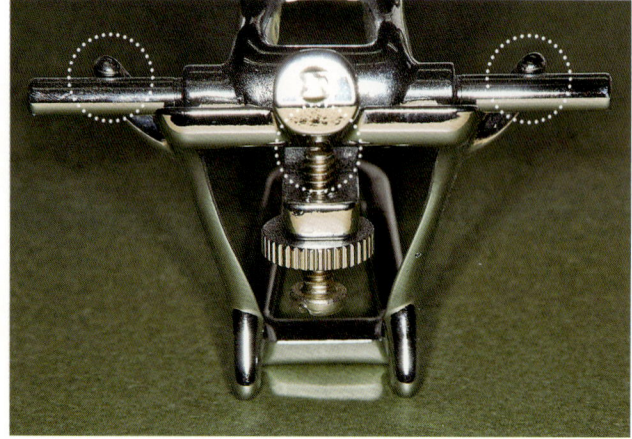

STEP 10 前方にインサイザルピンがない平線咬合器では、後方のセントリックストップが安定していることが咬頭嵌合位の再現に必須である（詳細は *PP.222-229参照*）。

MANUAL 3
咬合印象法のラボワークのヒント
— 模型製作から補綴物製作まで —

（解説：山口周行）

咬合印象法による石膏注入から咬合器装着までのステップは、ラボサイドにてひと工夫が必要である。とくに上下歯列を同時に石膏注入するのはややテクニックがいるが、石膏と水の計量をきちんと行い、稠度のよい練和物であれば特別に難しいものではない。以下、手順を追って解説する。

1 印象面の確認

　咬合印象用トレーには上下印象材を分ける介在紙として織りの入った和紙が使用され、最大嵌合位で上下咬合接触した際にその介在紙は接触ポイントで織りが『抜け』た状態になる。この『抜け』をチェックポイントとし、印象が正確に最大嵌合位にて行われたかを確認する。
　トレーが臼後結節で当たっていたり、印象時に偏心位にシフトして噛んでしまった場合には再印象となる。

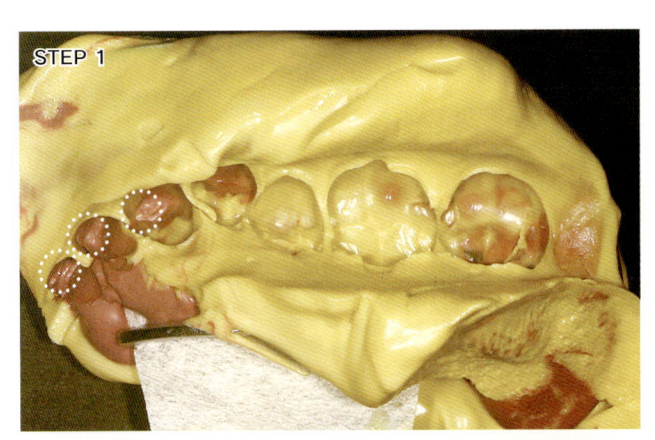

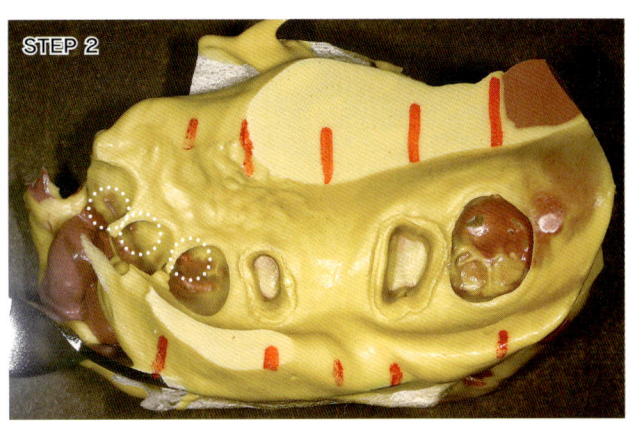

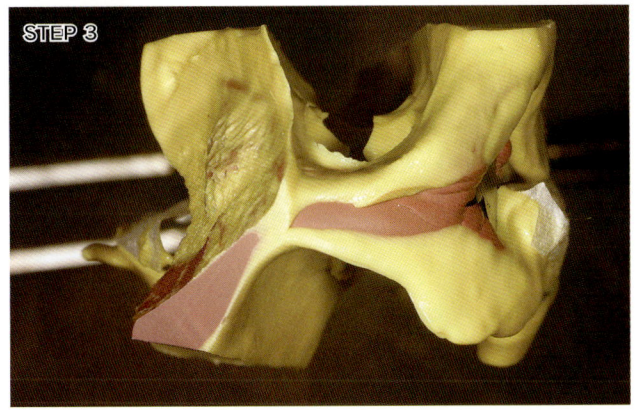

STEP 1、2 最大嵌合位で上下同時印象されたシリコーン印象面。支台歯側はダウエルピン植立のためのガイドマーキング（赤線）をつけておく。レーヨン紙は、織り状になっているので咬合接触部は咬み切れている。
STEP 3 石膏注入後に、印象塊が安定して置くことができるように、印象材の下縁を平らにトリミングしておく。同じく上縁も、石膏注入限界線として平らにしておくと、ダウエルピン植立の模型基底面が平面になりやすい。

2 石膏の注入

　石膏注入は、まず対合印象面からバイブレーターを使用しながら行う。続いて支台歯印象面に、同じくバイブレーターを使用しながら注入する。この時、対合印象面から石膏が流出しても構わない。そして再度、対合印象面にバイブレーターを使用せずスパチュラの振動のみで注入する。印象面には一層、石膏が残っているので注入は容易である。
　最後に支台歯印象面を上にし、石膏硬化前にダウエルピンを植立する。咬合高径を保つため、トレーの前後は上下石膏を一塊にしてつないでおかなければならない。

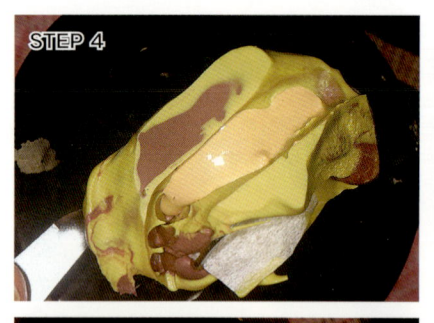

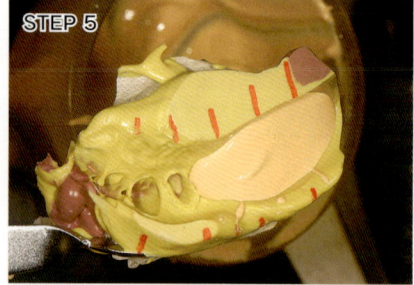

STEP 4、5 バイブレーターを使用しながら、対合印象面→支台歯印象面の順に石膏を流しこむ。

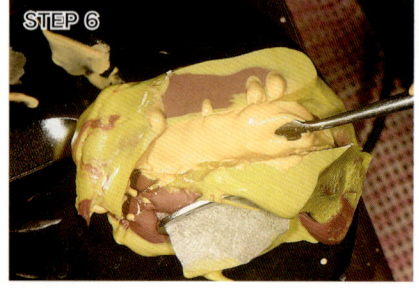

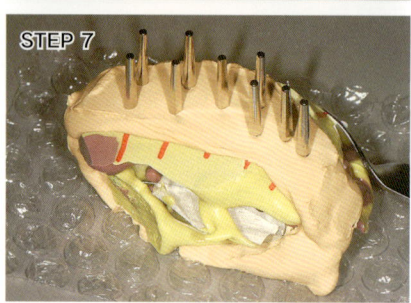

STEP 6 再び対合印象面に、スパチュラを用いて石膏を注入する（バイブレーター不使用）。
STEP 7 支台歯印象面を上にし、ダウエルピンを植立した状態。トレーの前後は上下石膏を一塊にしてつないでおく。

3 咬合器装着

　石膏が十分硬化した後に、ダウエルピンに二次石膏を加え、印象と石膏を一塊にしたまま咬合器に装着する。
　マウント石膏硬化後、一塊にしていた前後の石膏を鉗子にて割り出しする。割り出し面は粗雑なのでカーバイトバーなどで面を落とし、嵌合位の歯のみで接触しているように調整する。その後、咬合紙を一度当てて咬合状態を確認しておく。

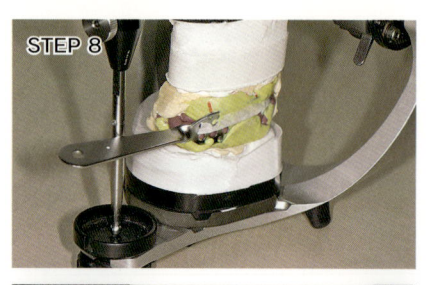

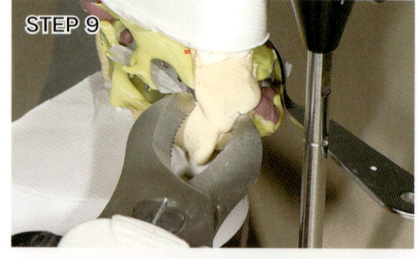

STEP 8 咬合器に装着した状態。
STEP 9 マウント石膏が硬化したら、鉗子を用いて割り出しする。

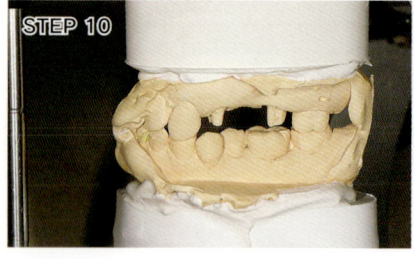

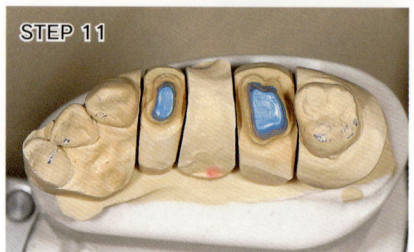

STEP 10 歯のみで接触している状態に前後方の石膏を削合する。
STEP 11 通法どおり、分割可撤式模型を仕上げる。

4 研磨

　マウント時から、咬合高径は口腔内の最大嵌合のかみしめ時と同一なので、口腔内でアンダーにならないように注意深く研磨する。

　切歯指導釘をはずした状態で、印象採得時に最大嵌合位として確認した介在紙の『抜け』チェックポイントにおいて咬合紙を咬ませ、印記を確認する。もちろん技工作業時のダウエルピンによる『浮き』がないかもチェックしつつ行う。

　最終チェックは咬合フォイルを使用する。

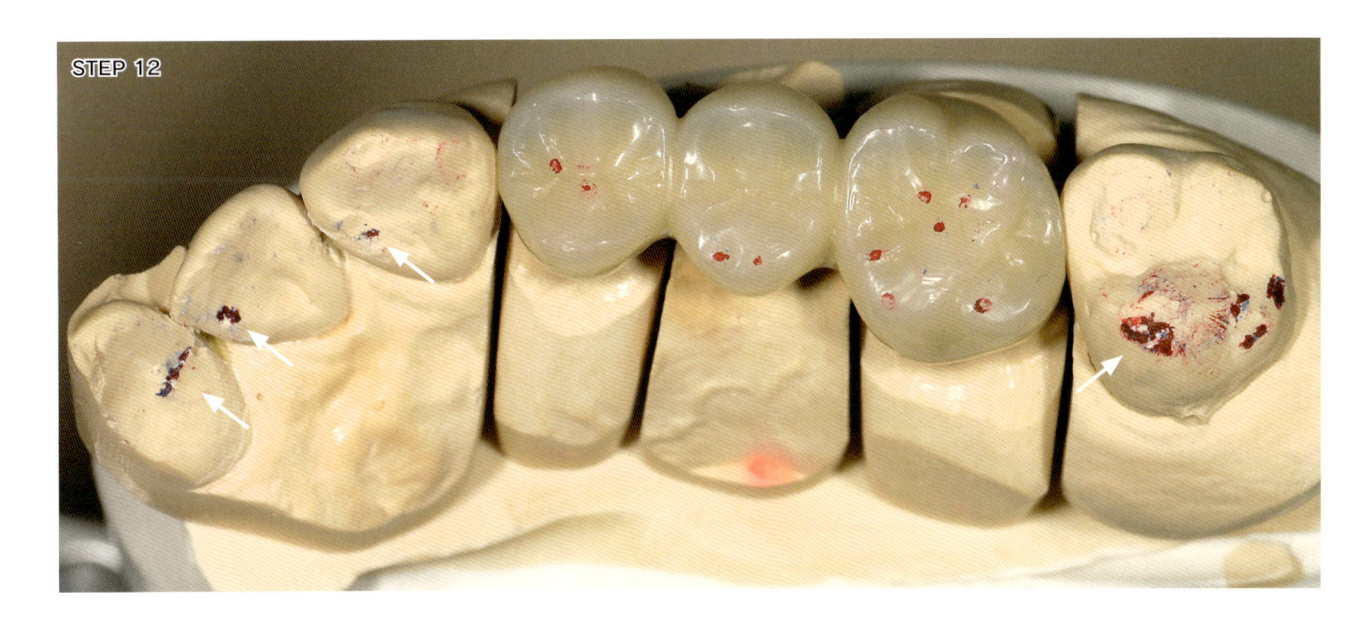

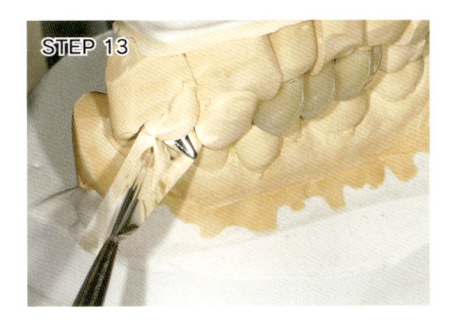

STEP 12、13　ラボサイドにおける咬合紙は、12μm厚の片側印記用ビニール製を使用する。また、引き抜き試験も同様に12μm厚の咬合フォイルを使用する。補綴歯以外の前後歯列でも、咬合紙の印記および咬合フォイルの引き抜き試験を行う。

One Point　寒天アルジネート連合印象法でも可能？

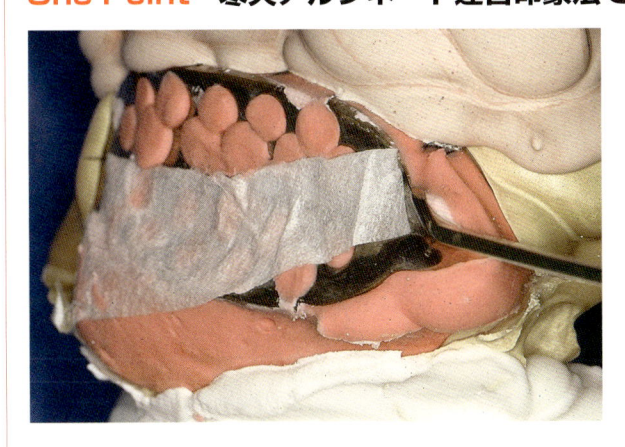

　寒天アルジネート連合印象法でも同じようにバイトインプレッションは可能だが、
- 石膏注入に多少の技術が必要なこと
- 石膏注入までの時間が寸法精度に大きな影響を及ぼすことを考えると、診療室に院内ラボが併設されているほうが望ましい。また、印象材の乾燥による印象撤去時の模型破損を避けるため、できるだけ早く咬合器装着を行う配慮も必要になる。

MANUAL 4
アンテリアシリコーンコアの作りかた

（解説：山口周行）

プロビジョナルレストレーションで咬合の確認が十分行われ、『問題がない』ということであれば、そのアンテリアガイダンスの角度はそのままファイナルレストレーションに移行する。舌面形態のコアが採得できるようであれば、あえて調整性咬合器を使用する必要もない。

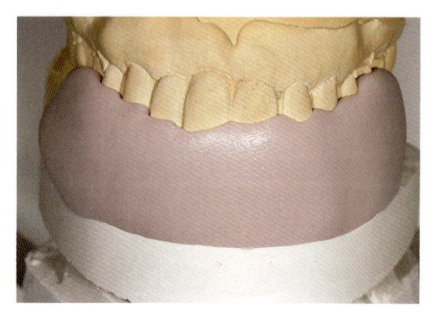

STEP 1 プロビジョナルレストレーションの上下模型を噛み合わせた状態で、ヘビーシリコーンを前下方から上顎前歯舌面に向かって挿入するように圧接する。加圧重合窯に咬合器ごと入れられるようであれば、さらに密着して細部表現が高くなる。

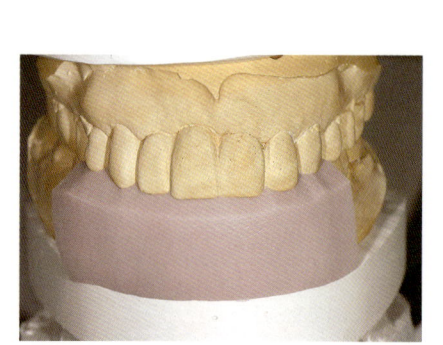

STEP 2 シリコーン硬化後に、カッターナイフなどで上顎前歯切縁から外方に向かってストレートにトリミングする。やや下向きな平面にカットすると、後の作業で目視観察が容易である。

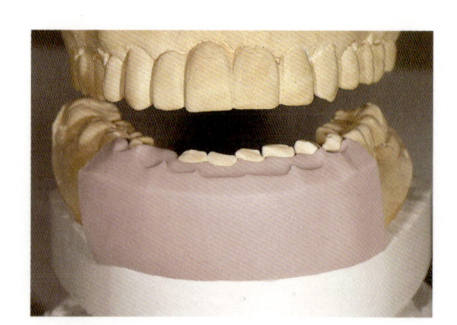

STEP 3 下顎運動の初期滑走面は非常に大切なので、下顎前歯切縁から移行的にシリコーンコアが採得できたかを十分に確認する。

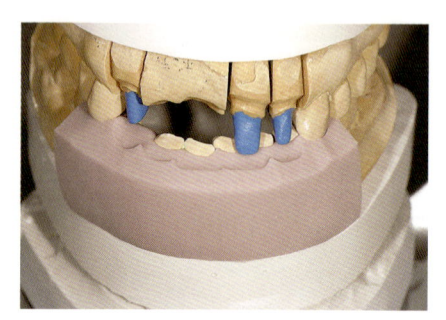

STEP 4 クロスマウントされた支台歯模型を装着し、フレーム製作に移る。切縁の位置が明確なのでフレームの長さや歯軸の向き、連結部の大きさなどが確認しやすい。

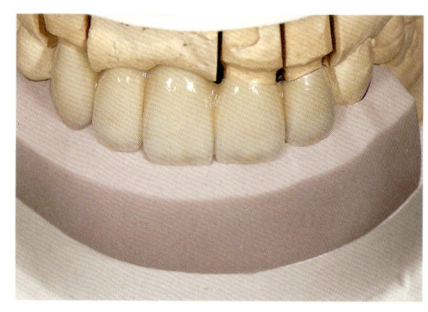

STEP 5 ファイナルレストレーションへのアンテリアガイダンスのトランスファーに、カスタマイズドインサイザルテーブルなどと併用すれば、この方法は簡便かつ正確で有効な方法といえる。

MANUAL 5
カスタマイズドインサイザルテーブルの作りかた

（解説：山口周行）

カスタマイズドインサイザルテーブルは、口腔内で試適されたプロビジョナルレストレーションの舌面形態（アンテリアガイダンスの角度）を最終補綴物にトランスファーするための前作業である。顆路角の調整とともに調節性咬合器の使用が前提となる。

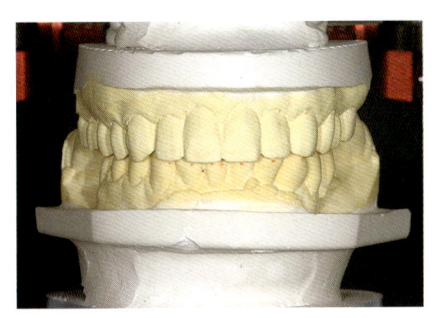

STEP 1 まずプロビジョナルレストレーションの模型をマウントする。その際、切歯指導ピンを1mm程度押し上げ、レジンテーブルの厚さをテーブル上で最低1mm確保する。

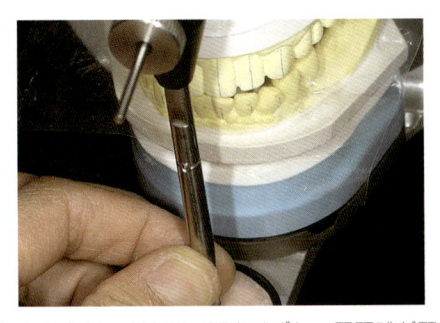

STEP 2 セントリッククラッチをはずし、顆頭球が顆路から浮かないようにしながら下顎運動練習する。この時、上下模型間に薄いビニールシートを咬ませ、模型の摩耗を防止する（模型の摩耗が進むとアンテリアガイダンスが緩くなってしまう）。

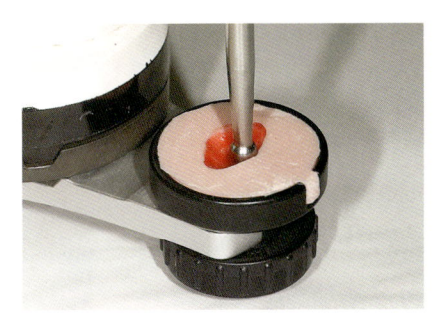

STEP 3 常温重合レジンを餅状に練り、硬化までに限界運動およびそれらの中間運動を行う。当初は偏心位に向かってタッピングさせるように、レジンの重合に伴いながらスライドさせるようにする。硬化後、収縮が著しく指導ピンが接触していないときには、再度レジンウォッシュする（わずかな隙間の場合には、あえてカーバイトバーで一層削ってからウォッシュする）。

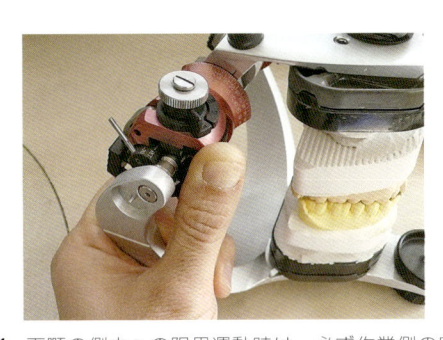

STEP 4 下顎の側方への限界運動時は、必ず作業側の咬合器上弓を内側に押しつけながら行う（作業側顆頭球の外側方運動の再現：ベネット運動）。特にイミディエートサイドシフトを咬合器に再現している場合には要注意。

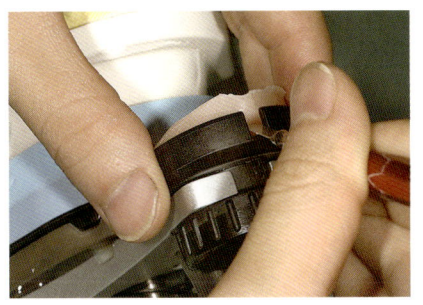

STEP 5 ファイナルレストレーション完成後は、インサイザルテーブルを撤去し、作業模型と一緒に保管する。

MANUAL 6
シェードテイキング写真の撮影ワンポイント

（解説：山口周行）

チェアサイドからはさまざまなシェード写真がラボサイドに送られてくるが、要点をおさえ確実に情報が伝えられるように、『ありがちなミステイクとその対策』『シェードテイキング』『正確な色調表現』の3点についてまとめてみた。明日からすぐ使えるワンポイントとして参考にしていただきたい。

1 よくありがちなミステイクを防ごう

ありがちなミステイク①

ガイドナンバーが写っていない

デジタルカメラでは撮像素子に映像を記録するため、アナログカメラと画角や焦点距離が異なってくる。そのため近接するとシェードガイドのナンバーが写らないことがある（*Fig.6-1a、b*）。
【対策】
拡大観察はPCモニタ上で行うと考え、もう少し引いた状態で広角に撮影する。

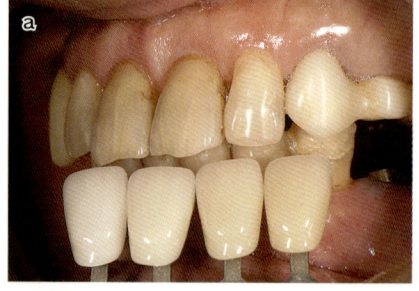

Fig.6-1a シェードガイドナンバーがわからず、これではどのガイドを選択してよいかわからない。

Fig.6-1b ガムシェードを使用した場合も同様であり、もう少し広角に撮影したい。

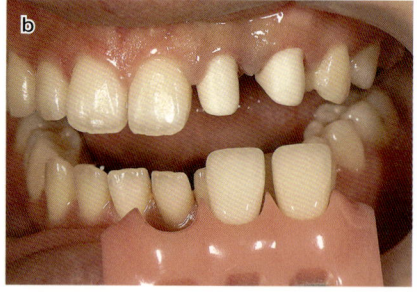

ありがちなミステイク②

比色しづらい

シェードガイドの切縁と補綴歯の切縁が向き合うようにシェードガイドを配置し撮影しないと、比色しにくい写真となる。特に臼歯の場合、ガイドが横向きになっていると比色がしづらい。
【対策】
数種類のシェードガイドを一緒に撮影し、そのガイド同士の違いも明確になるよう撮影する。また、カメラに対する補綴歯の距離と同じ距離になるようにシェードガイドを置く（*Fig.6-2a、b*）。

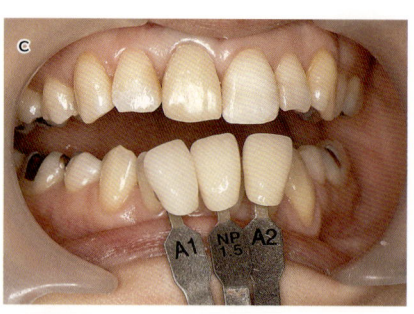

Fig.6-2a シェードガイド1本1本をやや傾けると、ハレーションしなくてよい。

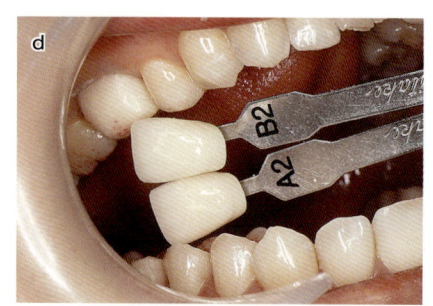

Fig.6-2b シェードガイドの歯の部分のみ回転させて、できれば切端が対象歯の切端と合うようにしたい。

ありがちなミステイク ③

歯面が乾燥し白くなってしまう

必要以上シェードテイキングに時間をかけ過ぎると、歯面が乾燥し白濁した白っぽい歯になりやすい。再度水に濡らしても本来の歯の色調に戻るには相当の時間を要する（*Fig.6-3*）。

【対策】

手早くシェードガイドの選択、色調観察、写真撮影を行うよう訓練する。

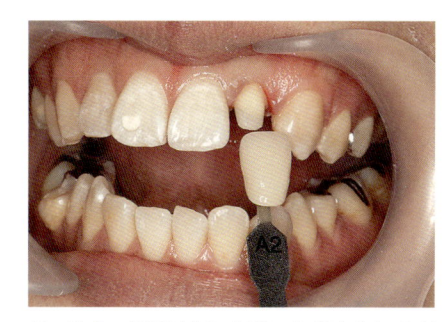

Fig.6-3 必要以上に白斑、白帯を入れすぎて失敗することも多い。写真の時点で歯面が乾燥していることに歯科技工士も気づくべきである。

ありがちなミステイク ④

前歯撮影時にハレーションしてしまう

ストロボの向きが歯面に対して垂直だとハレーションを起こしやすく、目的対象物を撮影したつもりでシェードが確認できないことがある。

【対策】

何枚か歯面に対して角度を変えて撮影する。特に前歯撮影では、カンペル平面とフランクフルト平面の2方向から撮影すると、ハレーションの防止、象牙質の構造確認、切縁の透明度確認などに有効である（*Fig.6-4a～d*）。

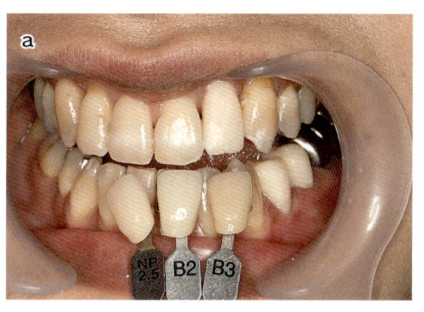

Fig.6-4a 対象歯の唇面に対し、ストロボ光の向きが垂直に当たってしまい歯面にハレーションが起きている。

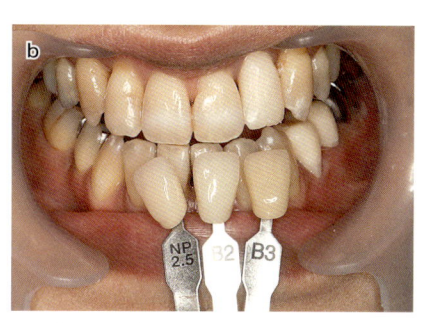

Fig.6-4b 対象歯の唇面に対し、ストロボ光がやや斜めから当たっており、色調が確認しやすくなった。

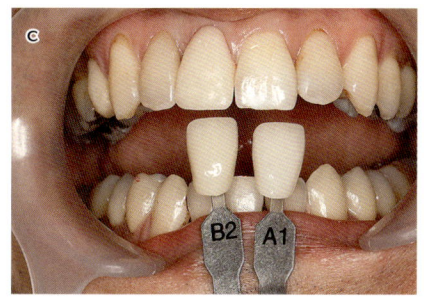

Fig.6-4c カンペル平面で撮影。切縁よりにハレーションしている。

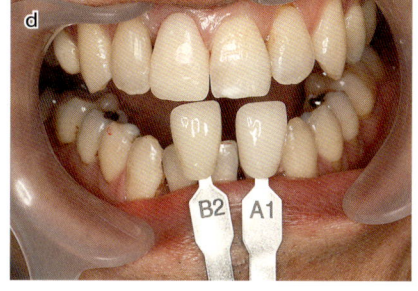

Fig.6-4d フランクフルト平面で撮影。切縁よりの内部構造がわかりやすい。

ありがちなミステイク ⑤

光量と露出が毎回異なる

カメラのストロボ光量によって、同じ患者の歯でも色調に対するイメージは大きく異なってしまう（*Fig.6-5a、b*）。

【対策】

ストロボをマニュアル調整するならば、適切な光量と露出補正の確認は必要不可欠である。不安な場合には±1度の光量範囲で何枚か比較写真を撮影しておくとよい（オートブラケット撮影）。

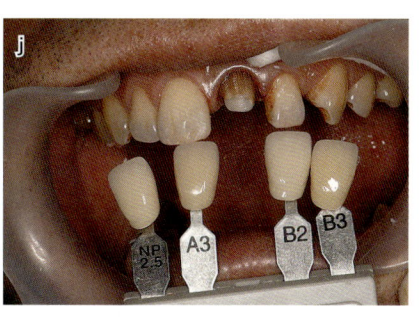

Fig.6-5a 補綴物製作時、暗い写真は明度を落とし、彩度を強調しやすくなってしまう。

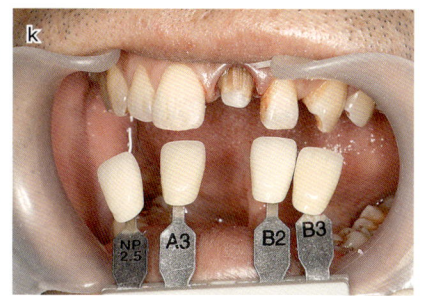

Fig.6-5b 補綴物製作時、明るすぎる写真は明度を上げ、彩度を弱くしてしまう傾向がある。

2 さらなる情報提供に活かしたい撮影テクニック

+αなシェードテイキング①
表面性状も記録する

色調確認用写真の撮影後、歯面の表面性状観察用写真もあるとさらによい。色調がほんのわずかにずれていても、表面性状が再現されていることで違和感を軽減することができることからも、表面性状観察用写真は非常に重要な情報源である。

まず色調確認用写真として歯面がウェットな状態で撮影し、その後ややドライな状態で撮影する（*Fig.6-6a*）。

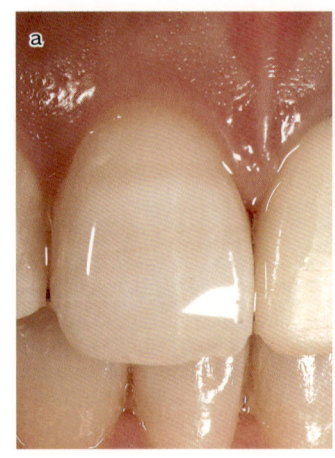

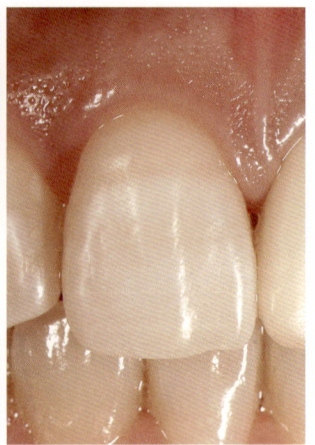

Fig.6-6a できればシェードテイキングは、患者がチェアサイドに座った直後、すなわちプロビジョナルレストレーションの撤去やその仮着材除去、プレパレーション、印象といった口腔内の湿度の変化が複雑になる以前に行っておきたい。

+αなシェードテイキング②
支台歯の状態も記録する

オールセラミック修復のように光透過性のある素材を使用する場合には、下地の色調が影響するため、支台歯の状態もできればシェードガイドと一緒に撮影しておく（*Fig.6-6b、c*）。

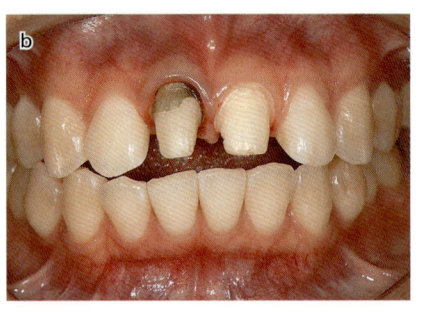

Fig.6-6b 高分子築造であっても、支台歯の状態によってシャドウを消しきれない場合には、オールセラミック修復材の光透過性を考慮する必要がある。

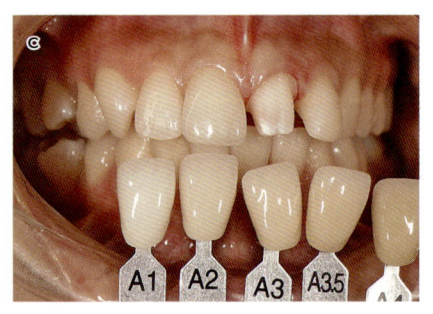

Fig.6-6c 支台歯そのものの色調が上部被覆物の色調に影響するため、支台歯と反対同名歯のみならず、プロビジョナルレストレーションを撤去して、支台歯そのもののシェードも確認したい。

One Point　接写用ストロボとシェードテイキングの関係

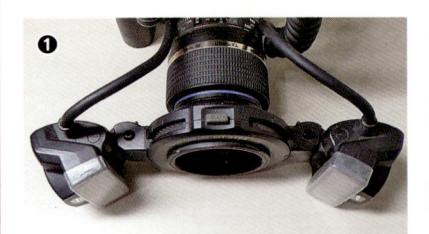

①接写用二灯式ストロボの例。

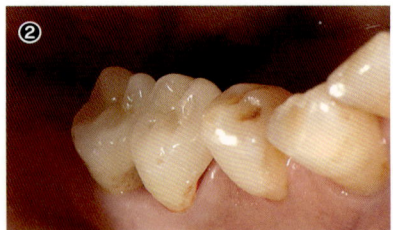

②口唇・口角が邪魔してストロボ光が奥まで達していない。

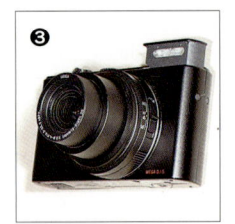

③簡易式一灯ストロボの一例。

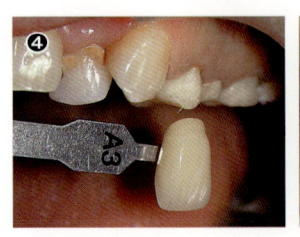

④コンデジで撮影した同一患者の左右側写真。ストロボの位置で、こんなにも印象は変わってくる（撮影は患者頭蓋側より行っているため、上下が逆になっている）。

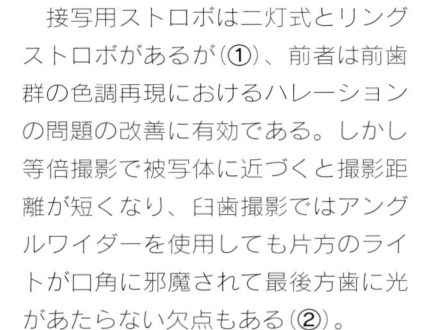

接写用ストロボは二灯式とリングストロボがあるが（①）、前者は前歯群の色調再現におけるハレーションの問題の改善に有効である。しかし等倍撮影で被写体に近づくと撮影距離が短くなり、臼歯撮影ではアングルワイダーを使用しても片方のライトが口角に邪魔されて最後方歯に光があたらない欠点もある（②）。

なお、コンパクトデジタルカメラ（コンデジ）はフラッシュがカメラの左上部に一灯だけ設置されていることが多く（③）、補綴の位置や撮影方向の違いなどで同じシェードガイドでも色調は大きく変わってしまう（④）。高画素数という理由だけで、コンデジは選択すべきではない。

3 正確な色調再現にこだわる撮影セッティング

正確な色調再現にこだわる ①

ホワイトバランスを調整する

　口腔内の色調を正確に記録するためには、ホワイトバランスが重要である。太陽光・白熱灯・蛍光灯・フラッシュなどの異なった光源下で変化する白色を適確な白さに写せるように色調を補正する機能だが、カメラには自動的に調整する『オートホワイトバランス』、あらかじめカメラ内にプログラムされた光源ごとに調整された設定を使用する『プリセットホワイトバランス』、ユーザーが手動で設定する『マニュアルホワイトバランス』がある。
　マニュアルホワイトバランスには通常グレーカードを使用するが (*Fig.6-7*)、ホワイトバランスの調整には以下の2通りの使い方がある。
1) 撮影前に、カメラにホワイトバランスの基準を記憶させる方法
2) 撮影時に被写体と一緒にグレーカードを撮影し、その後フォトレタッチソフトで補正する方法

　どちらも有効な方法であるが、前者は日常臨床に取り入れるのに容易でかつ後から補正をする手間が省けるメリットがある。設定の方法は各カメラによって撮影方法が違うためその指示に従うこととするが、ホワイトバランスをあらかじめカメラにプリセットマニュアルデータとして覚えさせておくことはそう難しいことではない。

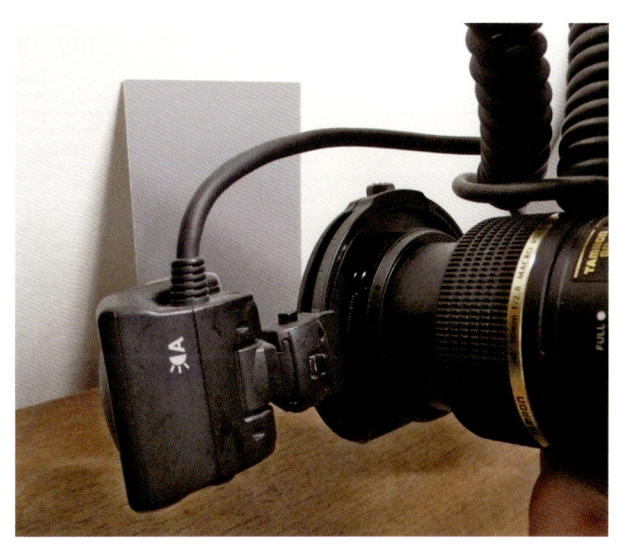

Fig.6-7　マニュアルホワイトバランスの設定に使用するグレーカード・銀一シルクグレーカード（18%標準反射板）。
問い合わせ：銀一株式会社　http://www.ginichi.com/index.html

正確な色調再現にこだわる ②

光源が適切かチェックする

　シェードテイキング時の光源は、当然のことながら昼間の北側窓から入ってくる天然の間接光がもっとも適している。しかし診療室の立地条件はさまざまであり、患者の来院時間によっても光源の色温度は一定にならない。
　そのような場合は、診療室とラボで同一環境となるよう人工光源を使用するとよい。その際、できればシェードテイキングの光源が天然光と近似しているかどうかを、ライトインジケーターなどを用いてその場で確認することが好ましい。RHEMライトインジケーターはシール状になっているため、診療室においてあるシェードガイドの裏に貼りつけてもらえれば、シェードテイク時あるいは補綴物セット時に簡単に光源チェックが可能である (*Fig.6-8*)。判定は5000K（ケルビン）なので、昼間光よりやや低めではあるが利用価値は高い。

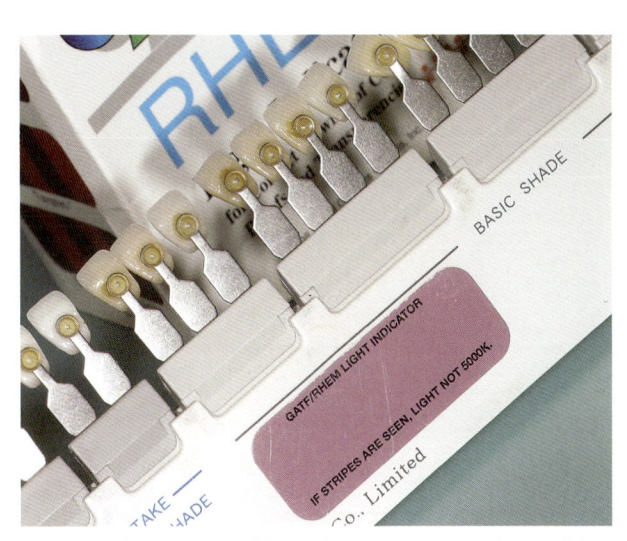

Fig.6-8　光源チェックが容易に行えるRHEMライトインジケーター（光源指示シール）。問い合わせ：銀一株式会社　http://www.ginichi.com/index.html

MANUAL 7
チェアサイドで活かしたい マテリアル&ハンドリングテクニック

ここでは、補綴治療時あるいはその術前処置時やメインテナンス期間において使用する、優れた性能・性質を有し信頼性が高く、また操作性も良好で臨床への貢献度が大きい器具や材料をいくつか取り上げ、その使用場面を通じて紹介したい。

1　効率的かつ適確な補綴物接着の前処置法

　試適時の唾液や血液による補綴物の汚染は接着力の低下を招くことから、補綴物装着時には内面のクリーニングを行いたい。しかし、クリーニングに通常用いるリン酸エッチング材は、酸化ジルコニウムや卑金属に用いると接着力の低下が起こる。その点、イボクリーン（*Fig.7-1a*）は補綴物の種類によらずクリーニングが行え、有用性が高い。

　また、プライマーのモノボンドプラス（*Fig.7-1b*）も、セラミック（ガラス、酸化ジルコニウム、酸化アルミニウム）、金属（プレシャス、ノンプレシャス）など、あらゆる補綴物に使用可能を謳っている。

【著者使用材料】
イボクリーン（製造販売：Ivoclar Vivadent）
モノボンドプラス（製造販売：Ivoclar Vivadent）

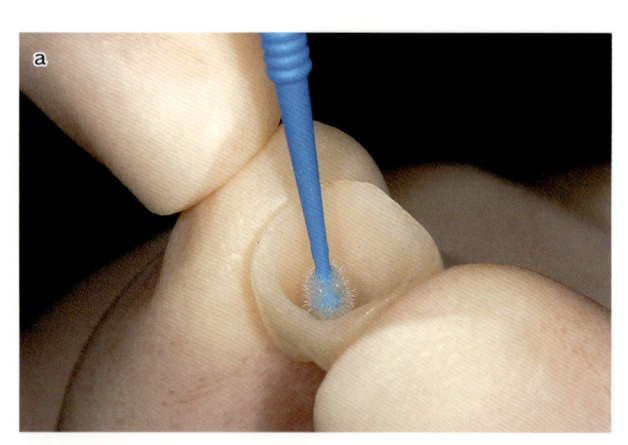

Fig.7-1a　接着面にイボクリーンを塗布し、20秒放置。その後水洗、乾燥する。

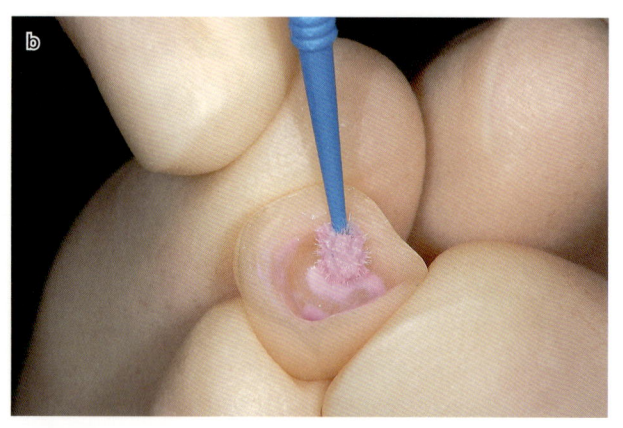

Fig.7-1b　その後、モノボンドプラスを塗布し、60秒後に余分な液をエアーブローにより取り除く（プライマー処理）。

2 咬合採得時における最後臼歯間の咬合支持確保

咬合採得時に咬合支持が不安定な場合は、パターンレジンを用いて遊離端欠損状態を中間欠損状態に変換させて咬合採得を行うことで(*Fig.7-2a、b*)、より正確な咬合の再現が可能となる(*Fig.7-2c*)。

ピクプラストHP36は、モノマー(液)として5つの色調が用意されており、収縮率が小さいため、ロウ着のため口腔内で複数の鋳造体を連結固定する際にも安心して用いられる(*Fig.7-3*)。

【著者使用材料】
ピクプラストHP36(製造：ブレーデント／販売：日本歯科商社)

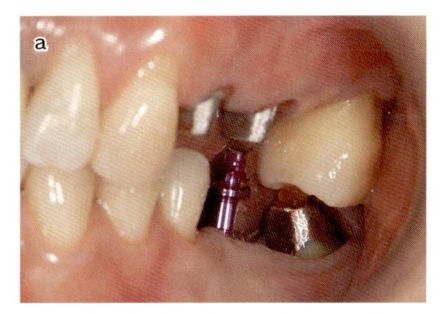

Fig.7-2a |7支台歯の咬合面の一部にパターンレジンのピクプラストHP36を盛る。この際、前方支台歯のプロビジョナルクラウンは装着したままがよい。

Fig.7-2b |7支台歯とその対合歯がパターンレジンのアイランドにより咬合接触した状態で咬合採得を行う。

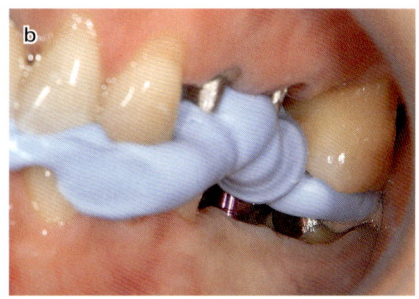

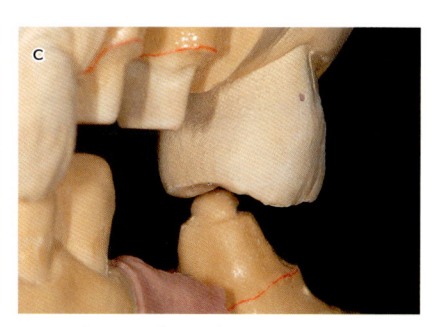

Fig.7-2c ラボサイドでは、パターンレジンのアイランドにより安定した状態で咬合器装着できる。なお、補綴物製作前にこの部分は削除する。

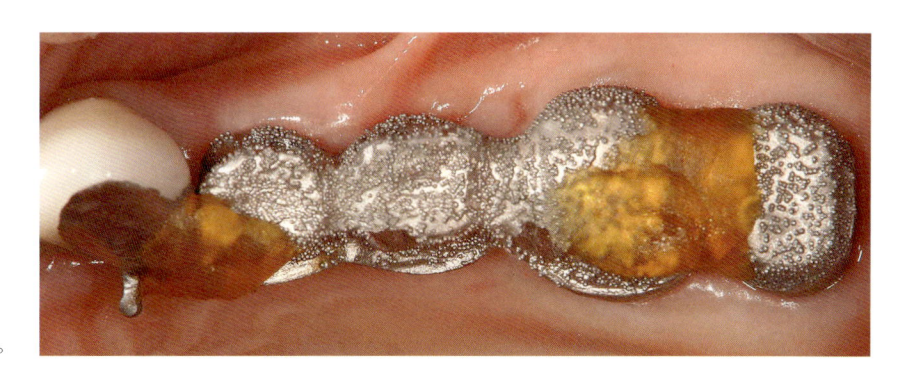

Fig.7-3 ロウ着連結のための固定例。

3 効率的なセラミックスの傷取り＆艶出し法

チェアサイドにて形態修正後、最終的な研磨処置に入るが、この際まずシリコンポイントPA-11あるいはEVEポーセレンポリッシャーにより傷を取る(*Fig.7-4a*)。主に前者は平滑面、後者は裂溝に用いる。

次にシリコンポイントM3緑を経て、ジルコンブライトにより艶出しを行う方法(*Fig.7-4b*)が、現状では多くのポイントを用意することなく行える効率的な方法と考えている。

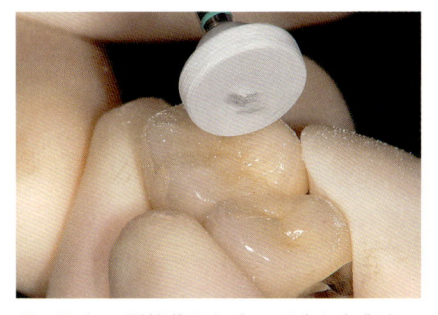

Fig.7-4a 形態修正によって生じた傷を、シリコンポイントPA-11を用いて取っていく。

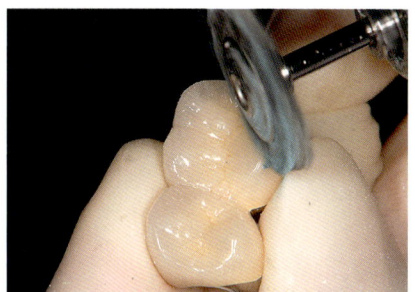

Fig.7-4b 黒(硬)あるいは白(軟)ブラシに、ジルコンブライトを適量擦り取り、低速で艶を出す。

【著者使用材料】 EVEポーセレンポリッシャー(製造：EVE／販売：サンデンタル)／シリコンポイントPA-11＆M3緑(製造販売：松風)／ジルコンブライト(製造：DVA／販売：茂久田商会)

4 セラミッククラウンでも容易な咬合接触点の確認

　咬合接触点は、咬合面の滑沢さや湿潤状態により咬合紙の印記が不鮮明になることがあり、特にセラミックではその傾向が強いと思われる(*Fig.7-5a*)。

　その場合は、*Fig.7-5b*で示した200μmの咬合紙と12μm(あるいは8μm)の咬合フォイルを併用して2ステップで行う咬合接触点の検査法(二段階方法)を用いれば、接触点が鮮明に表現される。

【著者使用材料】　咬合紙および咬合フォイル(取扱：バウシュ咬合紙ジャパン)

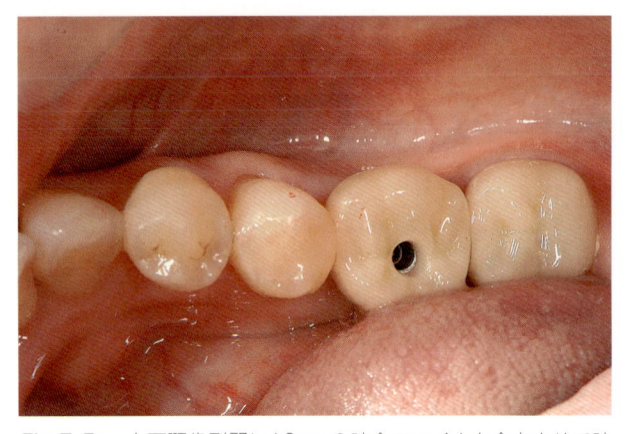

Fig.7-5a　上下顎歯列間に12μmの咬合フォイルを介在させて咬合してもらうが、咬合接触点は不鮮明である。

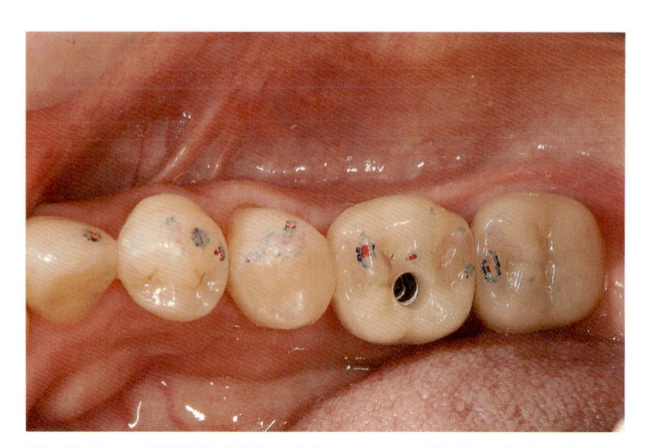

Fig.7-5b　上下顎歯列間に200μmの咬合紙(青)を介在させて咬合してもらい、次に12μm(あるいは8μm)の咬合フォイルを介在させて咬合してもらう2段階方法では、咬合接触点は明確に確認できる。

5 リーフゲージによるスプリントの厚さの決定

　リーフゲージの厚さを調整して開口位で咬合採得することで、上下歯列間に希望するスプリントの厚さ、すなわちクリアランスを確保することができる(*Fig.7-6*)。

　なおスプリント試適時の咬合調整量を考慮して、リーフゲージの枚数を所定の厚さ分より2、3枚(200〜300μm)多くしておくとよい。

【著者使用材料】
リーフゲージ(取扱：デンタルヘルスアソシエート)

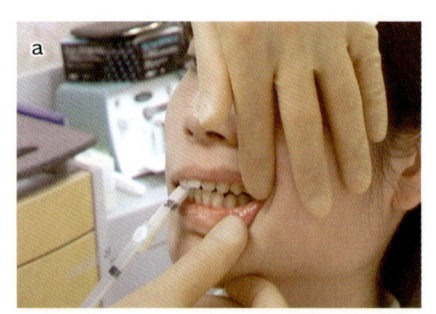

Fig.7-6a　大臼歯部のクリアランスが1.5〜2.0mm程度になるように、前歯部正中付近で咬合してもらい、リーフゲージの厚さを調整する。通常35〜40枚(3.5〜4.0mmに相当)が適量である。

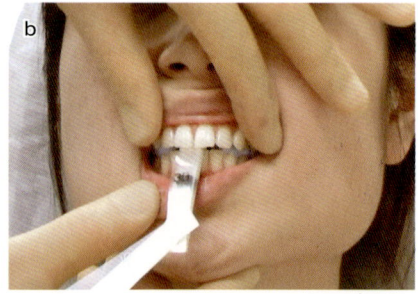

Fig.7-6b　咬合採得材を下顎臼歯部咬合面上に盛り、*Fig.7-6a*で決定された厚さのリーフゲージを前歯部正中付近に介在させた状態で咬合してもらい、咬合採得する。

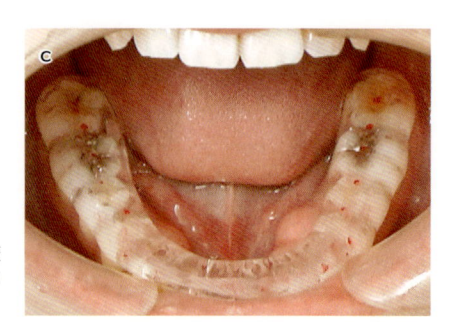

Fig.7-6c　完成したスプリントの試適。咬合採得時のクリアランスと同じ厚さのスプリントが製作される。

6 補綴物のリペアーに活かしたいサンドブラスター処理

　焼付ポーセレンクラウンの破損（*Fig. 7-7a、b*）を光重合型コンポジットレジンにて修復するような場合は、サンドブラスター処理を併用したい。
　表面に光沢がなくなるまで破損部にサンドブラスター処理を行うことで、光重合型コンポジットレジンの接着面積が増え、機械的保持力が強化される（*Fig. 7-7c、d*）。
　なお、一連の操作の詳細は使用説明書を参照のこと。

【著者使用材料】
マイクロエッチャーⅡ（製造：ダンビル／販売：モリムラ）

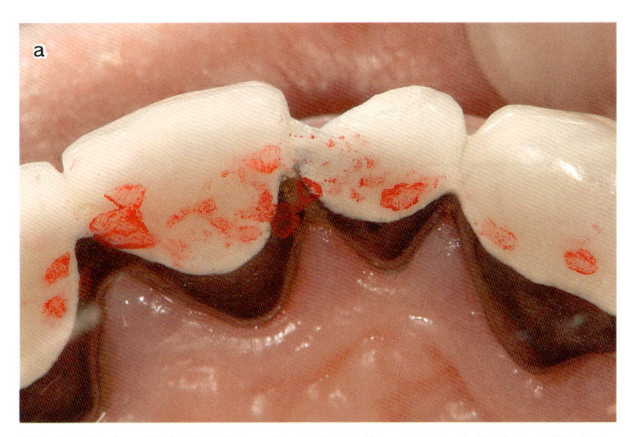

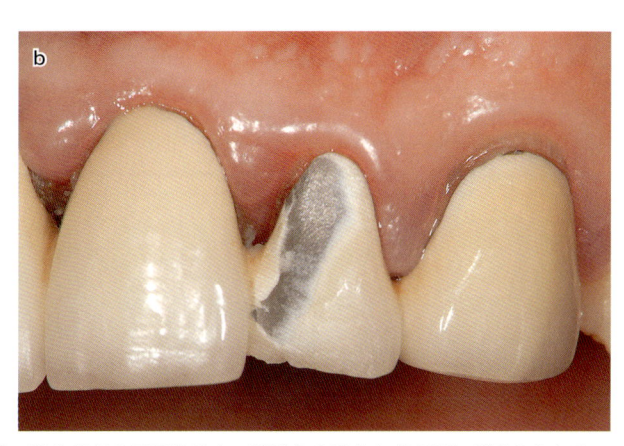

Fig. 7-7a,b　術後約19年。2|の焼付ポーセレンクラウンが破折して来院。咬合接触の面積や強さ、誘導角の変化などの関与が考えられる。ひとまず光重合型コンポジットレジンにより修復することとする。

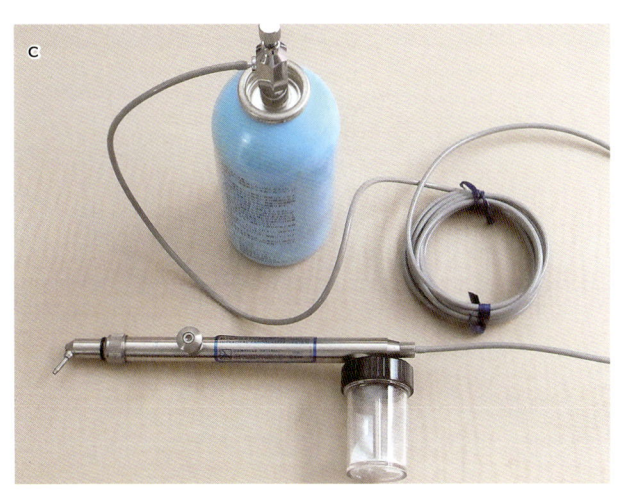

Fig. 7-7c　マイクロエッチャーキット。コンパクトにできていて、チェアサイドでの操作性もよい。

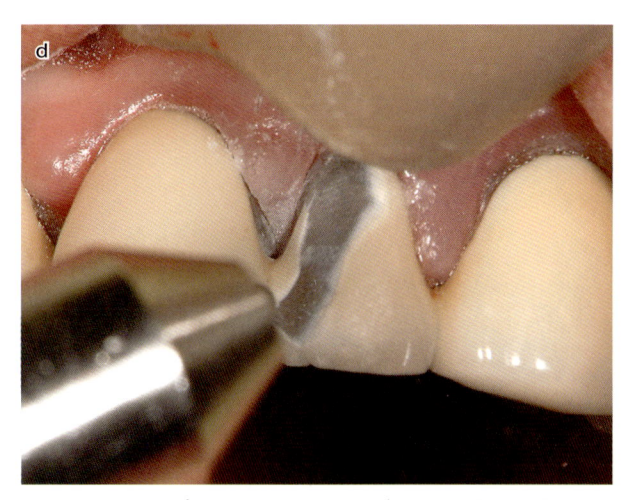

Fig. 7-7d　焼付ポーセレン表面の光沢がなくなり艶消し状態になるまで、破損部にマイクロエッチャーⅡによるサンドブラスター処理を行い、その後ポーセレン面、メタル面それぞれにプライマー処置を行なう。

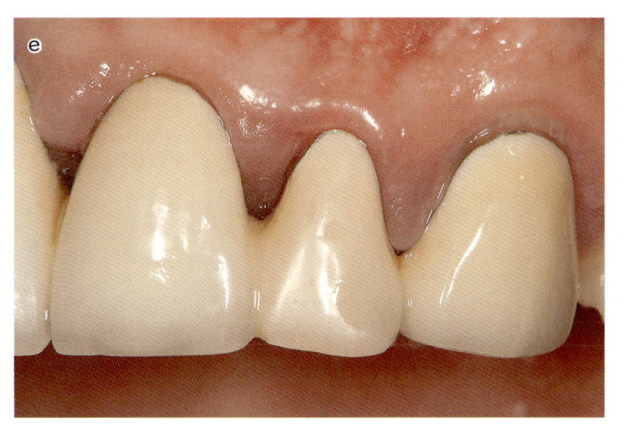

Fig. 7-7e　コンポジットレジンの充填、光重合、形態修正、研磨を行なう。

7 コイルスプリングやセパレーティングモジュールを用いた歯の近遠心移動

歯の近遠心移動による隣接面コンタクトの調整に、コイルスプリング(**Fig.7-8**)やセパレーティングモジュール(**Fig.7-9**)が便利な場合がある。ただしこれらは、傾斜移動が主で、頬舌的な歯軸調整はできない。歯体移動や三次元的な歯軸移動のためのブラケットやワイヤーを使った歯の移動とうまく使い分けることで、効率のよい治療を目指したい。

また、**P.142**の**Fig.3-1**のケースで用いたF.M. スーパースレッドも、歯の簡単な挺出には有用性が高い。

【著者使用材料】
セパレーティングモジュール(取扱:トミーインターナショナル)
F.M. スーパースレッド(取扱:ロッキーマウンテンモリタ)

Fig.7-8 コイルスプリングの利用例。

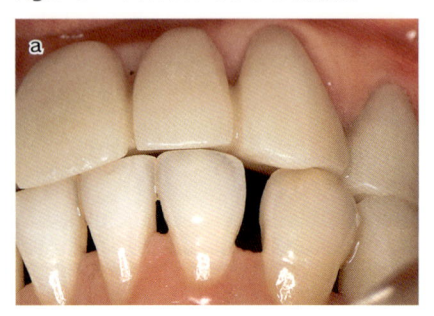

Fig.7-8a 初診時39歳・女性。全体的に悪いところを治してほしいことを主訴に来院した。|2 3間に空隙がある。上顎および下顎臼歯部はすでにプロビジョナルレストレーションの状態。

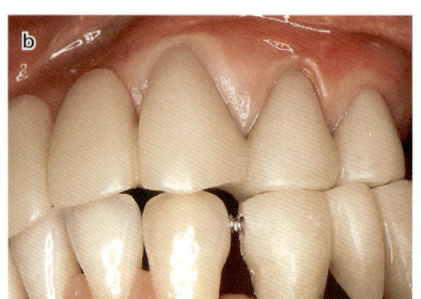

Fig.7-8b |4のプロビジョナルクラウンの近心にコイルスプリングを取り付け、|3を近心に移動させ、|2 3間のコンタクトを回復させた。

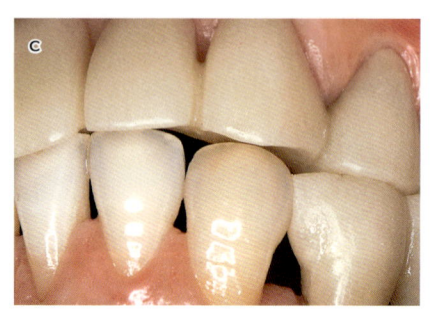

Fig.7-8c |2 3間の空隙を|3 4間に移し、補綴予定の後方臼歯部の近遠心幅径に加えることで、上下の犬歯関係も改善されている。

Fig.7-2 セパレーティングモジュールの利用例

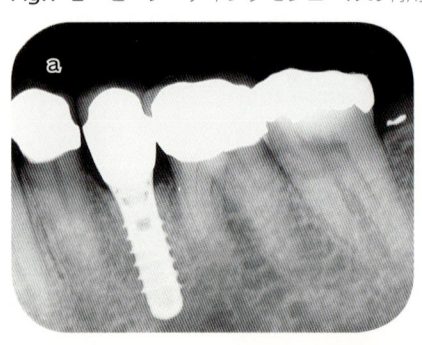

Fig.7-9a 初診時54歳・男性(**PP.54-55参照**)。|4 5 6のファイナルレストレーション装着後、約1年で|4天然歯と|5インプラント間のコンタクトロスが認められた。強い咬合力に対する天然歯とインプラントの動態の違いに由来すると考えられるが、|4、|5のいずれかが動いたかの判定はできなかった。

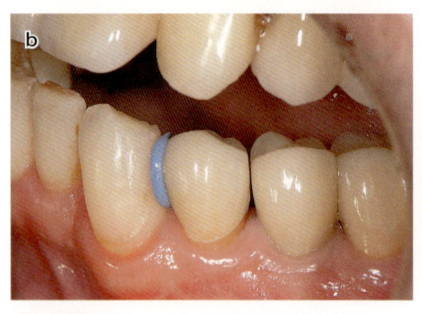

Fig.7-9b、c セパレーティングモジュールを用い、|4 5間のスペースを|3 4間に移動させ、|4 5間のコンタクトを回復した。

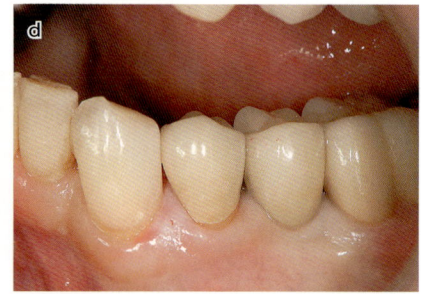

Fig.7-9d 次に、レジン充填がなされていた|3の遠心側に再充填することで今度は|3 4間のコンタクトを回復させ、咬合調整もあわせて行った。

8 既存クラウンのプロビジョナルレストレーションへの利用

　術前の既存クラウンは、咬合面の材質がプロビジョナルレストレーションに用いられる材質よりも耐摩耗性に優れている。後方臼歯のプロビジョナルレストレーションにこれを利用できれば、補綴範囲が広くて、かつプロビジョナルレストレーションの期間が比較的長い場合でも、咬合支持が安定し、顎位（咬頭嵌合位）が変化するリスクは軽減される。

【著者使用材料】
ワムキークラウンリムーバー（販売：クロスフィールド）

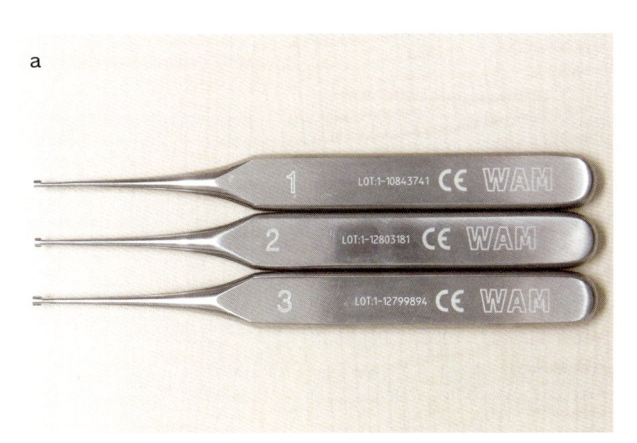

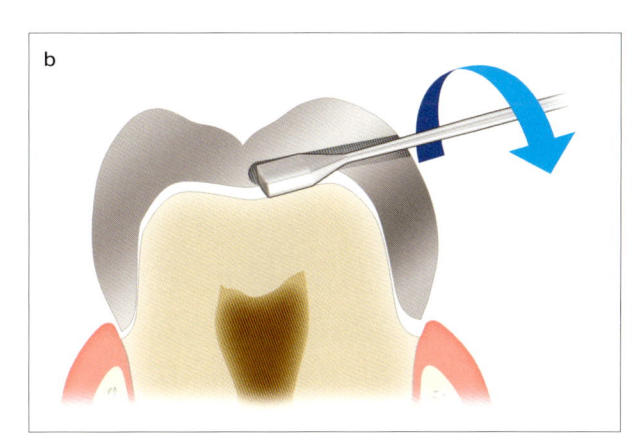

Fig.7-10a、b　ワムキークラウンリムーバー。アバットメントの咬合面とクラウン内側に小さな穴を開け、そこにワムキークラウンリムーバーを挿入して回転を加えることで、クラウンを除去することができる。

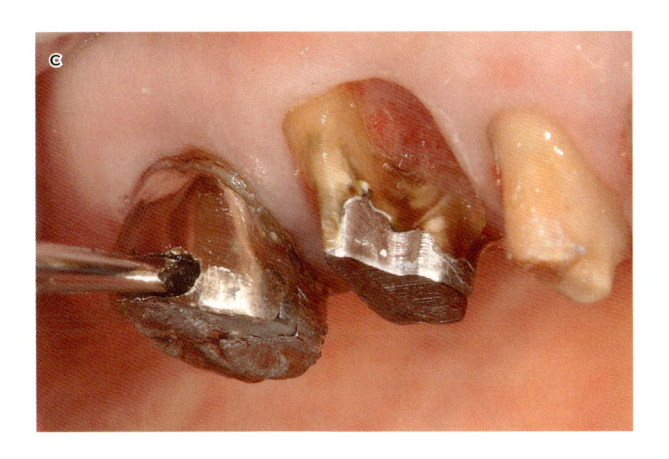

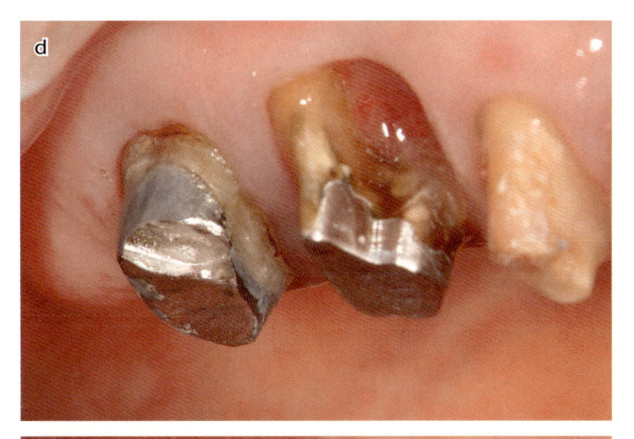

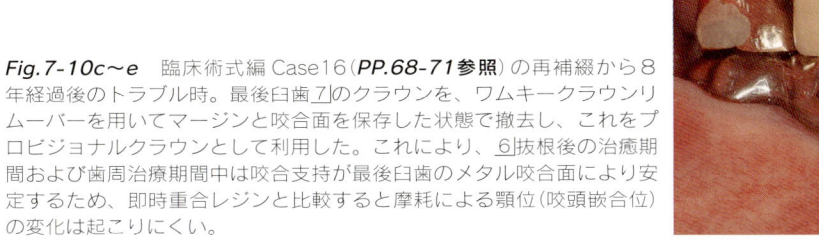

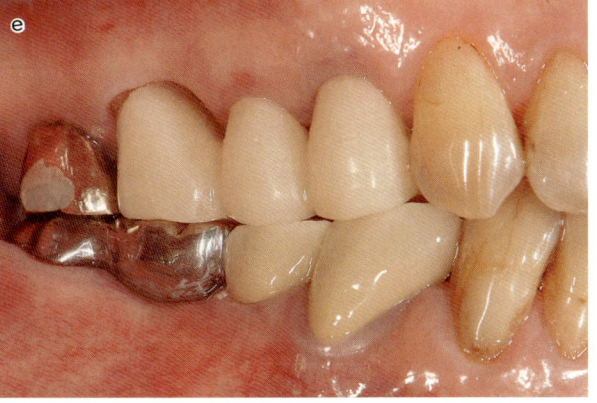

Fig.7-10c〜e　臨床術式編Case16（*PP.68-71参照*）の再補綴から8年経過後のトラブル時。最後臼歯7|のクラウンを、ワムキークラウンリムーバーを用いてマージンと咬合面を保存した状態で撤去し、これをプロビジョナルクラウンとして利用した。これにより、|6抜根後の治癒期間および歯周治療期間中は咬合支持が最後臼歯のメタル咬合面により安定するため、即時重合レジンと比較すると摩耗による顎位（咬頭嵌合位）の変化は起こりにくい。

MANUAL 8
ラボサイドで活用したいマテリアルガイド

（解説：山口周行）

日常臨床で何気なく使っているルーティンワークの中から、特に『咬合』に関与する作業において精度を上げ、口腔内での調整や補綴物の維持安定のために便利なツールを紹介する。

1 LED 仮重合器　ZIZAI（自在）

【取扱先】
株式会社ナルコーム

【特徴】
- ハンドピースを取り外すことによって、材料に当たる照射角を自由に変えることが可能(*Fig.8-1*)。
- ランプから発せられる熱量が少ないため、手元が熱くならずスムーズに作業を行える。
- 有線タイプのため照射力が十分にあり、すみずみまで未重合になりにくい。
- LED ライトを採用することで、ハロゲンランプに比べて10分の1の消費電力で使用可能。
- 1つのランプで約50,000時間の点灯が可能(長時間の連続使用は不可)。
- 使用する材料によって、2種類の LED ランプ(青色LED、UV LED)を選べる(切替スイッチタイプ有)。

【対応材料】
- **青色 LED**
  ジーシー：グラディア、プロシモ、スプリントレジン LC
  松風：ソリデックス、セラマージュ
  ヘレウスクルツァージャパン：シグナム・マトリックス
  山本貴金属地金：ルナウイング
- **UV LED**
  クラレメディカル：エステニア C&B、エプリコード
  ジーシー：ナノコートラボ、スプリントレジン LC

【活用例】
　インプラント上部構造のようにハイブリッドセラミックスによる咬合面築盛前装冠を製作する場合、大きく築盛した後に削って形態修正するのではなく、少量の咬合調整と計画的な咬合接触点を与えた咬合面形態を作るために、以下ならびに *Fig.8-1b* に示す方法で行う。

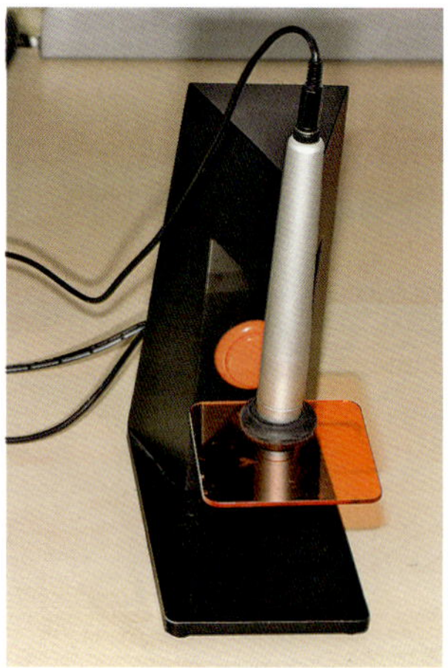

- フレーム作製時ワックスカットバック前(またはフレーム完成後に再度ワックスアップ)に、咬合面形態をハードシリコンでコアを採得しておく(切歯指導釘を、コアの厚み分、下げておく)。
- 未重合層除去および咬合調整、研磨分として切歯指導釘をさらにあらかじめ下げて設定しておけば、咬合面形態を大きく崩すことなくワックスアップ時の形態を回復することができる。
- ハイブリッド材料を築盛時に、ボディ材硬化後、コアをエナメル材料で満たし咬合高径の定位置に戻す。
- 頬側および舌側から ZIZAI ハンドピースを近距離にて照射し、仮重合が終わったらコアをはずして本重合を行う。

Fig.8-1a　ZIZAI 本体。

STEP 1 プラスチックコーピング上にワックスアップする。対合歯の形態、位置を確認しながら咬合接触点を配置する。
STEP 2 咬頭嵌合位でワックスアップを終えた後、いったん切歯指導釘部で3mm程度咬合を挙上させ、指導釘固定部をしっかり固定する。

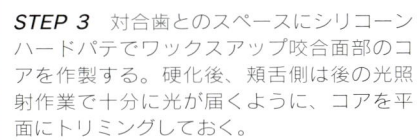

STEP 3 対合歯とのスペースにシリコーンハードパテでワックスアップ咬合面部のコアを作製する。硬化後、頬舌側は後の光照射作業で十分に光が届くように、コアを平面にトリミングしておく。
STEP 4 前装スペース確保の窓開けをする。メタルの厚みを均一にするというよりも、前装スペースが均一になるように設定する。

STEP 5 咬合力の部位と方向によってハイブリッドセラミックスが剥離や破折を起こさないように、咬合面はメタルでテーブル形態にする。
STEP 6 ハイブリッドセラミックス材料は表面に未重合層ができること、研磨によって咬合接触点がロスしやすいことを加味し、メタルフレーム完成後に切歯指導板にビニールテープ2枚(200μm厚)を重ねて貼り、研磨しろを確保する。

STEP 7 オペーク、サービカル色、ボディ色材料を通法に従い築盛する。
STEP 8 エナメル色材料を、補綴物側とシリコーンコア側の両方に気泡を巻き込まないように圧接する。

STEP 9 硬化させる前に、上弓を閉じシリコーンコアからペーストが軽く溢れているのを確認する。ZIZAIで頬側から光照射、続いて咬合器後方から照射器を差し込み口蓋側からも光照射する。ZIZAIは有線式のため照射力は十分あるが、さらにいろいろな角度からも照射を加える。
STEP 10 上弓を開き咬合面から光照射。その後、隣接・頬舌側豊隆を移行的に形態つける。エアーバリア塗布後、光重合器室内で最終光重合を行う。

STEP 11 いったん3mm上げていた切歯指導釘を、補綴物を除去した状態の模型上下嵌合位にてゼロポイントに戻す。指導板に張りつけたビニールテープを撤去し、咬合調整にはいる。最終研磨による高径ロス程度分、ほんのわずかに高めにしておく。
STEP 12 艶出し研磨完成。再度咬合紙にて確認し、わずかな微調整は目の細かいシリコーンポイントで仕上げる。

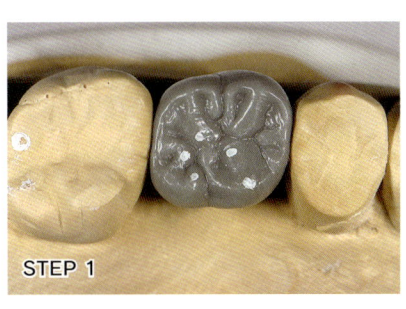

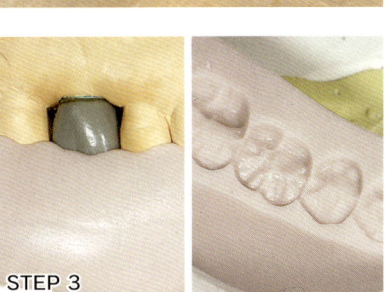

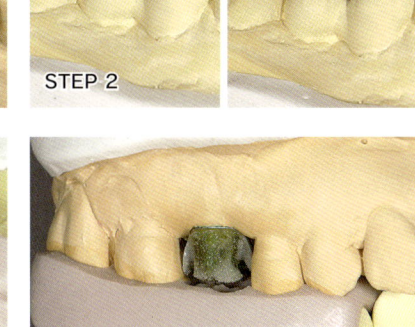

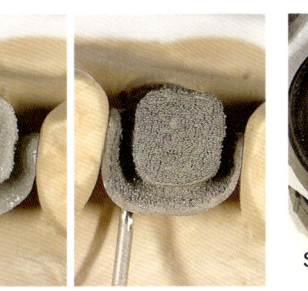

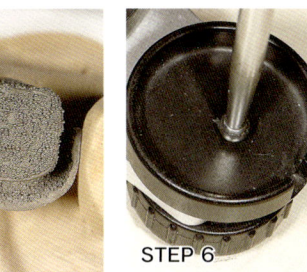

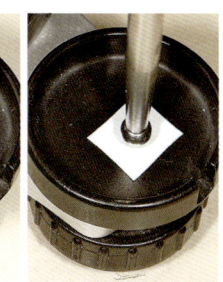

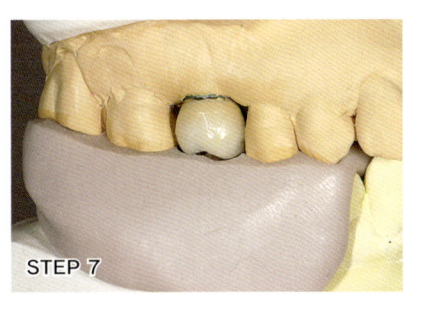

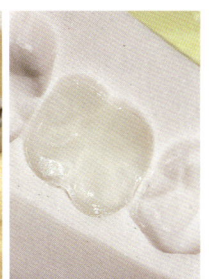

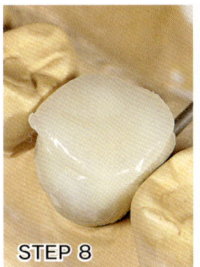

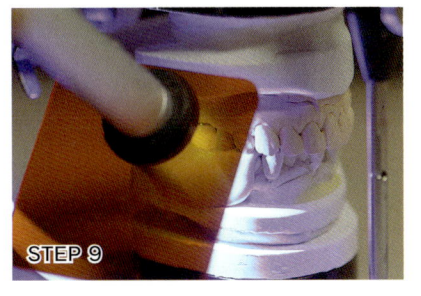

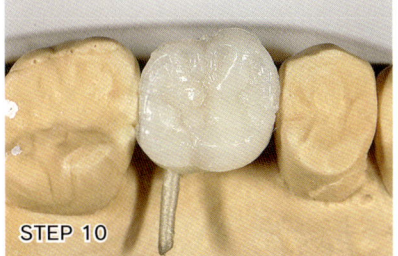

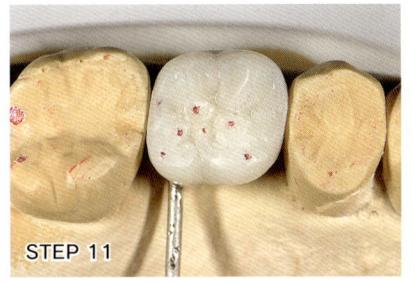

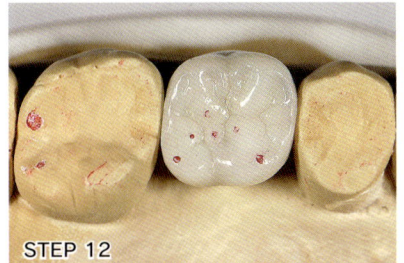

Fig.8-1b インプラント上部構造体単冠・咬合面ハイブリッドセラミックス症例にZIZAIを用いた製作ステップ。

2　Fleximeter-Strips

【製造元／取扱先】
Bausch（ドイツ）／バウシュ咬合紙ジャパン

【特徴】
- 補綴物によって咬合面の対合歯とのクリアランスは異なってくるが、それを簡単にチェックするためのツール（**Fig.8-2a**）。
- 口腔内で補綴物の最薄部（補綴物の形態修正で小窩・裂溝となる部分）が確認しやすい。
- 使用後はアルコールワッテなどで消毒後、再使用可。
- 素材は最高200℃で殺菌可能な特殊シリコンゴム。

【対応材料】
- PINK（1.0mm）：メタルクラウン、硬質レジン前装冠（咬合面メタル）、MBP（咬合面メタル）
- GREEN（1.5mm）：MBP（咬合面ポーセレン）、ハイブリッドセラミック（咬合面ハイブリッド）
- BLUE（2.0mm）：オールセラミック（アルミナ・ジルコニア、CAD/CAM コーピング）

【活用例】
　ストリップスを支台歯に噛ませ、抵抗なく抜ける程度を確認する。抵抗がある場合には、ストリップスに同社販売の適合検査液（アルティ・スポット）や適合検査スプレー（アルティ・スプレー）を塗布することで、クリアランス不足の確認箇所を見つけることができる（咬合紙（12μm）を重ねて噛ませることで代用してもよい）。その後、支台歯あるいは対合歯を再調整する（**Fig.8-2b〜d**）。
　ラボサイドでの支台築造作製時にも使用できる（**Fig.8-2e**）。

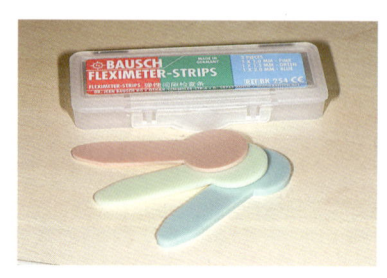

Fig.8-2a　単色で15個入りのものと、全色で15個入りのものが販売されている。全色で3個入りのものをラボにも置いておくとよい。

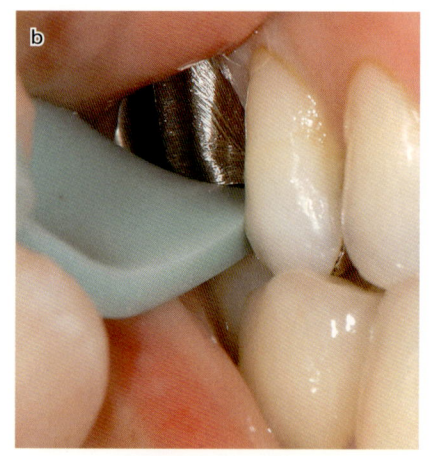

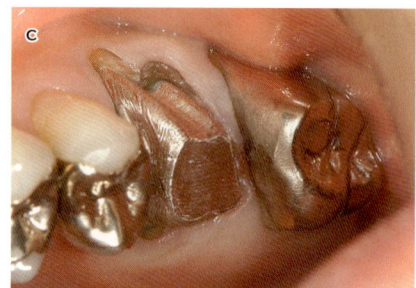

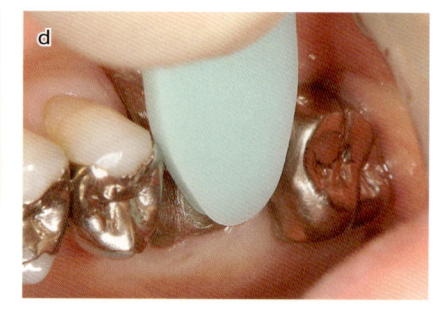

Fig.8-2b〜d　オールセラミックのための支台歯概形成時。クリアランス2mmは、目測よりも多めの削除量を必要とすることが多い。

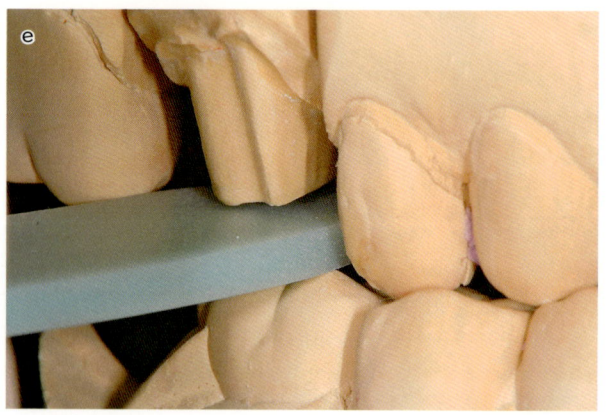

Fig.8-2e　ラボサイドでも模型上にて再確認。

3 エリートアーチ

【製造元／取扱先】
Zhermack（イタリア）／FEED 株式会社

【特徴】
- 硬化が早く、硬化膨張率が低い咬合器装着用石膏（**Fig.8-3a**）。
- マウント時の浮き上がり防止に有効。
- 圧縮強度はあまりないので（普通石膏並み）、模型材には基本的に不向き。

【仕様】
- 混水比：水29～30ml／粉末100g
- 硬化時間：5分
- 硬化膨張率：0.02%（2時間後）
- 圧縮強度：26MPa（1時間後）

【活用例】
上弓と下弓の垂直距離がある咬合器を使用する場合には、装着用石膏の量が多くなり浮き上がりの原因となりやすいことから、あらかじめ石膏で高さ調整したマウンティングプレートの台座を3種類ほど準備しておくとよい（**Fig.8-3b**）。

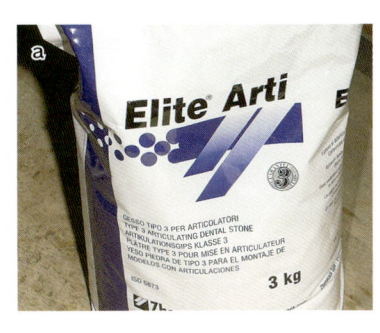

Fig.8-3a コストパフォーマンスに優れ、3kg×4袋 Box の購入が、よりリーズナブルである。

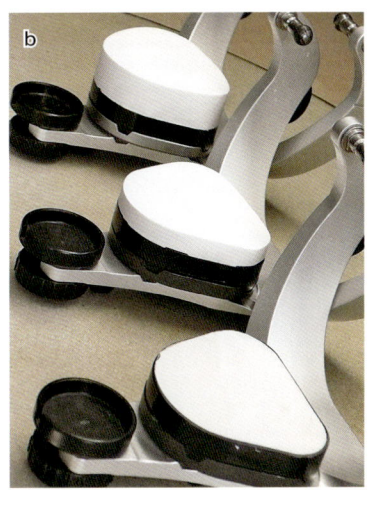

Fig.8-3b マウンティングプレートにビニールテープなどでボクシングし、同名石膏を注入する。マウント時には十分に水分を浸し、装着用石膏との接合をよくする必要がある。

4 ジャケットオペーク

【取扱先】
サンメディカル社

【特徴】
- 歯冠用硬質レジン『メタカラープライムアート』ラインナップ中、耐衝撃吸収性の向上を目的に、表面処理されたガラスファイバーが混入されているジャケットオペーク。
- ファイバーが流動性の高いペーストのなかで複雑に絡んでいるため、応用範囲が広い（**Fig.8-4a**）。
- 色調は、サービカルペースト、ボディペースト、エナメルペーストの3種類（**Fig.8-4b**）。

【組成】
ウレタン系ジメタクリレート、TEGDMA、表面処理ガラス繊維、芳香族アミン、シリカなど。

【活用例】
- ジャケットクラウンのコーピング材として
- ハイブリッドインレーなどで、対合歯とのクリアランスが十分にとれない場合の窩底材として
- インプラント上部構造のハイブリッド材料築盛前の底部補強材として
- ファイバーコアのマトリックス材として
など。

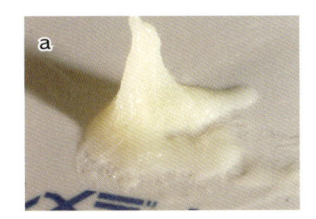

Fig.8-4a ペーストはフローはよいが、見ため以上に多量のファイバーが入っているため、築盛しやすい。

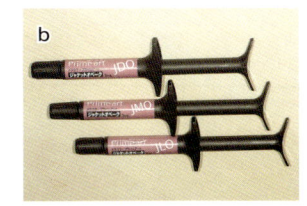

Fig.8-4b 色調は、ホワイト色の強い JLO、中間色の JMO、オレンジ色の強い JDO の3色がラインナップされている。

COLUMN

チェアサイドとラボサイドの"ほう・れん・そう"

　日々の臨床の現場では、物理的にも経済的にもさまざまな制約を受けている。そのなかで、"最少のストレスと労力で、最大の効果"を生み出す補綴治療の実践のためには、患者との関係においてと同様に、チェアサイドとラボサイド間においてもラポールが確立されていることが不可欠になる。

　ラポールとは、信頼関係ができており、双方向にスムーズなコミュニケーションが図れる状態のことである。具体的には"ほう・れん・そう"（報告・連絡・相談）で知識・技術・イメージを共有することにほかならない。

　そのためにはまず共通の専門用語を使いこなせることが前提となり、さらに写真や模型などを活用することで、ミスコミュニケーションの防止を図りたい。

　本書のタイトルである"補綴力"の主幹の1つとなっているのは、このチェアサイドとラボサイドのラポールであるといっても過言ではない。

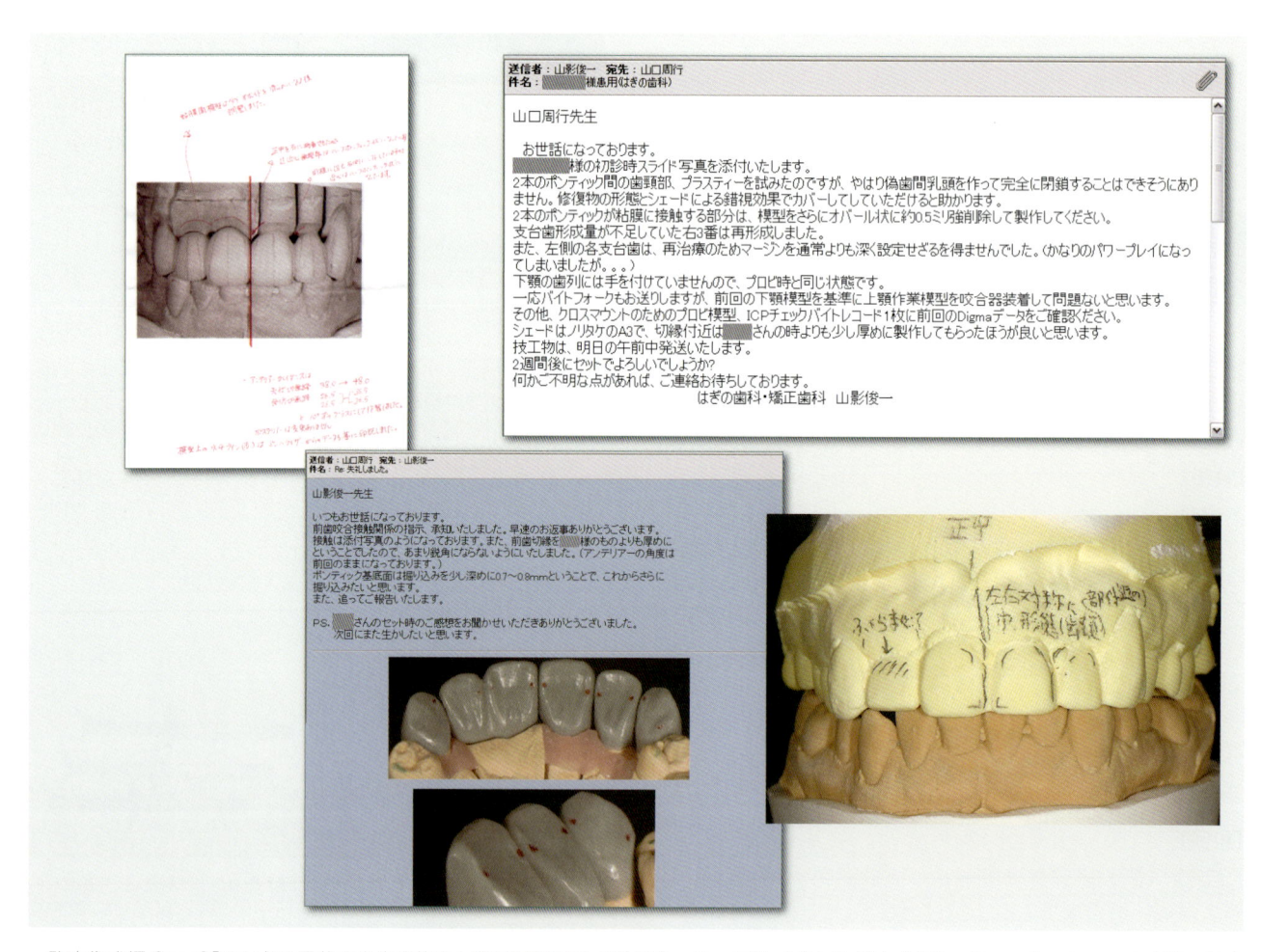

- 臨床術式編 Case6『エンドの予後不良歯の抜去と補綴』（**PP.32-35**）時の、チェアサイドとラボサイドのコミュニケーションの実際。写真や模型に文字を載せることで、イメージが正確に伝わりやすくなる。

VISUAL DICTIONARY

理 論 編

CHAPTER 01
補綴診断のための咬合診査・診断
——インプラントを用いた欠損補綴も含めて——

1 補綴時の咬合基準—咬頭嵌合位か顎位か？

1）『術前の咬頭嵌合位で治療をすすめる症例』と『新たな咬頭嵌合位で治療をすすめる症例』の違い

補綴治療において、『術前の咬頭嵌合位のまま治療を進めるか』あるいは『顎位の確認・修正を経て新たな咬頭嵌合位のもとで治療するか』は、補綴診断の重要なファーストステップである（*Fig. 1-1*）。

一般的にいえば、小範囲の補綴は前者がほとんどであり、後者は口腔内の罹患状況が重度な歯列不正の症例や、う蝕や欠損の長期間放置、多数歯欠損、過度の咬耗、多数の不適合修復物、重度歯周病による歯の病的動揺や移動などによる咬合崩壊の症例が該当する。また、咀嚼筋や顎関節領域の痛みや圧痛、下顎運動中の顎関節雑音、下顎運動の制限（開口制限）などの顎機能異常の一般的な徴候や症状がみられる症例に補綴が必要となった際にも、これらを増悪させないよう顎位の確認・修正を行い、慎重に咬合基準を決める必要がある。

さらに以下のような口腔内所見も、顎位の確認・修正の必要な後者に含まれることが多い。

- 萌出したままの形態を保っている歯が多数存在する。
- 咬頭嵌合位の咬合接触点が少ない、あるいは左右差がある。
- 歯や補綴物のファセットが著しい、あるいは部位特異性や左右差がある。
- 通常の咀嚼サイクルでは起こりえないファセット（たとえば上顎犬歯切縁・小臼歯頬側咬頭の摩耗）が観察される。
- アンテリアガイダンスが存在しない。
- 咬合支持が不足している、あるいは左右差がある。
- 咬合高径が著しく低下している。
- 開口時に下顎が左右いずれかに偏位する。
- 偏咀嚼がある。
- 顔貌、特に下顔面が非対称である、あるいは咬筋肥大がある。

など

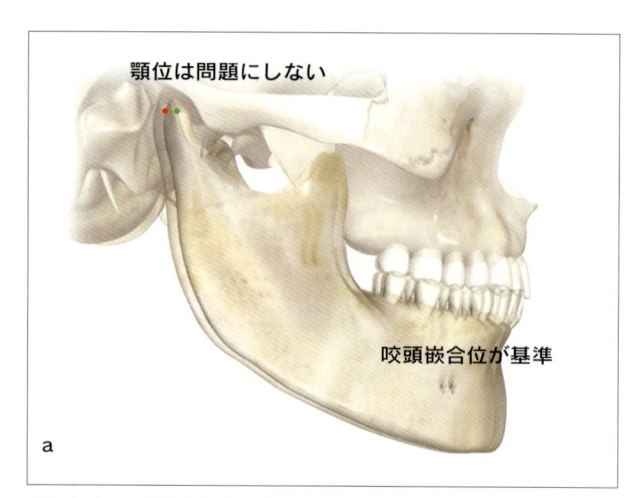

Fig. 1-1a 咬頭嵌合位。小範囲の補綴が主な対象。この場合、顎位は問題にしない。

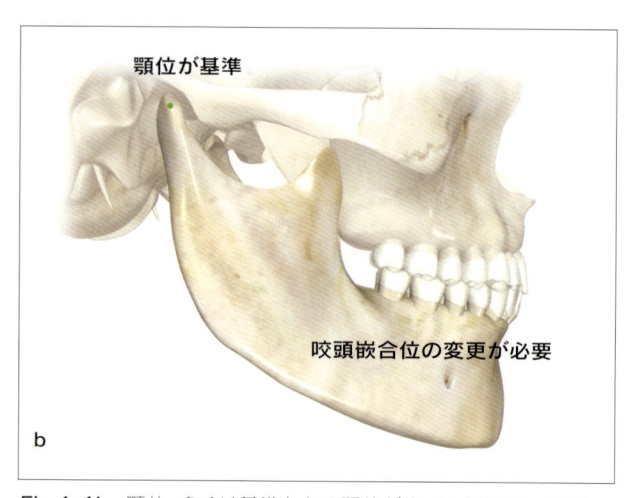

Fig. 1-1b 顎位。多くは基準となる顎位が修正されることに伴い、咬頭嵌合位の変更が必要である。

Fig. 1-2 臨床術式編 Case 19（*PP. 76-81* 参照）にみる術前のコンサルテーション。

> 　　**臨床術式編 Case 19**は、『下顎前歯部を審美的に改善してほしい』という患者の主訴と、『そのためには顎位の確認・修正を行い、咬合挙上と臼歯部の咬合支持の回復を伴う咬合の再構成が必要』という術者の補綴診断とのあいだに大きな隔たりがあった。**Case 19**では、現状のままの咬合（顎位、咬頭嵌合位）では減った歯が元通りの形態に戻らないことを仮の診断用ワックスアップ*を用いて説明し、患者の理解と同意が得られた。
> 　　　　　*顎位が確認・修正される以前の術前の咬頭嵌合位を基準としたワックスアップであるため、仮の診断用と表現。

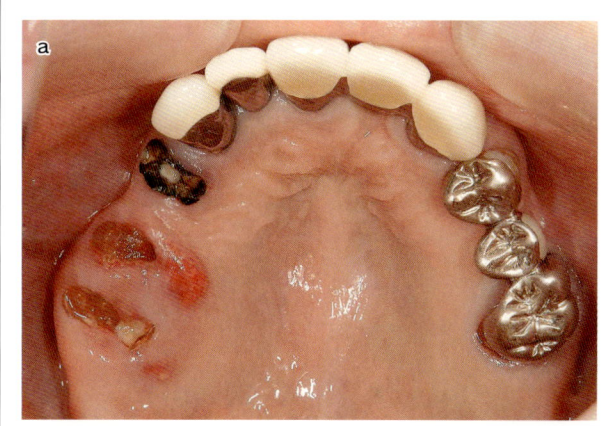

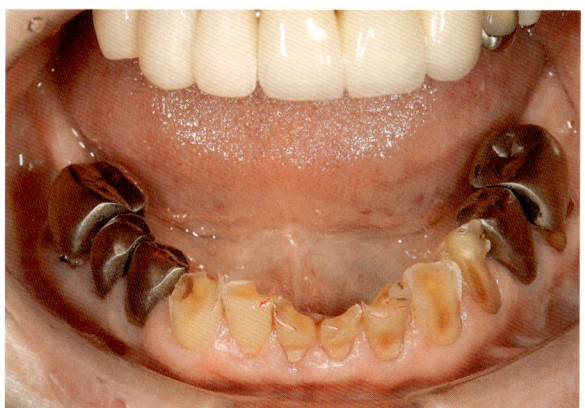

Fig. 1-2a 患者の主訴は『下顎前歯部を審美的に改善してほしい』であった。

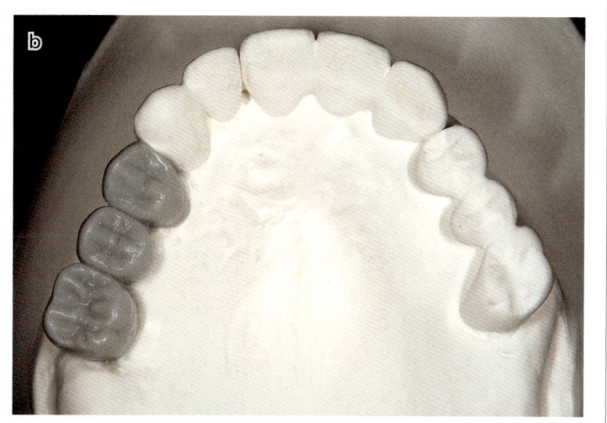

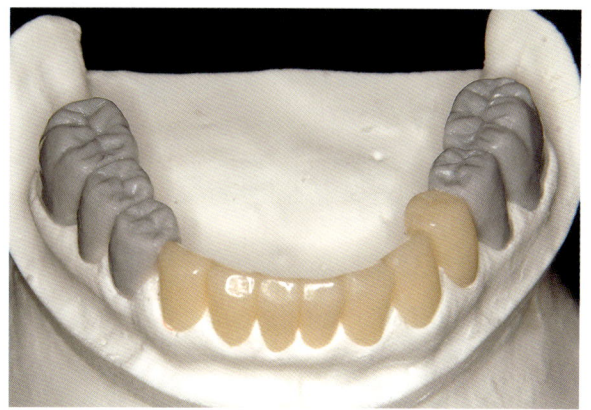

Fig. 1-2b 術者の診断は『そのためには顎位の確認・修正を行い、咬合挙上と臼歯部の咬合支持の回復を伴う咬合の再構成が必要』であった。

2）顎位の確認・修正のためのスプリントの使用は、患者の同意が前提

　顎位の確認・修正はスプリントを用いる方法がもっとも確実であると考えられるが（**PP. 214-221参照**）、この方法を用いると、小範囲の補綴を予定していた症例の咬合（顎位、咬頭嵌合位）が変化し、結果的に補綴範囲の拡大を伴う咬合再構成治療が必要となる可能性がある。その場合、主訴に対する治療とはかけ離れたものとなるため、患者がそれを望まないことのほうが多いと思われる。したがってスプリントを用いて顎位の確認・修正を行う場合には、その必要性とそれにより補綴治療の範囲が拡大するかもしれないことを術前のコンサルテーションにて説明し、患者の理解と同意を事前に得ておく必要がある（*Fig. 1-2*）。

　同意が得られない場合には、顎位の確認・修正は行わず、術前の咬頭嵌合位を基準として主訴の改善のみに留めるべきである。

2 補綴時の咬合基準のためのチェアサイド診査

著者は、術前の咬頭嵌合位のまま補綴治療を行うことが原因で術後にトラブルを引き起こすリスクを判定するために、**Fig.1-3**および**Fig.1-4**に示すスクリーニング的な『チェアサイド診査』を行っている。

これらの診査は、短時間で行える簡単な診査のわりに、それまでの問診では得られなかった情報を引き出せることもあり、さらに治療へのモチベーションや患者との信頼関係の確立にも効果を発揮できることを経験している。

一般的な咬合診査に関しては成書に委ねることとし、ここではこの『チェアサイド診査』を紹介したい。

> A．咬頭嵌合位において安定したタッピング運動ができ、その際に発する音が弱々しくこもった音（ザック、ザック）でなく、力強く澄んだ音（カン、カン）である。
>
> B．最初にタッピング運動、次に軽度かみしめ運動をしたときに咬合接触点の数は増加するが、位置はほぼ一致し（0.2mm以内が目安）、臼歯部の前後・左右に分布している。
>
> C．咬頭嵌合位から前方、側方にスムーズな滑走運動ができる。

Fig.1-3 術前の咬頭嵌合位のまま補綴治療を行うことが原因で術後にトラブルを引き起こすリスクを判定する3つの『チェアサイド診査』。

● 診査項目 A

> 咬頭嵌合位において安定したタッピング運動ができ、その際に発する音が弱々しくこもった音（ザック、ザック）でなく、力強く澄んだ音（カン、カン）である。

↓

習慣性閉口位と咬頭嵌合位の一致を示唆

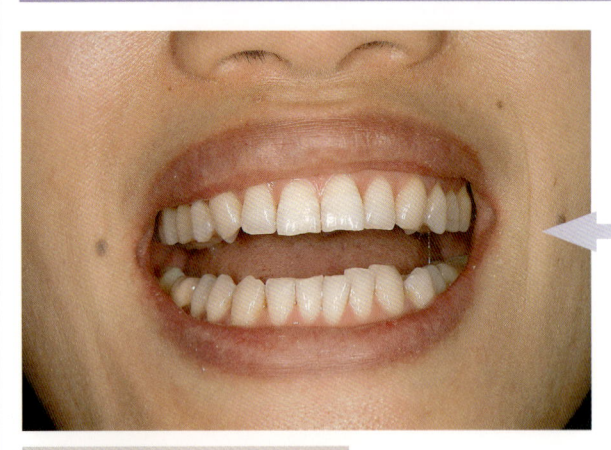

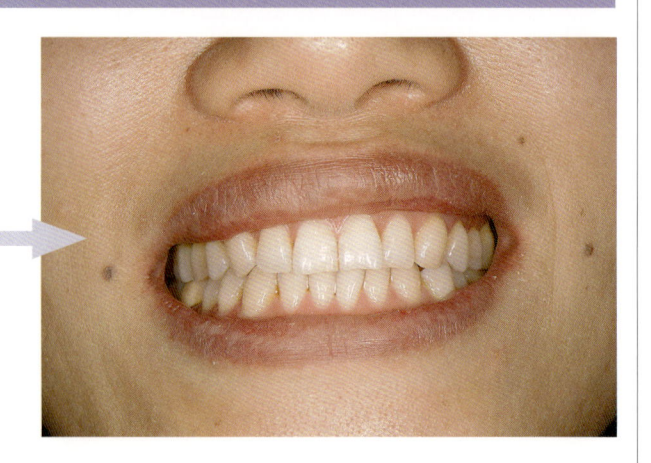

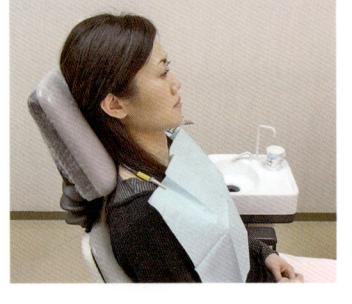

タッピング運動（習慣性の開閉口運動）を行ってもらうと、その終末位である咬頭嵌合位の安定性を、おおむね音で判定することができる。その際の頭位はカンペル平面水平頭位、頻度は3Hz（1秒間に3回）、また開口量は切歯点部で30mmであることが、運動経路の安定性の指標として示されている[1]。臨床的には、頻度と開口量に関して、「口をなるべく大きく開けて、2、3回、速く咬んでください」と指示して、自ら見本を示すことで十分目的は達せられると考えている。

Fig.1-4a チェアサイド診査Aの詳細。

- 診査項目 B

最初にタッピング運動、次に軽度かみしめ運動をしたときに咬合接触点の数は増加するが、位置はほぼ一致し（0.2mm以内が目安）、臼歯部の前後・左右に分布している。

↓

臼歯部の安定した咬頭嵌合により咬合が支持されていることを示唆

Fig.1-4b チェアサイド診査Bの詳細。臨床例はP.125の*Fig.1-5*、*1-6*を参照。

- 診査項目 C

咬頭嵌合位から前方、側方にスムーズな滑走運動ができる。

↓

臼歯部の干渉を受けず、前歯部が下顎が誘導・制御していることを示唆

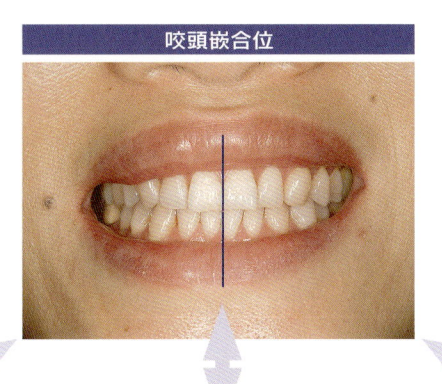

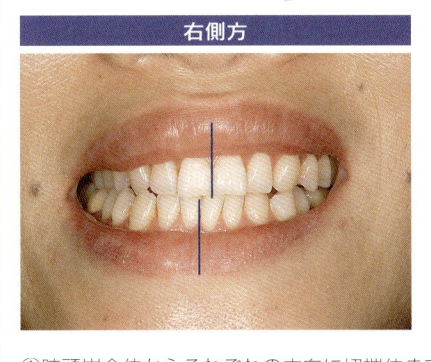

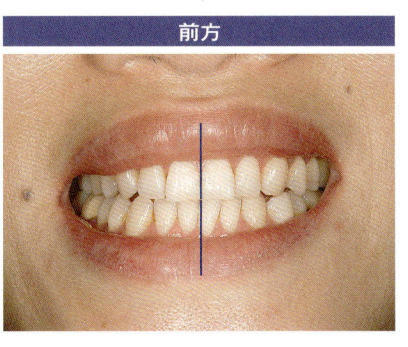

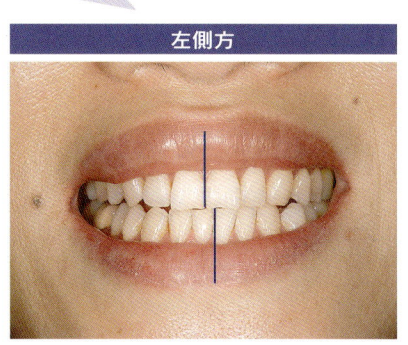

咬頭嵌合位

右側方 ／ 前方 ／ 左側方

①咬頭嵌合位からそれぞれの方向に切端位までを目安に顎を往復滑走運動させる。
②それぞれの運動において一度咬頭嵌合位に戻った際に、カチカチと咬んでもらい咬頭嵌合位の位置を確認し、③その後に別の方向への滑走運動を開始する。
※ゴシックアーチ描記と同じ要領である。

Fig.1-4c チェアサイド診査Cの詳細。

3 咬頭嵌合位（ICP）を知る

補綴治療の咬合基準を、『術前の咬頭嵌合位』にするか『顎位の確認・修正を経た新たな咬頭嵌合位』にするかが決まったならば、次に術中にそのいずれかの咬頭嵌合位を維持しながら進めることを考えなければならない。

1）咬頭嵌合位の定義

咬頭嵌合位は、顆頭の位置に関係なく、上下顎の歯が完全に咬頭嵌合した状態と定義されている[2]。すなわち、相対する歯の咬頭と斜面が最大面積で接触し、咬頭が密接に嵌合し安定した上下顎歯列の三次元的位置関係である。しかし Korioth（1990）によれば、咬頭嵌合位における上下顎歯の接触点数は、天然歯列の左右両側において平均7点にすぎず、接触点の分布は第一大臼歯と第二大臼歯に偏り、犬歯にあることは稀である[3]。すなわち、天然歯列における歯の接触面積はそれほど多くはなく、特に咬合支持の一端を担う小臼歯ではごくわずかであることを認識して補綴治療に臨みたい。たとえば大臼歯2歯の同時補綴では、小臼歯までの短縮歯列で、術前および術中に適正な咬頭嵌合位が維持されているか否かが問題になる（**PP.56-59参照**）。

また、補綴物に与える咬合接触点の数や位置は、天然歯の咬合接触点をそのまま回復・再現するのではなく、咬合を安定させ下顎運動をよりスムーズにするための補綴咬合独自の理論が適用される（**P.208参照**）。

2）咬頭嵌合位の重要性を知る

咬頭嵌合位での咬合が安定していれば、咬頭嵌合位での咬合力が強く長い時間作用するため、臨床においては咬頭嵌合位での咬合安定性がもっとも重要である。また臼歯の咬頭嵌合が確立していることは、かみしめたり、咀嚼したり、嚥下したりする際に加わる負荷から、TMJを保護する重要な役割を有することがわかる（咬合支持の考えかた）。咬頭嵌合位における異常（たとえば、片側性交叉咬合）は、咀嚼機能に悪影響を与える[4]。

3）適正な咬頭嵌合位とは

適正な咬頭嵌合位とは、顎関節や筋神経系の形態機能、さらに歯列を支える歯周組織にとっても障害とならない下顎位であり、咬合診断や咬合再構成の際に基準となるものである。

これについては
①咬合高径（垂直的な位置）が適正であること
②水平的に適正な位置であること
③位置が安定していること
の3つの条件があげられる[5]。

4）咬頭嵌合位には幅がある

適正な咬頭嵌合位の条件として、『③位置が安定していること』があげられているが、生体には解剖的、生理的な"あそび"があり、顎関節や上下顎歯の咬合関係、咬頭嵌合位もその例外ではない。

このため健常有歯顎者であっても、咬頭嵌合位は点ではなく、咬合高径の変化を伴わない前後的な約0.2mmの自由域（咬頭嵌合接触域）を持つと考えられている[6]。ゆえに、軽度かみしめと強度咬みしめでは咬頭嵌合位の咬合接触数や位置が異なるし、また姿勢や頭位によっても異なる。

よって適正な咬頭嵌合位の条件の『③位置が安定している』とは、この"あそび"を含めての安定と解釈したい（**Fig.1-5、Fig.1-6**）。

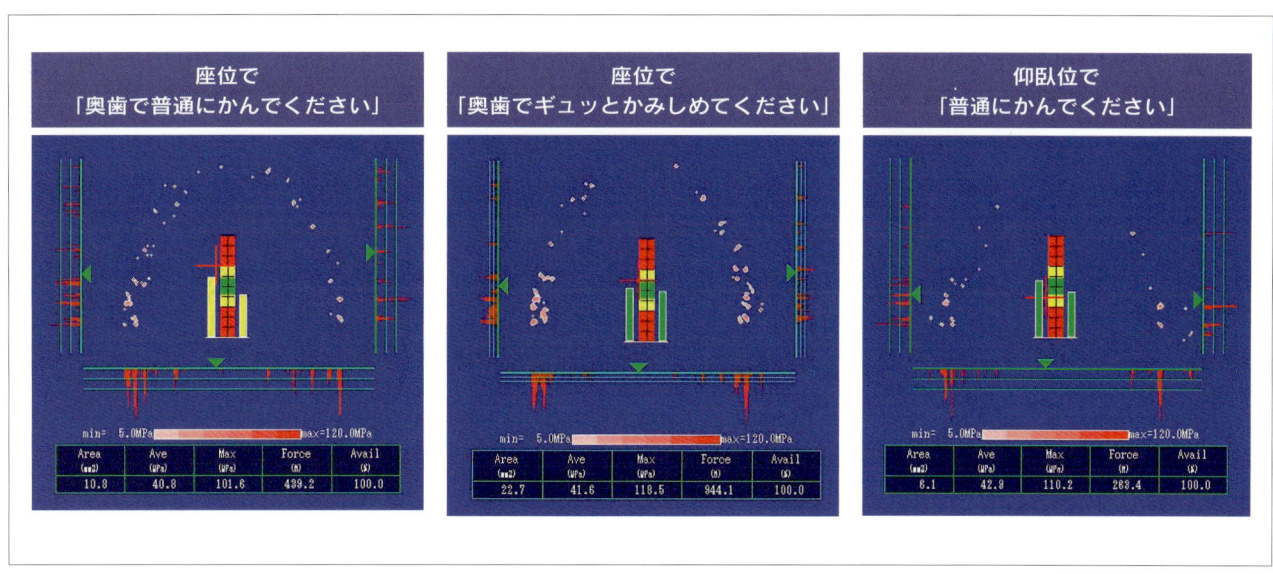

Fig. 1-5 欠損のない上下顎歯列を有する27歳・男性の咬頭嵌合位の咬合力分布状況を、デンタルプレスケール（ジーシー社製）を用いて記録した例。これらはいずれも同じ「咬頭嵌合位における咬合接触点」という言葉で表現される。姿勢や顎位、咬みしめ度により、咬合接触の強さや数に変化があるが、位置はほぼ一致している。このことは、咬頭嵌合位は"あそび"の範囲内で安定していると解釈できる。

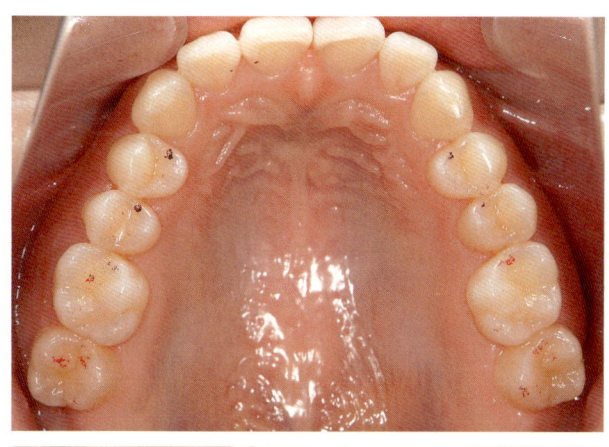

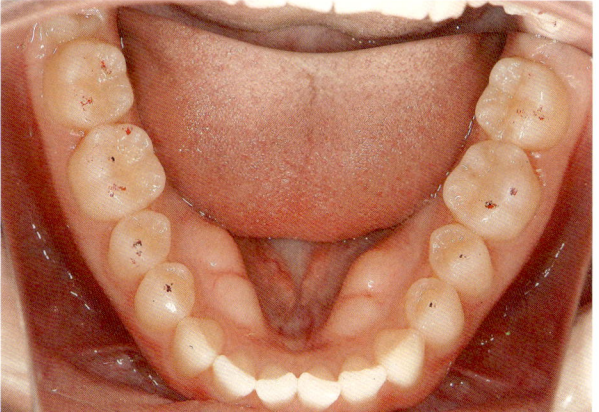

Fig. 1-6 咬合紙の黒はタッピング運動、赤は軽度かみしめの咬合接触点を示す。それらの数は異なるが、臼歯部の前後・左右に存在しており、位置もほぼ一致している。咬頭嵌合位の入り口にあたるタッピング運動時の咬合接触から、さらに咬み込んでいったとき、下顎が水平的に大きくズレることなく、咬頭嵌合位は生理的な"あそび"範囲内（最大0.2mm程度）に留まっていると考えられる。

4 インプラントを欠損補綴のオプションに加える

　インプラントを利用した補綴装置の普及・定着に伴い、欠損補綴の診断や治療方針が大きく変化してきている。やむを得ず行っていた健全歯の切削や抜髄を回避でき、補綴の範囲を最小限にして複雑な治療をしないですむメリットは大きい。

　そこで、インプラント治療の主な補綴的優位性を、***Fig. 1-7***にまとめてみた。さらに***Fig. 1-8***および***Fig. 1-9***の臨床例を用いて、具体的な解説を加える。

- 力学的・生物学的要素の改善、すなわち機能や形態の回復に優れている。
- 天然歯に近似した強固な咬合支持が欠損部のみの補綴により獲得でき、残存歯の保護および欠損の拡大の防止にも役立つ。
- 欠損部位の受圧要素が改善され、生体力学的により有利な状況のもとで戦略的な補綴治療を展開できる。
- 欠損形態の条件の改善が可能であり、遊離端欠損を中間欠損に変換できる。
- 欠損部位の対合歯を咬合支持歯に変換できる。
- 顎骨の保存が可能である。

など

Fig. 1-7　インプラント治療の補綴的優位性。

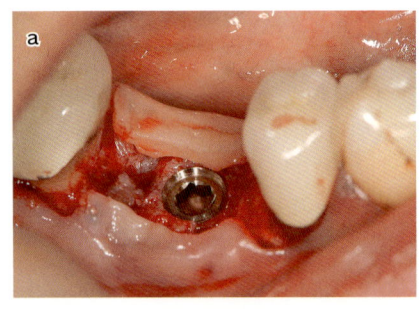

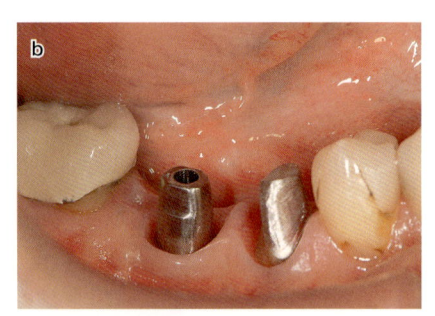

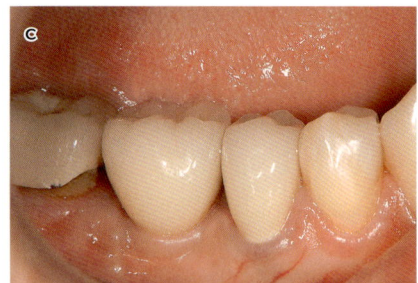

Fig. 1-8a～c　6̄欠損症例。ブリッジによる補綴も臨床でよく行われる欠損形態である。インプラント補綴では、欠損部のみの単冠での補綴が可能になり、最後臼歯により咬合支持されている状態で治療を進められることから、術中の咬頭嵌合位の安定性、再現性に優れている。また、長期的にみても生体力学的により有利な状況が継続するメリットは大きい。

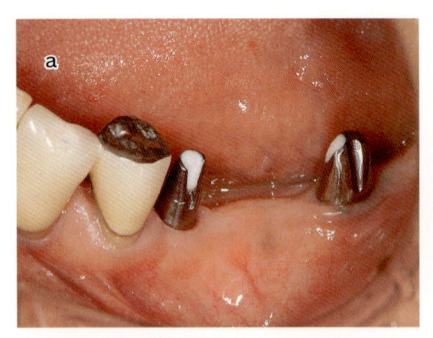

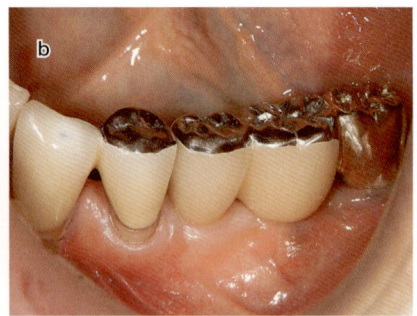

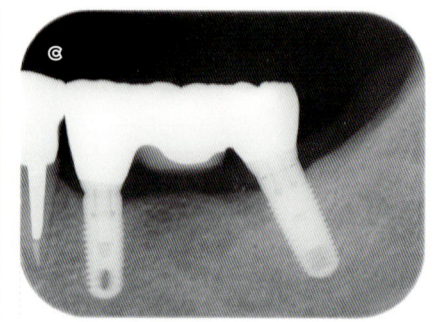

Fig. 1-9a～c　5̄6̄7̄欠損症例。ブリッジの適応症ではなく、パーシャルデンチャーであれば右側臼歯部への間接維持装置が必要となる欠損形態である。インプラント補綴では、3歯遊離端欠損症例で十分な骨が存在する場合、インプラントを2本植立し、中央にポンティックを配置したスリーユニットの固定性ブリッジ、すなわち遊離端欠損を中間欠損に変換する治療方針が一般的である。特に対合歯列が第二大臼歯まで存在すれば、咬合支持域が大幅に拡大することになる。

5 インプラントと天然歯が混在する歯列の問題点

1）インプラントと天然歯の連結

インプラントと天然歯の連結は、『臨床的に許容される』という考えかたがある一方、『短期的には問題はないが、長期的には補綴装置やインプラントの生存に影響する』ことが、Langら（2004）の研究[7]で示唆されている。

著者は、原則としては連結を回避する治療方針を立てるよう心がけている。そのため、インプラントと天然歯の混在した歯列では、補綴装置の設計や術式において制限を受けることになる。また、どうしても連結する場合、半固定性連結ではほとんどの場合に天然歯の沈下が起こ ることが報告されているため、リジッドな固定としたほうがよいと考える（*Fig.1-10*）。

2）インプラントと天然歯の被圧変位量の差

歯根膜の有無の違いに基づく天然歯とインプラントの被圧変位量の差を、咬合調整時に考慮するか否かについては議論の余地があり、コンセンサスは得られていない（臨床において、具体的にどのようにこの問題に対応すべきかの著者の考えは、*P.212の* FOCUS 参照）。

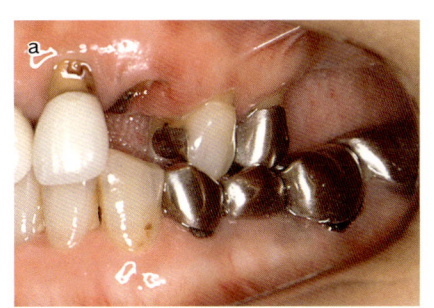

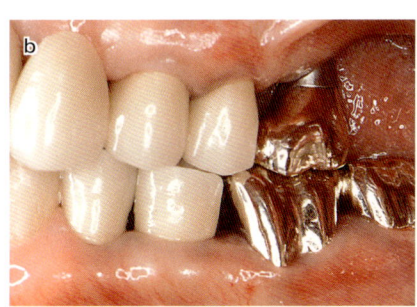

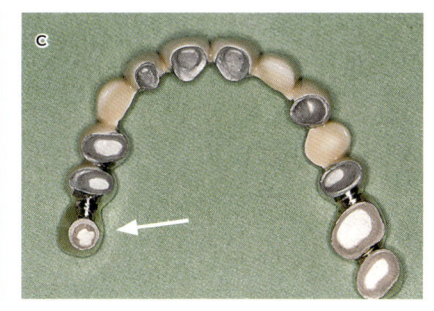

Fig.1-10a〜c　う蝕、歯周病、欠損などにより、全顎的な咬合再構成治療を必要とした初診時59歳・女性の症例。左側臼歯部の咬合支持回復のため、|6部にインプラントを植立。|3が要抜歯歯で欠損となったため、支台歯の数を増やす目的で天然歯のクロスアーチスプリンティングに|6インプラントを支台歯として参加させた。なお、対合歯列はすべて天然歯であり、咬合に関して|6インプラントクラウンに特別な配慮はしなかった。

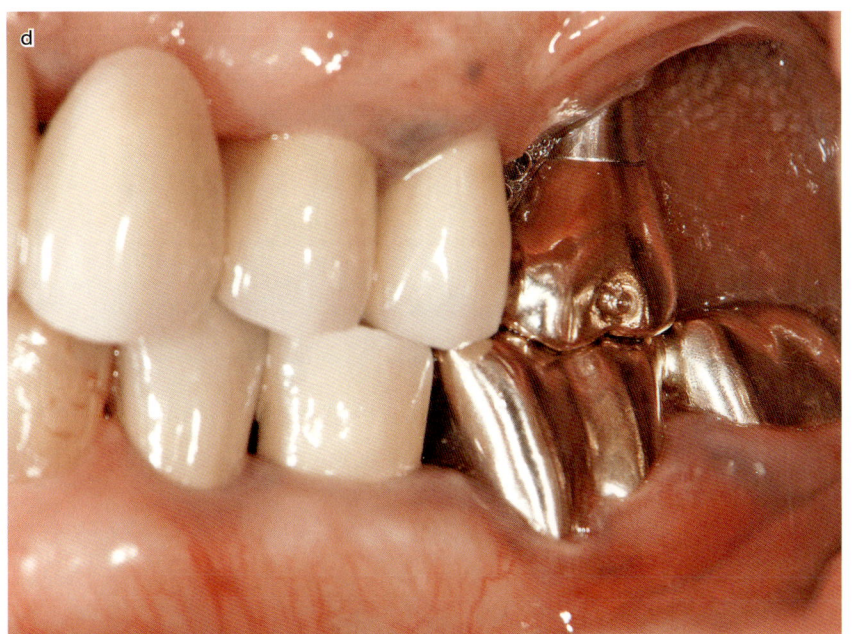

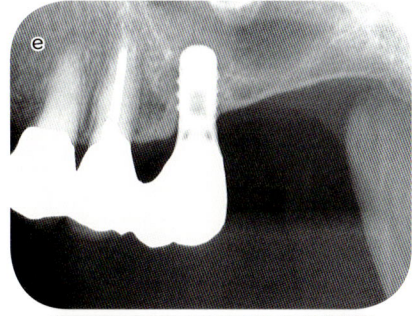

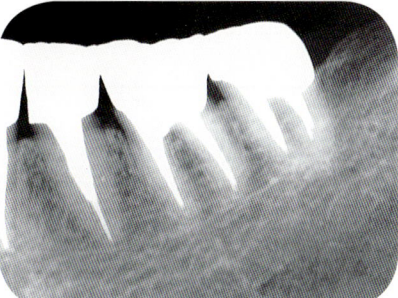

Fig.1-10d、e　術後14年の経過では、トラブルの経験はなく、機能を維持している状態にある。

CHAPTER 02
間接法　咬頭嵌合位の再現
――「歯は動く」「模型は動かない」の壁を乗り越えて――

間接法で補綴物を製作する際に大きな壁となるのは、『歯は動く』『模型は動かない』という口腔内と咬合器上の模型の違いである。そこでここでは、『口腔内と咬合器上の咬頭嵌合位を一致させるにはどうしたらよいのか』について考察していく。

1　口腔内の咬頭嵌合位を正確に再現できない上下顎全顎歯列模型

1）間接法によるクラウン製作で生じる『咬合が約100μm 高くなる』壁

松下（1982）の研究[8]によると、第一大臼歯に間接法（上下顎全顎歯列模型）を用いてクラウンを製作すると、模型の支台歯－対合歯間距離は口腔内より約200μm 大きく、最終的に口腔内のクラウンは約100μm 高くなる（*Fig.2-1*）。

松下は約100μm 高くなる理由として、材料の精度よりも生体固有の要素、特に印象採得時の下顎骨の歪みによる歯列のカーブの違いに起因することを示した。この結論からすると、使用する材料の精度が改良されてきている現在においても、この約100μm の壁を破ることは難しいことになる。言い換えると、口腔内と咬合器上の咬頭嵌合位を一致させることは、この約100μm という数字をいかに小さくするかに置き換えて考えることができる。

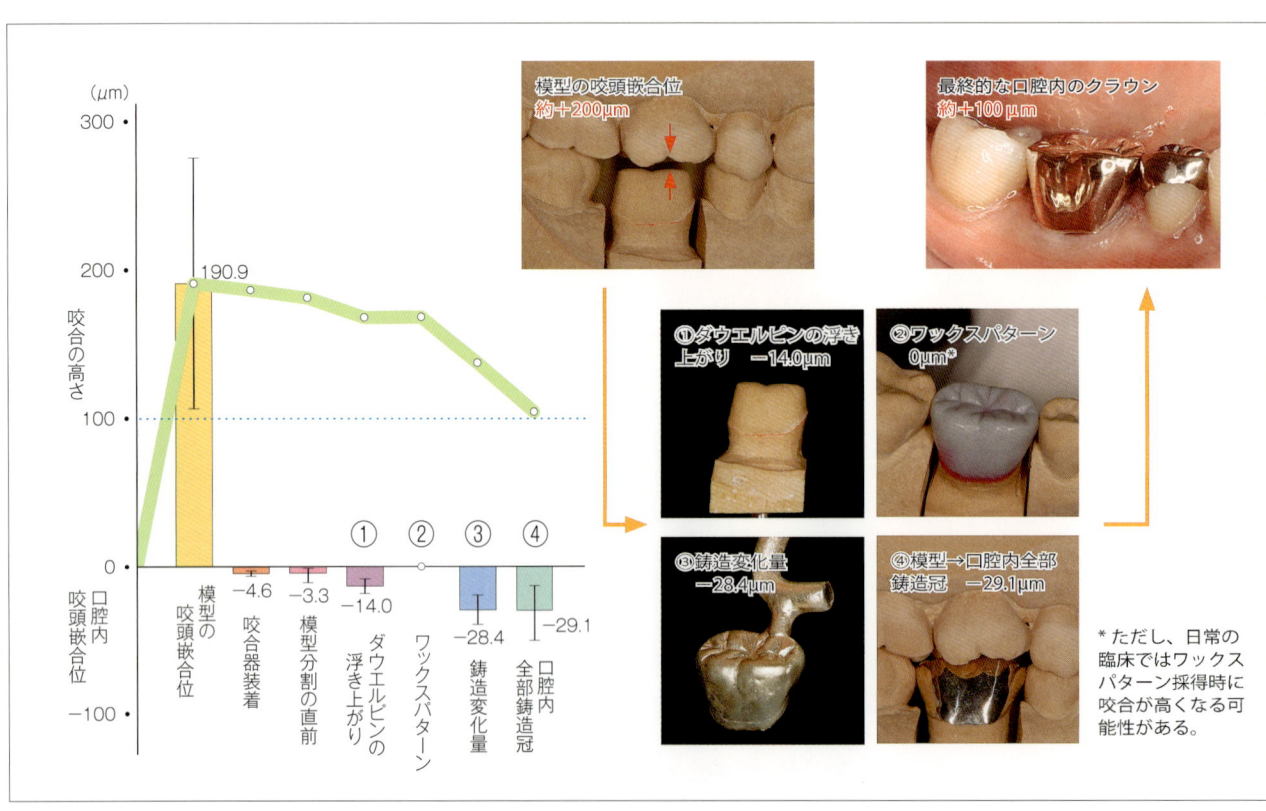

Fig.2-1 上下顎全顎歯列模型を咬合器に装着すると、咬頭嵌合位における支台歯－対合歯間距離（咬合の高さ）は、口腔内より約200μm 増加するが、その後の製作過程において咬合の高さが変化し、最終的に口腔内のクラウンは約100μm 高くなる（松下，1982）。

128

口腔内の咬合接触点
黒の咬合紙：タッピング運動
赤の咬合紙：軽度かみしめ

チェックバイトレコードを介在させず、安定する位置にて咬合器装着した際の咬合接触点
（黒の咬合紙）

咬合採得材を介在させて咬合器装着した際の咬合接触点
（赤の咬合紙）

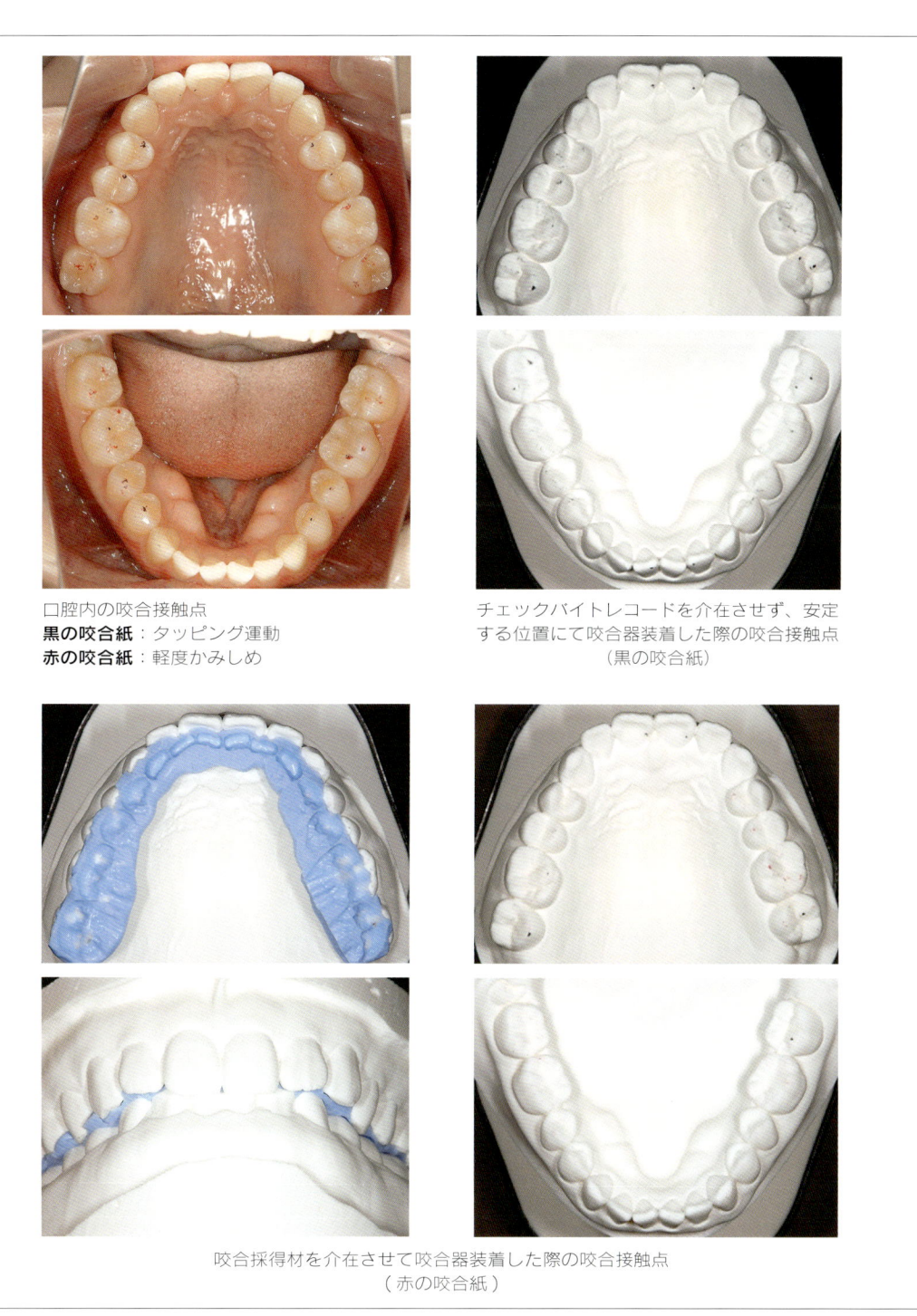

Fig.2-2 口腔内の咬頭嵌合位の咬合接触点は、全顎歯列模型になるとその数が減少し、その位置も一致しない。その傾向は咬合採得材を介在させて咬合器装着した模型ではさらに強まる。これは材料の精度よりも生体固有の要素に起因すると考えられている。

2）口腔内と模型上の咬頭嵌合位の咬合接触点に不一致が生じる理由

　口腔内の実際の歯列と、上下顎全顎歯列模型であるスタディーモデルの咬合接触点の数を比較してみると、ほとんどの症例でスタディーモデルの接触点の数は口腔内に比べて減少する。また接触点の位置に関しては、*Fig.2-2*では前歯部と大臼歯部においては比較的一致しているが、通常は一致せずにばらつくことが多い。これらも、松下（1982）の研究[8]で示された印象採得時の下顎骨の歪みによる歯列のカーブの違い、咬頭傾斜角の影響（咬頭傾斜角が急であると、模型の咬頭嵌合位の咬合はさらに高くなる）に起因している。

　また、咬合採得材を介在させて咬合器装着を行うと咬合接触点数がさらに減少するのは、印象採得時は開口位であるのに対し咬合採得時には歯が咬合状態にあって変位しており、『それぞれの記録された歯の位置が異なるため』と推測される（**次ページ *Fig.2-3***）。

　これらの現象は、より精度の高い材料を用いた補綴物製作時においても同様に起こる（**次ページ *Fig.2-4***）。

Fig.2-3a～d 寒天アルジネート連合印象材を用いた上下顎、それぞれの印象採得。下顎は、下顎骨の歪みによる歯列のカーブの違いが起こる。

Fig.2-3e、f 咬合採得用シリコーン印象材を用いた咬合採得。歯根膜の被圧変位により、歯は変位した状態で記録される。

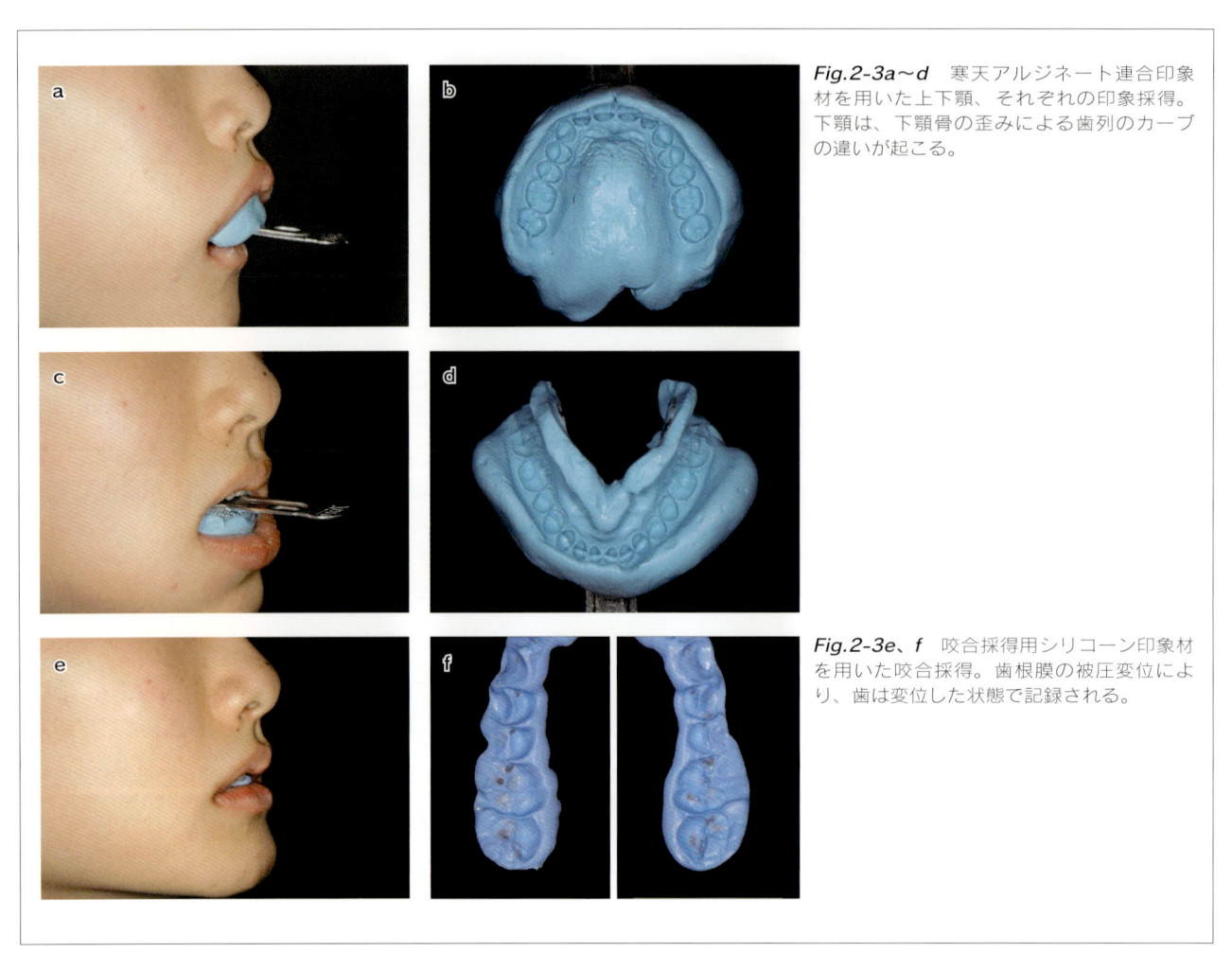

Fig.2-3 開口状態で印象採得された歯列と、閉口状態で印象採得された歯列は異なる。前者は下顎骨の歪み、後者は歯根膜の被圧変位の影響を受ける。

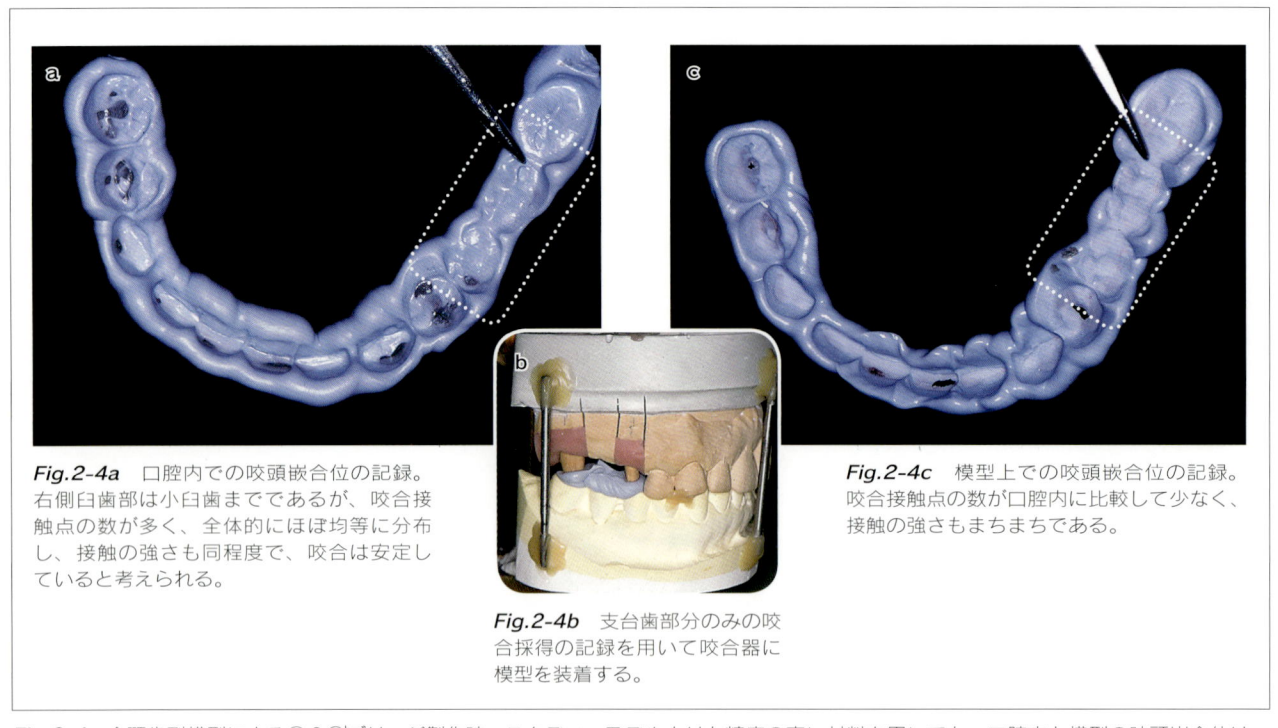

Fig.2-4a 口腔内での咬頭嵌合位の記録。右側臼歯部は小臼歯までであるが、咬合接触点の数が多く、全体的にほぼ均等に分布し、接触の強さも同程度で、咬合は安定していると考えられる。

Fig.2-4b 支台歯部分のみの咬合採得の記録を用いて咬合器に模型を装着する。

Fig.2-4c 模型上での咬頭嵌合位の記録。咬合接触点の数が口腔内に比較して少なく、接触の強さもまちまちである。

Fig.2-4 全顎歯列模型による⑦６⑤ブリッジ製作時。スタディーモデルよりも精度の高い材料を用いても、口腔内と模型の咬頭嵌合位は一致しない。

2 咬合が約100μm高くなる壁を破る模型製作法

松下ら(1985)は、模型の製作法を変えた場合、鋳造冠の咬合の高さがどのくらい改善されるかについて研究結果を発表している(*Fig.2-5*)[9]。

それによると、1982年の研究に用いた模型の製作法(歯列模型Ⅰ)から対合歯列の印象材を変えてみた歯列模型Ⅱや、印象範囲を片側のみとした部分歯列模型でも、やはり咬合の高さ100μmの壁を破ることは難しいが、咬合印象法(**次ページ *Fig.2-6***)とコアインプレッションペースト法(**次ページ *Fig.2-7***)を用いれば、咬合の高さが約30μm以下と大きく改善することがわかった。

(単位:μm)

被験者A
被験者B

全顎歯列模型Ⅰ: 267 / 192
全顎歯列模型Ⅱ: 204 / 143
部分歯列模型: 205 / 160
咬合印象法: 29 / 21
コア・インプレッションペースト法: 33 / 9

咬合の高さ(支台歯-対合歯間距離)が約30μm以下の『咬合印象法』と『コアインプレッションペースト法』に注目!

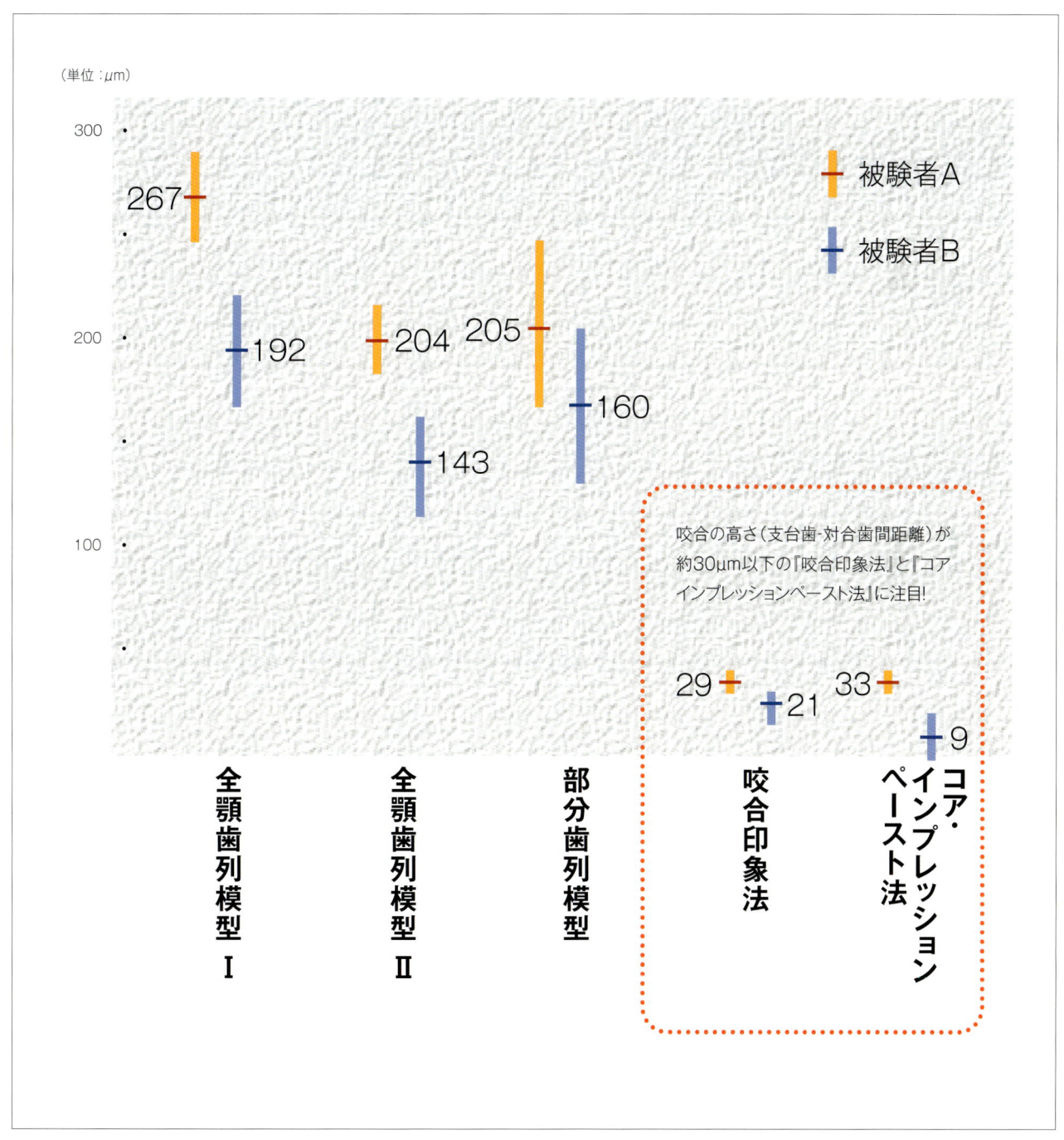

Fig.2-5 通常の全顎歯列模型法や部分歯列模型法では咬合の高さ100μmの壁を破ることは困難であるが、咬合印象法やコア・インプレッションペースト法を用いれば、咬合の高さは約30μm以下にまで改善する(松下ら,1982)。

咬合印象法　咬頭嵌合位で上下顎歯列の印象採得と咬合採得を同時に行う方法

【適応症】
単独クラウンや小さなユニットのブリッジなど、小範囲の補綴。

【特徴】
- 咬合した状態で印象採得を行うため、印象採得時の下顎の歪みによる歯列のカーブの違いや咬頭傾斜の影響を受けない。
- 咬合採得した材料を歯型に戻す操作が必要なく、咬合器装着時のテクニカルエラーを抑えられる。

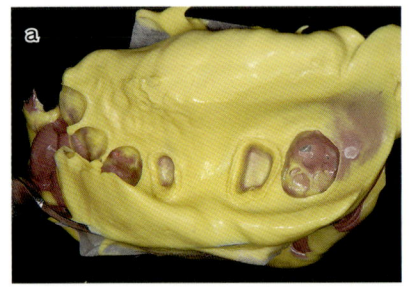

Fig.2-6a 上下顎歯列の印象採得と咬合採得を同時に行う。

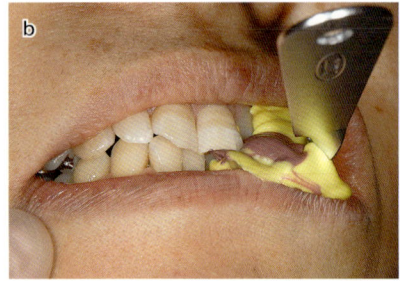

Fig.2-6b 通常、シリコーン印象材を用いる。寒天とアルジネート印象材も利用できるが、石膏注入にラボサイドの知識と技術を要する。

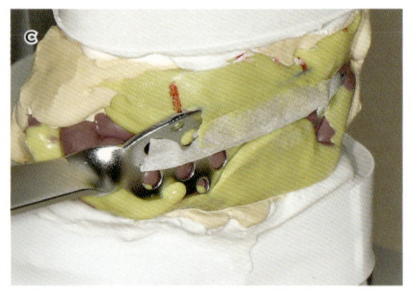

Fig.2-6c 咬合採得材を歯型に戻す操作をせずに咬合器装着を行うことができる。

Fig.2-6 咬合印象法。

コアインプレッションペースト法　咬頭嵌合位で対合歯の印象採得と咬合採得を同時に行う方法

【適応症】
単独クラウンに限られる。

【特徴】
- 咬合器装着時のテクニカルエラー（咬合採得した材料を歯型に戻す（適合させる）際の精度のばらつき）が出やすい。
- そのため、咬合印象法に比べ支台歯－対合歯間距離が大きくなったりばらついたりする。

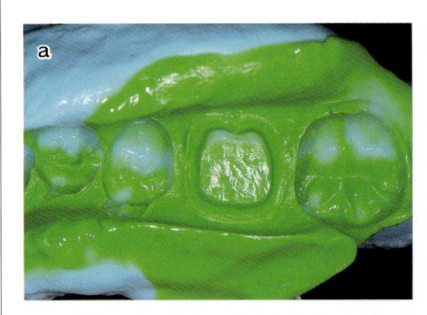

Fig.2-7a 支台歯を含む歯列の印象採得は、寒天とアルジネート印象材とシリコーン印象材のどちらを用いてもよい。

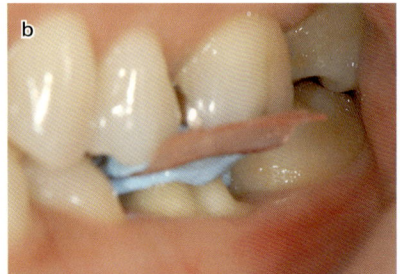

Fig.2-7b 咬合採得と対合歯の印象採得では、シートワックスをトレーとし、その両面に酸化亜鉛ユージノールペーストを用いる。

Fig.2-7c 咬合器装着時、咬合採得材の対合歯面に直接石膏を注いで、歯型（支台歯）に戻す。

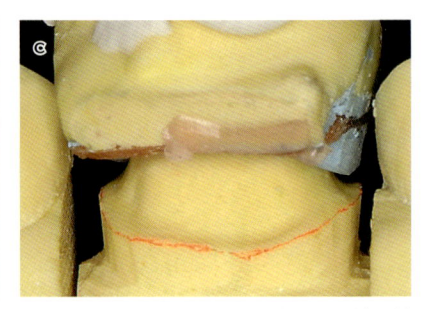

Fig.2-7 コアインプレッションペースト法。

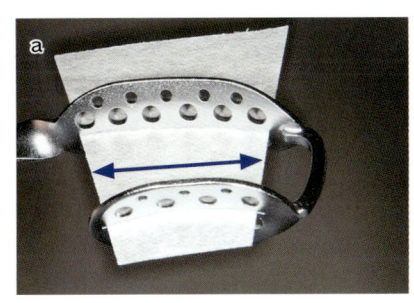

Fig.2-8a 咬合印象用のバイトトレーK型。

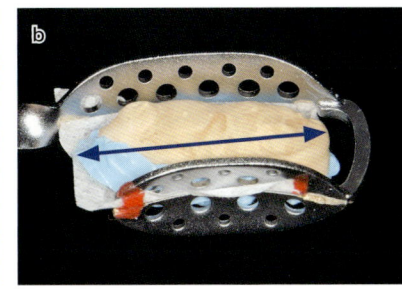

Fig.2-8b 頬舌的にレーヨン紙を挟むスリットを延長する（写真は対合歯列側のインプレッションペースト上に石膏を注いでいる状態）。

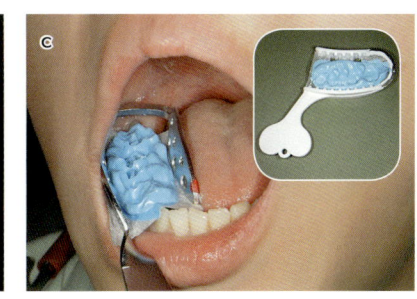

Fig.2-8c より広い範囲での対合歯列の印象採得と咬合採得が可能になる。なお、ディスポーザブルタイプのアットワンス（囲み写真）も使いやすい。

Fig.2-8 Mod コアインプレッションペースト法は、以前は既製の金属フレームにガーゼを巻きつけたものを用いていたが、現在入手可能なものとして、バイトトレーK型（YDM社製）が使いやすい。ただし、もともと咬合印象法用のトレーのため、この用途では頬舌的にレーヨン紙を挟むスリットを延長し、より広い範囲での対合歯列の印象採得と咬合採得が可能になるように手を加えるとよい。採得範囲の修正はできないが、ディスポーザブルタイプの咬合印象用トレーのアットワンス（製造販売：ビーエスエーサクライ／製造：インターデンタル）も使いやすい。

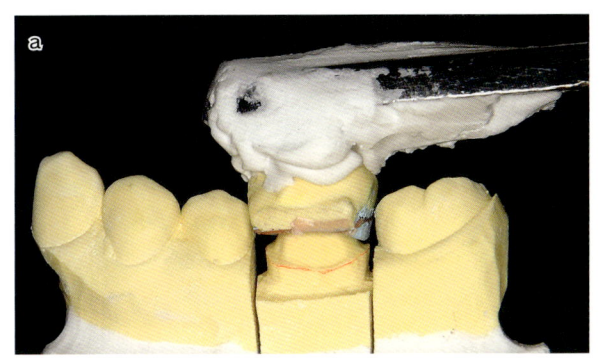

Fig.2-9a コアインプレッションペースト法の咬合器装着。咬合採得材を支台歯部分のみに適合させる。

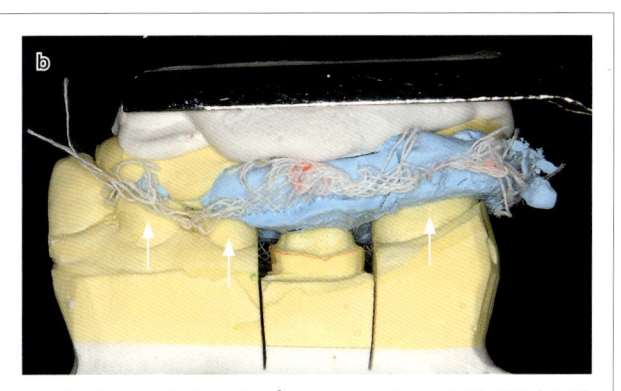

Fig.2-9b Mod コアインプレッションペースト法の咬合器装着。咬合採得材を支台歯を含む歯列に適合させる。

Fig.2-9 Mod コアインプレッションペースト法では、咬合採得した材料を歯型に戻す（適合させる）範囲が広がるため（矢印）、咬合が高くなることが懸念されるが、その増加量は問題になる量ではない。

3 Mod コアインプレッション法で咬頭嵌合位の再現を目指す

1）コアインプレッションペースト法の弱点を克服する Mod コアインプレッションペースト法

　コアインプレッションペースト法は口腔内の咬合採得の操作性にやや難点があり、また咬合器上で歯列模型が咬頭嵌合位において咬合接触していないため、セントリックストップ（咬合器上の顎間距離）が不安定になりやすい。それに対し、バイトトレーを用いて咬合採得の範囲を拡大した Mod コアインプレッションペースト法は、コアインプレッションペースト法の欠点を解消し、さらに適応症の拡大を図ることができる（*Fig.2-8*）。これにより、咬合印象法同様、小さなユニットのブリッジも製作可能となる。

　なお、Mod コアインプレッションペースト法では、咬合採得した材料を歯型に戻す（適合させる）範囲が広がるため、咬合が高くなることが懸念される（*Fig.2-9*）。しかし、この方法を25年以上用いて多くの補綴物を製作してきた臨床経験からすると、その増加量は問題になる量ではなく、咬合の高さは依然として咬合印象法と比較するに値する。

2）Mod コアインプレッションペースト法と咬合印象法の使い分け

　Mod コアインプレッションペースト法も咬合印象法も、いずれも単独クラウンや小さなユニットのブリッジなど小範囲の補綴物の製作における、咬頭嵌合位の再現に優れた、チェアサイドにおける咬合調整を最小限で済ますことのできる間接法である。小範囲の補綴に限れば、

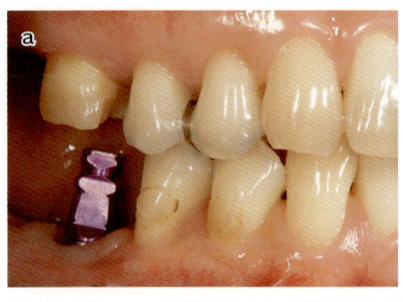

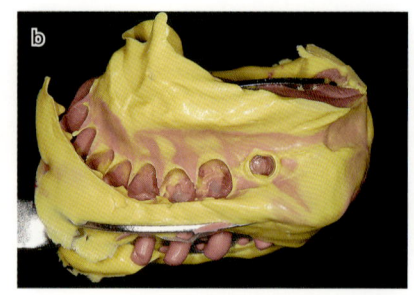

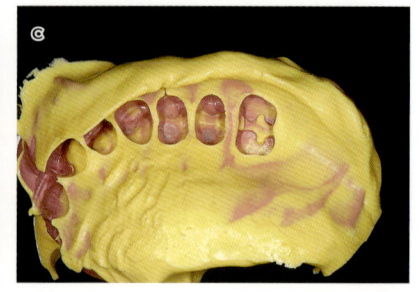

Fig.2-10a～c 咬頭嵌合位にて印象用トランスファーと対合支台歯とのあいだにスペースがあることから、シリコーン印象材を用いた咬合印象法により上下顎同時の印象採得・咬合採得を行った。

Fig.2-10 ⑥クラウンと⑥インプラントクラウンの症例(*PP.60-64参照*)。咬合印象法による印象採得・咬合採得例。

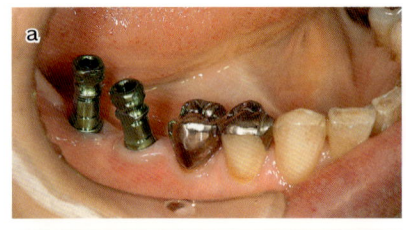

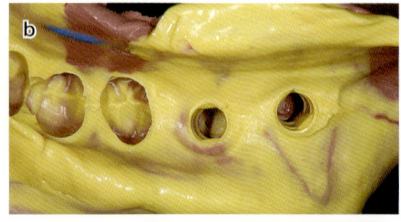

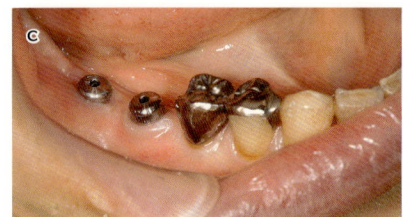

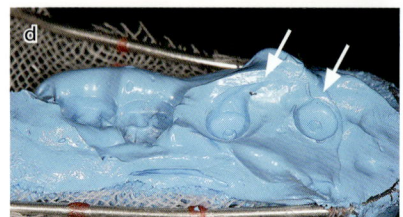

Fig.2-11a～d 咬頭嵌合位にて印象用トランスファーと対合歯とのあいだにスペースがないため、シリコーン印象材を用いたインダイレクト(クローズドトレー)法により下顎の印象採得を行い、酸化亜鉛ユージノールペーストを用いて対合歯列である上顎の印象採得と咬合採得を行った(Modコアインプレッションペースト法)。この際、ラボにおける咬合採得材を歯型に戻す作業の精度を向上させるため、⑦⑥インプラントにはヒーリングカラーを装着している。

Fig.2-11 ⑦⑥インプラントクラウンの症例。Modコアインプレッションペースト法による印象採得・咬合採得例。

著者の診療室ではModコアインプレッションペースト法が約9割を占めている。

この2つの術式は、どのように使い分ければよいのだろうか？

(1)印象材による使い分け—シリコーン印象材か、寒天アルジネート連合印象材か？

寒天アルジネート連合印象材は、院内ラボがない場合、咬合印象法には適さない。その理由は、石膏注入にラボサイドの知識と技術を要し、また時間的制約(石膏注入までの時間が寸法精度に大きな影響をおよぼす)があるためである。また、印象用アバットメントを用いるインプラントの印象採得にも不適である。

(2)印象範囲による使い分け

上下顎に支台歯が存在して、それらを同時に製作する場合は、Modコアインプレッションペースト法は利用できない。

(3)インプラントの印象

ダイレクト(オープントレー)法では咬合印象法は利用できない。また、インダイレクト(クローズドトレー)法でも、咬頭嵌合位にて印象用トランスファーと対合歯とのあいだにスペースがない場合は、咬合印象法は利用できない(*Fig.2-10*、*Fig.2-11*)。

(4)経済性

Modコアインプレッションペースト法では、支台歯を含む歯列の印象採得に寒天アルジネート連合印象材、対合歯列の印象採得と咬合採得に酸化亜鉛ユージノールペースト(シリコーン印象材でも可)を用いることができるので経済的である(インプラントの印象採得以外)。

⑤インレー・⑥クラウン症例（44歳・女性）にみる部分歯列模型法とModコアインプレッションペースト法の比較

支台歯形成と窩洞形成時

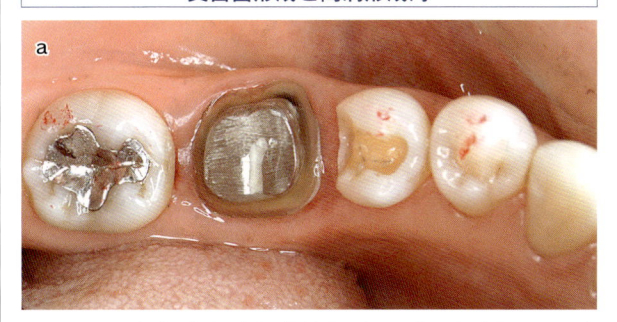

Fig.2-12a ⑥支台歯形成と⑤窩洞形成を終えた状態。咬頭嵌合位の咬合接触点を赤の咬合紙で印記。

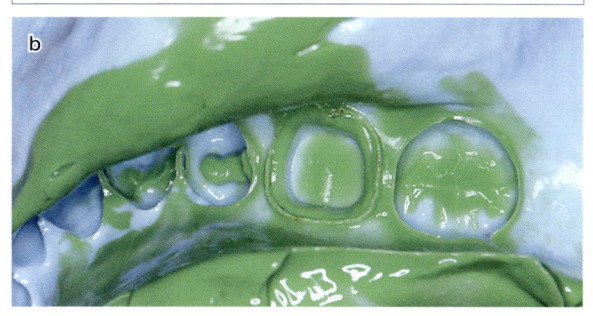

Fig.2-12b 2通りの方法とも、支台歯および窩洞を含む歯列の印象採得は寒天アルジネート連合印象材を使用。

部分歯列模型法 | Modコアインプレッションペースト法

対合歯列の印象採得と咬合採得時

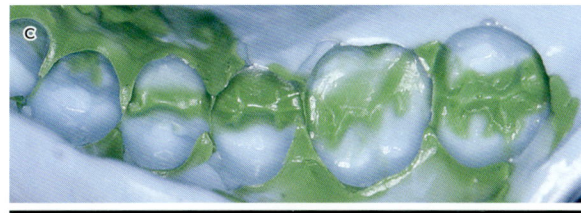

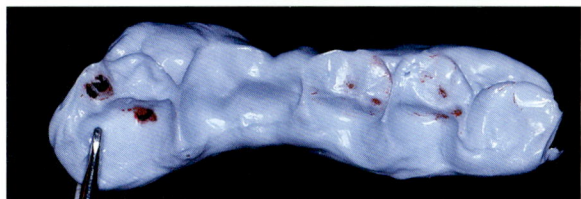

Fig.2-12c 上：対合歯列の印象採得（寒天アルジネート連合印象材使用）、下：咬合採得（シリコーン系印象材使用）。

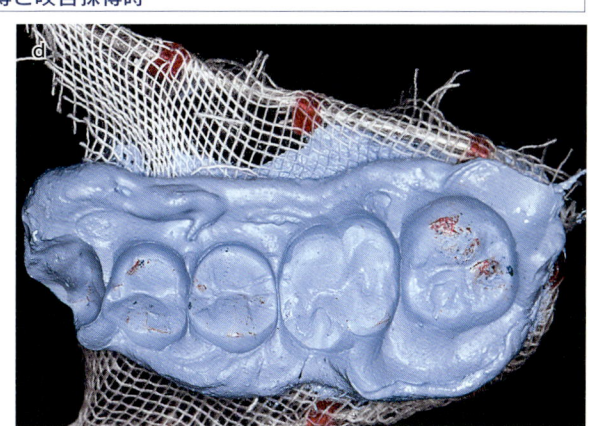

Fig.2-12d Modコアインプレッションペースト法では、咬合採得と対合歯列の印象採得を同時に行う。

Fig.2-12a～j ⑤インレー、⑥クラウンを通常よく用いられている部分歯列模型法と、Modコアインプレッションペースト法の2通りの方法で製作し、その結果を比較してみた。（次ページに続く）

3）臨床で一般的に多用されている部分歯列模型法とModコアインプレッションペースト法の比較

*Fig.2-12*は、⑤インレーと⑥クラウンを、通常よく用いられている部分歯列模型法（上下顎の印象採得は寒天アルジネート連合印象材、咬合採得はシリコーン系印象材）と、Modコアインプレッションペースト法（支台歯の印象採得は寒天アルジネート連合印象材、対合歯列の印象採得と咬合採得は酸化亜鉛ユージノールペースト）の2通りの方法により製作したものである。

口腔内で観察される⑦の近心舌側咬頭内斜面における咬合接触点が、部分歯列模型法では模型上では存在しないのに対し、Modコアインプレッションペースト法ではほぼ同位置に観察され（○部）、さらに他の咬合接触点もきわめて近似した状態を示している。その結果は補綴物にも反映され、Modコアインプレッションペースト法では咬合調整前の補綴物試適時の段階で、すでに術前とほぼ同じ位置に咬合接触点が観察される。

この理由は、以下のように考察される。

- 部分歯列模型法では、咬合器装着時に咬合採得材を上下の歯型に戻す（歯型間に介在させる）必要があり、その際の精度のばらつきが出やすく、特に頬舌的に不安定になる。
- Modコアインプレッションペースト法では、まず咬合採得材の対合歯列側に直接石膏を注ぎ、対合歯列と一体化された咬合採得材を支台歯歯型に戻す作業だけですむため、部分歯列模型法よりも戻りがよく、その分精度も向上する。

部分歯列模型法	Modコアインプレッションペースト法

咬合器装着時

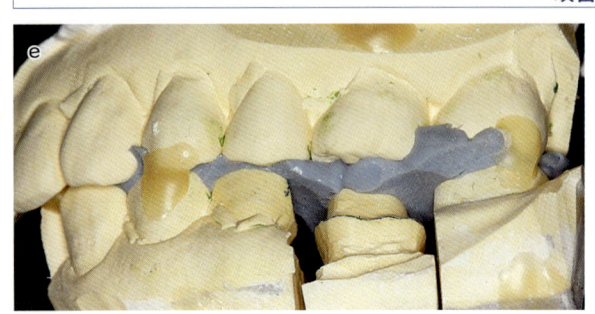

Fig.2-12e 咬合採得材（シリコーン系印象材）をトリミングし、上下顎の歯型に戻す（歯型間に介在させる）。

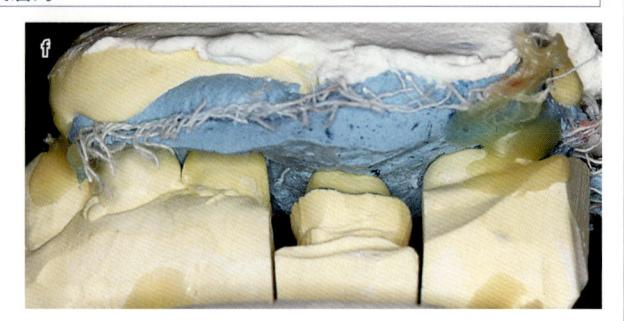

Fig.2-12f 咬合採得材（酸化亜鉛ユージノールペースト）の上顎の対合歯列側に直接石膏を注ぎ、これを下顎の支持歯の歯型に戻す（適合させる）。

模型上の補綴物

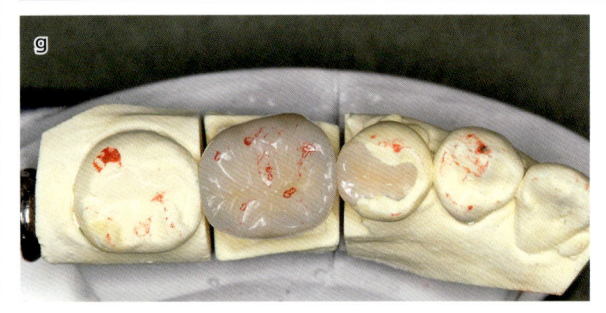

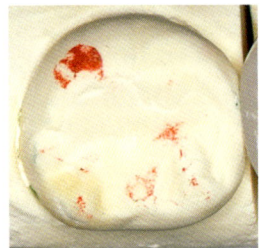

Fig.2-12g 口腔内で観察される7⏌の近心舌側咬頭内斜面の咬合接触点が、模型上には存在しない。

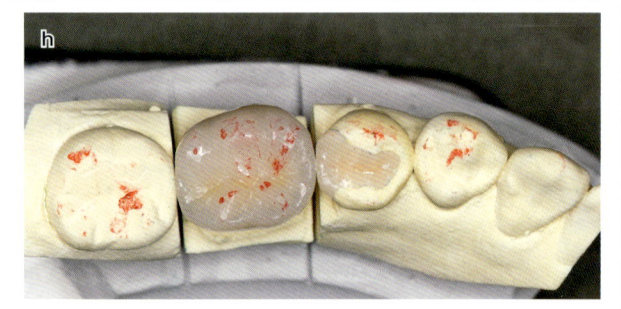

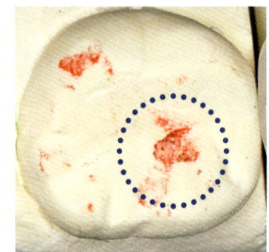

Fig.2-12h 全体的に口腔内の咬合接触点にきわめて近似した咬合接触点が模型上に存在する。

試適時

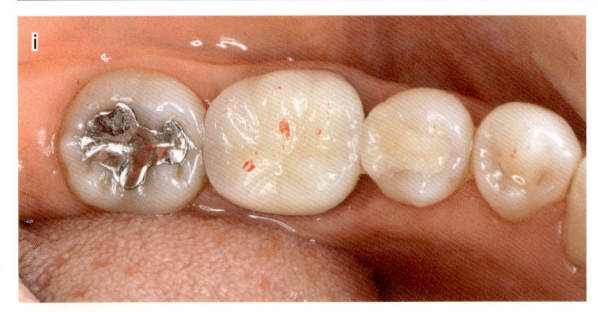

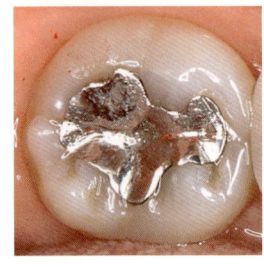

Fig.2-12i ⏌6クラウンのみ咬合接触している。この状態から高くもなく低くもないクラウンになるまで咬合調整をくり返さなければならない。

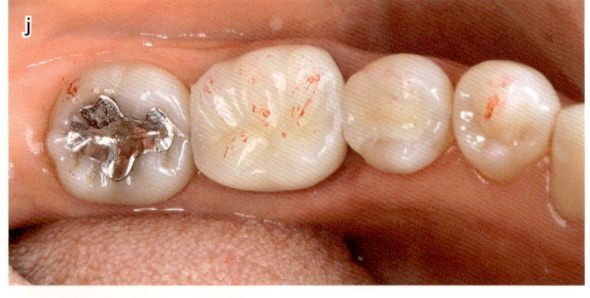

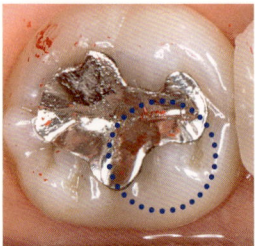

Fig.2-12j ⏌6クラウン以外にも、試適時にすでに術前とほぼ同じ位置に咬合接触点が観察される。ホワイトポイントを用いて、咬合が近くならないように注意し、わずかな咬合調整を加えた。

136

Fig.2-13a 犬歯を含んだ部分作業模型。

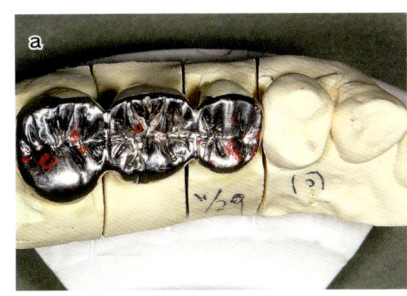

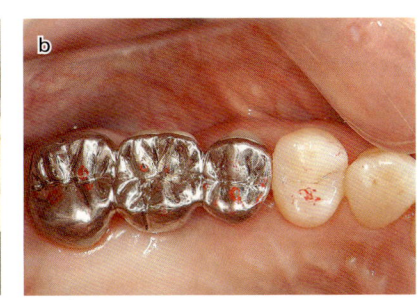

Fig.2-13b 口腔内試適時、咬合調整前。

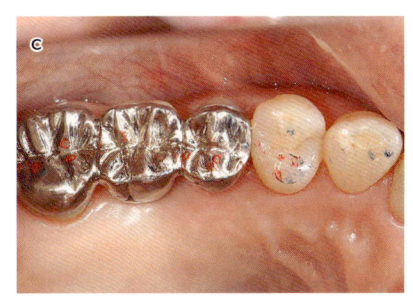

Fig.2-13c 咬頭嵌合位の咬合接触（赤の咬合紙）後、側方滑走運動時の咬合接触（青の咬合紙）。

Fig.2-13 ⑦⑥⑤ブリッジの症例（54歳・女性）。部分模型法（Mod コアインプレッションペースト法）で製作されたブリッジ。口腔内にて側方滑走運動時の咬合接触の確認を行った。補綴歯である⑤の頬側咬頭内斜面の近心に青の咬合紙の印記が観察されたが、咬合フォイルを用いた引き抜き試験では、実際には接触していなかった。このように咬合紙は通常両面が10μm程度の厚さでカラーコーティングされており、特に滑走運動時の検査では接触していなくても着色することが起こる。

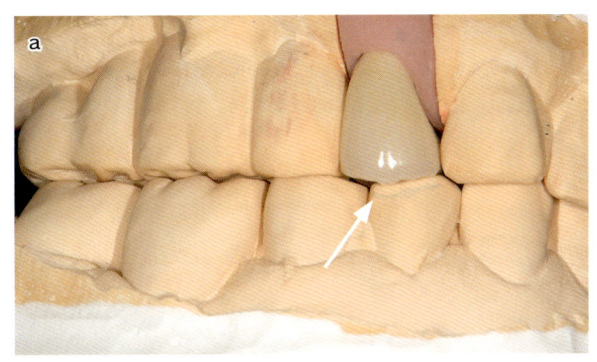

Fig.2-14a 作業模型。

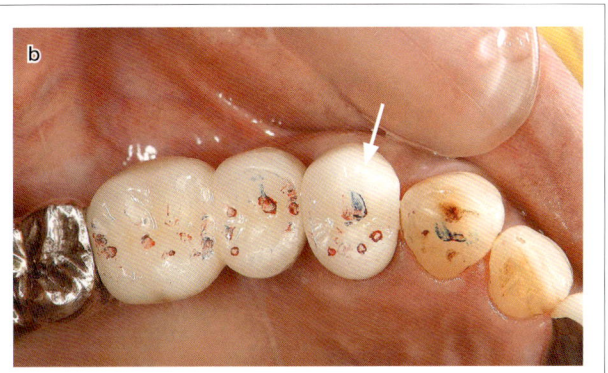

Fig.2-14b 口腔内試適時、咬合調整時（作業側の滑走運動経路を青の咬合紙で印記）。

Fig.2-14 ④クラウンの症例（58歳・女性）。補綴歯である第一小臼歯をアンテリアガイダンスに参加させてグループファンクションにするため、ラボにおいて作業側の滑走運動に関係する頬側咬頭内斜面の咬頭傾斜角（隆線）をやや高く（誘導角度をやや強く）設定しておき、口腔内にて調整した（詳細は *PP.44-46参照*）。

4）部分模型法（Mod コアインプレッションペースト法あるいは咬合印象法）と全顎歯列模型法の、側方滑走運動時の咬合調整の比較

部分模型法（Mod コアインプレッションペースト法あるいは咬合印象法）は、口腔内と模型の歯列の状態が近似しているため、全顎歯列模型法に比べ咬頭嵌合位の再現性に優れている。しかしアンテリアガイダンスに関しては、作業模型に犬歯を含んでいたとしても、そのファセットの状態から推測する程度に留まり、再現性は乏しく、その調整は口腔内で行うことが原則となる（*Fig.2-13*）。

一方、全顎歯列模型は、フェイスボウトランスファーにより半調節性咬合器にマウントして顆路傾斜角の調整を行うことを前提にすれば、部分模型に比べアンテリアガイダンスの再現性に優れている。

しかし、アンテリアガイダンス（前方・側方滑走運動）の起点となるのは咬頭嵌合位であることを考慮すると、側方滑走運動時の咬合調整も部分模型法（Mod コアインプレッションペースト法あるいは咬合印象法）のほうが容易に行えて、その結果には差が出ない。ただし、補綴歯である第一小臼歯、まれに第二小臼歯をアンテリアガイダンスに参加させてグループファンクションにする場合は、

- ラボにおいて作業側の滑走運動に関係する咬合面（上顎の頬側咬頭内斜面、下顎の頬側咬頭外斜面）の咬頭傾斜角をやや高く設定しておく（*Fig.2-14*）
- グループファンクションになっているプロビジョナルクラウンの形態を、シリコーンコアにてトランスファーする

などの工夫が必要である。

> **間接法のポイント①** 印象採得範囲が狭ければ、補綴物の精度は『下顎の歪みによる歯列のカーブの違い』の影響を受けにくい

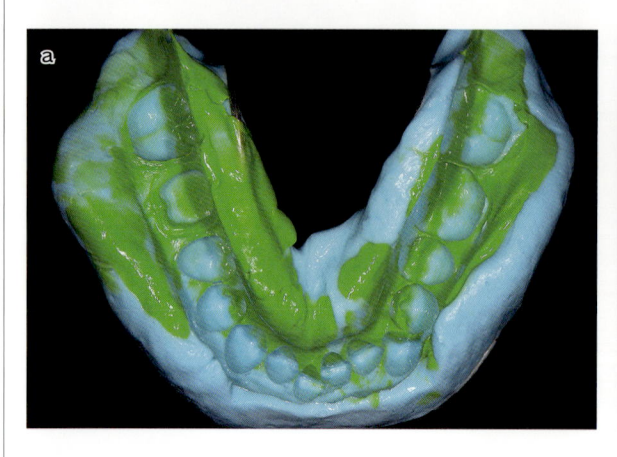

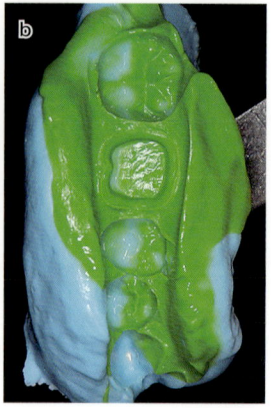

Fig.2-15a、b 全顎印象（**a**）では、生体固有の要素である『下顎の歪みによる歯列のカーブの違い』の影響を受けやすいが、部分歯列模型（**b**）は印象採得の範囲が狭いため、『下顎の歪みによる歯列のカーブの違い』の影響を受けにくい。

> **間接法のポイント②** 印象材の違いは、『下顎の歪みによる歯列のカーブの違い』ほど補綴物の精度に影響しない

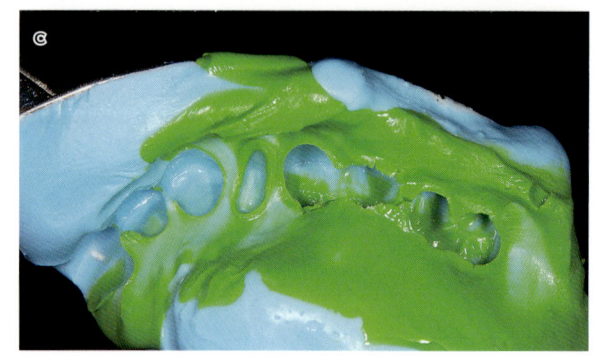

Fig.2-15c 寒天アルジネート連合印象法。

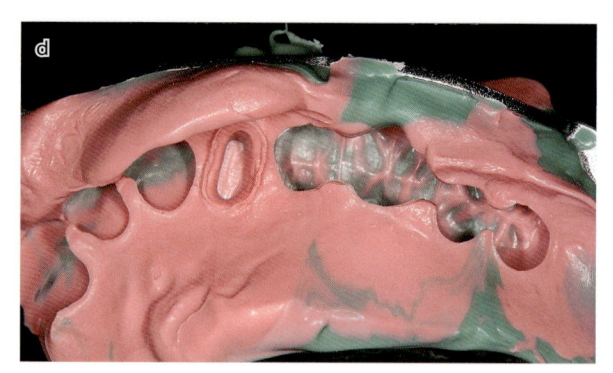

Fig.2-15d 付加重合型シリコーン印象材の稠度の異なるウォッシュとヘビーボディによる連合印象1回法（2種類同時の複合積層法）。

Fig.2-15a〜d 間接法による小範囲の臼歯部補綴物製作時における精度の鍵を握る、印象採得の範囲と咬合採得の術式（ポイント①、②）。

4　小範囲の臼歯部補綴時における間接法の要点

　間接法を用いて小範囲の臼歯部補綴物を製作する際に、その精度の鍵を握るのは、印象採得の範囲と咬合採得の術式である（*Fig.2-15*）。この2つは、口腔内試適時の調整量に大きく影響する。

　印象採得では、その範囲を狭くして部分模型で補綴物を製作するほうが、生体固有の要素である『下顎の歪みによる歯列のカーブの違い』の影響を受けにくい。また、印象材は変形（収縮、膨脹、たわみなど）が少ないものを少量使用することが原則だが、その違いは、『下顎の歪みによる歯列のカーブの違い』ほど補綴物の精度に影響しない。

　なお、閉口して行う咬合採得時と、開口して行う印象採得時では、歯根膜の被圧変位量の違いにより歯の位置は異なる。その対応として、咬合採得と印象採得を同時に行う術式である咬合印象法（上下顎歯列の印象と咬合関係を同時に採得）あるいはModコアインプレッションペースト法（対合歯列の印象と咬合関係を同時に採得）のいずれかを用いることで、精度を向上させたい。

| 間接法のポイント③ | 歯根膜の働きにより歯が変位している閉口状態で咬合採得と印象採得を同時に行うことを考える |

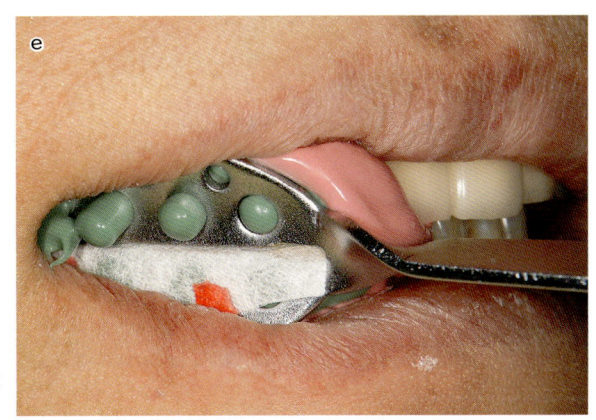

Fig.2-15e 咬合印象法。上下顎歯列の印象採得と咬合採得を同時に行う。

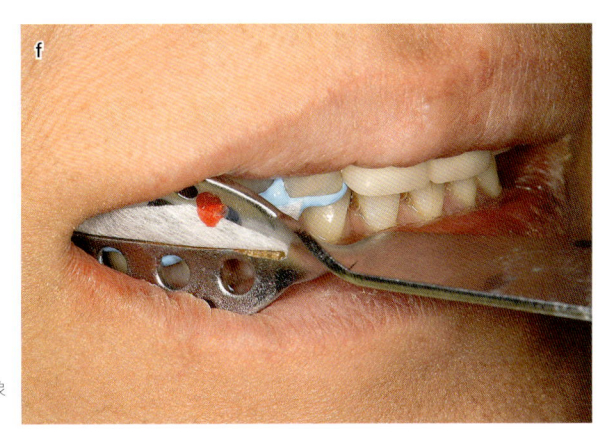

Fig.2-15f Modコアインプレッションペースト法。対合歯列の印象採得と咬合採得を同時に行う。

Fig.2-15e、f 同、ポイント③

5 全顎歯列模型法を用いて咬合の高さを改善するには

　小範囲の臼歯部補綴では、部分歯列模型法である咬合印象法やModコアインプレッションペースト法を用いて精度の高い咬合（咬頭嵌合位）を補綴物に与えることが可能になることを説明してきたが、前歯部の補綴や広範囲の全顎に及ぶような補綴では、全顎歯列模型法を用いざるを得ない。
　ここでは、この際に咬合の高さを改善して口腔内の咬合調整量を減らす対応策について述べることにする。

1）対応策①　補綴物の製作に入る前に、咬合器上にて石膏模型の咬合調整を行う

　口腔内における咬合調整量を減らす目的で、補綴物の製作前に、石膏模型の咬合調整を行うことがある。ただし、石膏模型はすでに解剖学的な理由により口腔内とは寸法が異なっているため、調整しても口腔内と同一の咬合接触点を得ることは不可能である。よって、模型上の一部にしか存在しない接触点を削合することで増やし、

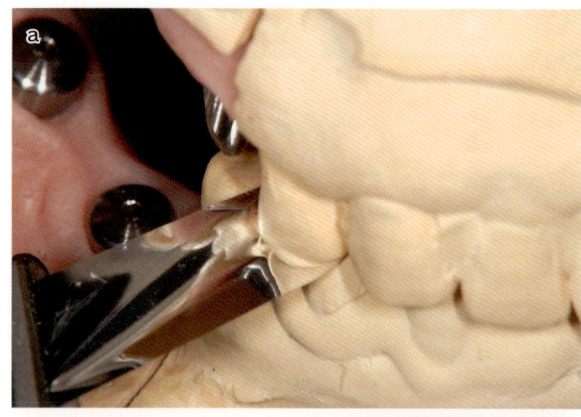

Fig.2-16a 口腔内に存在した|4、5|4間の咬合接触が模型上で存在するかを、咬合フォイルの引抜き試験にて確認する。引き抜けてしまい、模型上では咬合接触していない。

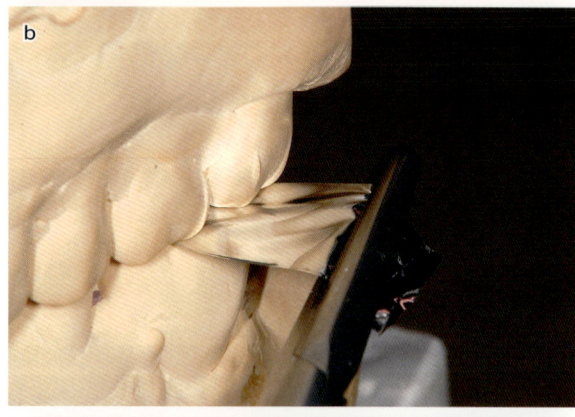

Fig.2-16b 次に、補綴部位からもっとも離れた部位の|7、7|6間の引抜き試験を行う。引き抜けないので、咬合接触部位を咬合紙により特定する。

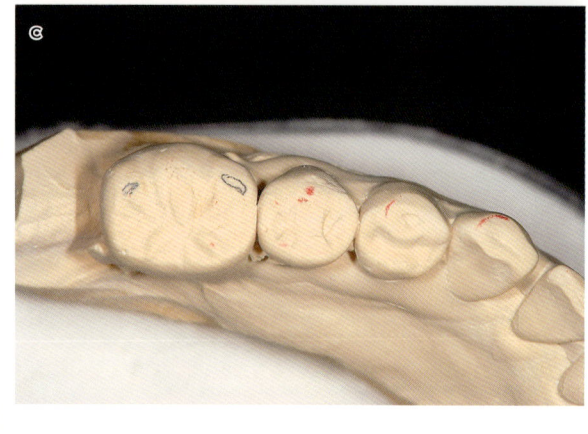

Fig.2-16c 6|の咬合接触部位を削合して、|4、5|4間の咬合接触が得られるか否かを、再度引抜き試験で調べる。この操作を咬合接触が得られるまでくり返す。

Fig.2-16 ⑦6⑤インプラントブリッジ、7|6インプラントクラウンを全顎歯列模型法にて製作する際に行った模型の削合例。

接触点が歯列全体に行き渡るようにする程度の調整に留める（***Fig.2-16***）。

2）対応策② リマウント法を用いる

全歯列にわたるような広範囲の補綴の際に行う咬頭嵌合位の修正方法として、リマウント法がある（***Fig.2-17***）。
①まず製作された補綴物を口腔内に試適し、その状態で咬合採得を行う。
②次に、補綴物をこの咬合採得の記録を用いて咬合器に取りつけ、咬合器上で咬合調整を行う。

なお具体的には、修正量に応じていくつかの術式が存在する。

3）対応策③ 補綴物の製作を部位別に分けて行う（時差補綴）

プロビジョナルレストレーションからファイナルレストレーションに移行する際に、前歯部と臼歯部あるいは上顎と下顎の補綴を分けて行うことで、生体固有の要素である印象採得時の下顎の歪み、材料の変化、テクニカルエラーなどによる誤差を減らすことができる（***PP.76-81参照***）。

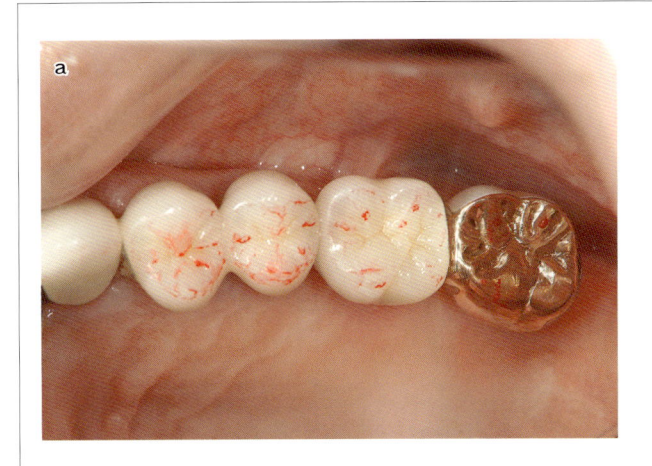

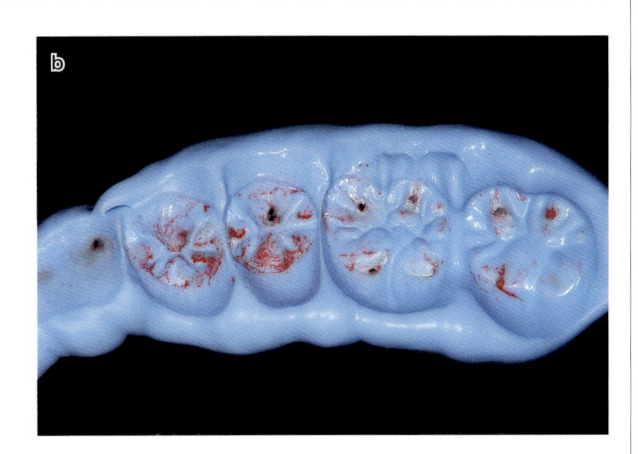

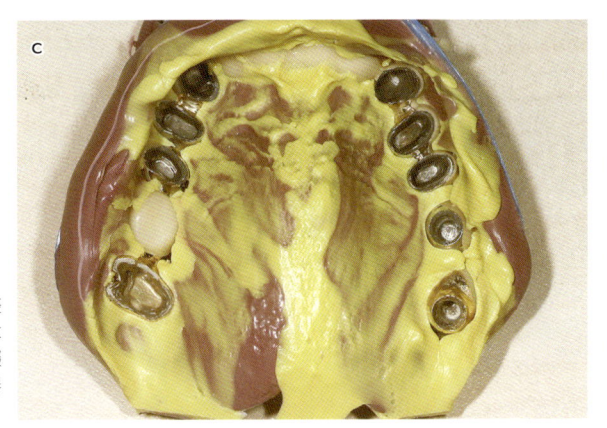

Fig.2-17a〜c チェアサイドでの咬合調整が進んだ状態。咬合調整量が多く、咬合面のリシェイピングを兼ねて最後の咬合面の仕上げはラボサイドにて行う必要がある。開口位にて咬合採得し、上顎の補綴物のみを取り込み印象する。これを咬合器にリマウントして、咬合器上で咬合調整を行う。

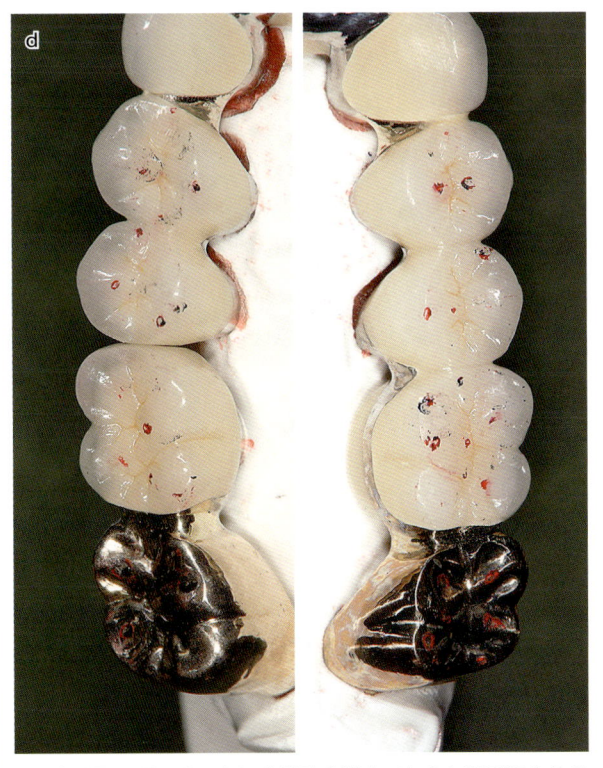

Fig.2-17d リマウントにより咬合器上で与えた咬頭嵌合位の咬合接触点（赤で印記）と、口腔内に再度リマウント後に試適した際の咬合接触点（青で印記）の比較。それらの位置、数はほぼ一致しており、リマウント操作を経ることで、安定した咬合支持が得られている。

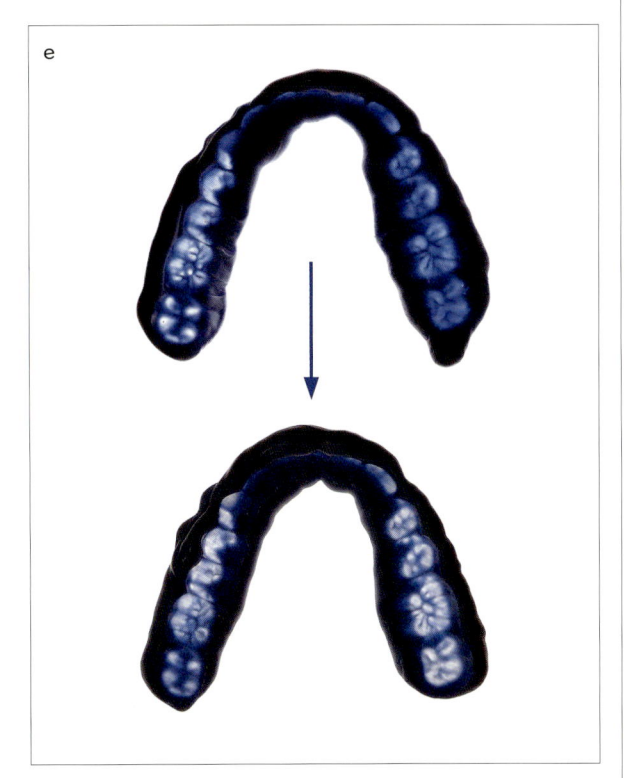

Fig.2-17e リマウント前後のかみしめの比較。リマウントによる咬合調整を経て、7 6 インプラントも含め、臼歯部の左右前後に咬頭嵌合位における均等な咬合接触が得られていることがわかる。

Fig.2-17 臨床術式編 Case 20（*PP.82-87参照*）のリマウントによる咬合器上での咬合調整例。

CHAPTER 03
補綴歯のための歯周環境
──天然歯とのアプローチの違い──

歯周ポケット、骨縁下欠損、根分岐部病変などの歯周疾患の基本的事項については専門書に委ねることとし、ここでは補綴治療に先立ち、歯周環境を整える際に欠かせない3つのキーワード── Biologic width、ジンジバルエンブレジャー（鼓形空隙）、付着歯肉──および補綴治療と関連の深い二次性咬合性外傷を取り上げ、その要点について臨床例を通じて解説する。

1 Biologic width（生物学的幅径）

　Biologic width（生物学的幅径）とは、歯と歯肉の結合部における線維性付着部の幅（約1mm）と上皮性付着部の幅（約1mm）の合計約2mmの幅径のことをいう[10]。また、健康な歯肉溝（1〜3mm）を加えて歯槽骨頂部から歯肉縁までの幅を表す考えかたもある[11]。インプラントの場合では、骨との接触部と歯肉縁までが約3〜4mmという報告がある[12]。

　Biologic width の臨床的意義は、プラークコントロールを中心としたメインテナンス（セルフケア）が行いやすく、歯肉縁の位置変化が起こりにくい歯周環境の構築にある。Nevins らの定義に従えば、Biologic width の値が大きすぎることは歯肉溝の深さが3mm以上あることを意味し、小さすぎることは歯と歯肉結合部の幅が不足している（*Fig.3-1*）ことを意味する。これらはいずれも補綴治療の有無にかかわらず、好ましい歯周環境ではない。また Biologic width に対する配慮を欠いた歯肉縁下マージンの設定は、歯肉の炎症、歯槽骨の吸収、歯周ポケットの深さの増加などの問題が起こるとされる。

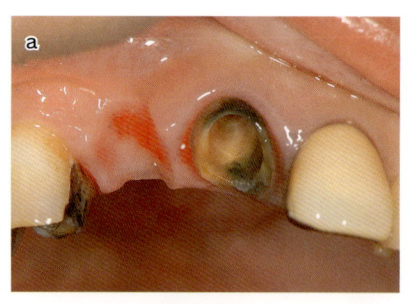

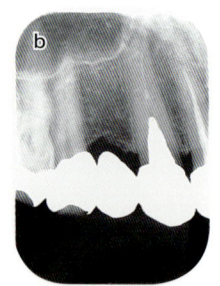

Fig.3-1a、b　40歳・女性。⑤４③ブリッジの支台歯③が片側脱離したまま長期放置された結果、③の二次う蝕が骨縁付近にまで及んでいる。

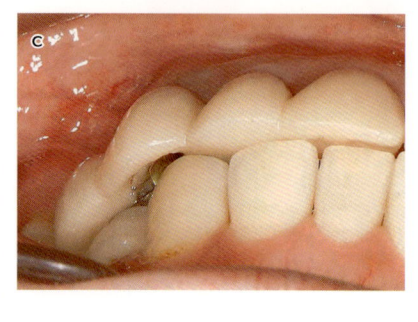

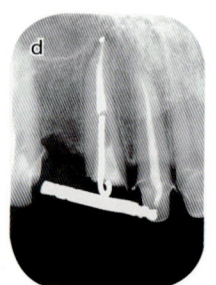

Fig.3-1c、d　補綴治療に先立ち、MTM（挺出）により最低3mmの Biologic width を確立する必要がある。

Fig.3-1　Biologic width の不足を MTM（挺出）により対応した症例

2 ジンジバルエンブレジャー（鼓形空隙）

　補綴物装着後にジンジバルエンブレジャー（鼓形空隙）が歯間乳頭によって埋まらないことで起こるブラックトライアングルは、審美的観点はもとより、空気の漏れや食物停滞などにより患者の不満に繋がることが多い。

　天然歯同士の場合、隣接面部の歯槽骨頂とコンタクトポイントの距離が5mm以下であれば、ジンジバルエンブレジャーを歯間乳頭で埋めることができる[13]。また天然歯とインプラントでは4.5mm[14]、インプラント同士では3.4mm[15]がブラックトライアングルが生じない目安とされる。

　臨床では、まずBiologic width（生物学的幅径）を確立させることで歯周ポケットが再発しにくくなり、歯肉のクリーピングが期待できる。さらにコンタクトを点（ポイント）ではなく上下的に延ばして面（エリア）とすることで、ブラックトライアングルの量を減らすことを考える（*Fig.3-2*）。連結クラウンやブリッジでは、連結部を利用することで、コンタクトエリアの付与が比較的容易に行える。同時に、補綴物の形態や適合をよくして清掃性を確保することも忘れてはならない（*PP.24-29参照*）。

　なお天然歯では結合組織線維がセメント質に入り込み線維性付着の支持が得られるが、インプラントではその周囲に平行に走行しているだけで支持は得られず、その分条件が厳しくなることに留意したい。

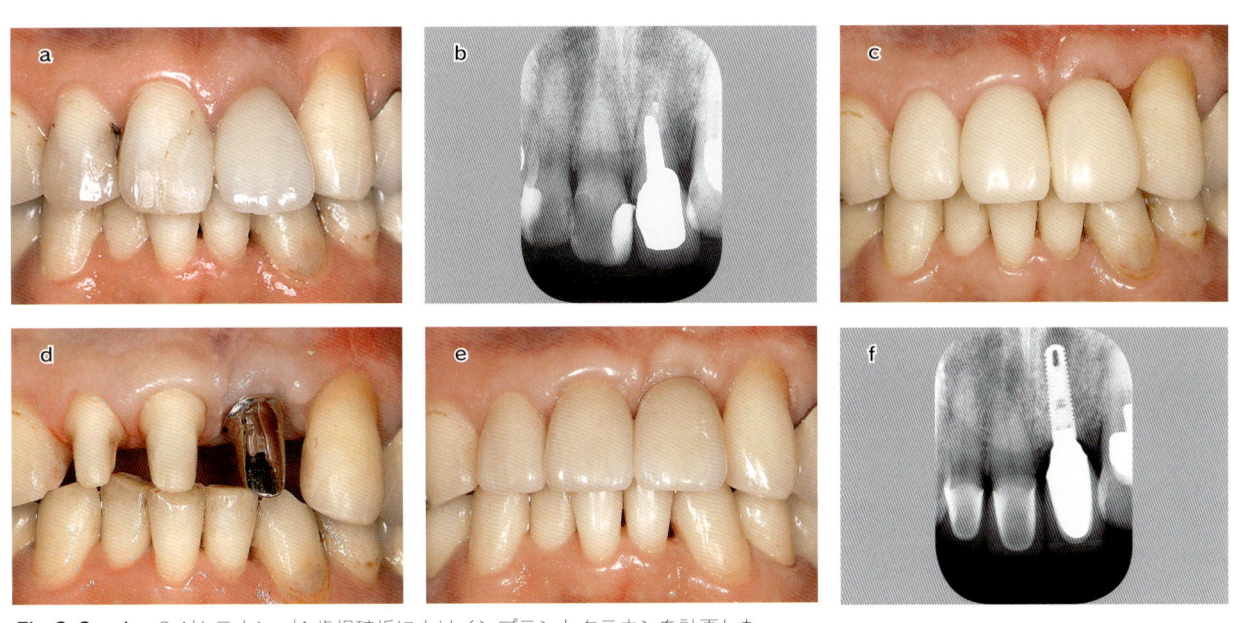

Fig.3-2a、b　2̄ 1̄ クラウン。1̄ 歯根破折によりインプラントクラウンを計画した。
Fig.3-2c〜f　審美的要求度の高い上顎前歯部の補綴のため、ブラックトライアングルを最小限に抑えることの重要度が増す。そのためには、十分時間をかけて歯周環境の整備（必要に応じて歯槽堤増大術や遊離歯肉移植などの歯周外科処置）とプロビジョナルレストレーションによる形態の模索を行い、ファイナルレストレーションに活かさなければならない。

Fig.3-2g、h　4̄6̄クラウン、5̄歯根破折により、インプラントクラウンを計画。前歯部同様、ジンジバルエンブレジャーを歯間乳頭で封鎖するのが困難な状態である。歯冠隣接面形態のモディファイにより対応する。

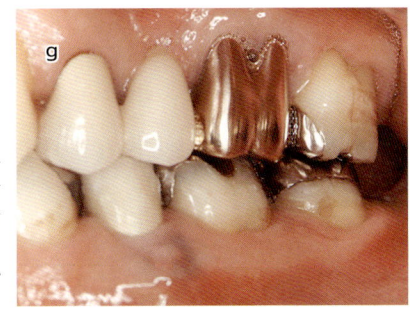

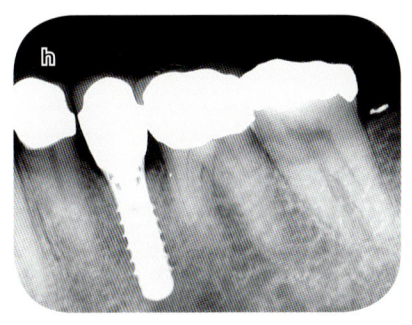

Fig.3-2　53歳・男性。前歯部、臼歯部いずれも、上下的に長いコンタクトエリアにより、ジンジバルエンブレジャーが歯間乳頭によってほぼ埋められ、ブラックトライアングルが最小限に抑えられている。これにより、審美障害や発音、咀嚼時の不都合が生じていない。

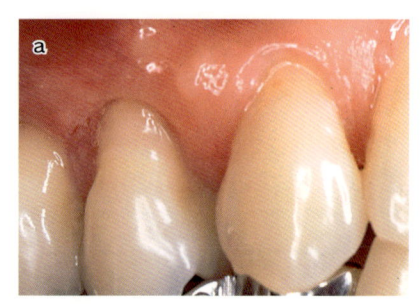

Fig.3-3a 4┘の頬側は付着歯肉が不足している。

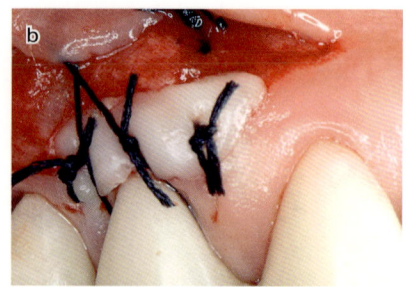

Fig.3-3b プロビジョナルクラウンの段階で、歯肉溝内にマージンを設定するクラウンの予知性を高める目的で遊離歯肉移植術を行った。

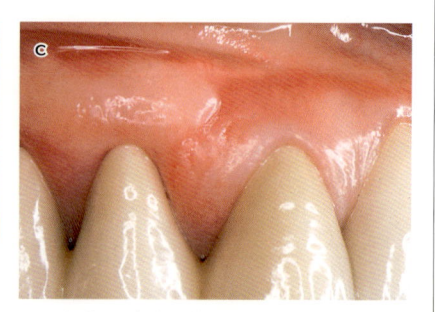

Fig.3-3c 歯肉の供給側（口蓋）と受給側の色合いが合わないため、ケロイド様の治癒（グラフトアイランド）になり、審美的にはやや問題がある。

Fig.3-3 遊離歯肉移植術の症例（39歳・女性）。

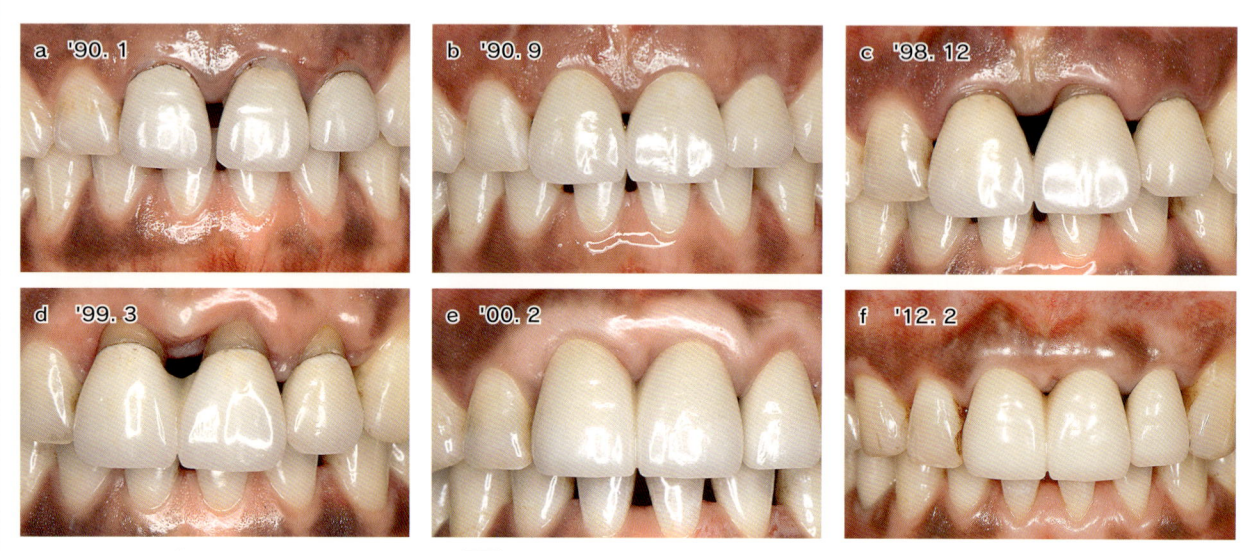

Fig.3-4a～c 1┤1 2 クラウンの唇側歯肉退縮と 1┤1┤1 間のブラックトライアングルの改善を主訴に来院。歯周治療後、クラウンの再製を行った。

Fig.3-4d、e 術後約8年、同様の主訴にて再来院。歯周疾患の再発と進行がみられたことから、歯肉弁根尖側移動術と結合組織移植を行い、Biologic width の確立と結合組織量（歯肉の厚み）の増大を図った後に再度クラウンにて補綴を行った。ブラックトライアングルの出現を抑えるため、コンタクトを上下に長いエリアとして、ジンジバルエンブレジャーが歯間乳頭によって埋まりやすい歯周環境を構築した。

Fig.3-4f その後約12年、歯肉縁の退縮はほとんど起こらず、ブラックトライアングルも許容範囲内に収まっている。

Fig.3-4 歯肉弁根尖側移動術と結合組織移植を併用した症例（38歳・女性）。

3 付着歯肉

　補綴物のマージンを歯肉溝内に設定する場合、機械的刺激や細菌による炎症に対しての抵抗力がある付着歯肉の必要性が増す。その幅としては3mmが1つの目安とされ、血管が少なく密なコラーゲンを有する十分な付着歯肉は、炎症の深部組織への波及や歯肉退縮を防ぐ。審美性が重要視される部位において、補綴物装着後まもなく歯肉の退縮が起こると、患者の不満が大きいことに留意したい。

　また長期間欠損が放置されていた歯槽堤では、高位の位置まで可動性粘膜が入り込んでおり、インプラント埋入時に頬側の付着歯肉が不足することがある。この場合、そのままクラウンを装着するとメインテナンスに支障をきたすことが多い。特に歯槽堤の骨吸収が高度に進行している症例では、歯頸線が天然歯と不揃いで歯肉頬移行部に近い位置に置かれることが多く、プラークコントロールがより困難な状況になりやすい。

　そのような環境下での炎症への抵抗性を高めるためにも、付着歯肉の存在は大きい（*Fig.3-3～3-5*）。

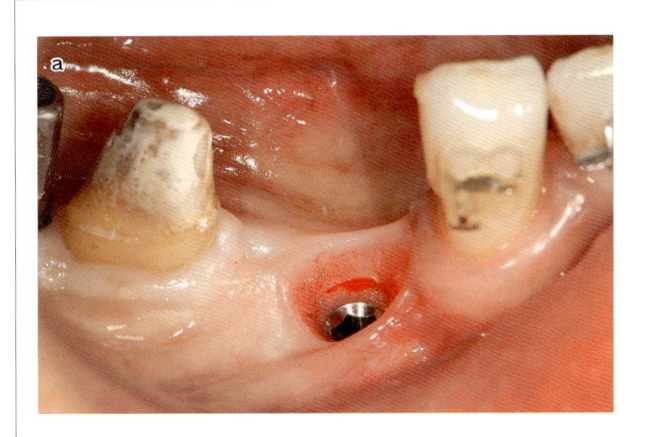

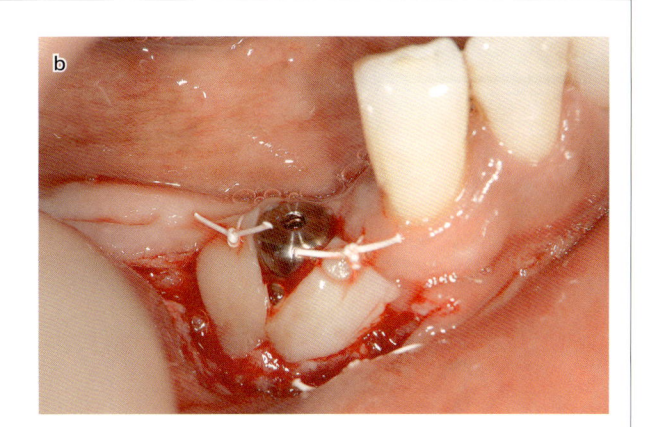

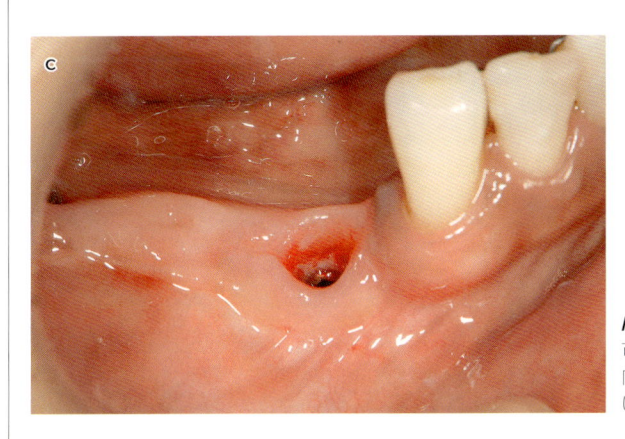

Fig.3-5a〜c ４付近にインプラントを埋入したが、歯槽頂部にまで可動粘膜が伸展しており、角化歯肉が頬側に不足している。部分層歯肉弁を展開し、口蓋より遊離歯肉移植を行い、線維性組織に富んだ厚い歯肉を構築した。

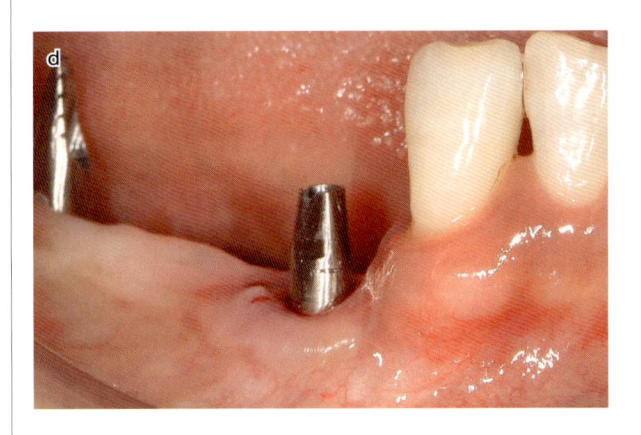

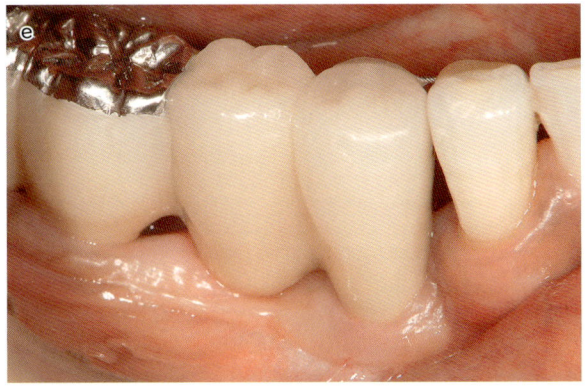

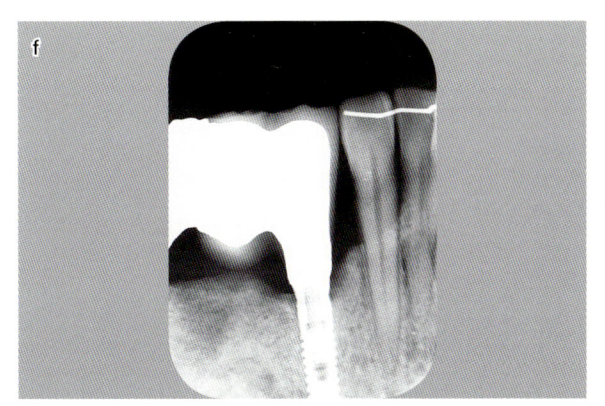

Fig.3-5d〜f インプラントブリッジ装着後、天然歯とインプラントの歯頸線の不揃いがあり、セルフケアには特に配慮が求められるが、炎症への抵抗性は増した歯周環境となっている。

Fig.3-5 インプラント部への遊離歯肉移植術症例(50歳・女性)

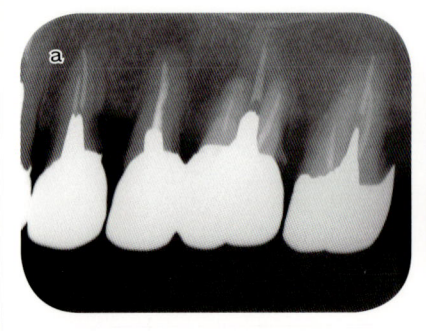

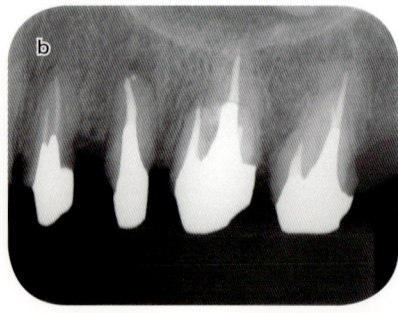

Fig.3-6a、b 初診時、上顎左側臼歯部の歯周病が進行し、特に|4 5間の骨吸収が著明である。また、歯内療法や補綴治療の不備がみられたため、歯周外科治療、感染根管治療を経て、補綴計画の立案を行う。

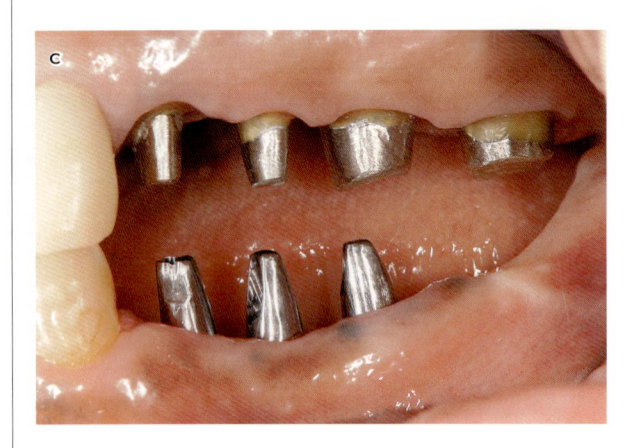

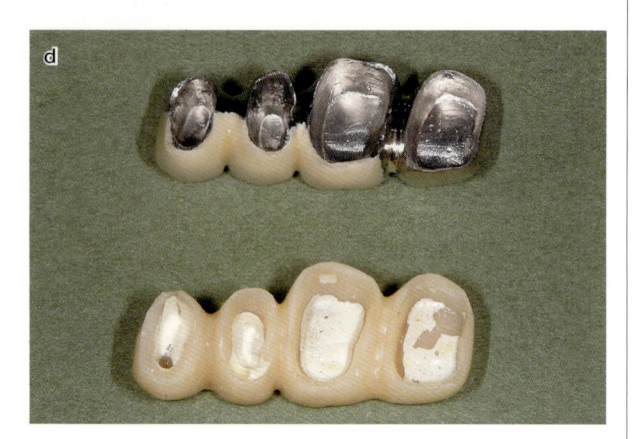

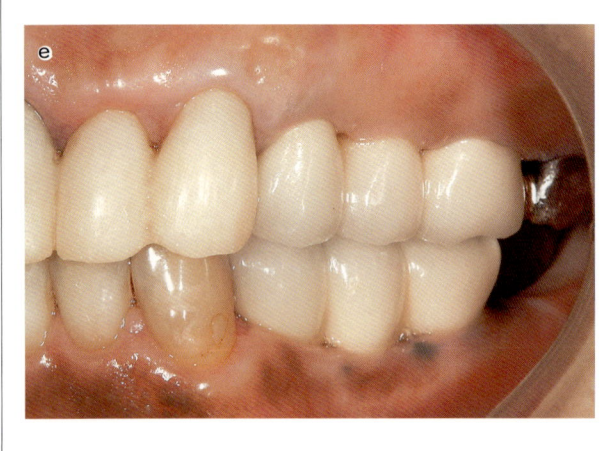

Fig.3-6c〜e プロビジョナルレストレーションにて咬合機能を回復し、歯周組織の反応を観察しながら連結固定の必要性を検討する。対合歯列の欠損はインプラント補綴により対応。最終的には、|5の動揺が単冠では収まらず、咬合痛が消失しないことから、連結固定に決定した。また、挺出により咬合の変化を防ぐ目的で、|7も連結に組み入れた。

Fig.3-6 二次性咬合性外傷が危惧される症例①（47歳・女性）

4 二次性咬合性外傷

　補綴治療に際しては、プラーク起因性の歯周病に対する治療が行われ、炎症がコントロールされ、健康な歯周ポケットや生理的な動揺度が得られていることが前提となる。しかし、支持骨が十分でない場合、咬合様式や咬合接触関係は正常範囲内であっても、歯根膜腔の拡大や動揺の増加を伴う二次性咬合性外傷を生じることがある。その治療は連結固定であり、その必要性をプロビジョナルレストレーション時に検討することになる（*Fig.3-6、3-7*）。

　なお、プロビジョナルレストレーション時の連結固定により歯根膜が安定し、個々の支台歯の動揺が収まったとしても、二次性咬合性外傷は再発するため、ファイナルレストレーションにおいてもそのまま固定しておく必要がある[16]。

146

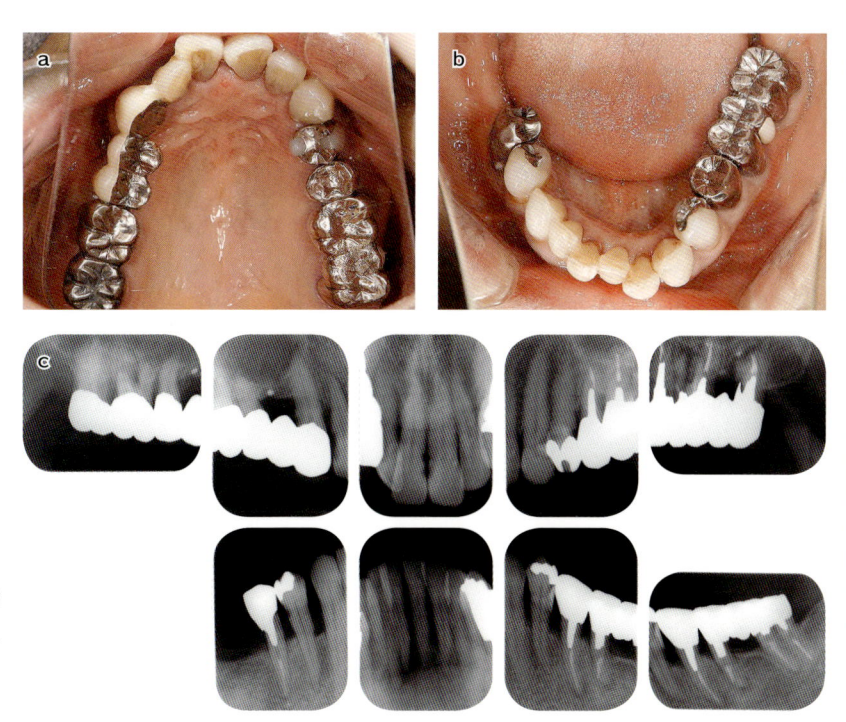

Fig.3-7a〜c 初診時の状態。歯周病の治療と前歯部の審美的な改善を主訴に来院。全顎的に歯周病に進行しており、抜歯してインプラントか、連結固定により保存かを、長期的な展望のもと決定する必要がある。

Fig.3-7d〜f 天然歯、インプラントそれぞれについて連結固定するか否かの最終判断を、プロビジョナルレストレーションにて下す。2〜5は当初単冠を予定したが、動揺が増し咬合痛を訴えたため、23、45をそれぞれ連結固定した。

Fig.3-7g〜i ファイナルレストレーションの状態。プロビジョナルレストレーションにおける連結固定の最終判断の結果がそのまま反映される。

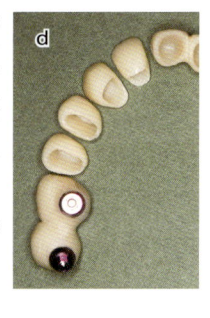

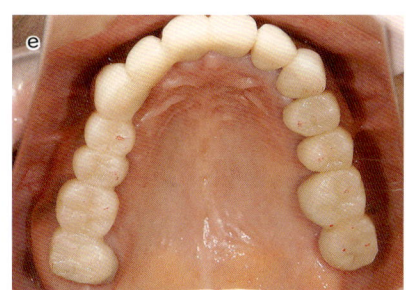

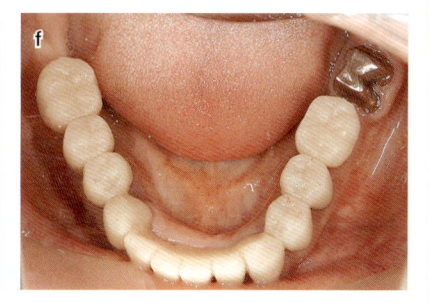

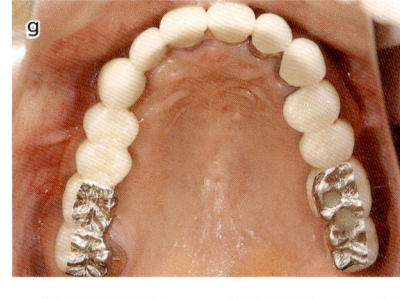

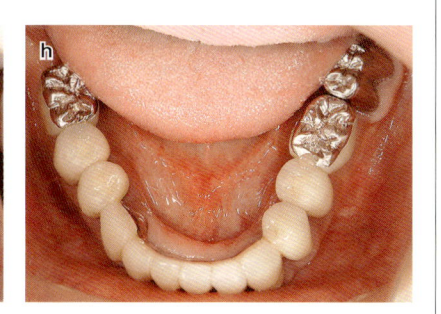

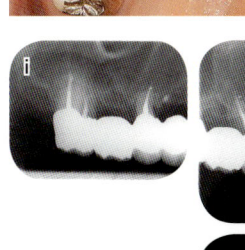

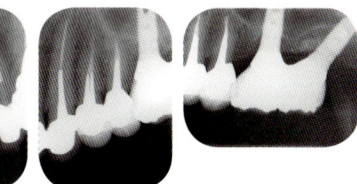

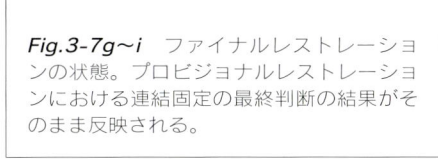

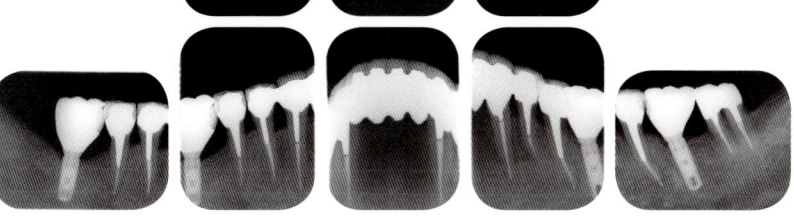

Fig.3-7 二次性咬合性外傷が危惧される症例②（48歳・女性）

CHAPTER 04
支台歯形成
――支台歯形成の要点（全部被覆冠）――

1 支台歯形成のデザイン

　咬合面においては、咬合の修復に必要な対合歯とのクリアランスを十分に確保する。たとえば臼歯部の金属クラウンでは、機能咬頭で1.5mm、非機能咬頭で1.0mmが目安となる。またオールセラミックでは、2.0mm以上が必要とされる。

　軸面、特に歯頸部付近では、適切なカントゥアとエマージェンスプロファイル、さらに強度を付与するために、十分な削除を行う。特にポーセレンを用いた修復では、マージン部のひずみに対して適度に抵抗しうる削除量が適合の向上にもつながる。また、ファインバーやホワイトポイントを用いた仕上げ（特にマージン部）も忘れてはならない。

　これらのことは、可能であれば歯髄および健全な歯質を保存した生活歯の支台歯に適応したい（**Fig.4-1**、**4-2**）。

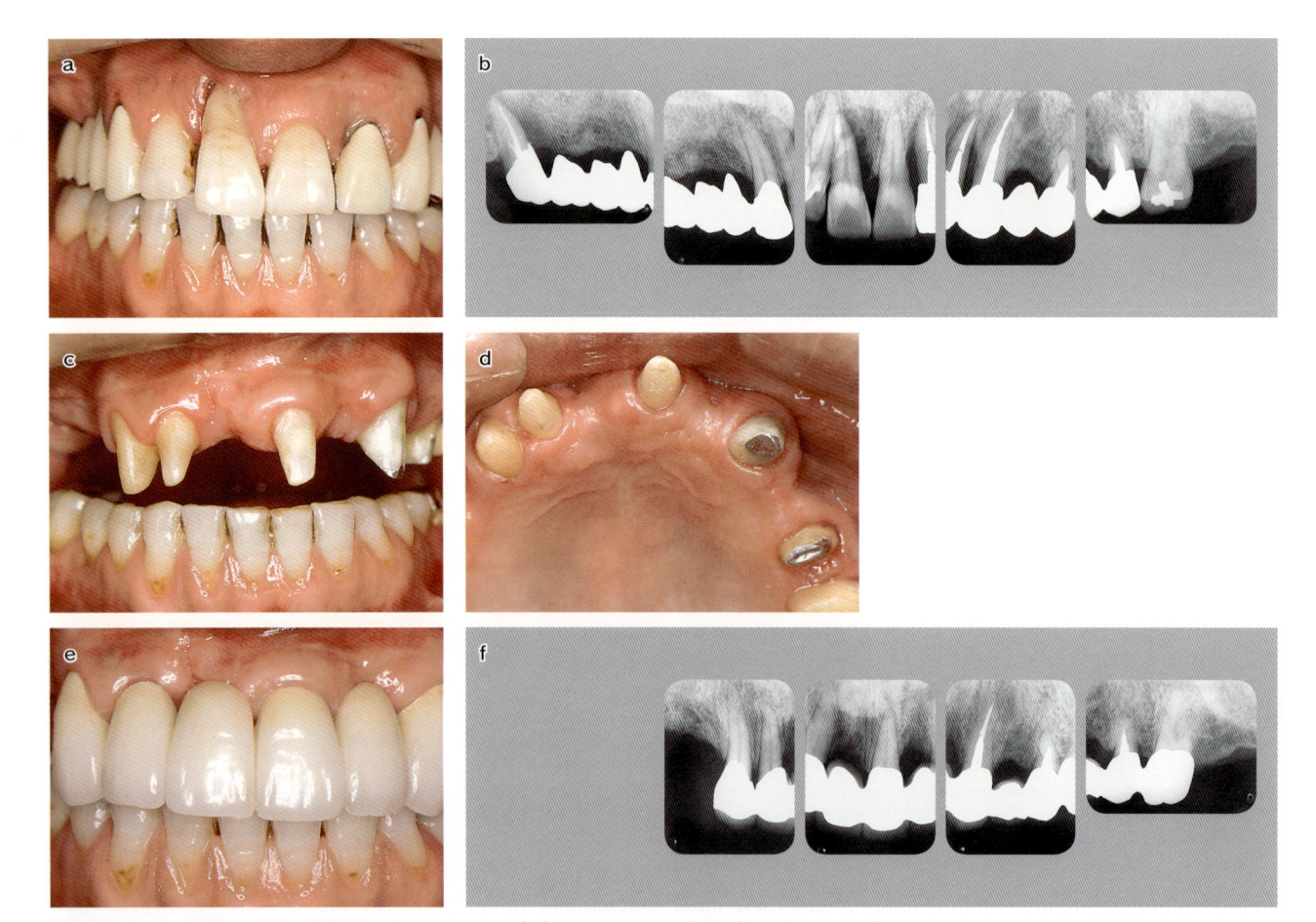

Fig.4-1a〜f　44歳・男性。歯周病の進行により、7̄、1̄2̄を抜歯して③②①|①②③④⑤⑥ブリッジのための支台歯形成例。新たに加わる支台歯はすべて生活歯での支台歯形成が可能であった。生活歯は、無髄歯に比べ咬合圧の受け皿として有利であるばかりでなく、（部分）脱離や二次う蝕の発見、歯根破折のリスクの軽減など、術後管理においてもメリットが多い。

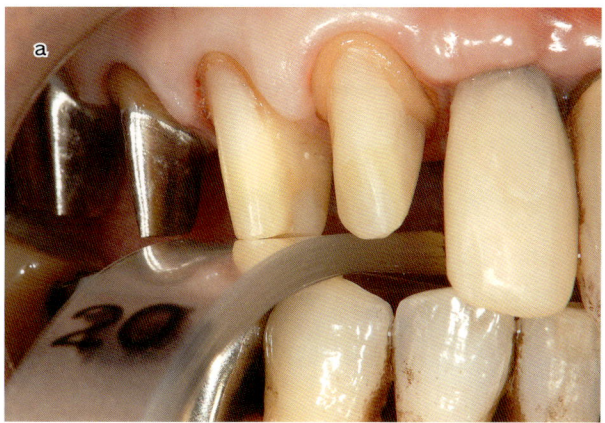

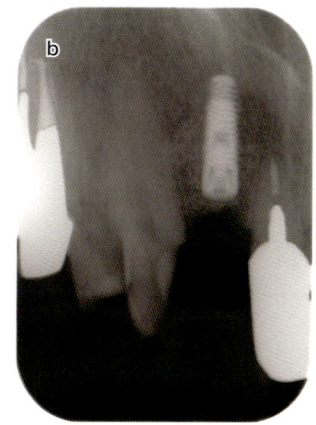

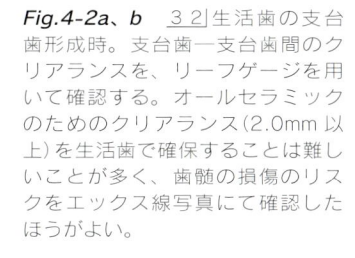

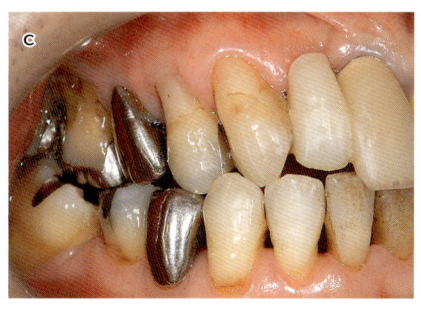

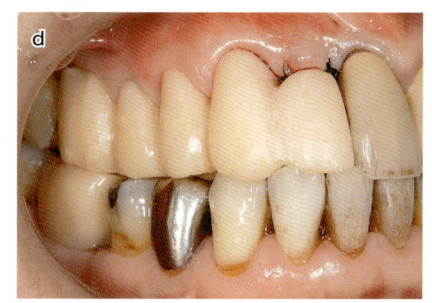

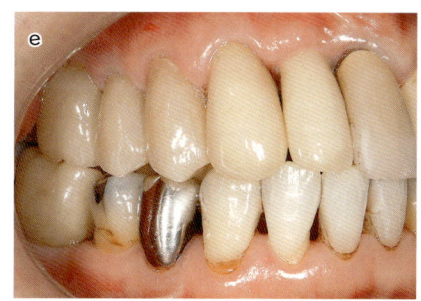

Fig.4-2a、b 3 2|生活歯の支台歯形成時。支台歯─支台歯間のクリアランスを、リーフゲージを用いて確認する。オールセラミックのためのクリアランス（2.0mm以上）を生活歯で確保することは難しいことが多く、歯髄の損傷のリスクをエックス線写真にて確認したほうがよい。

Fig.4-2c～e 初診からプロビジョナルレストレーション（写真は 2|インプラントの二次手術時）を経て、術後までの治療の流れ。4 3|は反対咬合であったが、被覆をなおすため支台歯はレジン支台築造により形態修正を行なっている。プロビジョナルレストレーションによりアンテリアガイダンスの設定に問題がないことを確認し、ファイナルレストレーションに移行。臼歯部の被覆および咬合支持も改善した。

2　クラウンの保持形態

　クラウンは、2つの対向する軸面のあいだに発生する保持力により保持される。その保持力を決定する軸面のテーパーは、6°以内が適切とされる。実際には、歯軸に対して近遠心面のテーパーは6°以内が目標となるが、前歯支台歯形成の場合、頬舌面のテーパーはカントゥアへの配慮と合着用セメントの接着力の向上により、もう少し大きくなっても差し支えないと考えている（*Fig.4-3*）。

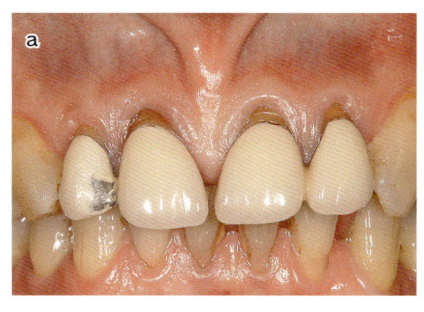

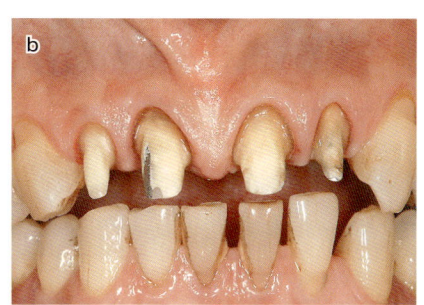

Fig.4-3a、b 約20年前に装着したという 2 1|1 2 クラウンの再補綴。支台歯の隣在歯質量が十分あり、歯内療法、支台築造ともに再治療を要さなかった。軸面テーパー度は適合性と維持力の両立から6°のテーパーが基準であるが、合着性セメントの接着力が向上しており、この程度のテーパー度の増加は許容されると考えている。なお過度のテーパー度や支台歯の高さの不足は、軸面（主に頬側）にグルーブ（溝）を付与して維持力を高める方法も有効である。

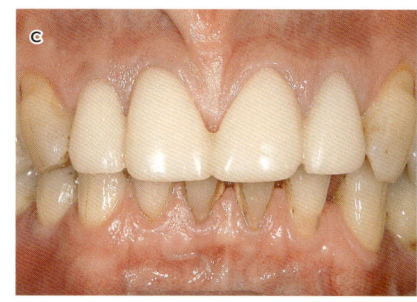

Fig.4-3c プロビジョナルレストレーションの脱離や仮着用セメントのウォッシュアウトの有無により、保持力に問題がないことを確認する。

3 マージンの位置

歯周病学的には、マージンは歯肉縁上にあることが好ましく、またエナメル質内に設定できれば二次う蝕にもなりにくい。しかし、審美的配慮から歯肉縁下にマージンを設定する症例は少なくない。

この場合は、健康な歯肉溝（1〜3mm）の遊離歯肉縁より0.5〜1.0mmの深さに設定することが、一般的に推奨されている（*Fig.4-4*）。この位置にマージンを設定すると、歯肉縁と同じ高さに設定するよりもう蝕や歯周疾患に罹患するリスクが減るという報告もある[16]。

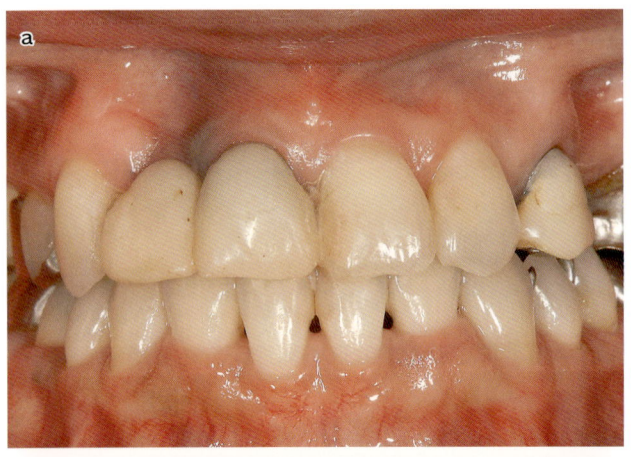

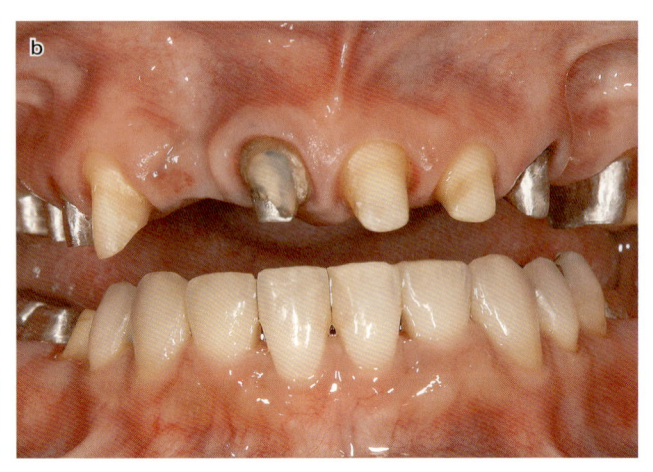

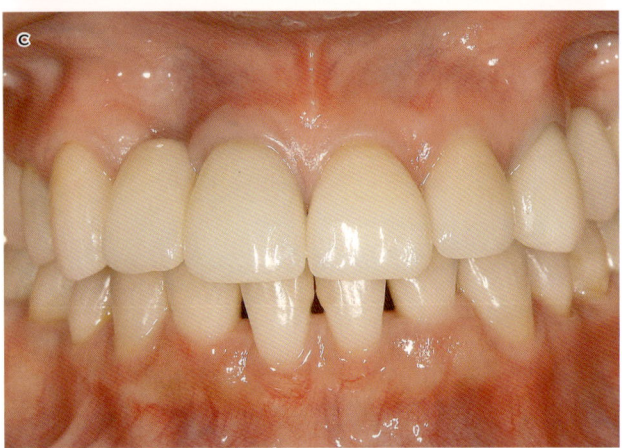

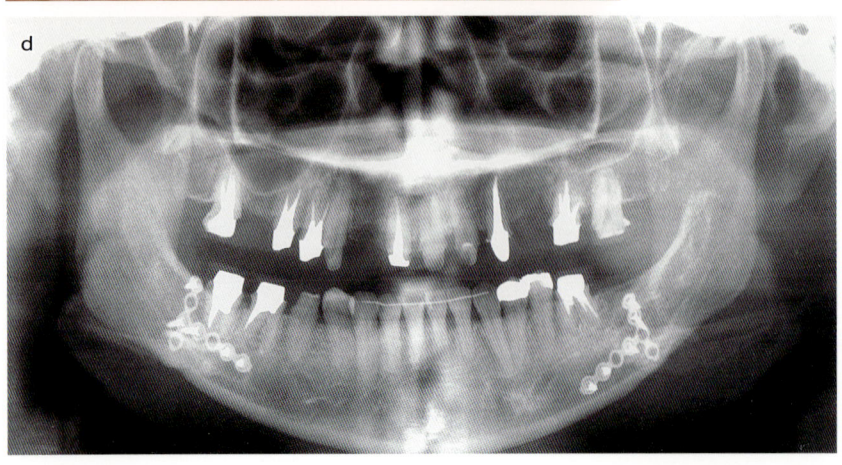

Fig.4-4a〜d 48歳・女性。セラミッククラウンのための支台歯形成例。審美的配慮からマージンはいずれも歯肉縁下に設定。上顎前歯部の失活歯1|と|3は軸面の削除量を多めに、さらに|3は歯冠部残存歯質が少なく変色が著しいため、他の支台歯に比べマージンをやや深めに設定している。なお、この症例ではアナフィラキシーショックの既往があるため、歯周外科手術を回避した。そのため2|ポンティック部の審美性の改善には限界があった。

4 プロビジョナルレストレーションによる評価

　ここまで解説したポイントは、いずれもプロビジョナルレストレーションによって評価できることが多い。ただし、支台歯形成の不備(主に削除量の不足、連結がある場合は平行関係の不良)がある場合には模型上で修正し、その結果を口腔内の支台歯に反映させる(***Fig.4-5***)。

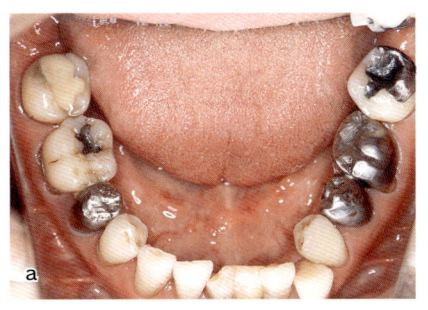

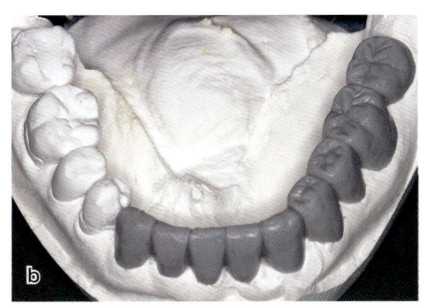

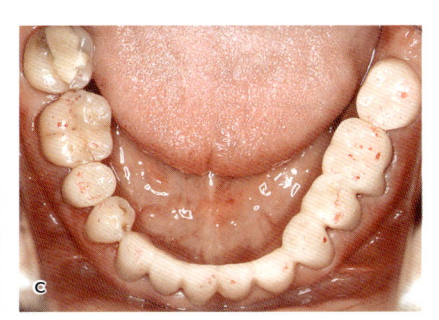

Fig.4-5a〜c 初診時の状態。下顎前歯部の審美的、機能的な改善を主訴に来院した58歳・男性。診断用ワックスアップ、それに基づくコンサルテーション を経て、プロビジョナルレストレーションを行う。

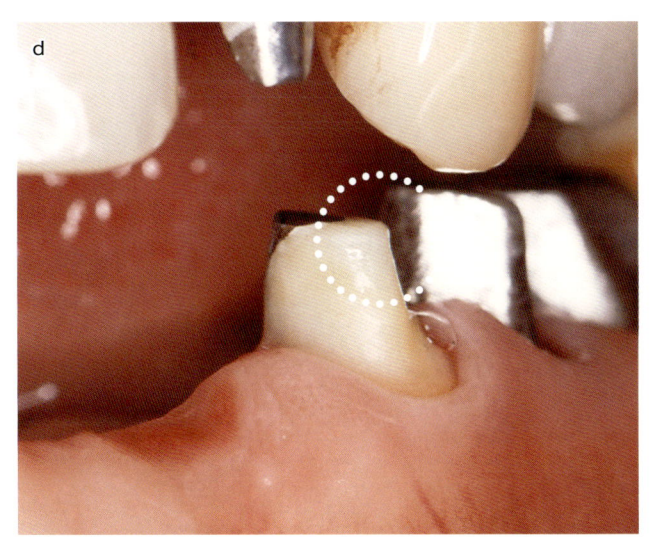

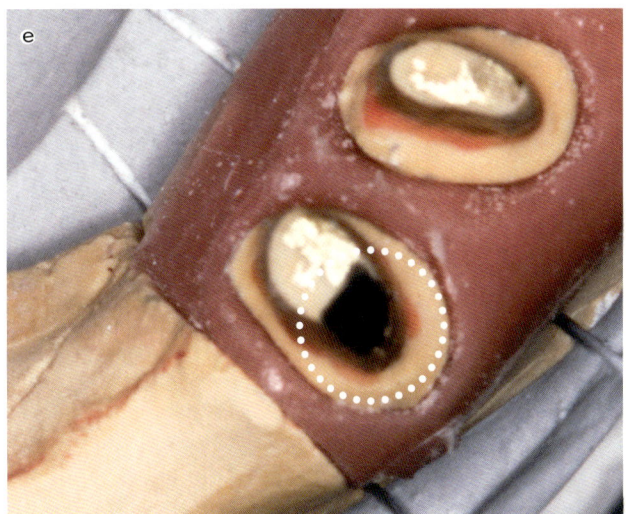

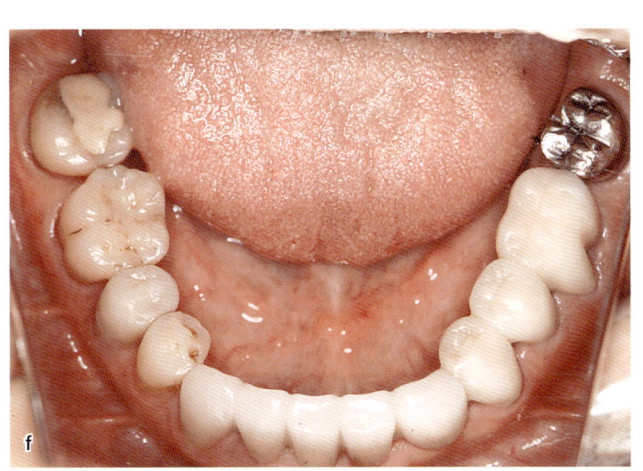

Fig.4-5d〜f プロビジョナルレストレーションにてチェックもれした「4支台歯の削除量不足は模型上で修正し、マーキングしておく。口腔内でも支台歯の同箇所に修正を加えることで、ファイナルレストレーションでは修復材に必要十分な厚みが確保された。

CHAPTER 05
支台築造
──失活歯支台築造の要点──

1 歯冠の残存歯質の評価

臼歯では、支台歯形成後の歯冠歯質が、水平的に2.5/4壁（壁の厚み1mm以上）、垂直的に軸面の高さの1/2残存していれば、ポストを利用しない支台築造も選択肢になる（**Fig.5-1**）。

またポストを利用する場合にも、前歯・臼歯を問わず支台の全周に高さ2mm、幅1mmの歯質が3/4以上残っていれば、ポスト脱落や歯根破折が起こりにくいとされている（フェルール効果／**Fig.5-2**）。

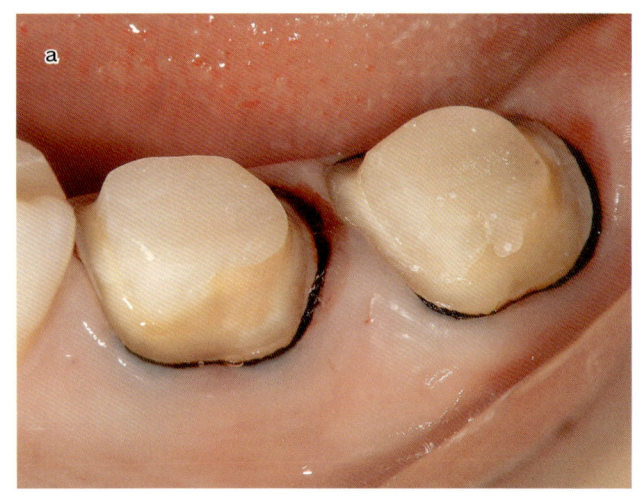

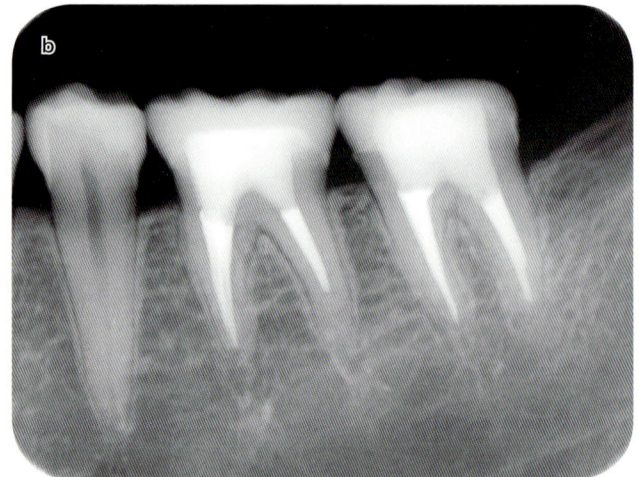

Fig.5-1a、b 大臼歯の失活歯で、残存歯質がこの程度残っていれば、ポストに保持を求めないレジン支台築造で十分と考える。ポストに保持を求めないため、夜間ブラキシズムによる歯根破折のリスク減も期待できる。

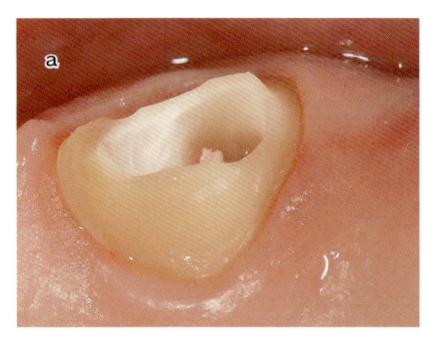

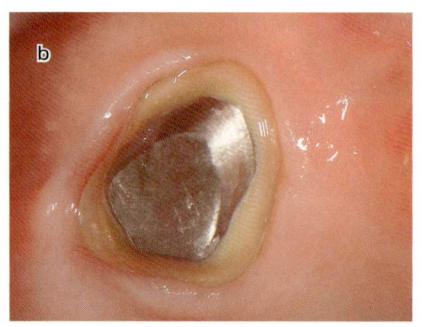

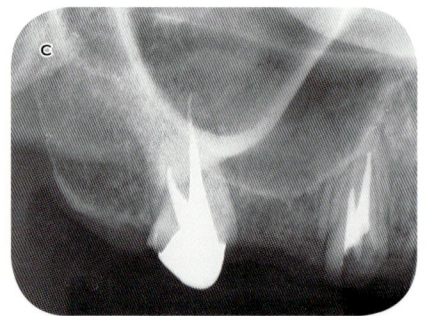

Fig.5-2a〜c 7̲は、支台築造の印象採得時にあらかじめフェルール効果が期待できる1mm以上の厚さの側壁を確保した支台形成を終えており、「あとは支台築造をセットするだけで支台歯が完成する」のが理想である。

2 ポストの形態

　ポストの太さは歯根の径の1/3が目安で、応力集中が起こりやすいポストの先端部は丸みを持たせる。

　ポストの長さは、歯冠部残存歯質量にもよるが、歯根の2/3が目安で、少なくとも先端が歯槽骨内に達している必要がある（ただし根尖から2.5mmまで／**Fig.5-3**）。ただし、失活歯クラウンの再治療でポストの形態が以前の根管形成やポストの形態に左右される場合、根管口付近の軟化象牙質量が多い場合など、ポストの形態は前述した要件を満たさないことが臨床ではよく起こる。

　このような場合の対応も含めて、ポストの合着による接着性レジンセメントの使用が推奨される。

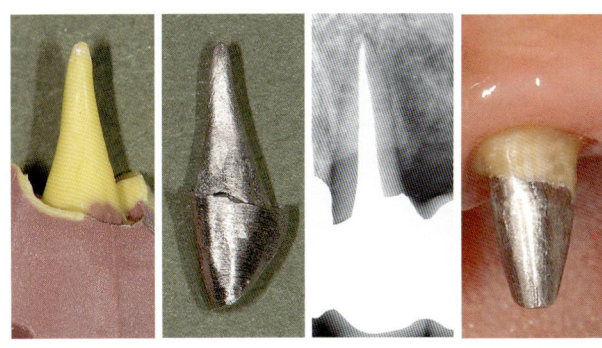

Fig.5-3　金属（銀合金）の鋳造による支台築造の場合、ポストの太さは歯根の径の1/3、ポストの長さは歯根の2/3で先端が歯槽骨内に達している必要がある。応力集中が起こりやすいポストの先端部は丸みを持たせる。合着には接着性レジンセメントを使用。

3 ポストの材質

　金属の鋳造支台築造では、軟らかくコストも低く抑えられる銀合金をサンドブラスト処理して用いる方法がよいとされる。

　ファイバーポスト併用のレジン支台築造は、審美性の点で有利である。ただし残存歯質量が少ない場合には強度的に不安が残り、特に側方圧がかかる上顎前歯部への使用には注意が必要である（**Fig.5-4**）。また、必ず支台の切端まで届くように角度を決める。軸面途中でファイバーポストが途切れると、後々レジンコア材料がそこで破折する危険がある（**Fig.5-5**）。なお、象牙質に近似した弾性係数を有することから、「睡眠時ブラキシズムによる歯根破折の予防につながる」という意見もある[18]。

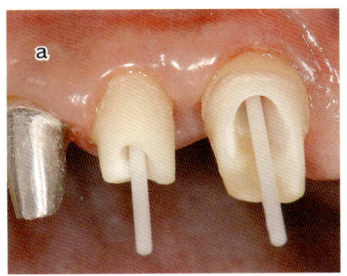

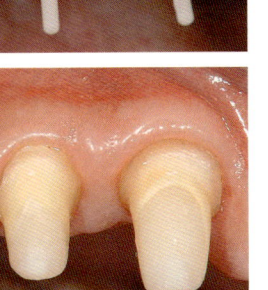

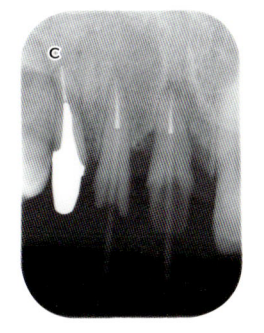

Fig.5-4a〜c　初診時の3|は残根状態に近く、根管口付近に軟化象牙質が多かったため、ポストがテーパーの大きいロート状の形態となってしまった。ポスト脱落や歯根破折が危惧されるため、銀合金で製作したポストをサンドブラスト処理し、接着性レジンセメント（スーパーボンドC＆B／製造販売：サンメディカル）を用いて合着することで、歯質と一体化を図った。2 1|はフェルール効果が期待できる残存歯質量が存在するため、ファイバーポスト併用のレジン支台築造を行った。

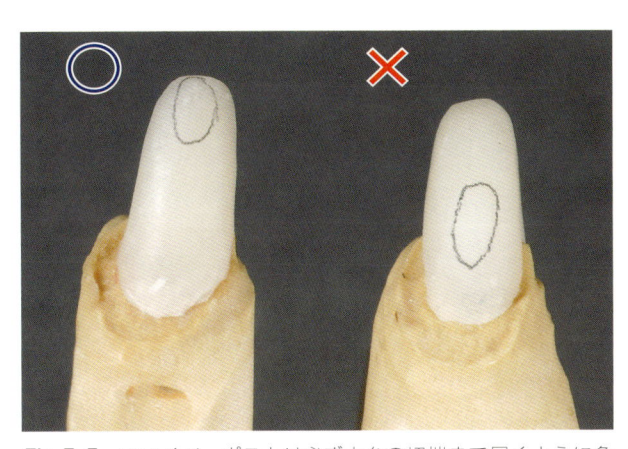

Fig.5-5　ファイバーポストは必ず支台の切端まで届くように角度を決める。軸面途中でファイバーポストが途切れると、後々レジンコア材料がそこで破折する危険がある。

CHAPTER 06

プロビジョナルレストレーション

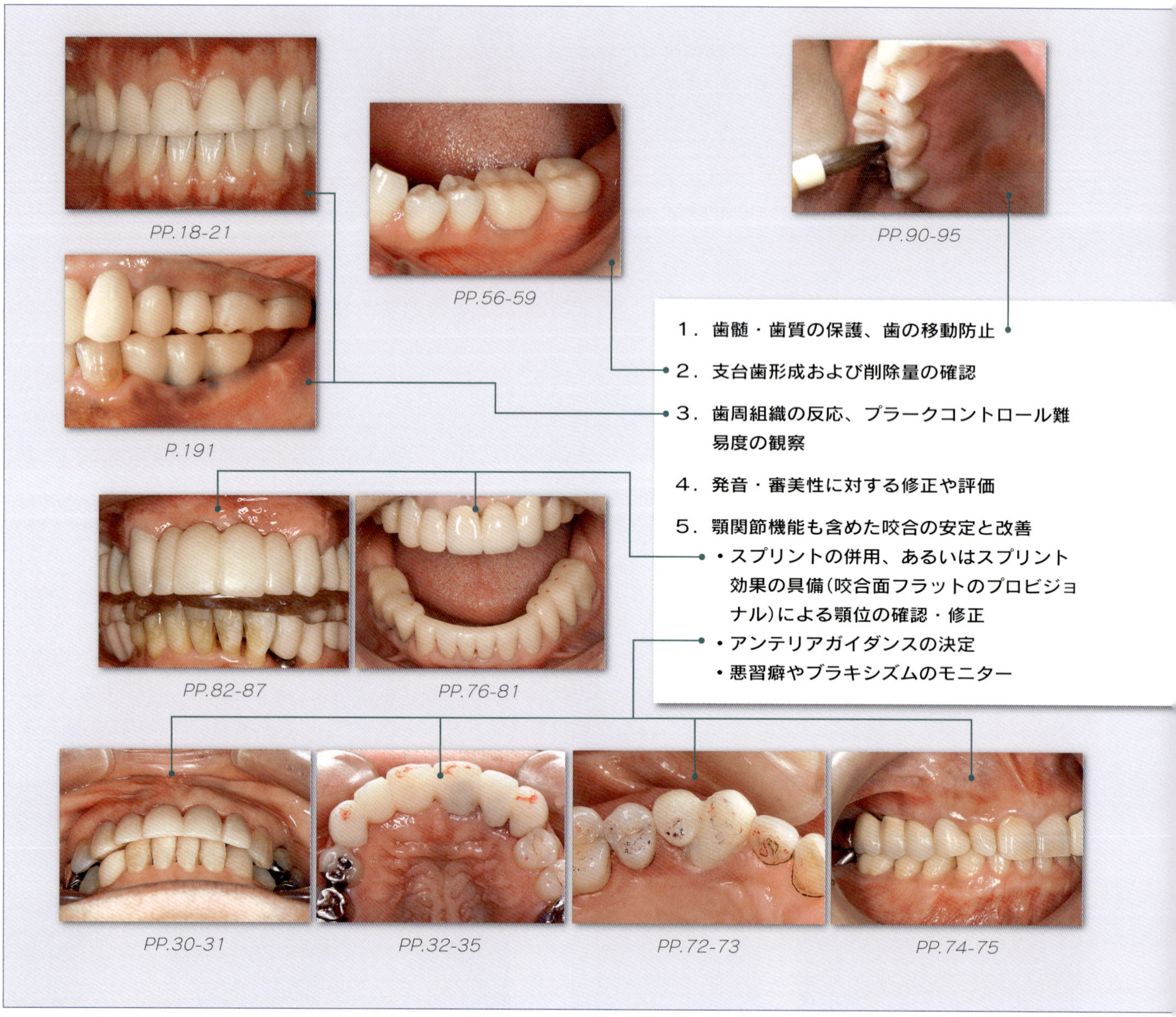

PP.18-21
PP.56-59
PP.90-95
P.191
1．歯髄・歯質の保護、歯の移動防止
2．支台歯形成および削除量の確認
3．歯周組織の反応、プラークコントロール難易度の観察
4．発音・審美性に対する修正や評価
5．顎関節機能も含めた咬合の安定と改善
・スプリントの併用、あるいはスプリント効果の具備（咬合面フラットのプロビジョナル）による顎位の確認・修正
・アンテリアガイダンスの決定
・悪習癖やブラキシズムのモニター
PP.82-87
PP.76-81
PP.30-31
PP.32-35
PP.72-73
PP.74-75

Fig.6-1 プロビジョナルレストレーションの利用目的。上記のほか、Modコアインプレッションペースト法（*PP.90-95*）、補綴診断（*PP.120-127*）、アンテリアガイダンス（*PP.180-187*）なども参照のこと。

1 プロビジョナルレストレーションの役割

プロビジョナルレストレーション（以下、プロビジョナル）は、長期的修復物であるファイナルレストレーション（以下、ファイナル）の前に、一定期間使用することを目的に作製される治療用修復物である。

その役割は大きく分けると、

①早期に患者の口腔機能や審美を回復する

②特定の治療計画の効果や、ファイナルの設計の確認のための補助手段として活用する

の２つが挙げられる。

①はテンポラリー（仮歯）的な要素が強いのに対し、②はファイナルの機能や形態を決定するためのパイロット（試験的に行うもの）としての役割を担っている。著者

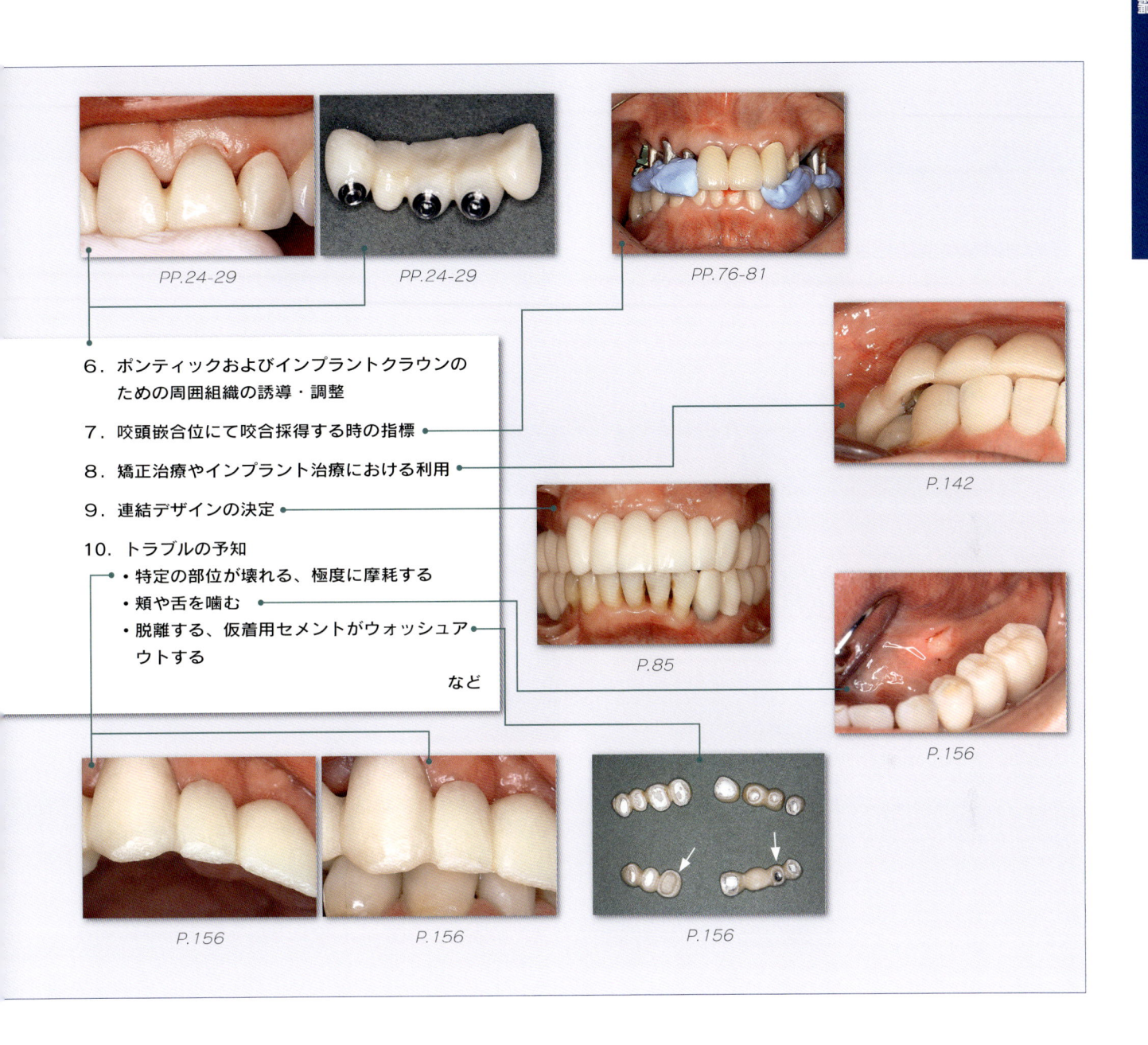

PP.24-29　*PP.24-29*　*PP.76-81*

6. ポンティックおよびインプラントクラウンの
   ための周囲組織の誘導・調整
7. 咬頭嵌合位にて咬合採得する時の指標
8. 矯正治療やインプラント治療における利用
9. 連結デザインの決定
10. トラブルの予知
    - 特定の部位が壊れる、極度に摩耗する
    - 頬や舌を噛む
    - 脱離する、仮着用セメントがウォッシュア
      ウトする
    　　　　　　　　　　　　　　　　など

P.142

P.85

P.156

P.156　*P.156*　*P.156*

は臨床において、①をファーストプロビジョナル、②をファイナルプロビジョナルとして使い分けている。

　小範囲の補綴で短期間で治療を終えることができる場合は、①のみですむことが多い。しかし、初診時に高度な歯周組織の破壊や多数歯にわたるう蝕、あるいは力学的に不安定な欠損形態を伴う咬合支持やアンテリアガイダンスの不良がみられ、顎位の変更を必要とする咬合再構成の補綴の場合では、最初の診査・診断の段階では不確定要素が多く、術後の予知性の把握も困難であり、綿密な治療計画を立案することができない。これらの問題の解決には、患者の個体差や生体反応をくり返し再評価して、これら不確定要素へのよりよい対応を見出し、最終的な治療に活かすことが必要となる。そこで用いられるのが②である。

　②のファイナルプロビジョナルにより一定期間、顎口腔機能のリハビリテーションを行いながら不確定要素を減らし、最終的な治療目標に近づくことが可能になる。
（プロビジョナルの具体的な利用目的は *Fig.6-1*参照／①、②の具体例は *PP.82-87*参照）

① 特定の部位に摩耗→下顎位における悪習癖

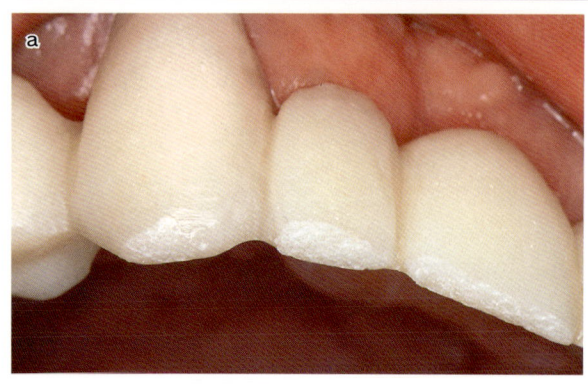

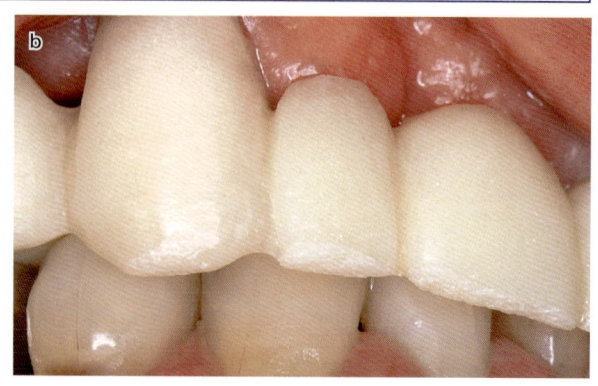

Fig.6-2a、b　患者は56歳・男性。3 2 1のプロビジョナルクラウンの切縁から唇面にかけての摩耗は、機能運動では起こらず、夜間ブラキシズム（クロスオーバー・ブラキシズム）によると考えられる。スプリントによる夜間ブラキシズムのモニターを行いたい。

② 舌の咬傷
→欠損の長期間放置に伴う機能運動の変化

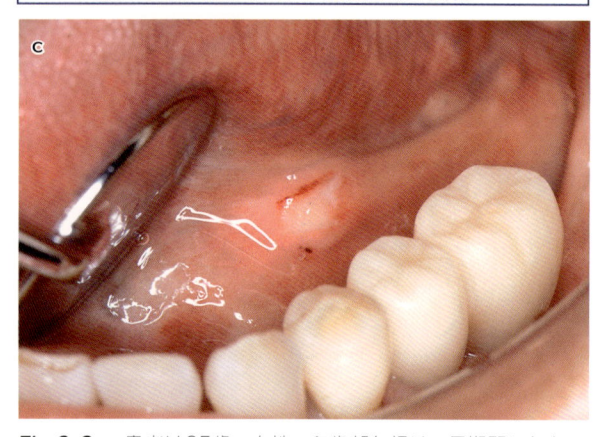

Fig.6-2c　患者は65歳・女性。臼歯部欠損は、長期間にわたって放置されていた。インプラント支持のプロビジョナルクラウンによりオクルーザルテーブルを回復すると、咀嚼、嚥下時に頻繁に舌を噛む。プロビジョナルクラウンの形態修正と口腔筋機能訓練を行い、正常な機能運動を取り戻す必要がある。

③ 仮着セメントのウォッシュアウトや黒変
→ 咬合（顎位、咬頭嵌合位）の不安定

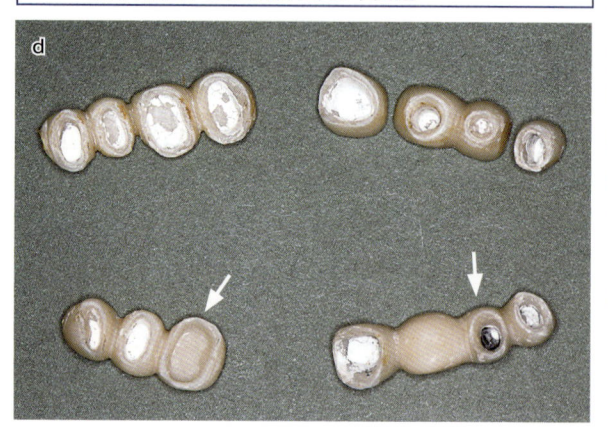

Fig.6-2d　患者は47歳・女性。一部のプロビジョナルクラウンに仮着用セメントのウォッシュアウトや黒変が観察される。過度の咬合力や不均等な咬合力の配分が疑われ、歯のみならず、顎も含めた咬合の調整が必要である。また、連結冠の片側にのみみられる仮着用セメントのウォッシュアウトは、それぞれの支台歯の動揺度の違いが関与している場合もあり、歯周環境もチェックしなければならない。

Fig.6-2　プロビジョナルレストレーションにみられるファイナルレストレーションのトラブル予知例。

2　プロビジョナルにみられるトラブルをファイナルに活かす

　Fig.6-1の『10. トラブルの予知』では、まずプロビジョナルにみられるトラブルがファイナルにも起こる可能性が高いか否かを見極める必要がある。たとえば、咬合圧に対する強度や耐摩耗性のみに起因するプロビジョナルのトラブルは、ファイナルになれば自ずと解消されるであろう。

　Fig.6-2に、***Fig.6-1***に挙げた3つのトラブルについて、その原因と対策を示す。

Fig.6-3a、b スタディーモデル上にて診断用ワックスアップを行い、それをシリコーンパテにて印象しておき、その内面にレジンを盛る。

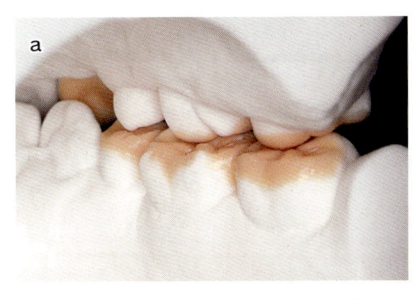

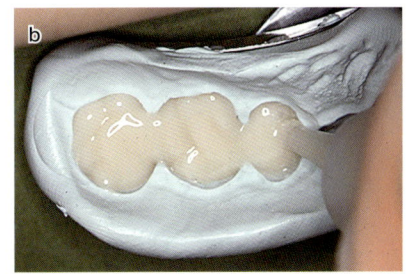

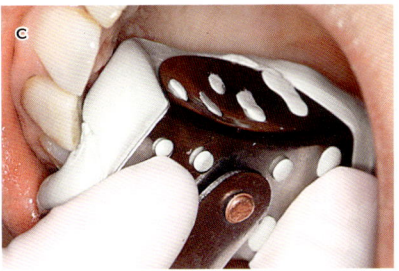

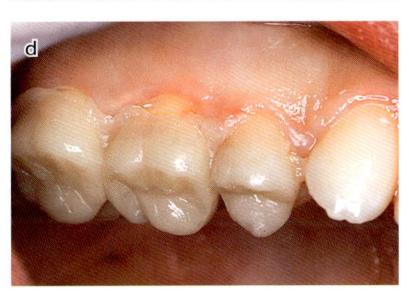

Fig.6-3c、d 口腔内の支台歯に圧接する。この後、余剰部分のトリミング、マージン調整などを行う。

Fig.6-3 スタディーモデルから印象材（主にシリコーンパテ）によりコアをつくり、これを口腔内にて支台歯に圧接する方法。なお、術前の口腔内からコアをつくり、これを支台歯に圧接する方法は、**PP.90-95**を参照のこと。

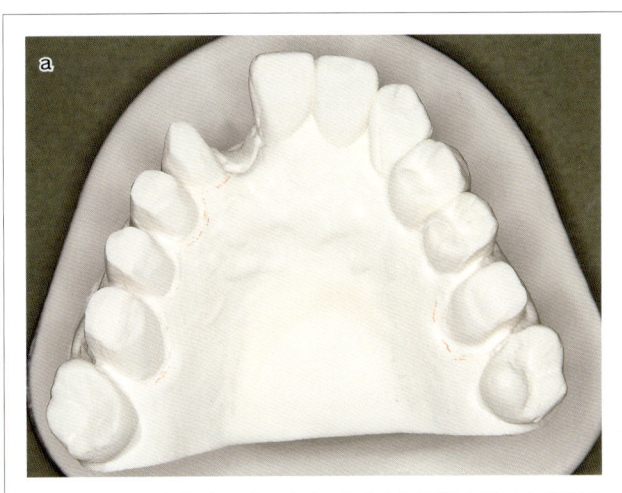

Fig.6-4a 石膏模型でプロビジョナルの最低限の厚みを確保する程度に、大まかな支台歯形成を行う。

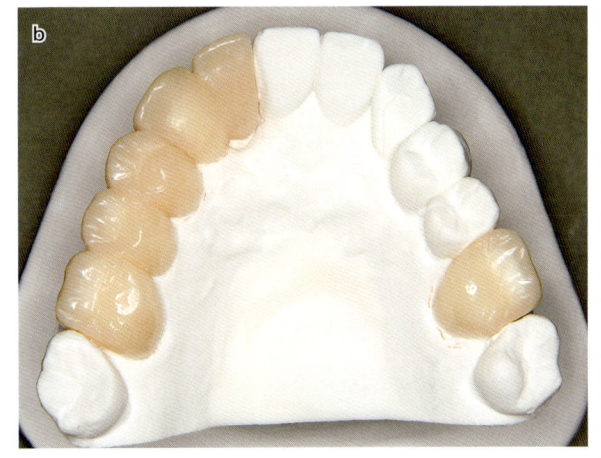

Fig.6-4b チェアサイドでは、主にマージン付近の修正だけですむように仕上げておく。

Fig.6-4 石膏模型にて大まかな支台歯形成を行い、あらかじめその支台歯上でプロビジョナルを製作しておく方法の例。模型での支台歯形成は、削除量を少なめにしておくことで、のちのチェアサイドでの修正作業は咬合面や軸面に及ばず、マージン付近のみですますことが可能になることが多い。

3 プロビジョナルレストレーションの製作手順

　プロビジョナルにはさまざまな製作法がある。おもなものは、
①既成のシェル状のプロビジョナルを利用する方法
②術前の口腔内やスタディーモデルから印象材（主にシリコーンパテ）によりコアをつくり、これを口腔内にて支台歯に圧接する方法（*Fig.6-3*）
③石膏模型にて大まかな支台歯形成を行い、あらかじめその支台歯上で製作しておく方法（*Fig.6-4*）
④ファイナルレストレーションと同じ術式により、咬合器上で製作する方法
などである。いずれにしても、口腔内での作業時間をできる限り短縮することを優先し、ケースバイケースで製作方法を選択することになる。

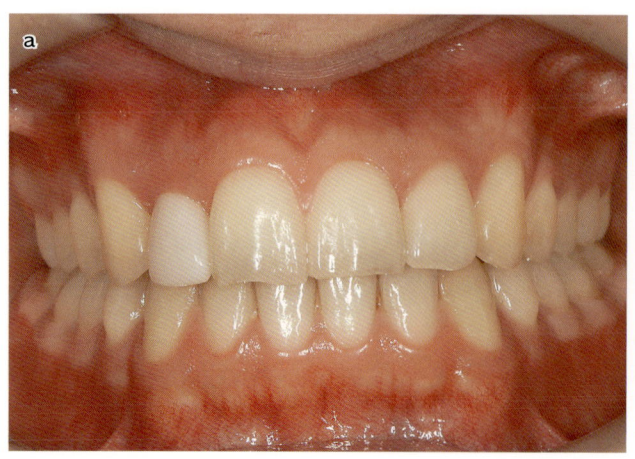

Fig.6-5a たとえ短期間であっても、悪い意味で"目立ってしまう"プロビジョナルクラウンは好ましくない。

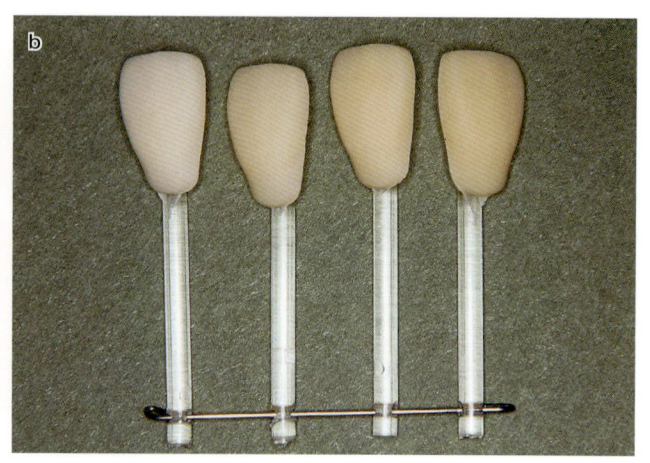

Fig.6-5b プロビナイス（製造販売：松風）の自作シェードガイドA1～A3.5（製作：山口周行）。プロビジョナルの「試験的に行うもの」というコンセプトからすると、審美性に関しての配慮も当然必要であり、この配慮に対する患者の満足度は予想以上に高い。

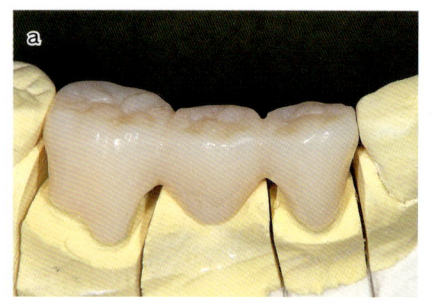

Fig.6-6a ビスアクリル系コンポジットレジンのプロテンプ（製造販売：3M ESPE）による模型上でのプロビジョナル製作例。咬合圧に対する強度、耐摩耗性に優れており、比較的長期間の咬合支持が可能となる[19]。

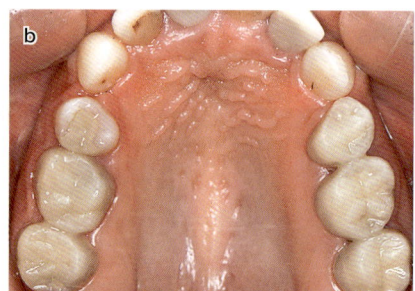

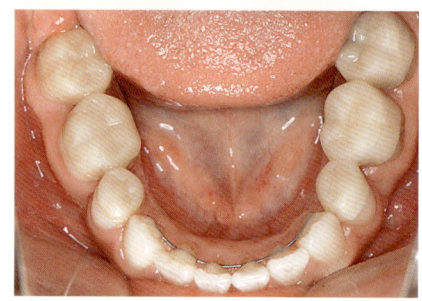

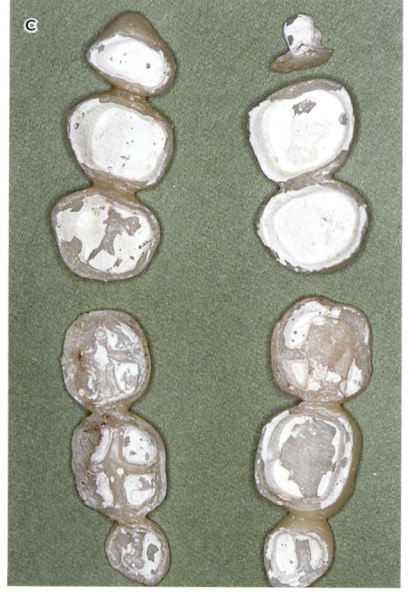

Fig.6-6b、c テンポフィット（製造：DETAX／販売：茂久田商会）によるプロビジョナル製作例。通常用いる即時重合レジン（MMA・PMMA系の常温重合レジン）より強度があり歪みにくいため、より正確な仮着材のウォッシュアウトに対する評価が期待できる。

4 プロビジョナルの材料・材質の必要条件

プロビジョナルの材料・材質には、
- 咬合圧に対する強度
- 耐摩耗性
- 審美性（***Fig.6-5***）
- 操作性（比較的短時間で製作および修正が可能）

などといった性質が求められる。

なお、長期間の使用が想定される場合には、通常用いる即時重合レジンではなく、咬合圧に対する強度や耐摩耗性に優れたビスアクリル系コンポジットレジンの使用を検討したい（***Fig.6-6***）。この材質は、フロアブルコンポジットレジンにより修理や盛り足しが可能である。仮着は非ユージノール系セメントを使用する。また、さらなる長期間のプロビジョナルにはメタルを使用することもある。

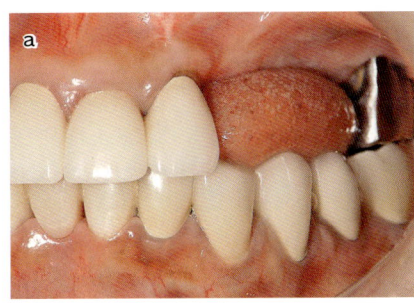

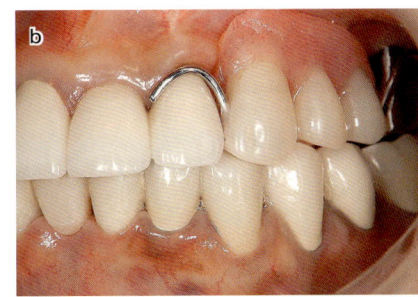

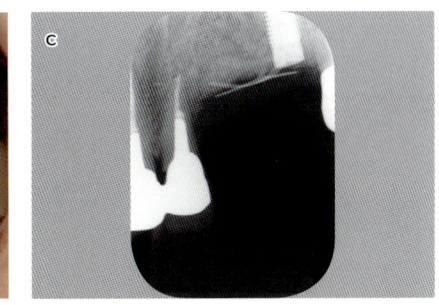

Fig.6-7a〜c 56歳・女性。|3̲|4̲|5̲|のインプラントブリッジ予定であるが、|3̲付近の歯槽骨の吸収が著しく、インプラント埋入に先立ち歯槽堤増大術を行った。そのため、約6か月は可撤式の部分床義歯を使用してもらった。

インプラント補綴時のプロビジョナルレストレーションの工夫例① 後方隣接歯のインレー窩洞の利用

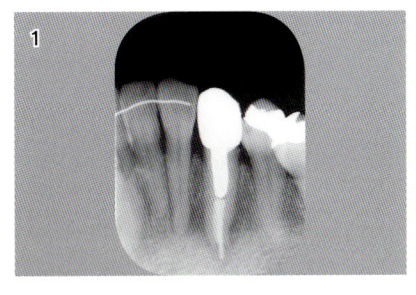

Fig.6-8a-1 初診時44歳・女性。|3̲の腫脹を主訴に来院。該当歯の根尖は開大して根充剤が漏出、また根尖周囲の歯槽骨の吸収像がエックス線写真にて観察される。再根管治療による保存不可能と診断し、抜去となる。

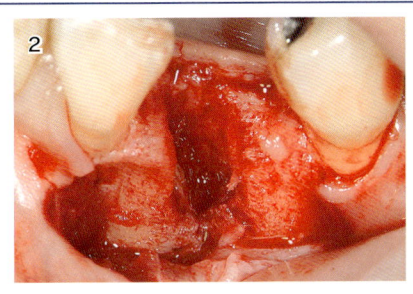

Fig.6-8a-2 抜歯窩の軟組織治癒を待ち、歯槽堤増大術を行う。頬側歯槽骨は根尖付近まで吸収していた。

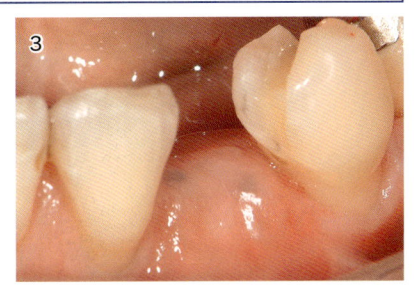

Fig.6-8a-3 後方隣接歯|4̲がODインレーにより修復されており、近心隣接面はう蝕に罹患していた。患者の了解を得て、MODインレーのための窩洞を形成した。

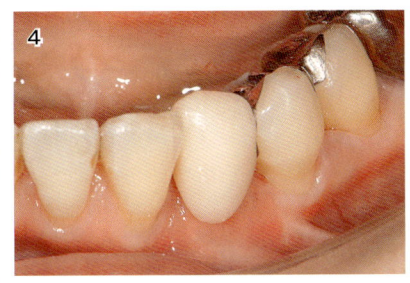

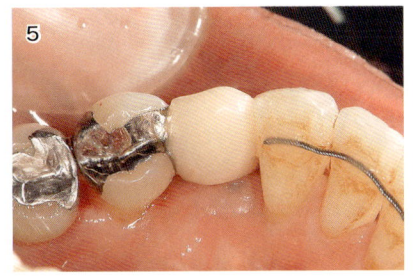

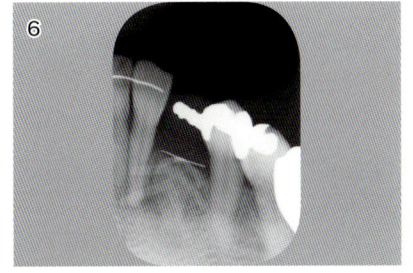

Fig.6-8a-4〜6 |4̲インレーから延長する形で|3̲欠損部にプロビジョナルポンティックを装着。なお、インレーは仮着で、約半年後に予定している同部位へのインプラント埋入後にも形態修正を行い、継続使用が可能である。

Fig.6-8a う蝕にて再修復の後方隣接歯のインレー窩洞を利用することで、インプラント埋入前後の欠損部に延長ポンティックの形で固定式プロビジョナルレストレーションが可能となる。前方隣接歯(健全歯)とポンティック間はスーパーボンド(製造販売:サンメディカル)を用いて暫間固定する。

5 インプラント埋入前後のプロビジョナルレストレーション

インプラントにより欠損補綴を行う多くの場合、その埋入前後にインプラントと(暫間)アバットメントによるプロビジョナルレストレーションが行えない期間が生じる。この期間は、通常テンポラリー(仮歯)的な要素が強い可撤式の義歯で対応することになる(*Fig.6-7*)。

しかし、欠損補綴を行う周囲の状況によっては、患者がこの期間をより快適に過ごす工夫ができる場合もある(*Fig.6-8*)。

インプラント補綴時のプロビジョナルレストレーションの工夫例② 同時修復の隣接支台歯の利用

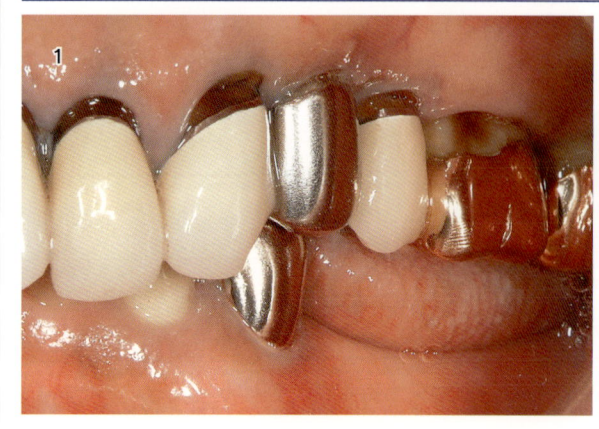

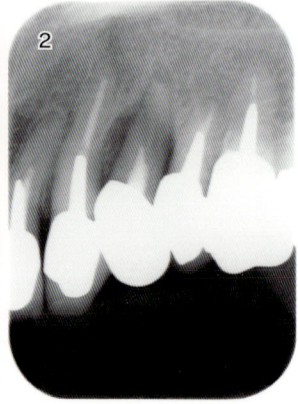

Fig.6-8b-1、2 初診時62歳・女性。下顎左側欠損部のインプラント補綴と、他の修復物の新製を主訴に来院。また4も動揺度が大きく咬合痛があり、エックス線写真にて歯槽骨の吸収が著明であることから、抜歯してインプラントを希望された。

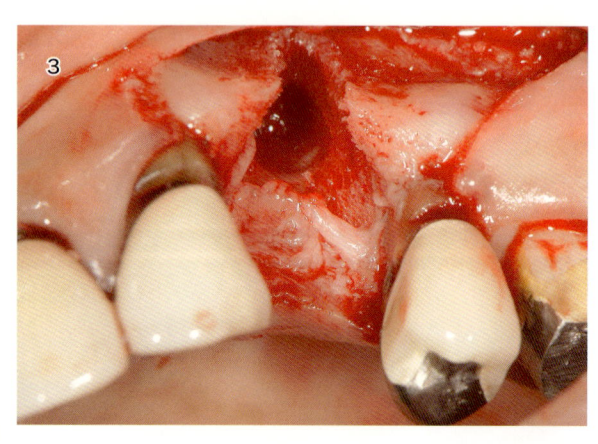

Fig.6-8b-3 抜歯窩の軟組織治癒を待ち、骨移植を伴うインプラント埋入を行う。歯槽骨は根尖付近まで吸収がみられた。

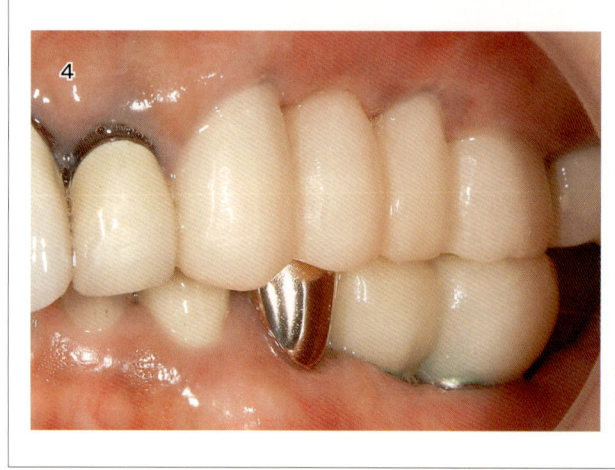

Fig.6-8b-4 二次手術までの期間、4は隣接する支台歯3 5を利用し、ブリッジのポンティックの形でプロビジョナルレストレーションを行う。

Fig.6-8b インプラント埋入の欠損部に隣接する天然歯も、同時修復であれば、二次手術までの期間はこれらの支台歯を利用して、ポンティックの形でインプラント埋入部に固定式プロビジョナルレストレーションが可能となる。

インプラント補綴時のプロビジョナルレストレーションの工夫例③　抜歯予定歯の利用

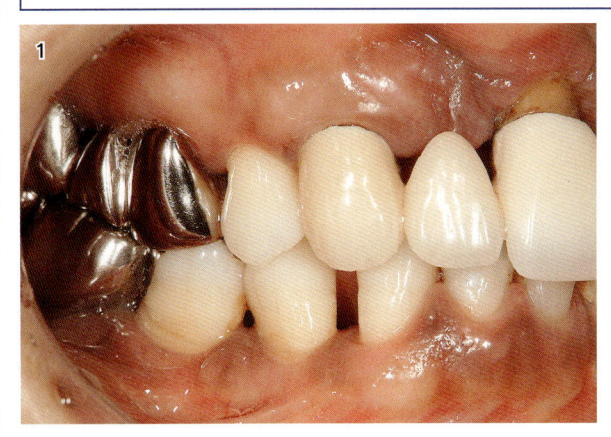

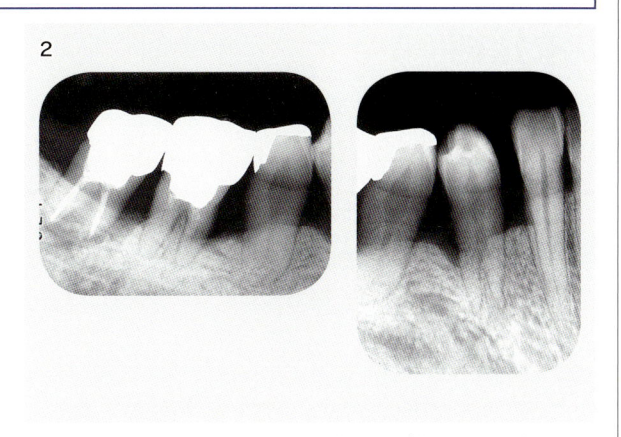

Fig.6-8c-1、2　初診時50歳・女性。全体的に悪いところを治してほしいことを主訴に来院。全顎的に歯周病が中程度から高度に進行している。CTの結果、下顎右側大臼歯部は下歯槽管まで7mm程度の垂直的骨量しかない。また、小臼歯部も臨床的歯冠歯根比が不良で、保存しても二次性咬合性外傷に罹患する可能性が高い。その他対合関係なども勘案し、7 6 5 4│抜歯で⑦⑥⑤④インプラントブリッジの治療方針を立てた。

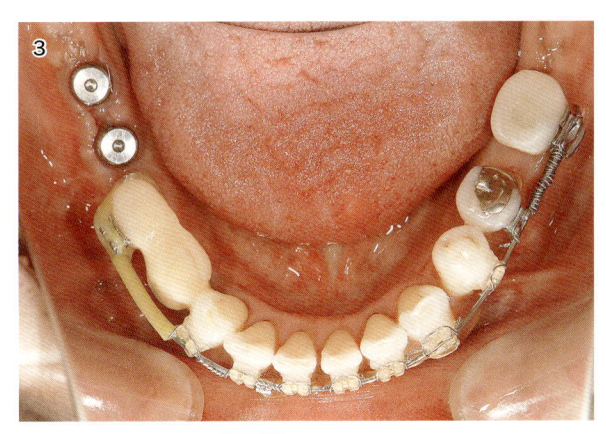

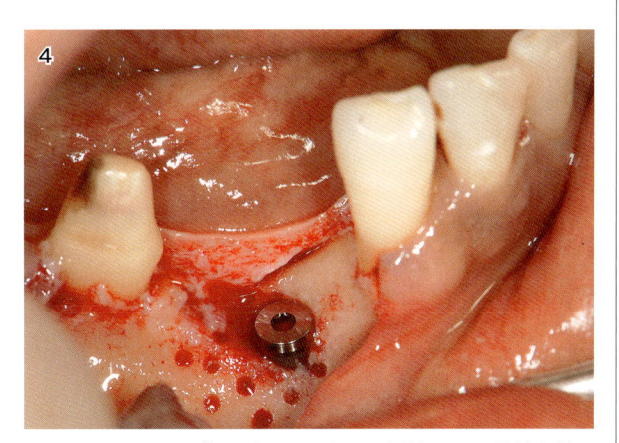

Fig.6-8c-3、4　まず7 6 4を抜歯。抜歯窩の軟組織治癒を待ち、それぞれの部位にインプラント埋入を行う。4部には骨移植を併用した。インプラントに負荷がかけられるまでは、⑤4を3遠心にスーパーボンド（製造販売：サンメディカル）により暫間固定する方法でプロビジョナルレストレーションを行い、下顎前歯部のMTMの固定源としても利用した。

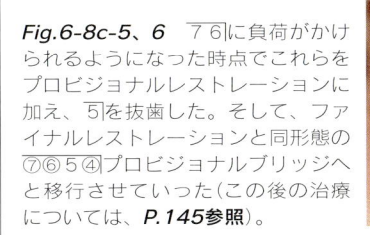

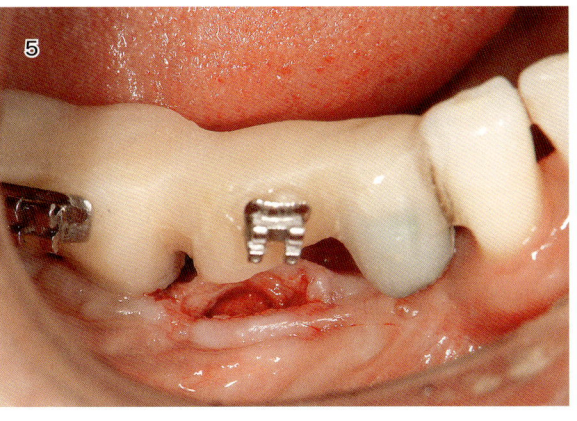

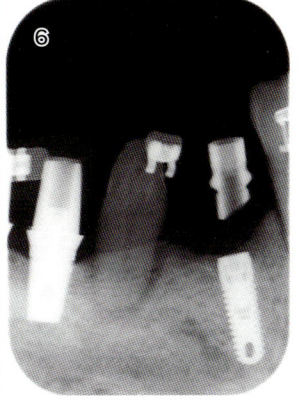

Fig.6-8c-5、6　7 6に負荷がかけられるようになった時点でこれらをプロビジョナルレストレーションに加え、5を抜歯した。そして、ファイナルレストレーションと同形態の⑦⑥⑤④プロビジョナルブリッジへと移行させていった（この後の治療については、*P.145参照*）。

Fig.6-8c　インプラント埋入の欠損部付近にさらに抜歯予定歯がある場合、その抜歯の時期を二次手術後に遅らせることで、二次手術までのあいだはその歯を仮のプロビジョナルレストレーションの支台歯に利用できる。

161

CHAPTER 07
印象採得

（解説：山口周行）

　補綴物の模型への適合および口腔内への適合は、咬合高径に関与する因子として最重要である。安易な印象採得は後々の咬合調整に大きく影響を及ぼし、特に口腔内試適時に隣接コンタクトを除いた支台歯への単体の適合として「きつい」補綴物となった場合には要注意である。

①支台歯の丈の長さが長いもの
②挿入方向に対して支台歯の咬合面に水平的な広い面を持つもの
③多数歯にわたり連結されたブリッジ
など、セメント合着時に浮き上がりやすい因子を持つ場合にはさらに注意を要する。

1　寒天アルジネート連合印象とシリコーン印象

　既製トレーの強度が十分であれば、寒天アルジネート連合印象は、印象撤去時に応力をかかえにくい性質を持っているため、補綴物が完成し、口腔内に試適してから「まったく入らないほど変形してしまった」というトラブルはきわめて少ない（*Fig.7-1a*）。

　一方、シリコーン印象では印象撤去時の応力を変形として内在させてしまうリスクのある材料のため、とくにインジェクションタイプとヘビータイプの同時印象法の場合には注意を要する（*Fig.7-1b*）。

Fig.7-1a　寒天アルジネート連合印象の特徴。
- 材料が生もの（寸法精度の安定に努力が必要）。
- 印象撤去に『変形』よりも『ちぎれ』が多く生ずる（逆に印象時にフィードバックができる）。

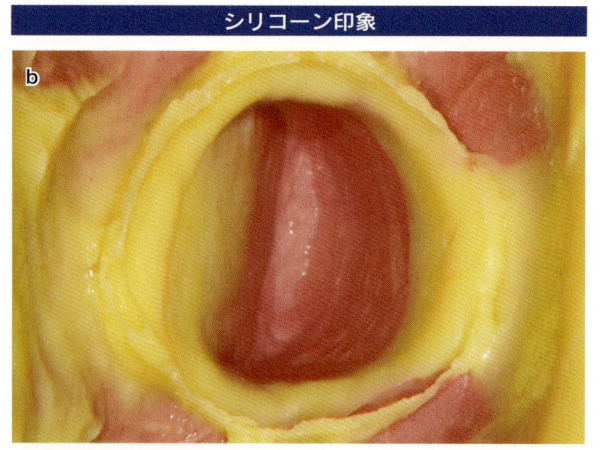

Fig.7-1b　シリコーン印象の特徴。
- 寸法精度が安定しやすく、模型上での補綴物の適合をコントロールしやすい。
- 大きなひずみを抱えても補綴物完成時まで変形に気づかない。

Fig.7-1　寒天アルジネート連合印象とシリコーン印象の違い。

2　寒天アルジネート連合印象の寸法精度を高めるために

1）アルジネートは化学反応、寒天は熱可塑性

寒天印象材は温度冷却で硬化するのに対し、アルジネートは化学反応で硬化する材料である。アルジネートは硬化時間を添加物によって変化させることができるが、寒天はボイルされた温度から口腔内で十分な強度を持つ体温付近までの硬化時間に約2分半を要する材料である。歯肉縁下に入った薄い寒天も、この硬化時間をきちんと守れば、ちぎれることなく印象採得される（*Fig.7-2*）。

寒天印象材にはフローの良いものと悪いものがあるが、単体での精度的な優劣はあまり大きくない。しかし寒天が一層表層に残っているだけの印象となった場合、支台歯1本1本、あるいは歯列弓全体の大きさを左右する寸法精度はアルジネートの寸法精度に委ねられており、アルジネート印象材の重量による計量など十分考慮されるべきである。

2）縦より横に強い寒天印象材

寒天印象材は、印象撤去時、クラウンのように水平的なマージンに対してはちぎれにくく、パーシャルベニアクラウンのように垂直的なマージンに対してはちぎれやすくずれやすい性質を持つ（*Fig.7-3*）。

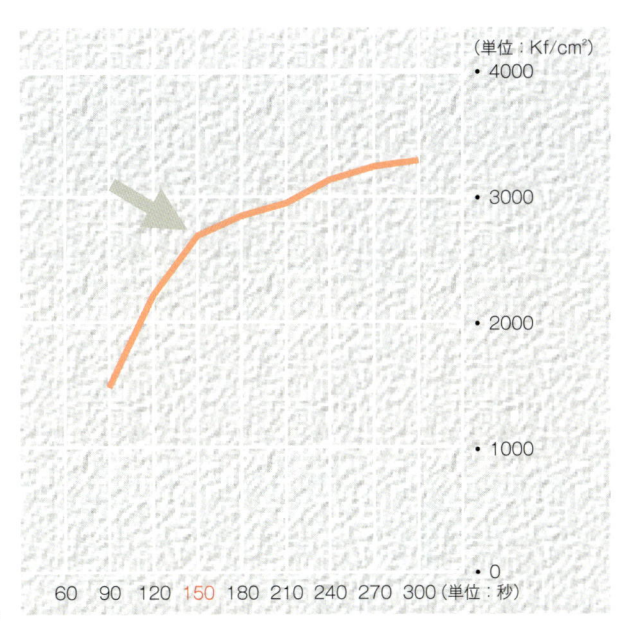

Fig.7-2　寒天が十分な強度を持つためには、2分30秒以上の口腔内保持時間を必要とする。

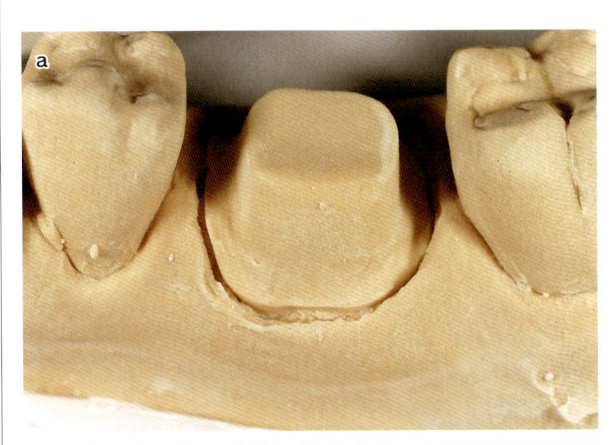

Fig.7-3a　クラウンのように全周にわたって水平的（横向き）のマージンを持つものに適している。

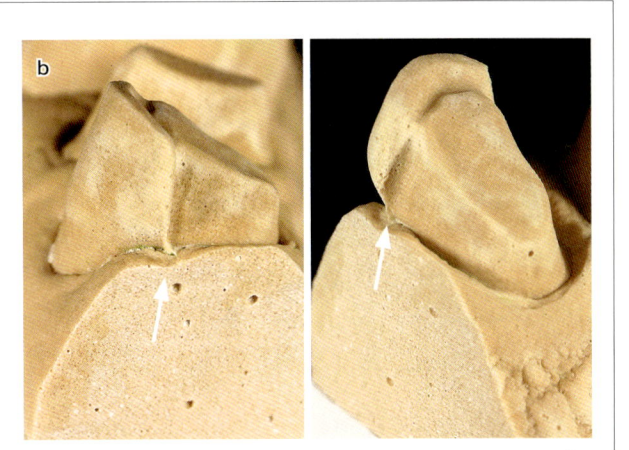

Fig.7-3b　パーシャルベニアやインレー、長い縦のグルーブなど、垂直的（縦向き）のマージンを持つものは、印象採得時にくずれやすい。

Fig.7-3　寒天印象材の特性。寒天印象材は、水平的なマージンを持つものに適している。

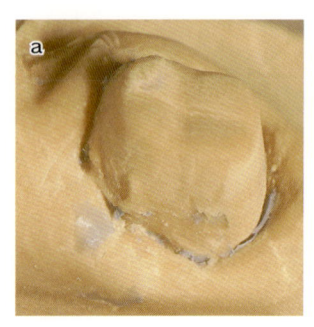

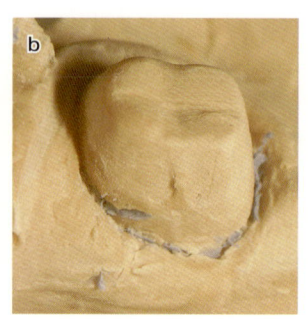

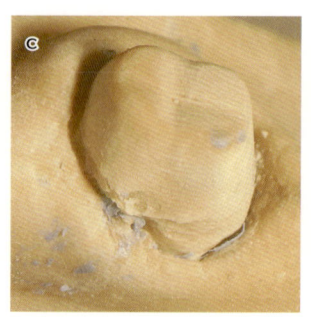

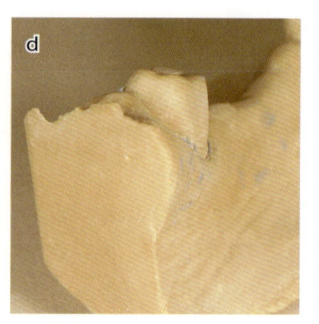

Fig.7-4a〜c 同一患者の3つの模型であるが、舌側のマージンが何度印象しても不鮮明になってしまったケース。

Fig.7-4d 印象の撤去方向に対し顎堤に大きくアンダーカットがある場合、寒天注入後のアルジネート挿入方向や、印象の撤去方向を考慮する必要がある。

Fig.7-4 水平的マージンに強い寒天であっても、下顎のように舌側傾斜した歯軸の場合、印象撤去時にマージンは崩れやすくなってしまうため、印象撤去の方向に一工夫を加える。または咬合が落ちつくのであれば、印象範囲を全顎のトレーからJ型トレーに切り替えるなどの対処が必要となる場合もある。

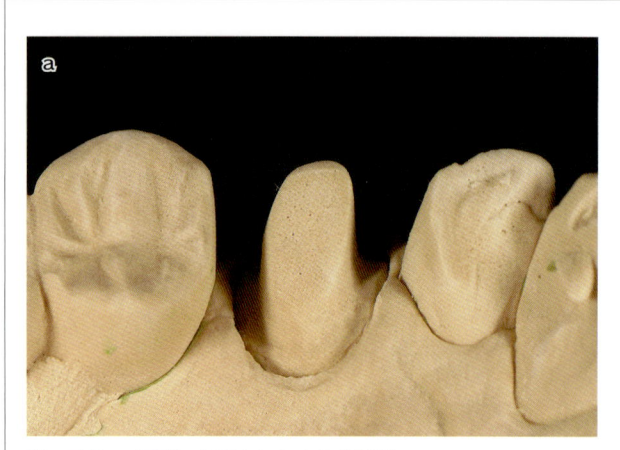

Fig.7-5a 正確に再現された支台歯模型。

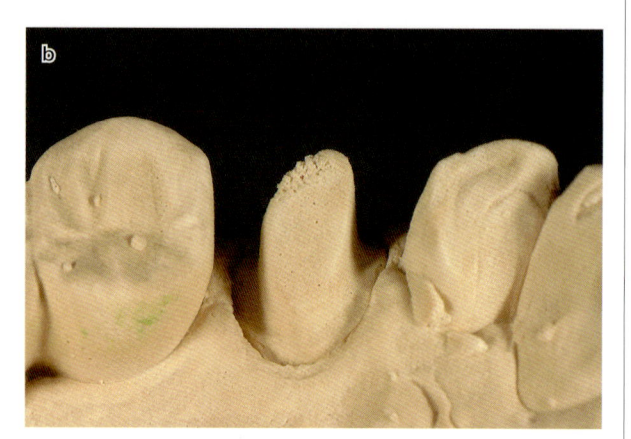

Fig.6-5b 印象の支台歯先端に水分が余剰となっていた支台歯模型。

Fig.7-5 ラボサイドで気がつかずに補綴物を製作してしまうと、適合は大きく狂ってしまうことになる。とくに切端付近の"あたり"は、適合確認しても見落としやすく、またみつかっても調整がしづらい部位である。

　同様に歯列の歯軸傾斜を考えたとき、下顎臼歯の舌側傾斜のように印象全体の撤去方向に対してアンダーカットになりやすい部位（加えて寒天印象材料がアルジネートの挿入によって印象野にとどまりにくい部位）は、マージンが不鮮明になりやすい（*Fig.7-4*）。

　全顎印象よりもJ型トレーのような印象範囲とし、印象撤去方向を歯軸に合わせると、印象は採れやすいが模型になった後の咬合安定性は悪くなる。

3）印象面の処理

　印象に付着した唾液や血液は、勢いの弱い流水下で十分水洗する。その後、エアーシリンジでソフトに余剰水分を飛ばす。ティッシュなどを細くこより状にし、支台歯先端に溜まった水分を吸い上げる方法も有効である。

　石膏注入時に、支台歯先端に気泡を入れてしまうトラブルを避ける目的で余剰水分を残しておくと、かえってこれが支台歯先端の寸法再現を阻害する（*Fig.7-5*）。それに気づかず技工作業を進めてしまうと、補綴物の大きな浮き上がりの原因となることがある。

4）石膏注入時の注意点

　バイブレーターにかけて流す石膏は『印象面の端から一方向に』というのが定説だが、マージン下の歯肉溝に入った薄い印象材を、その勢いで内面に倒れ込ませることがないように注意しなくてはならない。マージントリミングの作業に入ったとき、ときどき目にするマージン

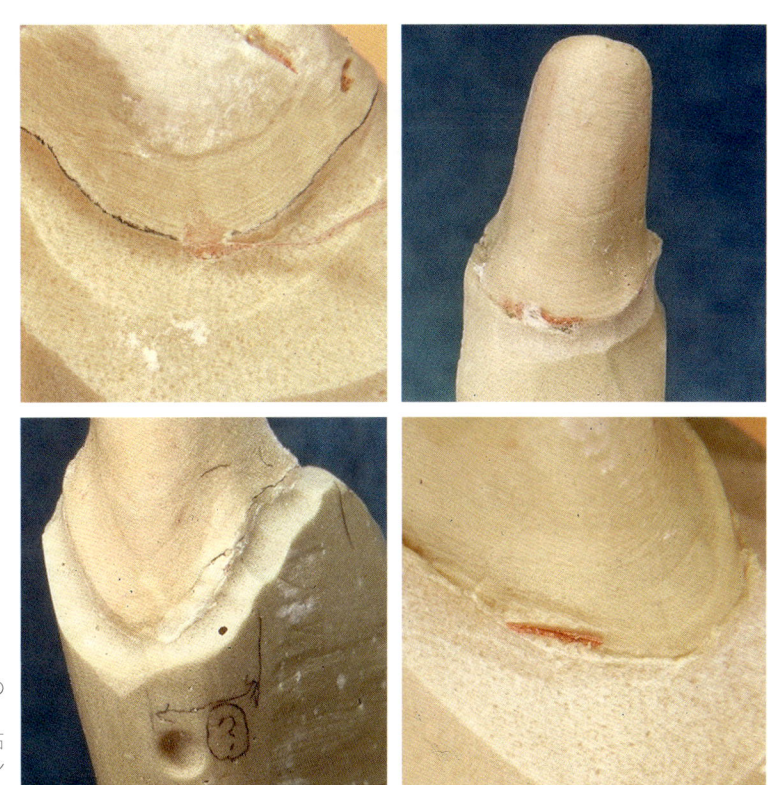

Fig. 7-6 マージントリミングの際に気づくマージンの途切れ。歯肉溝に入った薄い寒天印象材は、コシが弱く、外力に対し容易に折れ曲がりやすい。石膏注入時の石膏泥の勢いで内面に折れ曲がってしまうと、マージンの途切れに繋がってしまう。

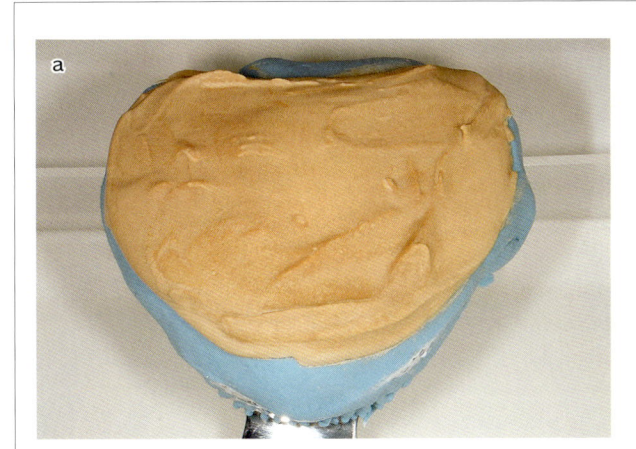

Fig. 7-7a 石膏表面はドライになっている。

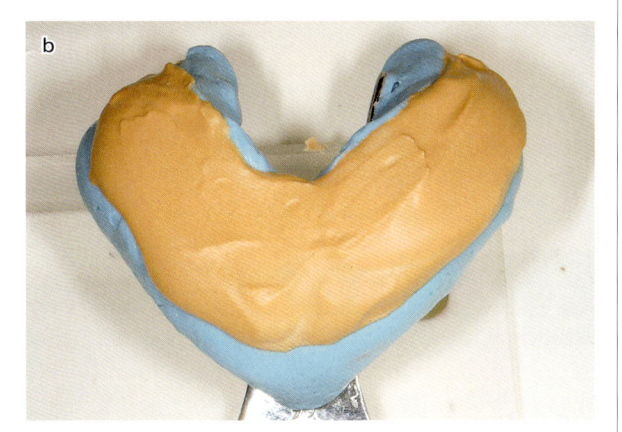

Fig. 7-7b 石膏表面はウェットになっている。

Fig. 7-7 石膏硬化は湿箱内で行うことが通法とされているが、石膏の硬化熱によって湿箱内の湿度は容易に変化する。後から保管した印象と石膏ほど吸水膨張を大きく起こし、大きな模型ができあがることに注意すべきである。

の途切れの可能性となる（***Fig. 7-6***）。

石膏注入は支台歯部分から石膏を溢れさせるように、続いて歯列弓全体を端から一方向に流す。

5）石膏注入後の保管

印象採得後の取り扱いは湿箱保管とする。ただし、石膏注入後の長い時間の湿箱保管は逆に石膏への吸水膨張を促し、模型全体の膨張となって咬合精度へも大きく関与することとなる。つまり、寒天アルジネート連合印象材の側からみれば水分保持コントロールのために保管には安定した湿度が必要であるが、石膏の側からみれば注入から硬化までに水分という条件がまったく関与しないことが望ましいという、矛盾した環境が求められる（***Fig. 7-7***）。寒天アルジネート連合印象とは、そのなかでいつも一定の寸法を得なければならない印象法だということを熟知しておく必要がある。

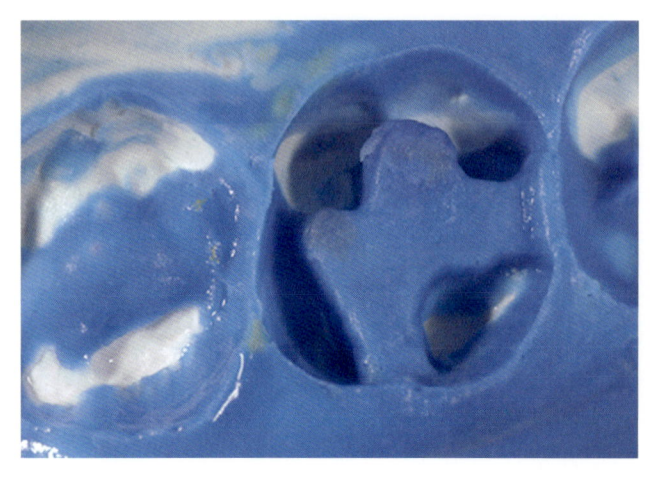

Fig.7-8 メーカーによっても異なるが、多くは精密印象材の操作時間に対し概形印象材の操作時間は短い場合が多く、印象材練和開始時間を同じにしてしまうと概形印象材の初期硬化が始まりつつある状態で口腔内にプレスすることになってしまう。術者と助手のあいだでタイミングを少しずらすようにしたい。

a 第一印象　　b 第二印象

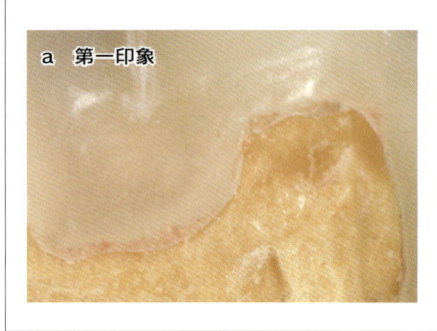

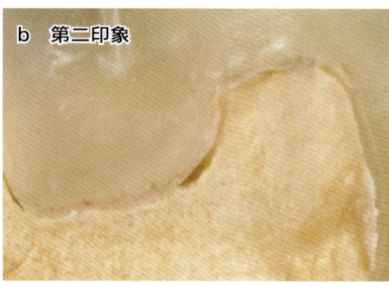

Fig.7-9a 第一印象で製作されたハイブリッドセラミックスインレー。
Fig.7-9b 同インレーを、第二印象に注入された模型に入れてみた状態。シリコーン印象であっても適切な取り扱いをしないと、これほど適合に差が出てくる。

Fig.7-9 「印象面に薄い精密印象材が残っているから、マージンさえきちんと採得されていればよい」のように思われるが、概形印象材のはやい硬化タイミングを考えると、概形印象材に残留応力がないか、印象および模型の精度への不安を残す。

3 シリコーン印象の精度を高めるために

1）シリコーン同時印象法のトラブル

シリコーンを使用した同時印象法の場合、寒天アルジネート連合印象法と同じ感覚でそれを行うと「精密印象材が印象面に十分残っていない」あるいは「精密印象材の硬化後に、支台歯とのあいだに概形印象材が廻り込んでしまった」などのトラブルに見舞われることがある（*Fig.7-8*〜*Fig.7-10*）。精密印象材が印象野に一層残っていることを確認する。

2）シリコーン2回印象法のトラブル

概形印象材を一度硬化させた後、精密印象材でウォッシュする2回印象法では、概形印象材が必要以上に印象野を押しつけていないようにする。硬さがある概形印象材とはいえ印象圧によって容易に変形あるいは剝離し、模型の寸法再現を大きく阻害することになる（*Fig.7-11*）。

特に支台の本数が多い場合には、概形印象材の操作時間にゆとりを持たせたい。また下顎のようにトレー後方に向かって印象材の流れが解放されている場合には、こうした応力が印象の変形につながり、後々トラブルとなりやすい。

3）さまざまに稠度が変えられたシリコーン材料

シリコーン印象法では、かつては精密印象材はフローのよいインジェクションタイプか、ややフローを抑えたレギュラータイプしかなかった。しかしインプラントが臨床に定着してきた今日では、1つの印象システムのなかでさまざまなフローと硬さを持つものが準備され、通常のインレーやクラウンブリッジからインプラント印象に至るまで、術者が適宜そのラインナップの中から組み合わせを選択できるようなシステムに変わってきた（*Fig.7-12*）。各々の材料のフローやその持続性、硬化時間を熟知し、臨床ケースに応じて使い分けたい。

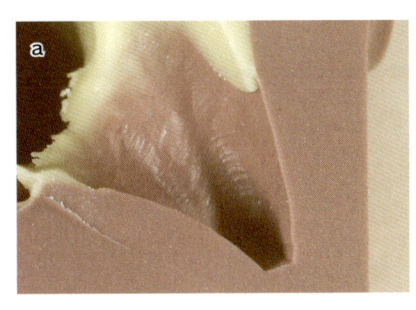

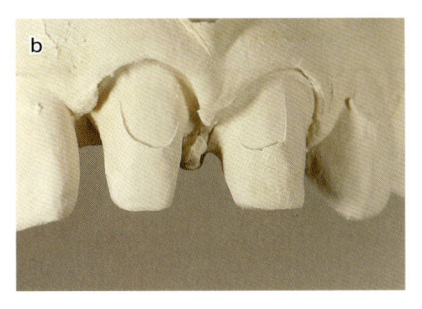

Fig.7-10a 精密印象材が、マージン付近および軸壁下部しか残っていない。
Fig.7-10b その上、概形印象材はきちんと印象野を覆っていない。

Fig.7-10 精密印象材の口腔内挿入よりも早い概形印象材の練和開始が原因であり、やや硬化が始まりかけた概形印象材が精密印象材を押し流してしまった結果である。また口腔内の高い温度下で硬化しかけた精密印象材が、概形印象材の挿入によって支台歯から剥離することもある。このように精密印象材と概形印象材とのあいだには硬化タイミングのキャパシティのなかでフローをある程度一致させる必要があり、術者と助手のあいだでお互いの意識を共有しておく必要がある。

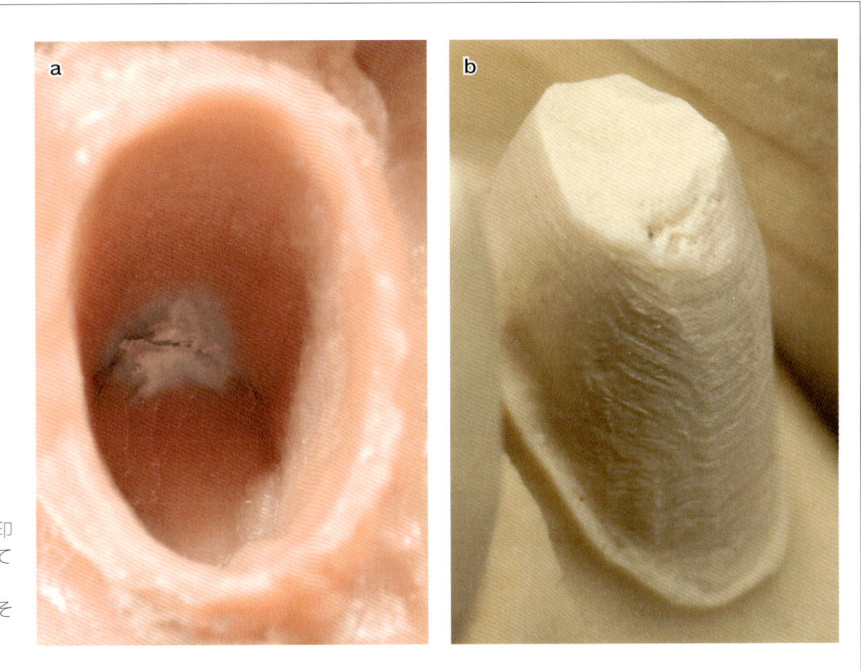

Fig.7-11a 2回印象法で硬化した概形印象材を口腔内に戻すとき、強く押しすぎてしまったケース。
Fig.7-11b 模型を観察しただけでは、そのくずれを判別しにくいこともある。

Fig.7-11 2回印象法の場合には、一度硬化した概形印象材を口腔内に正確に戻す必要があり、その圧も強く押しつけ過ぎないのがポイントである。精密印象材が全面に一層残るように、そのスペースを確保することも忘れてはならない。

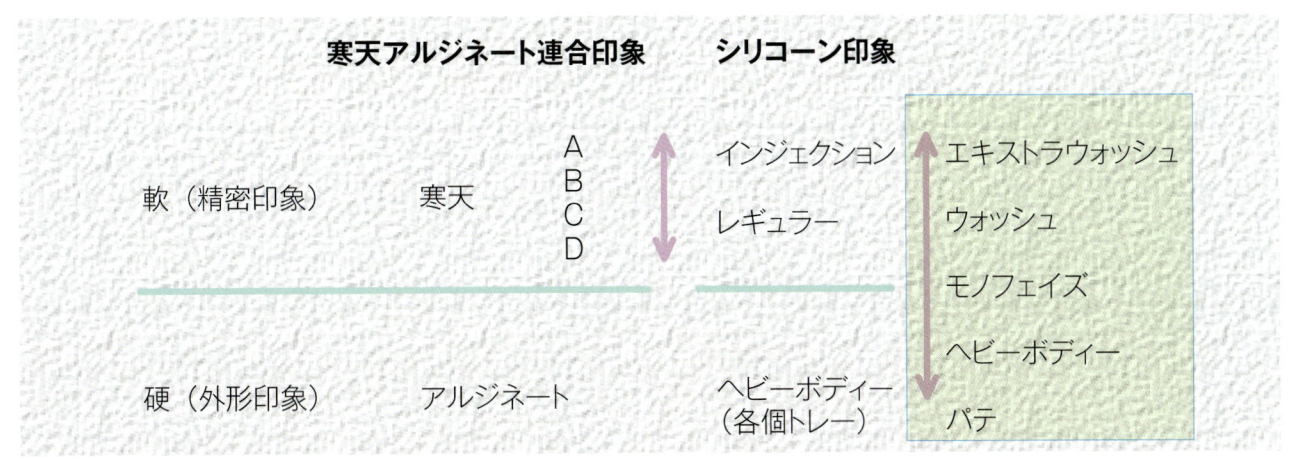

	寒天アルジネート連合印象		シリコーン印象	
軟（精密印象）	寒天	A B C D	インジェクション レギュラー	エキストラウォッシュ ウォッシュ モノフェイズ ヘビーボディー
硬（外形印象）	アルジネート		ヘビーボディー （各個トレー）	パテ

Fig.7-12 従来の寒天アルジネート連合印象法では、精密印象材としての寒天にフローのよいもの（A）から悪いもの（D）までがメーカーから市販され、概形印象材としてアルジネートが存在する形だった。一方シリコーン印象法では、精密印象材としてフローのよいインジェクションタイプとフローの悪いレギュラータイプが市販され、概形印象としてヘビーボディが1種類存在するのが普通だった。しかしインプラント補綴が一般的になった現在、メーカーはもっとも軟らかいエキストラウォッシュタイプからもっとも硬いパテタイプまで、そのフローと弾性を変化させた多種類の素材をラインナップし、通常のクラウン・ブリッジからインプラント印象まで、術者が症例によってそれらを自由に組み合わせて選択できるようになった。反面、寒天アルジネート連合印象法の気分で応用すると、手痛いトラブルに見舞われることも多い。

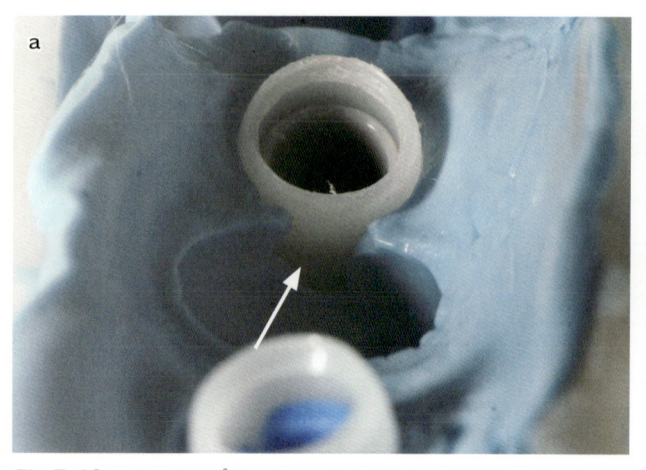

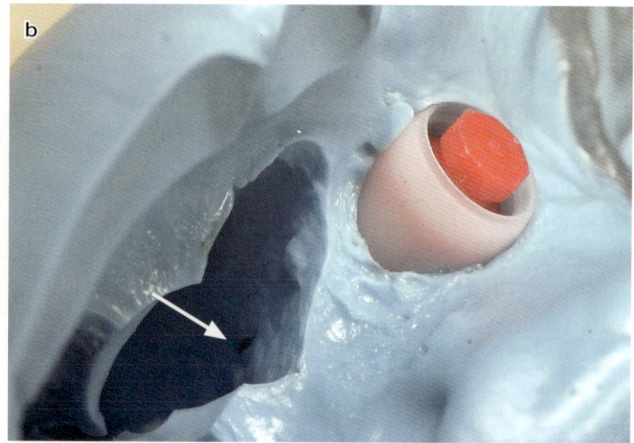

Fig.7-13a、b インプラントヘッドと隣在歯との距離、あるいはその傾斜角によってトランスファーキャップが隣在歯とぶつかっていないかをよく確認する。特にスナップオンタイプのものは、傾いていても一見おさまってみえることがあるので要注意。写真はトランスファーパーツが隣在歯とぶつかってしまっている例。

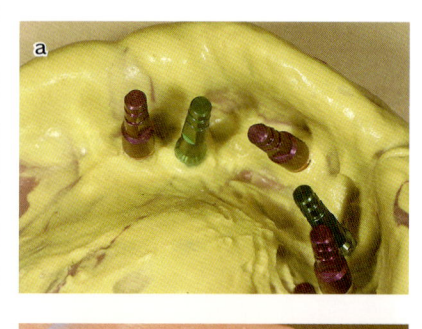

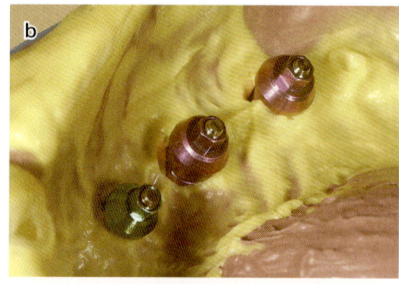

Fig.7-14a、b 印象撤去時にあまり応力を内在しないインプラントシステム。

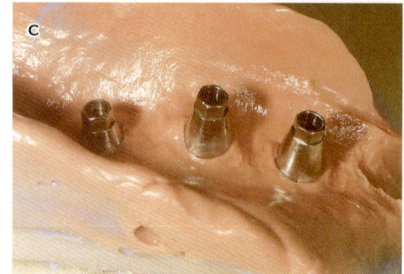

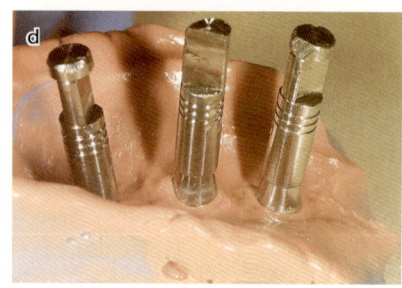

Fig.7-14c、d 印象撤去時に応力が残存しやすいインプラントシステム。

Fig.7-14 トランスファーパーツ同士を印象前にレジンによって連結する手法は、最近ではあまり行われなくなった。その分、位置固定がしっかりできるように硬めの概形印象材を選択することが多いわけだが、インプラント植立方向に大きな差がある場合、印象撤去にはトランスファーパーツに大きな応力が加わることになる。

4）インプラント印象におけるラボサイドでの注意点

　印象内におけるトランスファーパーツの位置は、きわめて正確を要する。石膏注入前に、同パーツの周囲にきちんと印象材が行き届いているか、またはパーツが口腔内印象前に隣在歯の影響などを受けて傾いていないかチェックする。（*Fig.7-13*）。

　インプラント印象でトランスファーパーツ同士をパターンレジンなどで固定してから印象する方法があるが、インプラント間が著しく平行性が悪い場合、印象撤去時にレジンが破折し、印象材内部で起きたその破折に気づかずにかえって不適合を生むことがある。むしろそうした連結はせずに、トランスファーパーツはカチッと硬化した硬めのヘビータイプのシリコーンで固定するほうがよい（*Fig.7-14*）。ただしアンダーカットがかなり強いものの場合では、硬すぎる印象材は撤去に難儀するので、一段階軟らかいものを使用することになるが、その場合、硬化を十分に行うのがポイントである。

　なお、技工用アナログをネジ止めする場合には、印象材を持ったままネジを締めるのではなく、必ず技工用ア

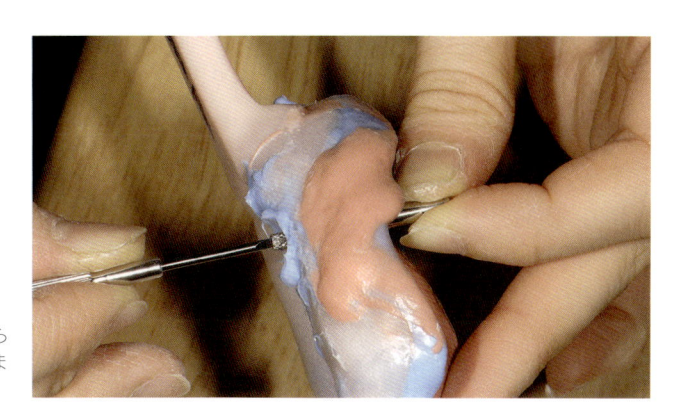

Fig.7-15 技工用アナログを固定する際は、印象を手で保持せず、片手でアナログ、もう片手でネジ締めを行う。印象を押さえながらネジ締めを行うと、トランスファーパーツが印象内で回転してしまうからである。

Fig.7-16a、b 石膏練和物の注入時の気泡巻き込みのようにみえるが、付加重合型シリコーン印象法で印象撤去後に即時石膏注入してしまったため、印象材から発生したガスが影響している（***P.91*** CAUTION 参照）。

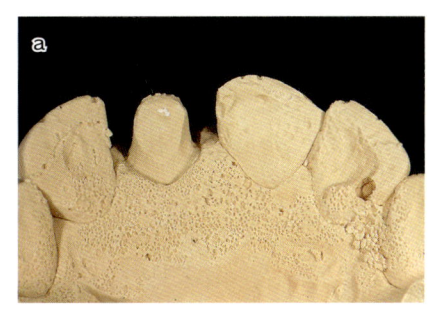

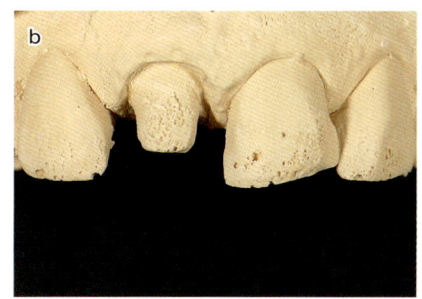

Fig. 7-17a、b 一見して外からみただけでは判別しにくいが、採得された印象を切断して観察すると、気泡を巻き込むトラブルを発見することがある。シリコーン二重同時印象法では十分な注意が必要である。

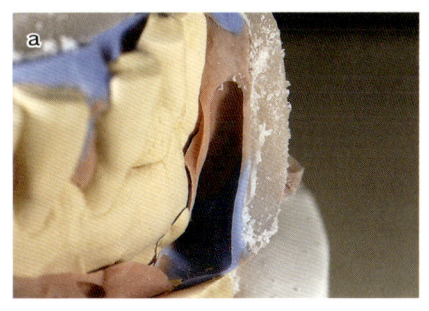

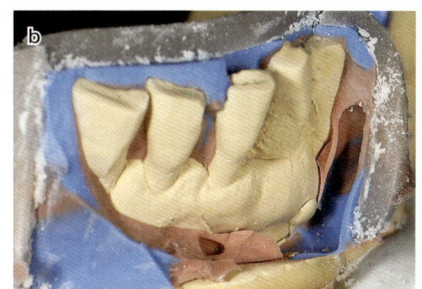

ナログを片手で保持しながら（印象材に余計なトルクがかからないように）ネジ止めする（***Fig.7-15***）。マイクロスコープ下で回転移動がないか確認してから石膏注入作業に入る。

5）石膏注入時の注意点

経時的な寸法変化を避けるために、寒天－アルギン酸連合印象の場合には印象採得後すみやかに石膏注入することが望ましいが、シリコーン印象の場合には口腔内からの印象撤去時の応力を十分に解放する必要がある。

縮重合型シリコーン印象材は、撤去後の経過時間に伴い反応副産物のアルコールが揮発するため、できるだけ早目に石膏注入すべきだが、付加重合型シリコーン印象材を使用した場合には、印象材から硬化反応時に水素ガスが発生し石膏表面に悪影響を及ぼすので、注意が必要である（***Fig.7-16***）。特にパテタイプの印象材が表面に露出している場合には、その影響が著しい。解消法としては、使用材料のメーカー指示に従い、応力解放時間に加えガスの放散時間を加算した放置時間後に石膏注入作業を行う。

印象材に注入される石膏は、粉と水を適正混水比で計量し真空撹拌器で練和することが望ましい。硬化物の強度を高める目的で、印象への注入後に加圧釜のなかで硬化をさせるべきではない。印象野を全面に覆っているつもりの印象材でも、精密印象材と概形印象材のあいだに気泡や空洞を巻き込んでいる恐れがあり（***Fig.7-17***）、加圧状態では印象材内部で空気が圧縮され、できあがった模型が大きく変形してしまうからである。

CHAPTER 08
咬合採得 from ラボサイド
──バイト材として何を使うか？どう使うか？──

（解説：山口周行）

1　バイト材の選択条件

　チェアサイドにおけるバイト材の選択条件に加え、その後のラボワークにおけるバイト材の使用法からも、バイト材に望む必要性質が存在する。
　ワックスバイト（とくに全顎にわたって咬み込んだもの）は、その性質上、どうしても完全に咬み切るところまで採得ができず、できれば材料に対して無圧の状態で採得できるシリコーンバイトが望ましい（*Fig.8-1*）。

- 咬合接触点がきちんと抜けてる
- バイト材によって咬合採得時に嵌合位がずれにくい
- 寸法安定精度がよい
- 硬化後の変形が少ない
- 輸送時の温度の影響が少ない
- トリミングしやすい
- 操作時、模型の落着きがよい
- 薄くても強度が十分ある

Fig.8-1　バイト材の選択条件。

2　バイト材の使用方法

1）上下模型が最大嵌合位で十分安定する場合
　補綴用模型にバイト材をあてがい、バイト材が咬合接触点により抜けている部位を色鉛筆などでマーキングする。対合歯模型も同様に行い、バイト材を咬ませずに上下模型の固定およびマウントを行う。
　咬合器装着後に咬合紙を使い、上記鉛筆マーキング部が咬合紙の跡と一致しているか確認する（ずれている場合には再装着）。

2）上下模型は落ち着くが、若干のずれがありそう（出そう）な場合
　上下模型の固定前までは1）と同じ手順を行い、バイト材は支台歯部のみ（あるいは対合歯との距離が十分ある部位）トリミングし、模型に咬ませて模型を固定する。
　残存歯部の他バイトは、咬合接触点のマウント前と後のチェックとして使用する。

3）『補綴歯が多い』『残存歯の咬合接触点が少ない』など、上下模型が安定しない場合
　バイト材は咬ませて装着するが、歯のわずかな移動も多数歯になると模型中に大きな誤差となり、バイト材が戻りにくい。
　動揺歯を抱えた場合にはさらに顕著となるが、適宜バイト材をトリミングし、できるだけバイト材が浮き上がらないよう固定する。装着後には最大嵌合位を細くチェックすることが必要（*Fig.8-2*）。

3　咬合接触点の確認

　補綴物製作に先立ち、シリコーンバイトによる上下模型の咬合状態の確認を必ず行う。
　まずシリコーンバイトには最大嵌合位の咬合接触点が抜けたかたちで記録されているが、同部位を鉛筆などで上下模型に印記する。
　次に咬合器装着完了後に一度咬合紙をあて、同じような咬合接触点が得られているかどうかの確認する。大きくずれているようならば再度装着しなおし、複数点同じにもかかわらず全部の接触点が得られていないような場合には、印象時の下顎の歪み変形や各歯の歯根膜空隙内での移動などが原因として考えられるため、若干の模型の咬合調整を行う（*Fig.8-3*）。

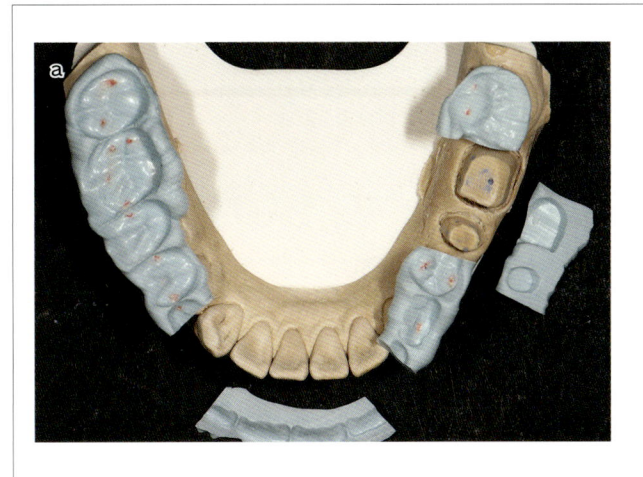

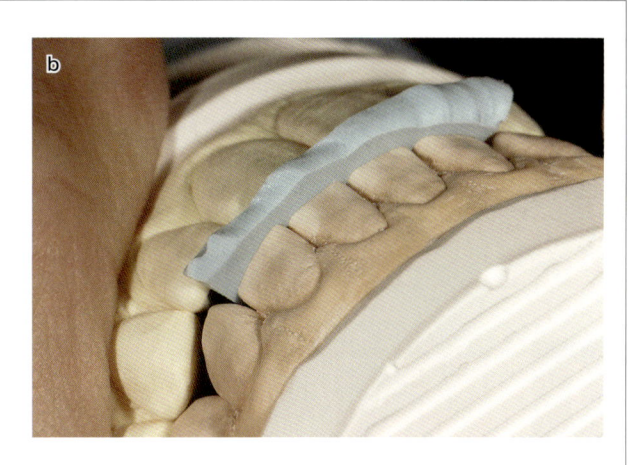

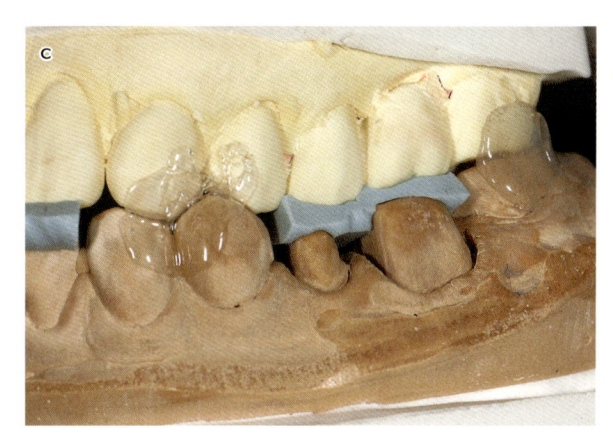

Fig.8-2a バイト材を適宜トリミングし、『支台歯部分のみ』『咬合接触が明らかに存在しない部位』をカットしていく。
Fig.8-2b 前歯はオープンバイトだったので、同ピース部を使用。
Fig.8-2c 支台歯部分のピースを使用。

Fig.8-2 咬合接触している部分（ピース）は、*Fig.8-3*に示すように、接触点を模型にてマーキングするのに使用する。

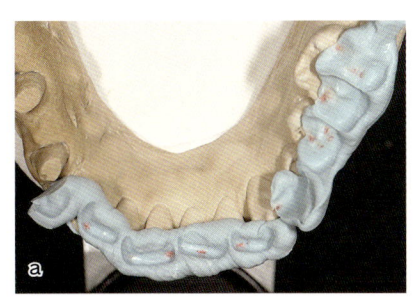

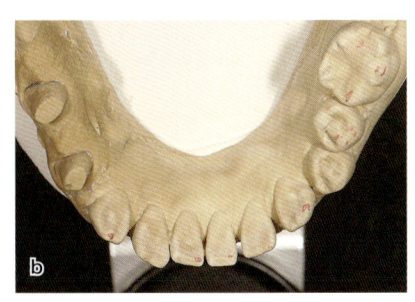

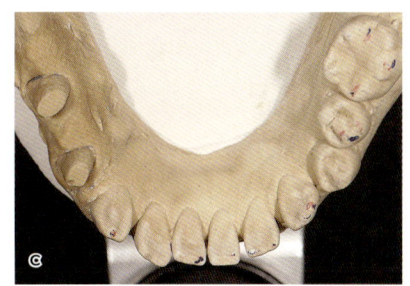

Fig.8-3a〜c シリコーンバイトの咬合貫通点とマウント直後の咬合紙チェックポイントが同等に得られた症例。そのまま次の作業に移行する。

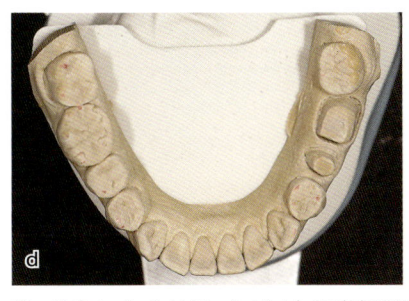

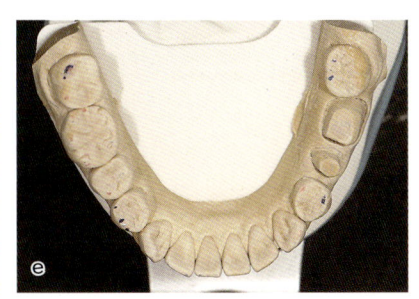

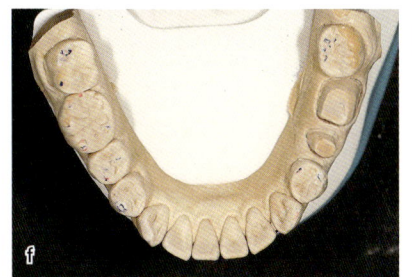

Fig.8-3d〜f シリコーンバイトの咬合貫通点に比較し、マウント直後の咬合紙チェックポイントは少ない印記となった症例。まず模型の咬合調整を行い、最大嵌合位の咬合高径を前準備として得ておく。

Fig.8-3 1本1本の歯の動きや下顎骨の印象時の歪みなどによって、模型が最大嵌合位を十分に再現していない場合には、模型の咬合調整を行う。これによって咬合高径が最大嵌合位と近似し、補綴物の咬合調整を軽減させることができる。

CHAPTER 09
咬合採得 from チェアサイド

1　咬合採得は咬頭嵌合位で

　かつて、「純粋な回転運動を行う範囲は、上下切歯間の開口量が20〜25mmを超えない範囲である」というPosseltの考えかた[20]に基づき、咬合採得を開口位(咬頭嵌合位からの垂直性顎間距離が20〜25mm以内)で行い、その分の咬合高径を咬合器上で低くするという術式が広く用いられていた(**Fig.9-1**)。

　その後、ME機器を用いた下顎運動の解析・研究が進み、さまざまな新たな知見が紹介された。なかでもMerliniら(1988)[21]、村居(1993)[22]は、正常な顎関節機能を持つ個体では、顆頭の限界運動(開閉口運動)における回転運動と滑走運動は、同時にしかも均等に発現することを示している(**Fig.9-2**)。

　著者が下顎運動解析機器(Arcus digma/KAVO社製)を用いて開口運動時の顎関節に位置を計測した結果においても、健常有歯顎者の開口量2.0mmでは、左右の顎関節ともに滑走運動により下前方にシフトすることが確認できた(**Fig.9-3**)。

　以上の結果から、Posseltの考えかたは現在否定的であり、口腔内と咬合器上でそれぞれの咬頭嵌合位を近似させるためには、咬合採得は咬頭嵌合位で行ったほうがよいことがわかる。

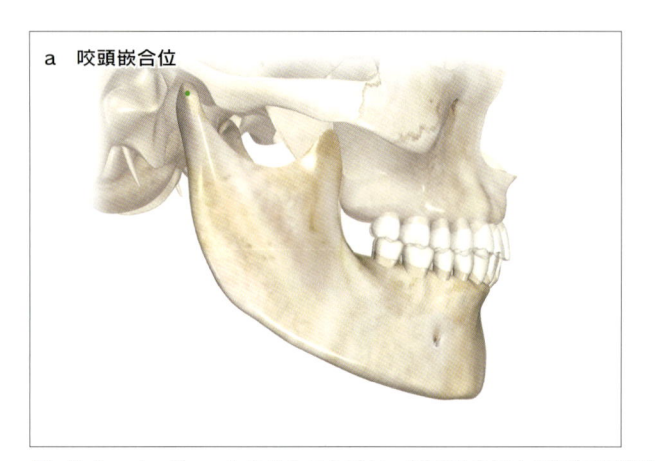

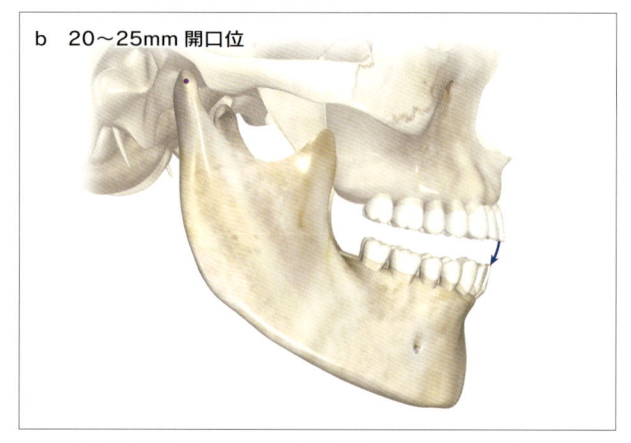

Fig.9-1a、b　Posseltの考えかたでは、咬頭嵌合位と開口位の顆頭の位置(それぞれ緑色、紫色で表示)は、上下切歯間の開口量が20〜25mmを超えない範囲であれば一致することになる[20]。

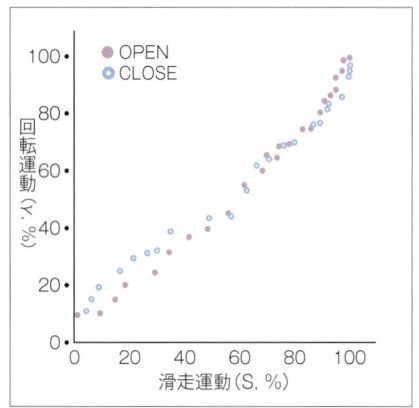

Fig.9-2　正常な顎関節機能を持つ個体では、開閉口運動時に顆頭は回転運動と滑走運動を同時に、しかも均等に行う[21, 22]。

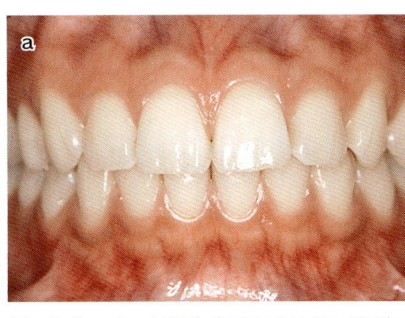

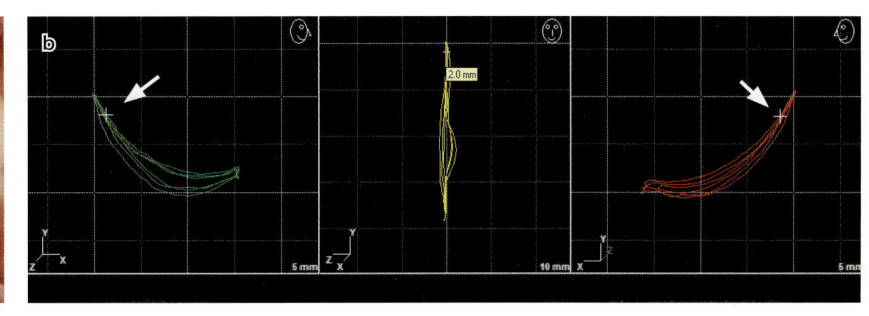

Fig.9-3a、b 欠損や歯列不正のない25歳・女性の症例。上下切歯間の開口量が20mmのとき、左右の顎関節ともに滑走運動により下前方にシフトしていることがわかる。

Fig.9-4a、b 開口位で採得された上下顎の位置関係の記録材を介在して咬合器に付着された上下顎模型は、咬合器の蝶番軸の回転運動により咬頭嵌合位に戻すことになり、口腔内の咬頭嵌合位には一致しない。

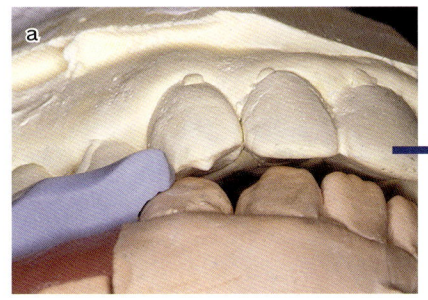

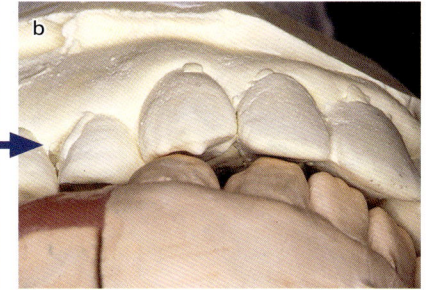

Fig.9-5a 6|インプラントクラウン製作のための咬合印象法の術式。上下部分歯列の印象採得と咬合採得を同時に行う。
Fig.9-5b Mod コアインプレッションペースト法や咬合印象法は、部分歯列模型法のメリットである歯列の歪みの影響を受けにくいことに加え、『開口位で行う印象採得と閉口位で行う咬合採得のギャップに起因する口腔内と咬合器上の咬頭嵌合位の違い』を最小限に抑えられる優れた術式であることが、理論的にも示されている。

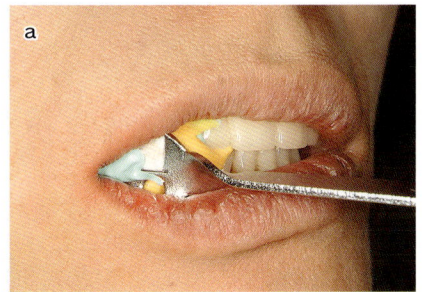

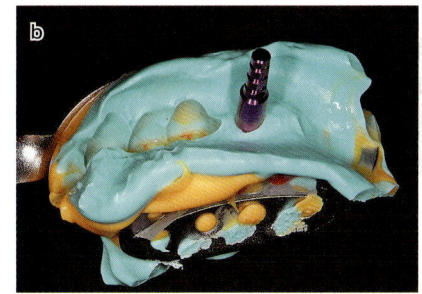

2 咬合採得を開口位で行うと……

1）開口位の咬合採得で起こること

実際に咬合採得を上下顎歯列が接触していない開口位で行うと、どうなるのだろうか？　開口位で採得された記録材を介在させ咬合器に付着された上下顎模型を咬頭嵌合位に戻す作業は、咬合器の蝶番軸の回転運動により行われる。一方、口腔内では開口状態から回転運動と滑走運動により、咬頭嵌合位に相当する顆頭位に戻る。よって咬合器上の咬頭嵌合位は、口腔内の咬頭嵌合位とは一致せず、口腔内より下顎前方の位置で咬頭嵌合することになる（*Fig.9-4*）。

2）咬頭嵌合位の咬合採得で起こること

原則として咬合採得は咬頭嵌合位で行うことになるわけだが、この方法にも問題がないわけではない。

まず印象採得時は開口位で行うのに対し、咬合採得時は閉口位（歯が咬合接触した状態）で行う。閉口位では、歯根膜の働きにより歯は被圧変位しているため、印象採得と咬合採得のそれぞれで記録された歯の位置は異なっている。結果として、咬合採得の記録材を上下の歯列模型間に介在させて咬合器付着を行うと、咬合は咬頭嵌合位よりも高くなっている。

記録材を介在させずに付着を行えばこの問題はクリアーされることになるが、そのためには咬合器付着時の上下模型を安定させるため、全顎歯列もしくはそれに準ずる広範囲の歯列の印象採得が必要となる。そうすると今度は、印象採得時の下顎骨の歪みによる歯列のカーブの違いの影響が出て、やはり咬合は高くなる。結論としては、印象採得と咬合採得を閉口位にて同時に行う咬合印象法、あるいは対合歯の印象採得のみ咬合採得と閉口位で同時に行う MOD コアインプレッション法がもっとも咬頭嵌合位の再現性に優れた方法と考えられるが、これらの方法は小範囲の補綴にしか適応できない（*Fig.9-5*／これに関しては、*PP.128-138*に詳しく説明している）。

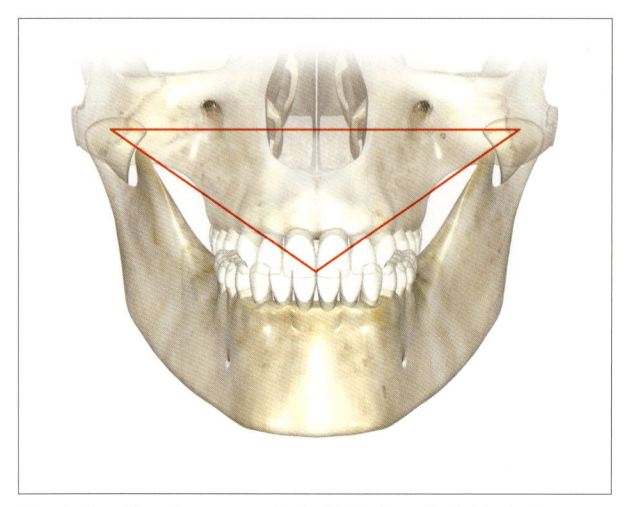

Fig.9-6 ボンウィル三角を利用する方法(臨床例は**PP. 175-176**参照)。

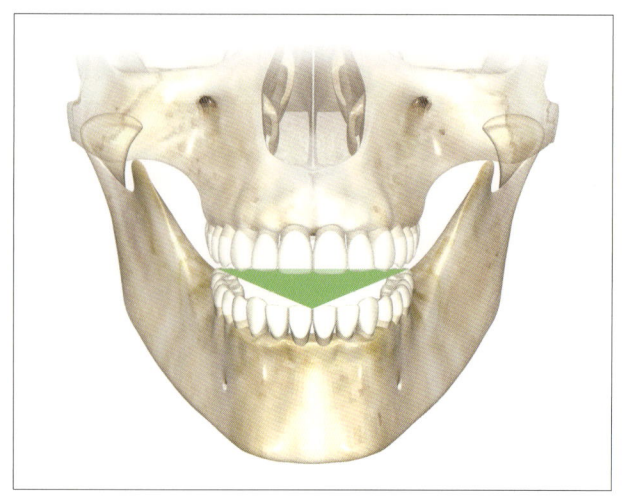

Fig.9-7 咬合平面上の三角形を利用する方法(臨床例は**PP.177-179**参照)。

3 全顎歯列模型法の咬合採得法

　全顎歯列模型法では、生体固有の要素により口腔内の歯列を三次元的に咬合器上に再現することは難しいが、多数歯や前歯の補綴物の製作には全顎歯列模型法が必要となる。ここでは、生体固有の要素にさらにテクニカルエラーが加わり、補綴治療がより困難にならないための全顎歯列模型法を用いる際の咬頭嵌合位の咬合採得について解説する。なお、咬頭嵌合位において上下歯列間に咬合接触部位が存在しない、あるいは前歯部間にのみ存在する、大部分は咬合再構成の補綴に該当する症例が対象となる。以下に要点をまとめてみたい。

　まず原理的には、上顎歯列と下顎歯列間に3か所の咬合接触部位があれば、咬頭嵌合位の位置的関係は成立する。このとき、次の3つの要件を満たしていることが望ましい。

①咬合(咬合採得)時に下顎骨が変形しない
②下顎窩内の顆頭の位置が移動しない
③歯の咬合接触が位置的に安定している

　これらを満たす方法としては、咬合平面上のできるだけ大きな二等辺三角形を利用する方法が理想的であるが、実際には上下顎歯列間の代わりに左右の顆頭(の上面中央の)点と切歯点とを結んでできる三角形(ボンウィル三角)を利用することも多い。

1)ボンウィル三角を利用する方法

　これは、咬頭嵌合位を上下中切歯部と左右顎関節によ

り保持し、上下左右の臼歯部間に咬合採得材を介在させ咬合採得を行う方法である(***Fig.9-6***)。前歯部が補綴範囲に含まれる場合でも、前歯部にはプロビジョナルクラウンを残しておくことで解決できる。また、上下中切歯部での咬合接触は斜面同士で不安定なことが多いが、パターンレジンなどを用いて位置を固定すれば問題はない。

　前歯2〜4歯の咬合接触があって安定しているようにみえても、その接触が左右で均等か否か、またプロビジョナルレストレーション時と咬合採得時で前歯部の咬合接触が同じであることを、シリコーン系咬合採得材を用いてあらかじめ確認するとよい。さらに両側臼歯部にパターンレジンアイランド(***P.59***および***P.109***参照)のような方法で咬合接触を確保すれば、次項の『咬合平面上の三角形を利用する方法』に移行できる。

2)咬合平面上の三角形を利用方法

　上下顎の中切歯と両側最後方臼歯の3か所が咬合接触し、咬頭嵌合位が保たれた状態で咬合採得を行う方法である(***Fig.9-7***)。具体的には、両側最後方臼歯に(前歯にも咬合接触がない場合には前歯にも)プロビジョナルクラウンを試適あるいは仮着しておく。これにより、咬合採得時に遊離端欠損状態を中間欠損状態にすることが可能となり、上下顎歯列の位置関係はより安定度を増す。

Reference Case A-C — ボンウィル三角を利用する方法

Case A　シリコーン系咬合採得材により咬頭嵌合位の確認と固定を行った症例

咬合器装着時の咬合採得材の利用方法は、
1）上下模型が最大嵌合位で十分安定する場合
2）上下模型は落ち着くが若干のずれがありそう（出そう）な場合
3）「補綴歯が多い」「残存歯の咬合接触点が少ない」など上下模型が安定しない場合

に分けて考える必要がある（*PP.177-179参照*）。

　Case A は3）に該当し、咬合採得の記録をすべて利用し安定を図る必要があった47歳・女性の症例である。咬頭嵌合位において臼歯部の咬合接触は存在せず、全顎歯列模型を用いての補綴は、生体固有の要素（特に印象採得時の下顎骨の歪みによる歯列のカーブの違い）の影響を受ける。よって、いずれの場合でも口腔内と咬合器上の咬頭嵌合位が一致しているとは限らず、リマウント操作により咬合器上での補綴物の咬合調整が必要になることもある（*PP.139-141参照*）。

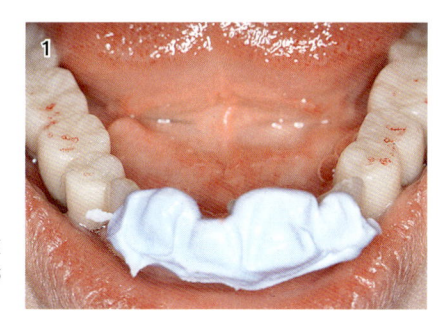

Case A-1　①臼歯部、②上顎左右犬歯、の2ステップに分けて行った咬合再構成の補綴症例で、①のための咬合採得時。プロビジョナルレストレーションの状態で、咬頭嵌合位における前歯部の咬合接触関係を、シリコーン系咬合採得材を用いて記録する。

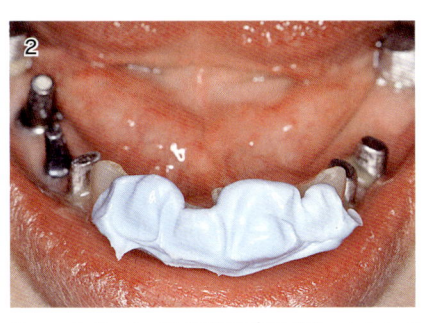

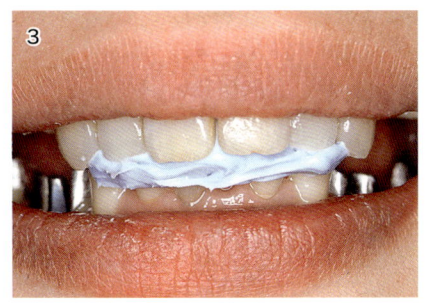

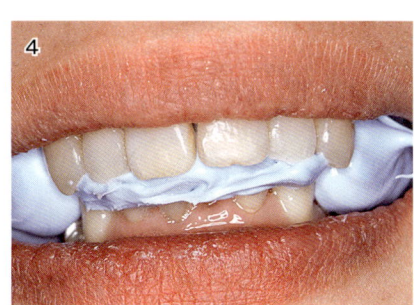

Case A-2〜4　臼歯部のプロビジョナルレストレーションを外し、前歯部のシリコーン系咬合採得材はそのままの状態で、上下顎臼歯部間に咬合採得材を介在させて咬頭嵌合位の咬合採得を行う。

Case A-5　咬合採得の記録をすべて利用して、上下顎作業模型の咬合器装着を行った。
Case A-6　完成した咬合器上の補綴物。口腔内と咬合器上の咬頭嵌合位の不一位の度合いが大きい場合は、口腔内で試適後、リマウントにより咬合器上にて補綴物の咬合調整を行う。

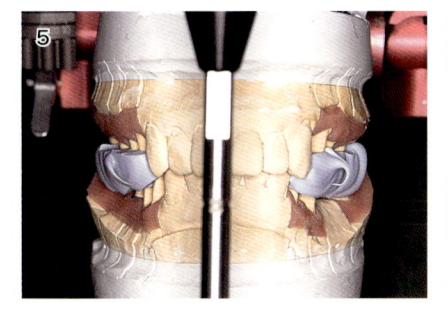

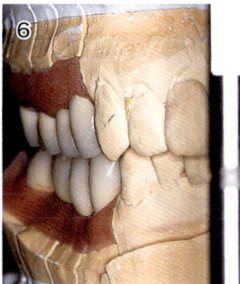

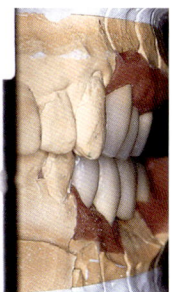

Case B　パターンレジンを利用した症例（臨床術式編 Case 19）

臨床術式編 Case 19（PP.76-81）は、全顎同時補綴は行わず、①上顎（1|1 2以外）の補綴、②下顎臼歯部の補綴、③下顎前歯部の補綴の3つのステップに分けて補綴を行った69歳・女性の症例である。そのいずれも咬頭嵌合位にて咬合採得を行ったが、ここでは①の際の術式を解説する。

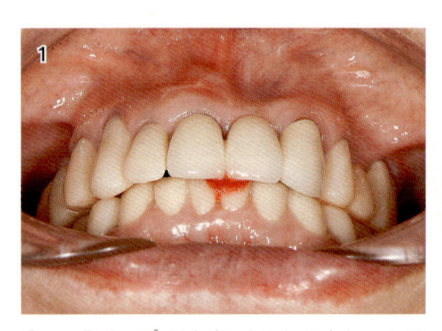

Case B-1 プロビジョナルレストレーションの状態で上下中切歯部間にパターンレジンを介在させて、その位置関係を再現可能な状態にする。そのためには、パターンレジンは開閉口時に下顎中切歯の切縁付近で歯間部アンダーカットを利用し固定されたままの状態になっていなければならない。

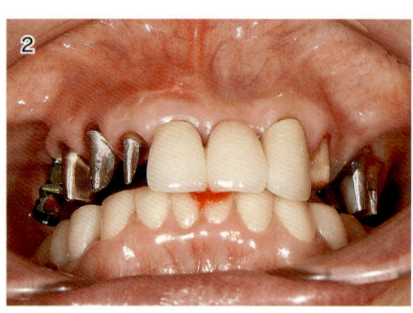

Case B-2 次に上顎（1|1 2以外）を支台歯の状態にして、上顎プロビジョナルレストレーション時の咬頭嵌合位が再現可能なことを確認する。

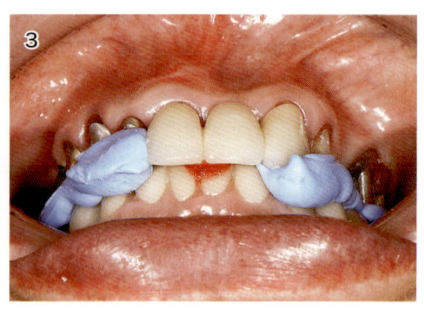

Case B-3 咬合採得材を左右の上顎支台歯と下顎プロビジョナルレストレーション間に介在させて、咬頭嵌合位を記録する。

Case C　リーフゲージを用いて咬頭嵌合位にきわめて近い状態で咬合採得を行った症例

Case C は①臼歯部と下顎左側犬歯、②上顎前歯部の2ステップに分けて行った43歳・女性の咬合再構成による補綴症例である。ここでは①のための咬合採得の術式を解説する。

上下顎中切歯部での接触をパターンレジンなどを用いて固定する方法ではなく、上下顎中切歯（上顎はプロビジョナルクラウン）間にリーフゲージ＊1枚を介在させて、臼歯部補綴のための咬合採得を行った。上下歯列は咬合接触せず、この部位で100μm 咬合挙上されていることになるが、咬頭嵌合位にきわめて近い、許容範囲（顆頭の滑走による位置変化がない）の挙上量と考えられる。
＊リーフゲージ：厚さ約0.1mm のアセテートビニールなどでつくった薄いシート数十枚を鳩目で止めたもの。

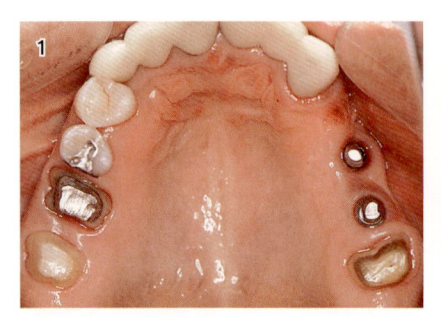

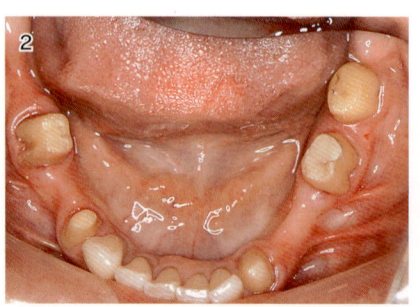

Case C-1、2 咬合採得時の上下顎歯列。補綴対象歯のうち、上顎前歯部のみプロビジョナルクラウンの状態にある。

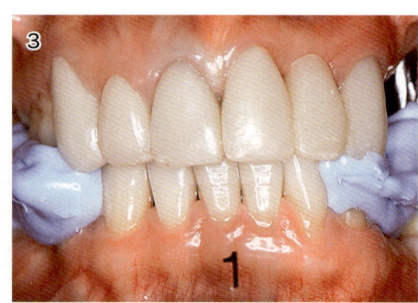

Case C-3 上下中切歯間にリーフゲージ1枚を介在させ咬合採得を行う。下顎は中切歯部において100μm、咬頭嵌合位から顆頭の回転のみによる開口位にあると考えてよい。

Reference Case D, E — 咬合平面上の三角形を利用する方法

Case D　インプラントのプロビジョナルクラウンを利用して三角形をつくった症例

Case D は、45歳・男性、⑦⑥5④インプラントブリッジ、3 2|3 インプラントクラウンの症例である。3か所（7 1|6）の咬合接触により咬頭嵌合位が保たれた状態で咬合採得を行う。なお、7部インプラントのプロビジョナルクラウンは、一時的に預かることが可能であれば、咬合器装着時の上下模型の位置づけに直接利用できる。

また、天然歯の支台歯であれば、パターンレジンのアイランドを製作すれば、同様により安定した状態での位置づけが可能になる（*P.59およびP.109参照*）。

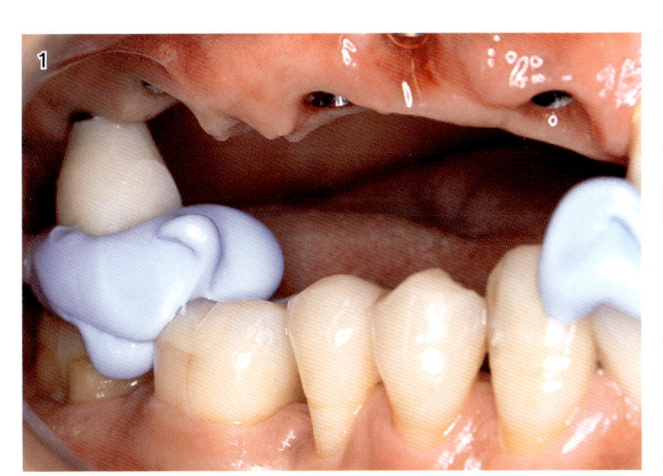

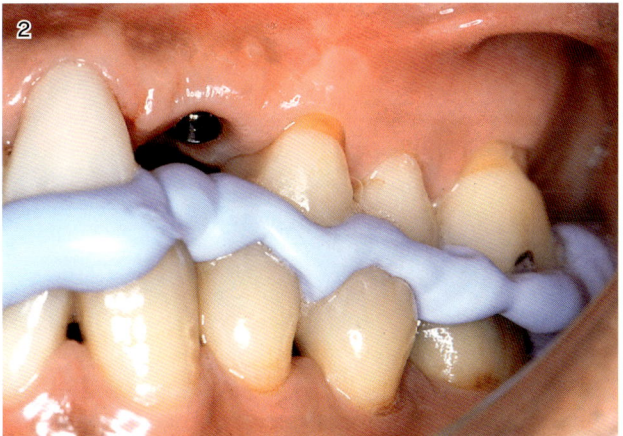

Case D-1、2　最後方歯である7部インプラントのプロビジョナルクラウンを残したまま咬合採得する。

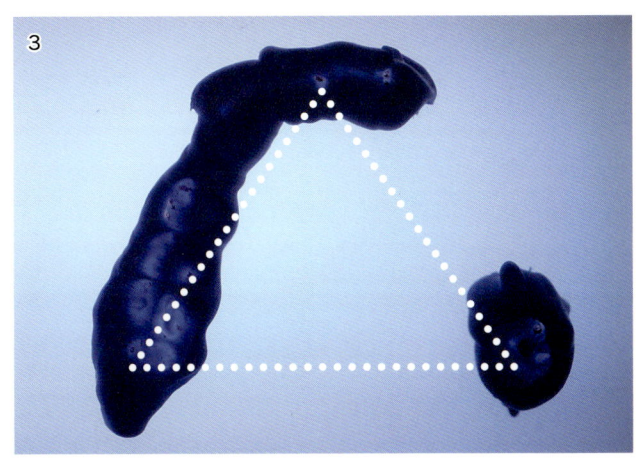

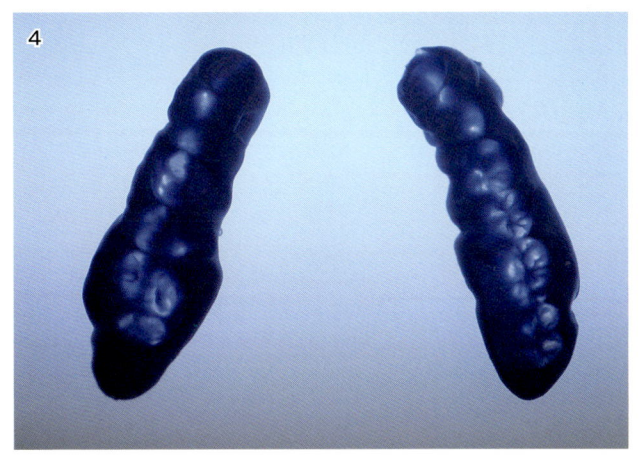

Case D-3、4　咬合採得時の咬合状態（D-3）とプロビジョナルクラウンの咬合状態（D-4）を比較して、顎位（咬頭嵌合位）が同じであることを確認する。

Case E 下顎補綴時、上下顎中切歯部と両側最後臼歯を頂点とする三角形を利用した咬合再構成症例

　Case Fは59歳・女性、全顎に及ぶ咬合再構成の症例である。ここでは上顎はすでに補綴物が装着されており、2ステップに分けて行った下顎補綴について解説する。

　まずステップ1として、6̄|6̄のプロビジョナルクラウンを装着した状態で5̄十5̄の印象採得と咬合採得を行った。この際の咬合採得には、咬合平面の3点の咬合接触点（上下顎中切歯部と両側最後臼歯部）を利用した。

　次にステップ2として、5̄十5̄補綴物を装着後、最後臼歯である6̄|6̄のクラウンのための咬合採得をModコアインプレッションペースト法により行った。

　この2ステップに分けた下顎全顎の時差補綴により、より精度が高い咬頭嵌合位の再現が可能になる（**PP.68-71参照**）。

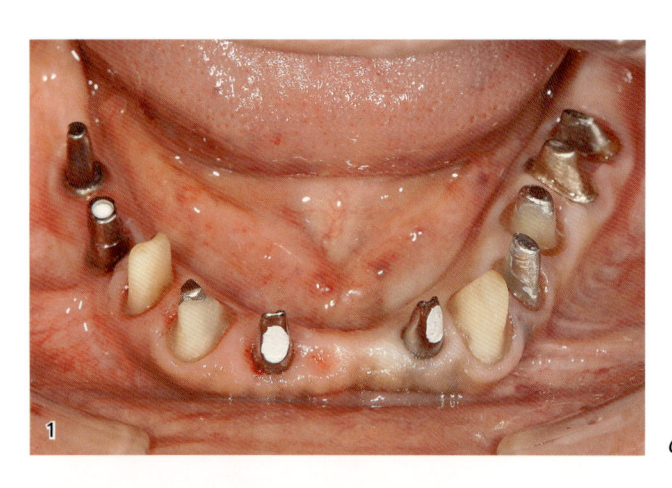

Case E-1 　6̄十6̄の補綴治療を2ステップに分けて行う。

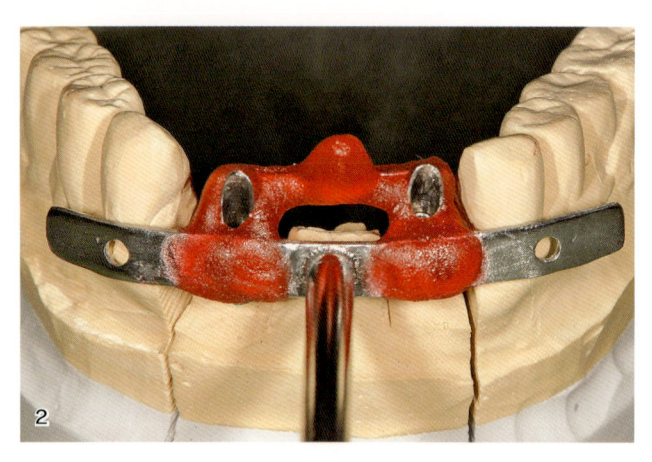

Case E-2 　2̄|2̄部インプラントの暫間用アバットメントを用いて、上下顎中切歯部に咬頭嵌合位における咬合接触点確保のための装置を模型上にて製作する。

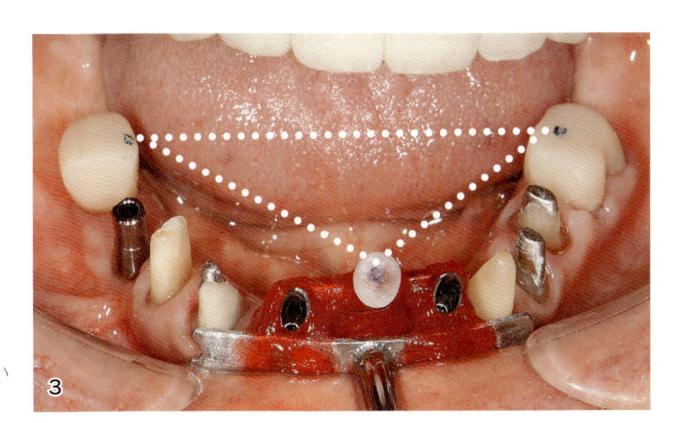

ステップ1

Case E-3 6|6のプロビジョナルクラウン上の咬合接触点とのあいだに三角形を構成し、5十5の補綴のための咬合採得を行った。

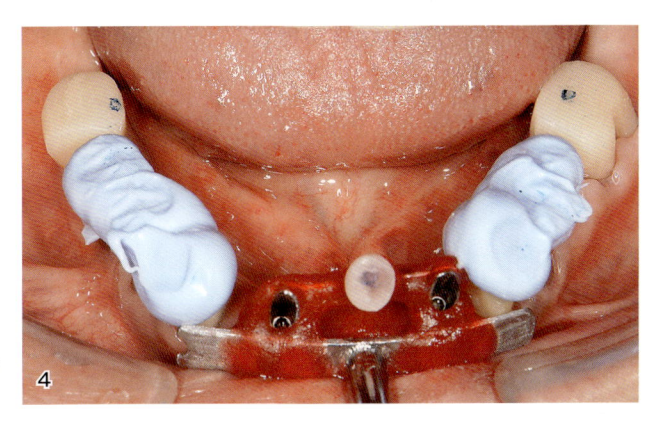

Case E-4 2|2暫間用アバットメントを用いた装置はそのまま咬合器上に移し、咬合接触点の再現が可能である。

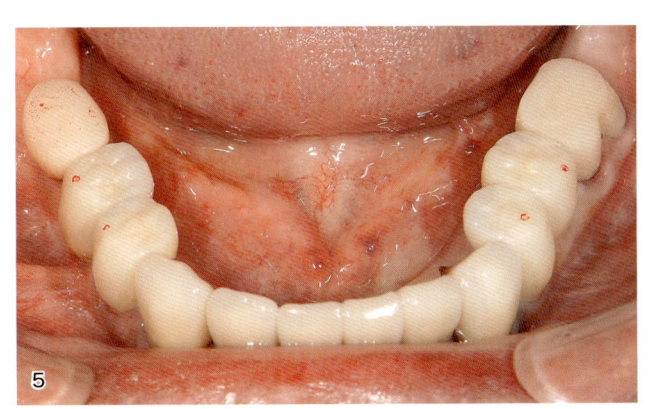

ステップ2

Case E-5 まず5十5の補綴物を装着した。

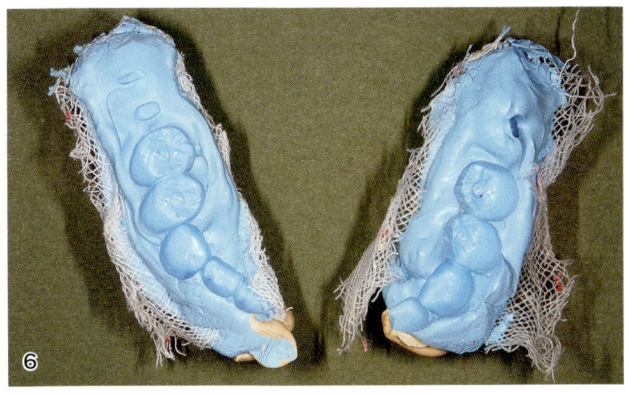

Case E-6 次に6|6クラウンのための咬合採得を行った(Mod コアインプレッション法)。

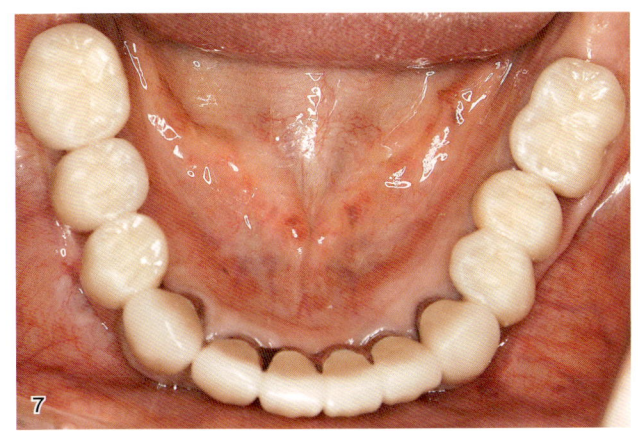

Case F-7 2ステップに分けたこと、さらにそれぞれの咬合採得に咬頭嵌合位の再現性の高い術式を採用したことで、より精度の高い補綴物の製作が可能になった。

CHAPTER 10
アンテリアガイダンス

1 アンテリアガイダンスとは

1）天然歯列におけるアンテリアガイダンス

　下顎の滑走運動時には、上下顎歯列間のいずれかの歯が接触滑走する。この歯の接触は顆路と強調して下顎運動を誘導（ガイド）しており、前者による誘導をアンテリアガイダンス、後者による誘導をポステリアガイダンスと呼んでいる。健常有歯顎者において、アンテリアガイダンスを担う歯は歯列の前方に位置する歯であり、前方滑走運動時には切歯が、側方滑走運動時には切歯から小臼歯がそれに該当する。

　さらに側方滑走運動時に犬歯のみでガイドすることを犬歯誘導、犬歯の他に1本以上の臼歯でガイドすることをグループファンクションと呼んでいる（*Fig.10-1*）。

　しかし健常有歯顎者の天然歯列において、犬歯が単独で側方運動を誘導する症例はごくわずかであることが報告されている。著者が補綴されていない天然歯列を有する10代から20代の25名のアンテリアガイダンスを調べた結果においても、左右ともに犬歯が単独で側方運動を誘導している症例は1つもなく、多くはグループファンクションであった。さらに咬頭嵌合位からの側方（滑走）運動中に誘導する歯が変化していく現象も数多く観察された（*Fig.10-2*）。

2）補綴治療時のアンテリアガイダンス

　犬歯および臼歯の歯冠補綴時には、側方滑走運動時の誘導を犬歯誘導にするかグループファンクションにするか、いずれかの咬合様式を選択する。

　犬歯が単独で側方運動を誘導する（すなわち側方圧を負担する）のに適した歯であるという根拠は、『解剖学的に優れている』すなわち

①周囲の歯槽骨が緻密で歯根表面積が大きく歯冠歯根比が小さいこと
②顎関節から離れた位置にあり強い力を受けにくいこと
③歯根膜が鋭敏な固有受容器（センサー）を持っていること

などである。

　一般的に、垂直性要素の強い咀嚼運動には犬歯誘導が望ましいとされるが、さらに年齢や歯列の咬耗の程度、歯周組織の状態や歯の側方圧の負担能力などを考慮して、最終的に決定することとなる（*Fig.10-3*）。

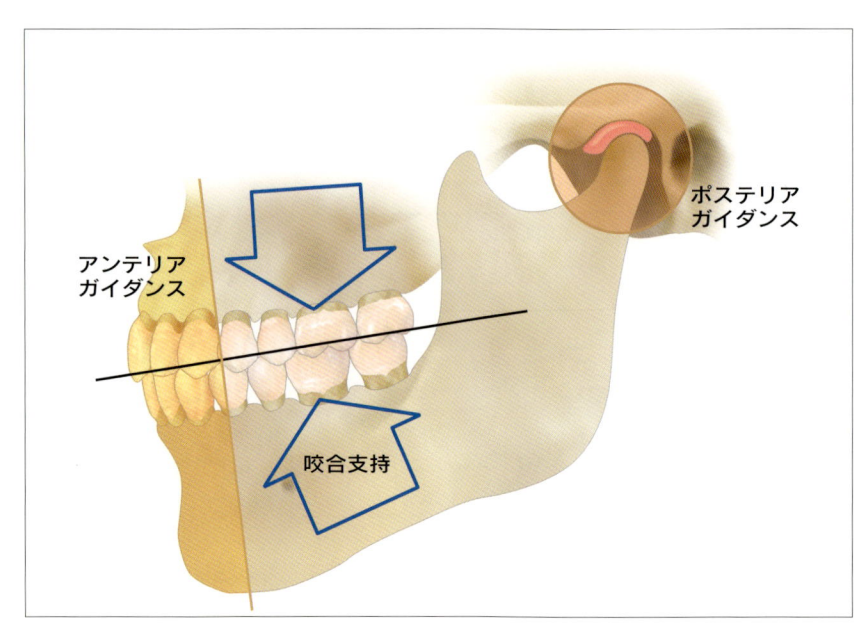

Fig.10-1　歯列の前方に位置する切歯、犬歯の役割は、顆路（ポステリアガイダンス）とともに下顎の滑走運動を誘導するアンテリアガイダンスである。これに対し、歯列の後方に位置する大臼歯の役割は咬合支持にあり、歯列の中間に位置する小臼歯は両方の機能を担っている。

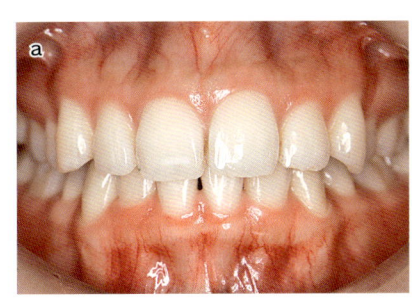

Fig.10-2a 咬頭嵌合位の状態。

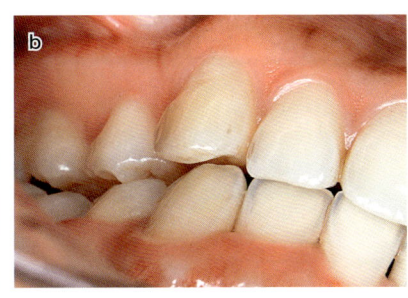

Fig.10-2b （右側方運動）最初は犬歯と第一小臼歯でガイドしているが、すぐに第一小臼歯のみになる。

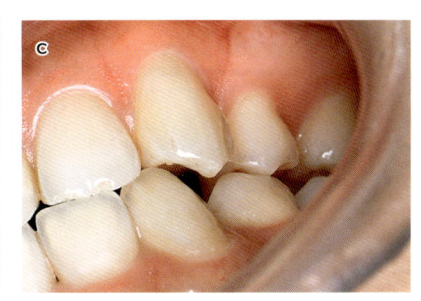

Fig.10-2c （左側方運動）最初は第一小臼歯でガイドしているが、途中から犬歯もガイドに加わる。

Fig.10-2　20歳・女性の症例にみる側方運動を誘導する歯の変化。

犬歯誘導（カスピッドガイダンス）
犬歯が単独で側方運動を誘導

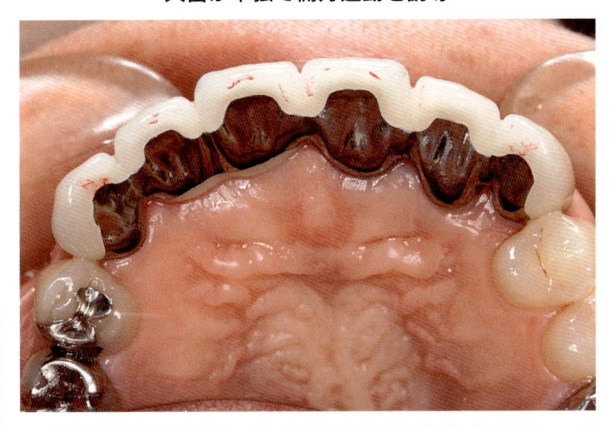

- ③②①｜①②③ブリッジ補綴症例（**臨床術式編 Case 9**（*PP.44-46*））。
- 前方（滑走）運動には切歯、側方（滑走）運動時には犬歯が下顎を誘導するように、ブリッジの舌面に対合歯との咬合接触を付与する。なお咬頭嵌合位では、上下前歯部間は10〜20μmのすきまを保ち、咬合接触していない（ミューチュアリープロテクテッド・オクルージョン＊の考えかた）。

グループファンクション
犬歯の他に1本以上の臼歯が側方運動を誘導

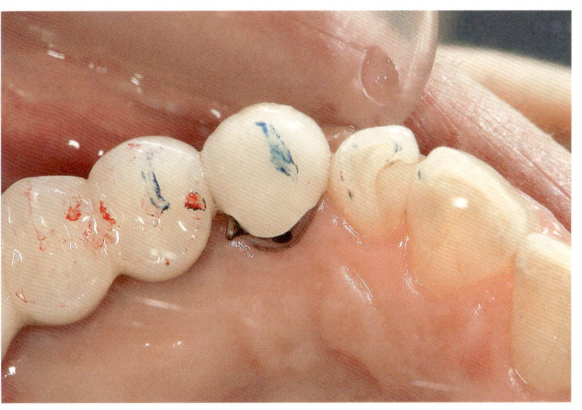

- ⑥⑤④インプラントブリッジ、7̄3̄|、|7̄6̄クラウン症例（**臨床術式編 Case 18**（*PP.74-75*））。
- 側方（滑走）運動時に、犬歯のほかに側切歯と第一小臼歯が同時接触する（青の咬合紙で印記／赤の咬合紙は咬頭嵌合位を示す）。

エビデンス

- 犬歯誘導が筋活動を低下させるのに対し、グループファンクションは筋活動を高めるので、犬歯誘導を重視する[23,24]。
- パラファンクション類似の負荷を与えた環境下で、歯列内の歯のガイドの位置が犬歯あるいは小臼歯ではなく大臼歯部にあると、作業側顆頭の運動障害発症のリスクが高くなる[25]。
- 小臼歯のガイドは犬歯の同時接触があれば問題ない。犬歯から大臼歯までが同時に接触するグループファンクションは要注意[26]。

＊ミューチュアリープロテクテッド・オクルージョン
　咬頭嵌合位では臼歯が前歯の過度の接触を防止し、かつ下顎のすべての偏心運動中に前歯が臼歯を離開させる（GPT-6、1994年）。

Fig.10-3　犬歯誘導とグループファンクション。

2 アンテリアガイダンスの役割

*Fig.10-4*は21歳・女性の矢状面、前頭面、水平面からの下顎運動経路を示している。

前歯のイメージを重ねた矢状面(*Fig.10-4d*)を観察すると、側方限界滑走運動経路は前側下方(白矢印)、咀嚼運動経路は後側下方(赤矢印)を示しており、それぞれの経路は異なる。しかし、咬頭嵌合位から1.0～1.5mmの範囲内の咀嚼運動は歯面上の滑走運動であり、その経路は高い頻度で側方限界滑走運動経路に一致していることが明らかにされている。すなわち側方限界滑走運動経路は、正常機能運動である咀嚼運動において重要な役割を担っている[27、28]。

また、顎口腔系に加わる力で特に注意が必要なのはパラファンクション時の力であり、アンテリアガイダンスはその制御に大きな役割を担っていることも示されている[26、29]。

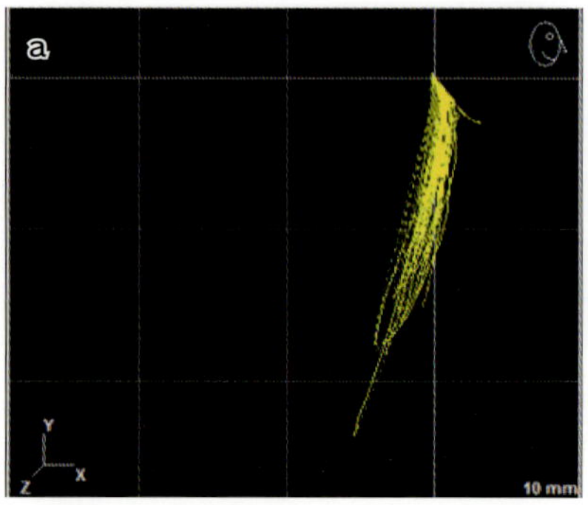

Fig.10-4a 矢状面。

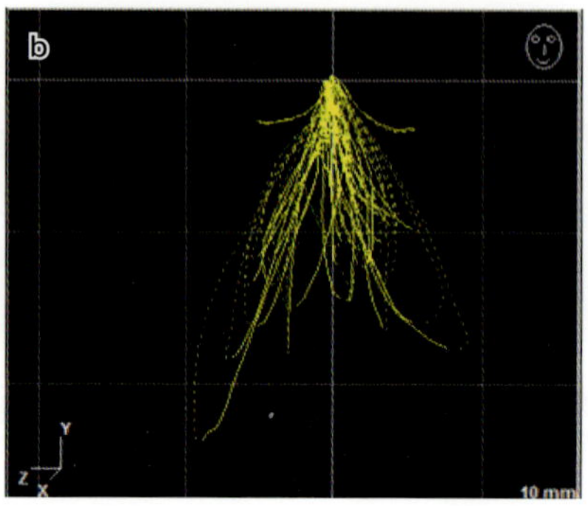

Fig.10-4b 前頭面。

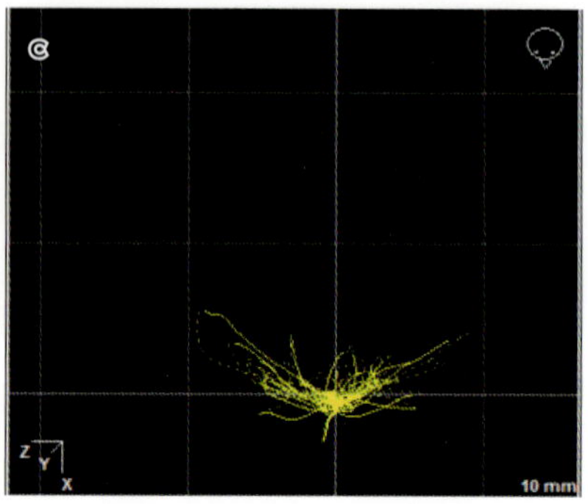

Fig.10-4c 水平面。

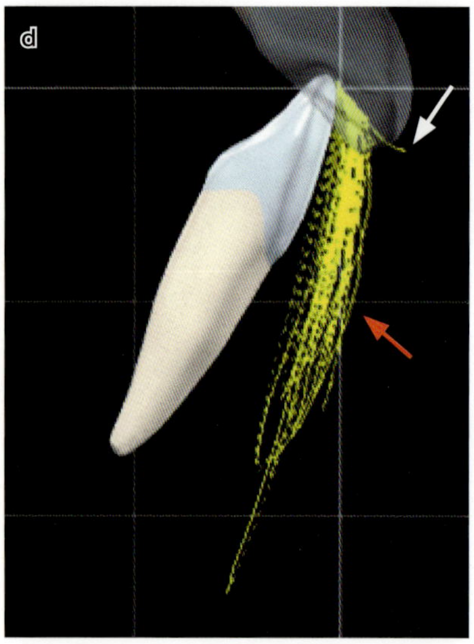

Fig.10-4d 前歯のイメージを重ねた矢状面。

Fig.10-4 下顎運動解析器械 Arcus Digma(KAVO 社製)による下顎運動経路。

3 補綴治療時のアンテリアガイダンスはどのように決定するか

補綴治療に際してアンテリアガイダンスをどのように決定するか、著者が考えているその臨床的指標を*Fig.10-5*に、また参考としたエビデンスを*Fig.10-6*に示す。

またこの指標の製作にあたっては、Spearによるパシフィコ横浜での講演(1993年)で示した『アンテリアガイダンス決定の考えかた』、つまり
①治療時の歯列の咬合状態を観察する
②歯の動揺度をみる
③咀嚼筋のコンディションをみる
④最終的にプロビジョナルレストレーションにて決定する
も参考にしている。

A 患者固有のガイダンスパターン(誘導角度)は安易に変えるべきではない。

B 患者固有のガイダンスパターン(誘導角度)が不明あるいは問題があり、新たに設定あるいは変更しなければならない場合は、
- 臼歯を離開させるために誘導角度を急峻にしすぎて、下顎運動の自由度を妨げることのないようにする。
- 患者の年齢や歯列の咬耗の程度、歯周組織の状態などを考慮する。
- 下顎のすべての偏心運動中に臼歯を離開させるため、前歯の誘導角度を増すことだけでなく臼歯の咬頭傾斜を低くすることも考える。

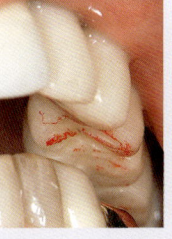

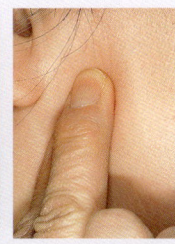

●プロビジョナルレストレーションによるアンテリアガイダンスの決定時。急峻で下顎運動の自由度を妨げる誘導角度は、筋症状を発現させる可能性がある。

C 新たにガイダンスパターンを設定あるいは変更する場合、Bで挙げた事項を勘案しつつ、プロビジョナルレストレーションにより試行錯誤する。プロビジョナルレストレーションの期間中、歯の動揺度や咀嚼筋のコンディションに問題が起こらないことを確認したうえで、最終的なアンテリアガイダンスを決定する。

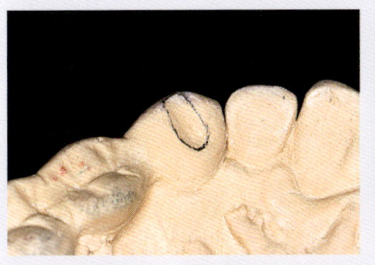

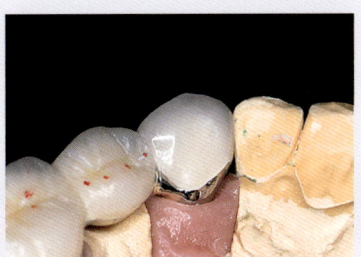

●スプリントを夜間併用していないと、睡眠時ブラキシズムによりプロビジョナルレストレーションが過度の摩耗を示すことがある。この摩耗した形態はファイナルレストレーションに再現すべきでない。

Fig.10-5 アンテリアガイダンス決定のための臨床的指標A～C。

- アンテリアガイダンスは誘導角度の決定が重要になる。まず術前の前歯部の咬耗の状態をよく観察することが大事である。水平的要素の強い下顎運動をする人(水平的ブラキサー)と垂直的要素の強い下顎運動(垂直的ブラキサー)を区別し、それぞれの下顎運動にあった誘導角を与えるべきで、この患者固有のガイダンスパターンを勝手に変えてはならない[30]。
- 切歯や犬歯の誘導角度を急峻にすると、閉口筋と開口筋の同時活動が起きて下顎の後退あるいは側方への偏位を招く[31, 32]。
- 浅い誘導角度により筋活動は効果的に抑制される。咬耗してしまった患者の場合は、浅い前歯誘導を与えて自由に運動できるようにすれば、機械的にも力学的にも安定する[33]。
- 歯周補綴患者の修復物の咬合形態は、浅い切歯誘導、低い臼歯部の咬頭の高さであり、下顎運動に自由度を与えることが求められる[34]。

Fig.10-6 アンテリアガイダンス決定のためのエビデンス。

Reference Case F

患者固有のガイダンスパターンを変えたとき起こる、経年的変化を示す症例（③②1|1②③ブリッジ）

　②1|1②のブリッジが破損して来院された74歳・男性の症例である（*Case F-1*）。

　支台歯を増やし③②1|1②③のブリッジを装着した。ブリッジ製作にあたり、右側犬歯クラウンは術前の天然歯と同じ誘導角度としたが、左側犬歯クラウンは術前の天然歯が捻転していたため、歯冠形態を変えて術前とは異なる誘導角度となった（*Case F-2*）。

　術後7年半後、患者の術前の誘導角度を継続させた右側では対咬する下顎犬歯の切縁形態にほとんど変化がみられないが、新たに設定した左側では対咬する下顎犬歯の切縁が著しく咬耗している（*Case F-3、F-4*）。スタディーモデルで観察すると、咬耗面の縁が鋭利で周囲の歯質との境界が明瞭なことから、咬耗は進行していると考えられる（*Case F-5*）。

　術後10年9か月後、咬耗面の境界が不明瞭になり、咬耗の進行はほぼ止まっているようにみえる（*Case F-6*）。おそらく、この時点で術前と同じ患者固有のガイダンスパターンが復元されたと推測される。

　このように、上顎前歯部の補綴により、対咬する下顎前歯（その多くは天然歯）の切縁が咬耗する現象を数多く経験している。これらは、加齢により歯列全体にみられるゆっくりと進行する咬耗とは明らかに異なり、急激に進行するが、ある時期になるとほとんど進行しなくなる点で共通している。

　また、これは目にみえる変化であるが、実際には肉眼的には判別できない顆頭の位置、咀嚼筋の緊張、歯の位置や咬合接触などの変化が同時に起こっている可能性もある。

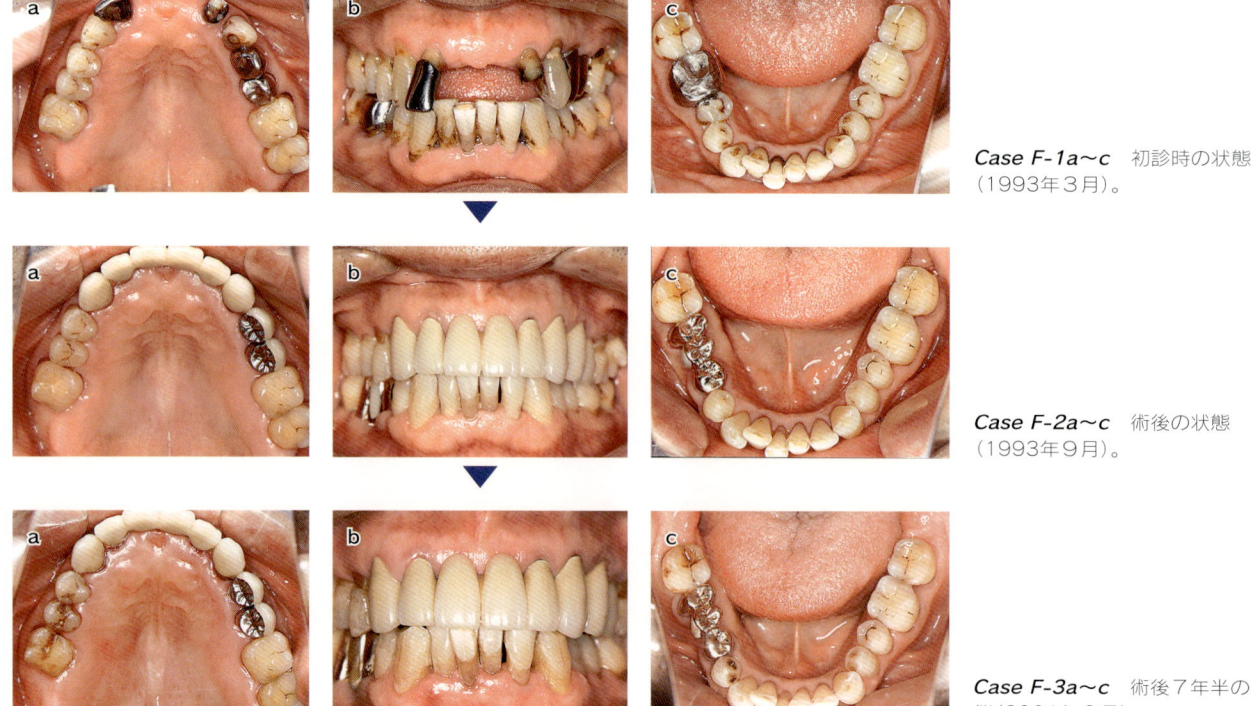

Case F-1a〜c　初診時の状態（1993年3月）。

Case F-2a〜c　術後の状態（1993年9月）。

Case F-3a〜c　術後7年半の状態（2001年3月）。

初診時（1993年3月）

術後（1993年9月）

術後7年半（2001年3月）

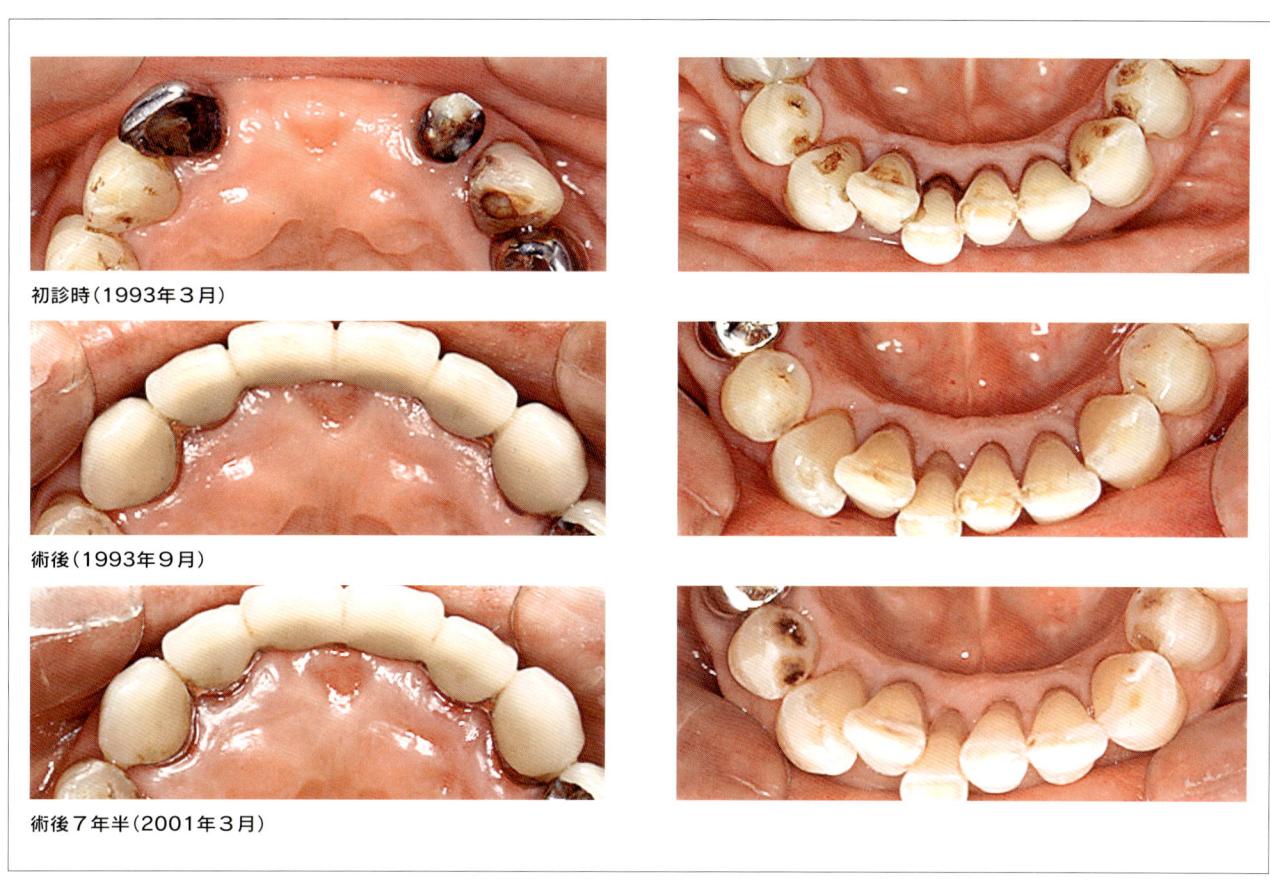

Case F-4 初診時から術後7年半の、下顎左右犬歯切縁の咬耗量の比較。

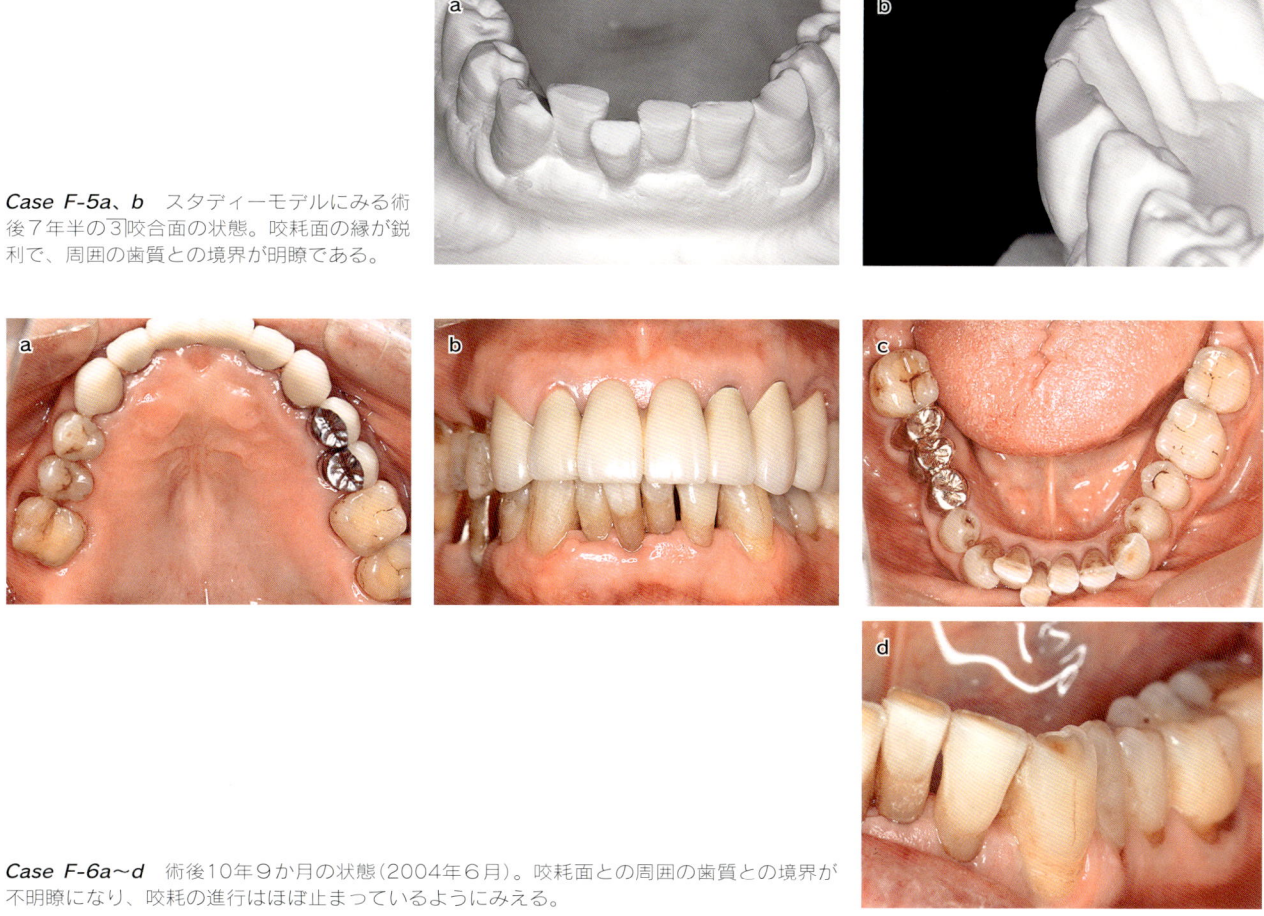

Case F-5a、b スタディーモデルにみる術後7年半の3̄咬合面の状態。咬耗面の縁が鋭利で、周囲の歯質との境界が明瞭である。

Case F-6a〜d 術後10年9か月の状態（2004年6月）。咬耗面との周囲の歯質との境界が不明瞭になり、咬耗の進行はほぼ止まっているようにみえる。

185

4 アンテリアガイダンスの再現

プロビジョナルレストレーションで決定したアンテリアガイダンスをファイナルクラウンに再現するには、
1）プロビジョナルクラウンの舌面形態をコピーして、ファイナルクラウンに再現する方法
2）下顎運動（偏心滑走運動）を咬合器上に再現して、ファイナルクラウンを製作する方法
の2つの方法がある。

1）プロビジョナルクラウンの舌面形態をコピーしてファイナルクラウンに再現する方法

プロビジョナルクラウンの舌面形態（下顎は切端形態）をシリコーンのパテを用いてコピーし、ファイナルクラウンに再現する方法は、簡便で再現性も高い（*Fig. 10-7*）。ただし使用する石膏模型と咬合器には一定レベルの精度が要求され、再現性に優れたスプリットキャスト（マグネット式）のマウンティングプレートを有するダイキャストの半調節性咬合器の使用が推奨される。

また、生体の歪みや材料の変形による口腔内と模型の誤差を考慮して作業を進めなければならない。特にアンテリアガイダンスをグループファンクションにする場合では、模型上で製作するファイナルクラウンの誘導角度を、プロビジョナルクラウンよりもやや急峻に設定しておき、口腔内にて最終的に複数歯による誘導になるよう調整したほうがよい（*PP. 74-75参照*）。

2）下顎運動（偏心滑走運動）を咬合器上に再現して、ファイナルクラウンを製作する方法

下顎運動（偏心滑走運動）を咬合器上に再現する方法では、カスタマイズドインサイザルテーブルを製作するのが一般的である（*Fig. 10-8*）。

この方法は、まずラボサイドに高いテクニックが要求される。また、チェアサイドでのフェイスボウトランスファーと、顆路傾斜角調整のための前方位と側方位のチェックバイトレコードが必要になる。

下顎運動（偏心滑走運動）を咬合器上に再現する際に問題になるのが、側方滑走運動時に作業側顆頭が外後方に移動するシフトアングル（－）の症例である（*Fig. 10-9a*）。著者の行った咬合再構成の43症例中、32症例は左右のいずれかあるいは両側がシフトアングル（－）であった。この作業側顆頭の外後方への移動を再現できるのは、一部の半調節性咬合器に限られている（*Fig. 10-9b*）。

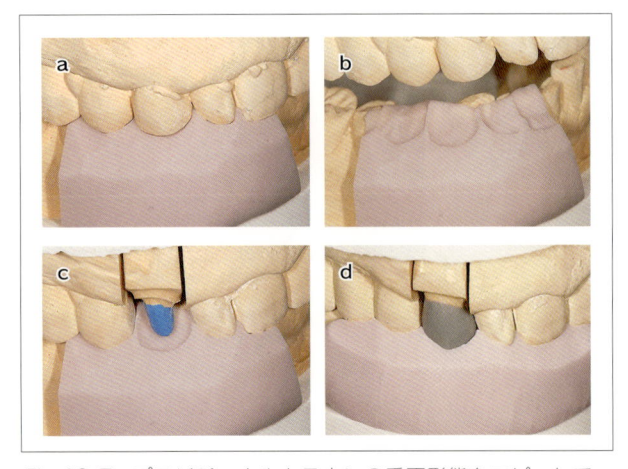

Fig. 10-7 プロビジョナルクラウンの舌面形態をコピーして、ファイナルクラウンに再現する方法（アンテリアシリコーンコア／*PP. 74-75参照*）。

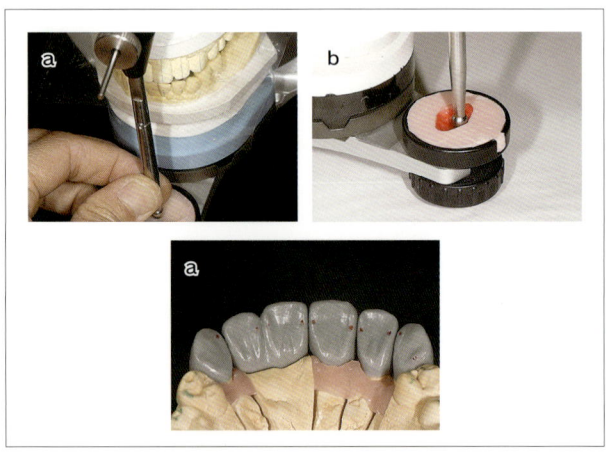

Fig. 10-8 下顎運動（偏心滑走運動）を咬合器上に再現して、ファイナルクラウンを製作する方法。

Fig. 10-9a シフトアングル（－）。側方滑走運動中に作業側顆頭が外後方に移動する現象。
Fig. 10-9b KAVO社のプロター7咬合器は、オプション（シフトアングルインサート）を用いればシフトアングル－20°まで対応する。シフトアングルに対応していない咬合器では下顎運動は再現されず、アンテリアガイダンスを付与しても臼歯部は離開せず、咬頭干渉が起こる可能性が高くなる。

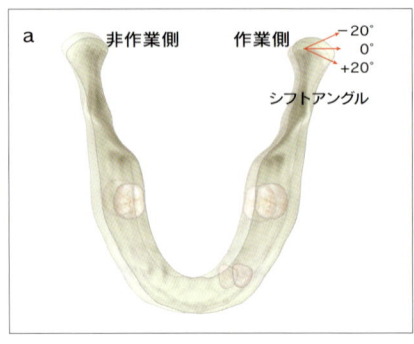

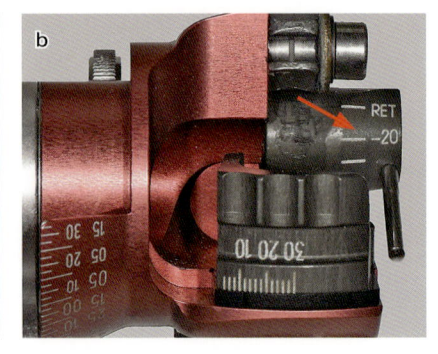

Reference Case G

術前のアンテリアガイダンスをプロビジョナルレストレーションを経てファイナルレストレーションに再現させた症例（③２①｜①２③ブリッジ）

上顎前歯部の審美障害を主訴の来院された41歳・女性の症例である。

咬合器上にて診断用ワックスアップおよびプロビジョナルレストレーションの製作を行うが、唇面のみ形態修正を行い、舌面形態はそのままとし、術前の誘導角度を継続させた（*Case G-1*）。

口腔内にてプロビジョナルレストレーションを試し、審美的な改善とアンテリアガイダンスが問題なく機能していることを確認し（*Case G-2*）、ファイナルレストレーションを行った（*Case G-3、H-4*）。

アンテリアガイダンスは術前からプロビジョナルレストレーション、プロビジョナルレストレーションからファイナルレストレーションへと、アンテリアシリコーンコア（*Fig.10-7*）を用いて舌面を含む歯冠形態をデュプリケートする方法により再現した。

審美と機能は表裏一体の関係にあり、舌面の機能を継続させたことで補綴物破損のリスクが減り、唇面の審美の予知性も向上する。

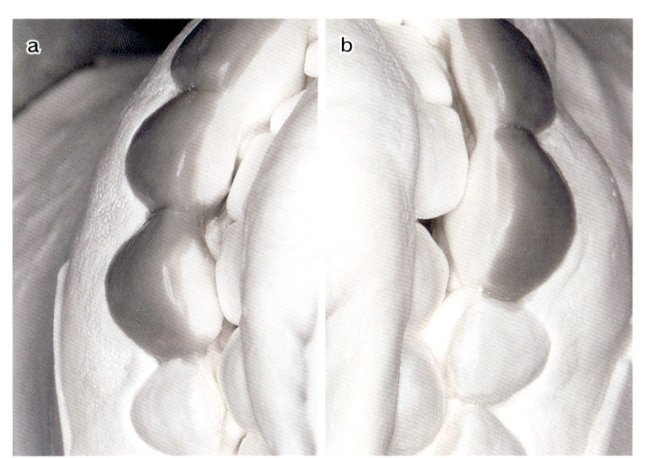

Case G-1a、b 診断用ワックスアップ。舌面形態は術前の状態を継続した。

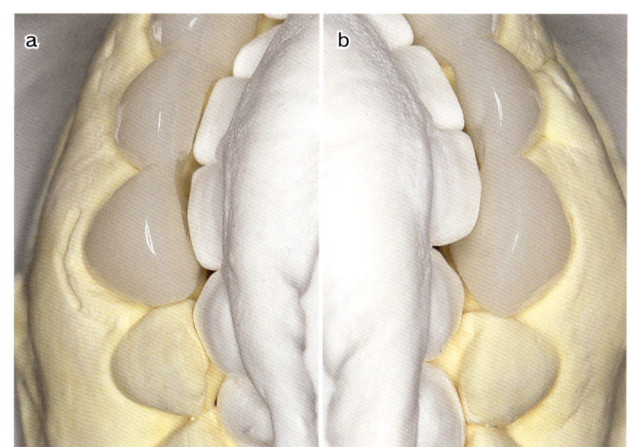

Case G-2a、b 咬合器上でプロビジョナルレストレーションを製作。

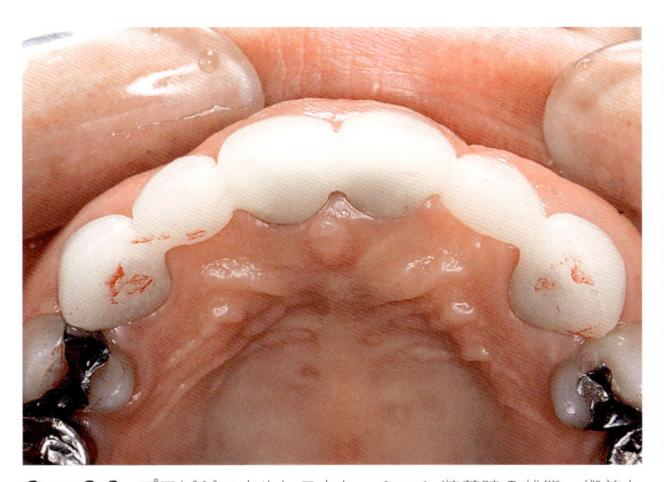

Case G-3 プロビジョナルレストレーション装着時の状態。術前と同じ誘導角度を付与している。

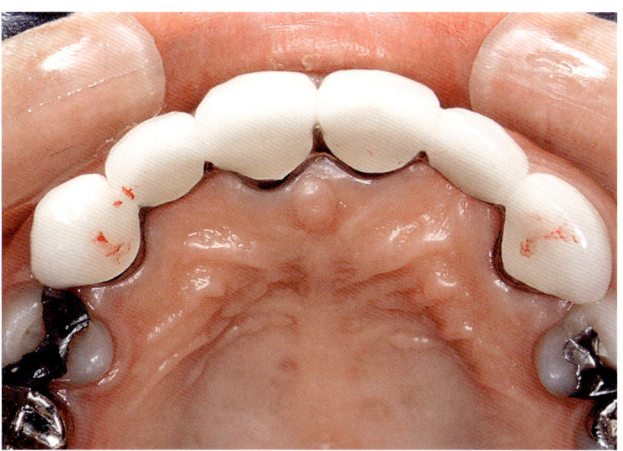

Case G-4 ファイナルレストレーション装着時の状態。アンテリアシリコーンコア（*Fig.10-7*）を用いてプロビジョナルレストレーションの形態が再現されている。

CHAPTER 11
臼歯部による咬合支持

1 咬合支持とは

1）咬合支持の定義

咬合支持とは、咬頭嵌合位において上下臼歯部の咬合接触により下顎（位）が保持されていることであり（**Fig. 11-1**）、顎関節には負荷がかからず安静で安定したものでなければならない。

咬頭嵌合位における咬合支持が不安定であったり欠如した状態では、顆頭の上後方への圧迫、あるいは下前方への牽引が起こり（**Fig. 11-2**）、顎関節内障発現の引き金になるか、あるいは歯やその支持組織、咀嚼筋が損傷を被ることになる[35]。

2）正常者の咬合支持とは

テコの原理を下顎運動に当てはめて考えると、咬合支持を含む顎口腔系のバイオメカニクスは理解しやすい[35]。下顎はⅠ級〜Ⅲ級のテコのうちⅢ級に分類される。顎関節は支点、咀嚼筋は力点、歯は作用点となり、ちょうど日本鋏のようにきわめて効率の悪いテコにたとえることができる。それゆえ力点（咀嚼筋）に大きな力が加えられても、作用点（歯）には最小の力しか加わらない構造になっており、特に近心側に位置する歯ほど加わる力は小さくなる（**Fig. 11-3**）[36]。

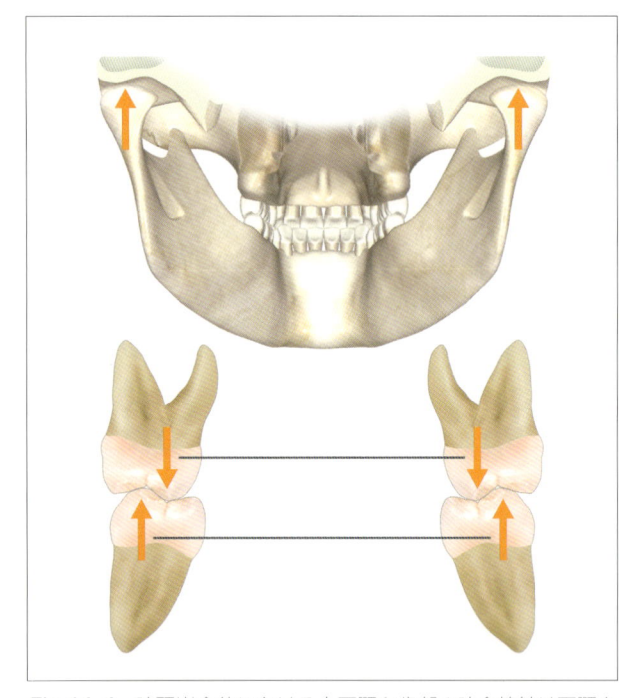

Fig. 11-1 咬頭嵌合位における上下顎臼歯部の咬合接触は下顎を保持する。この時、顎関節にはまったく負荷がかからないことが理想とされる。

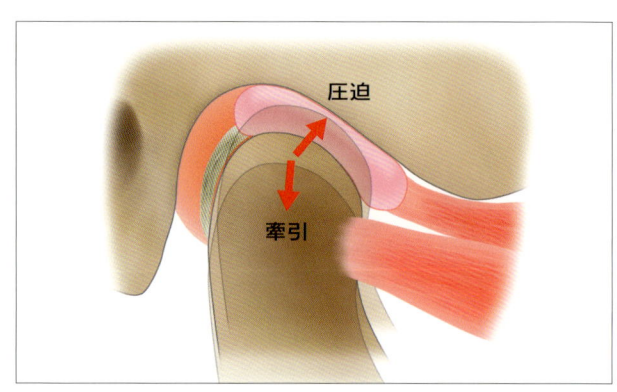

Fig. 11-2 咬合支持が不安定、もしくは欠如した状態では、顆頭の圧迫や牽引が起こる。

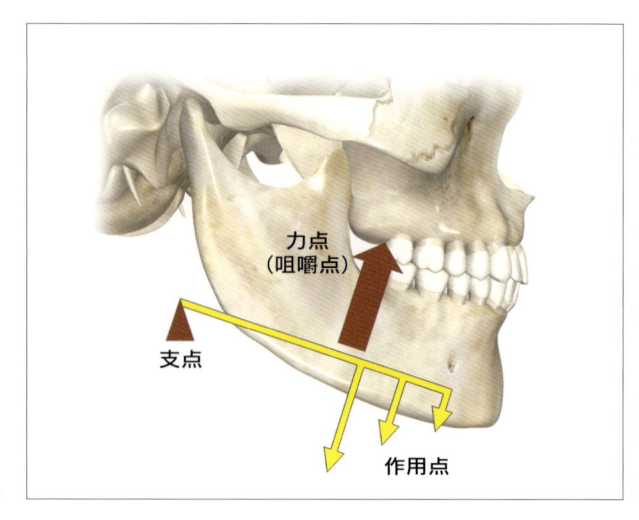

Fig. 11-3 テコの原理を下顎運動に当てはめて考えてみる。

2 咬合支持の不安定もしくは欠如

臼歯部の咬合支持が、臼歯の欠損、咬合の低い補綴物の装着などにより失われると、顎関節や歯、咀嚼筋が損傷を被る。

咬合支持が失われた場合に臨床でよく経験するのは、咬合高径の低下に伴い上下顎前歯部がフレアアウトしてくる、あるいは顆頭の位置が変化してくる現象である（*Table 11-1*）。後者では、両側の咬合支持が失われると両側の顆頭に圧迫が起こり（*Fig.11-4*）、また片側の咬合支持が失われると失われたほうの顆頭に圧迫、反対側の顆頭に牽引が起こる（片側の咬合支持が失われた場合のケースは、**PP.74-75およびPP.214-221参照**）。

Table 11-1 咬合支持の不安定や欠如により起こる現象

咬合支持の不安定もしくは欠如	顆頭	よくみられる変化や症状
片側臼歯部の不安定もしくは欠如	患側に圧迫 健側に牽引	患側顎関節部や咀嚼筋の疼痛、上下顎正中線の位置変化、顔貌の非対称化、偏咀嚼、異常嚥下
両側臼歯部の不安定もしくは欠如	両側とも圧迫	顎関節部や咀嚼筋の疼痛、咬合高径の低下、前歯部のフレアアウト、異常嚥下

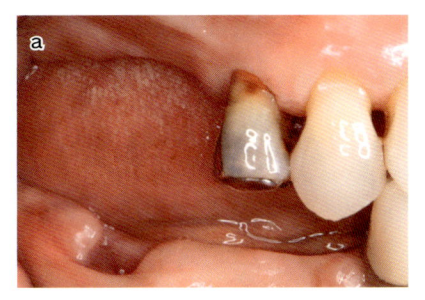

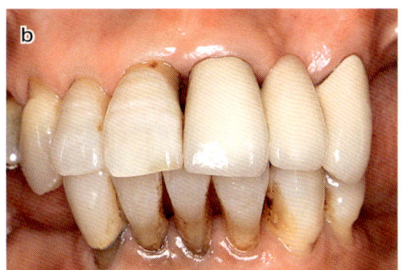

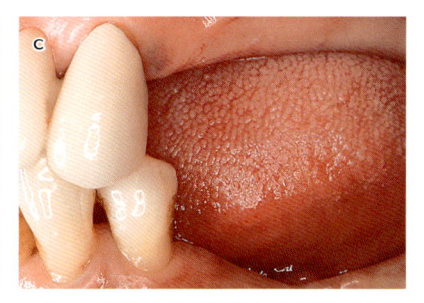

Fig.11-4a〜c 初診来院時の状態。咬合支持は失われているが、幸い前歯部のフレアアウトによる咬合高径の低下は、年齢を考慮すると許容範囲と考えられた。

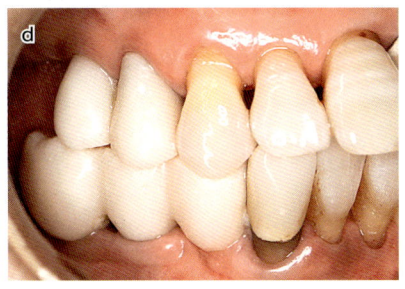

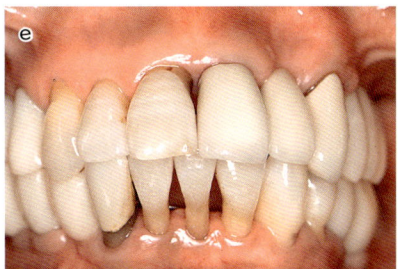

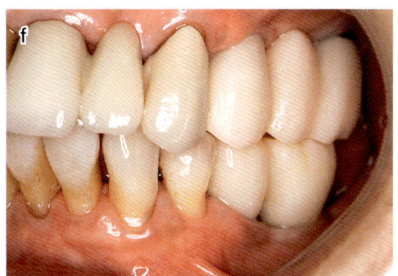

Fig.11-4d〜g インプラントにより臼歯部の咬合支持を回復させ、プロビジョナルレストレーションとスプリントを用いて顆頭の位置、上下顎歯列の三次元的位置関係、咀嚼筋の緊張状態などを含めた顎口腔系全体に対する調整を行った。また、前歯部は咬合調整ですむのか、あるいは咬合挙上を伴う補綴治療の必要があるのかの診断も同時になされた。

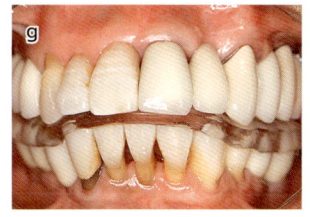

Fig.11-4 10年以上に及ぶ長期間、両側臼歯部の咬合支持が失われたまま放置されていた65歳・女性の症例。

3 咬合支持と補綴

1）補綴による咬合支持の範囲

　Kayser らは、短縮歯列（Shortened Dental Arches：SDA）の概念として、少なくとも小臼歯部の咬合接触が存在する両側ないし片側の大臼歯2歯欠損程度の場合では、その欠損を放置しても下顎の咬合支持には影響が少なく、下顎位の保持などの顎機能には問題がないとしている[37～39]。

　また Buser らは、一般的な遠心遊離端欠損例に対するインプラントを用いた欠損修復は、機能的、手技的かつ経済的理由から、第一大臼歯を超えて遠心領域まで行わないことが多いことを示している[40]。

　著者の見解としては、日本人の天然歯の解剖学的な形態および咬合接触の状態を考慮すると、小臼歯までの咬合支持には不安があり、欠損が生じた場合も含め、原則として左右両側ともに少なくとも第一大臼歯までは補綴が必要と考えている（*Fig.11-5*、*11-6*）。

2）咬合面の材質と咬合支持

　補綴時の臼歯部クラウン咬合面に用いる材質は、できるかぎり天然歯に近いことが望まれる。さらに対合する咬合面、左右の咬合面も同じ材質であることが、咬合支持の安定からはもっとも好ましい。

　しかし、残念ながら天然歯と同等の理工学的な要件を満たす材質は、*in vivo*（生体内）においてコンセンサス

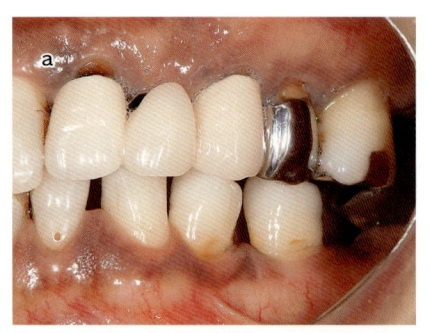

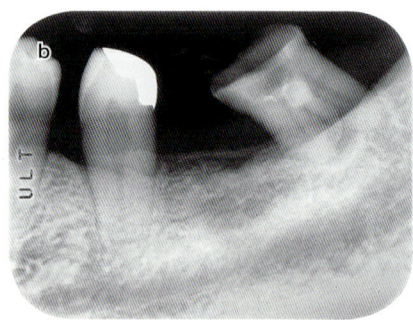

Fig.11-5a、b 初診時6̄欠損、7̄と|7̄が残根状態で、上下顎ともに第一大臼歯までの補綴（咬合支持回復）を行った症例。患者は50歳・女性。

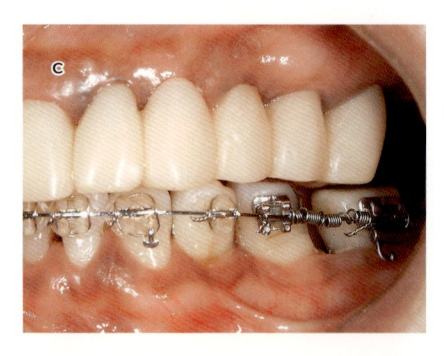

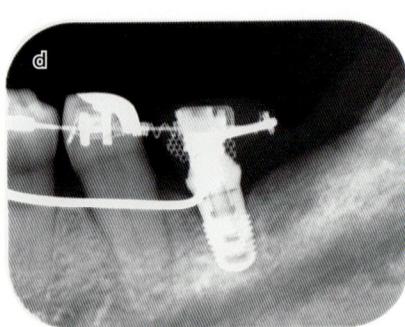

Fig.11-5c、d プロビジョナルレストレーション時。6̄部にインプラントを埋入し、これをアンカーとして MTM を行い、歯列の連続性を回復している。

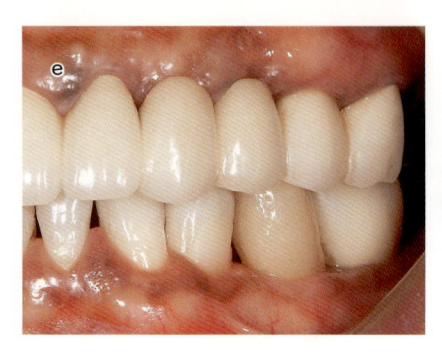

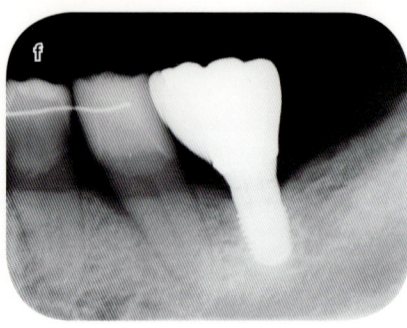

Fig.11-5e、f ファイナルレストレーション時。上下犬歯の近遠心的位置関係も修正され、適切なアンテリアガイダンス（犬歯誘導）が付与できたことで、臼歯部の咬合支持の安定度が増す。このように補綴時には、アンテリアガイダンスと咬合支持は『持ちつ持たれつ』の関係にあることを意識したい（*P.180*参照）。

が得られていない。経験的にはメタル（金あるいは白金加金）が、長期にわたり信頼できるトラブルの少ない材質である。特に、強い咬合接触でも挫滅あるいは摩耗は起こすが、セラミックのように再製作を余儀なくさせる破損を起こさないことが高く評価される（**次ページFig.11-7**）。

近年審美性に対する要求に応じるべく、臼歯部咬合面も白い材質を用いざるを得ないケースが増えてきている。実際、「笑ったときによくみえる下顎臼歯の咬合面は、天然歯と同じ色で」という声をよく耳にする。そうなると、対合する上顎臼歯部咬合面も同じ材質を用いたほうがよい。

結論として、著者は最後臼歯（第一大臼歯あるいは第二大臼歯）の咬合面はメタル（金あるいは白金加金）で、その前方に位置する臼歯咬合面はセラミックで、という提案を患者にする場合が多い。最後臼歯の咬合面をメタルにするのは、睡眠時ブラキシズム時の咬合接触の面積や強さの分布が偏重することを考慮しての結果である（**P.193のFig.11-8**）。

なお、臨床術式編Case 19 および Case 20（**PP.76-87**）は、いずれもその提案を実現させた症例なので参照されたい。

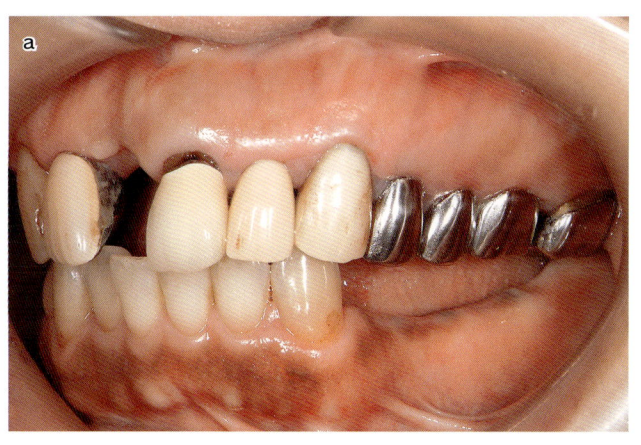

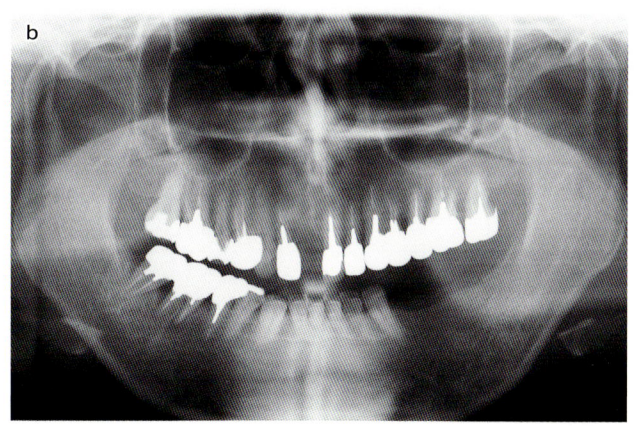

Fig.11-6a、b　初診時47歳・女性。4567欠損を放置して2年。第一大臼歯までの咬合支持の回復を計画する。

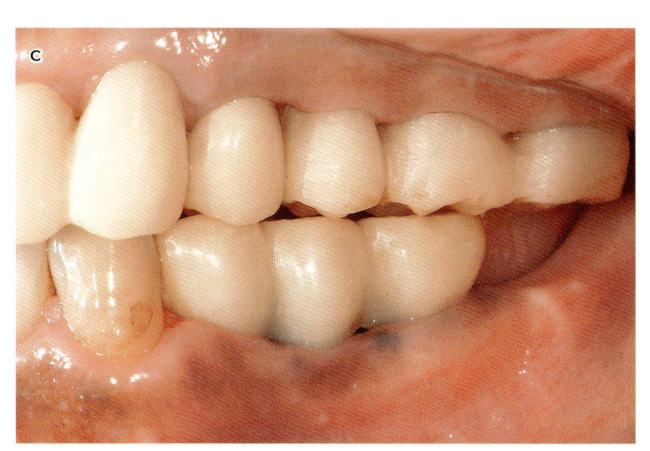

Fig.11-6c　456部にインプラントを埋入し、再補綴処置を必要とした4567とともにプロビジョナルクラウンを装着。7は自然挺出予防のため6との連結を予定。45は歯周病の進行により歯冠歯根比が悪化しており、二次性咬合性外傷のリスクが高いことから、プロビジョナルレストレーションにて連結の必要性を確認しなければならない。またこの時点で、歯間部の清掃器具（デンタルフロス、歯間ブラシ）の見直しも検討することになる。

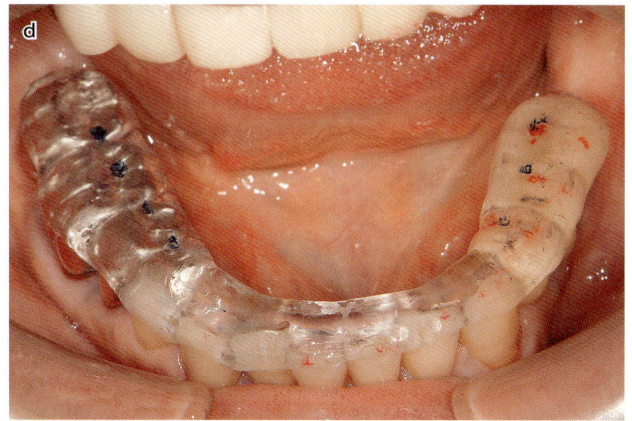

Fig.11-6d　2年間の4567欠損放置に伴い顎が偏位（左側顆頭の圧迫、右側顆頭の牽引）している可能性が高く、夜間スプリントによる顎位の確認・修正を行う。これは、上下顎歯列間および上顎歯列と下顎スプリント間に均等な咬合接触による咬合支持が得られることで達成される（赤の咬合紙：咬頭嵌合位の咬合接触、青の咬合紙：スプリントの咬合接触）。この操作を経ることで、はじめて本来の咬合支持（顆頭の安定位にある）が回復される。

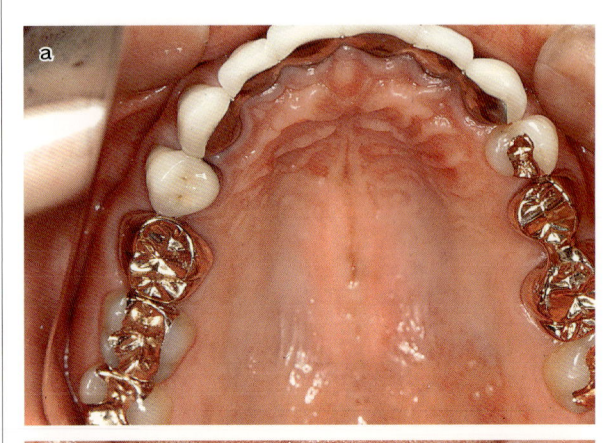

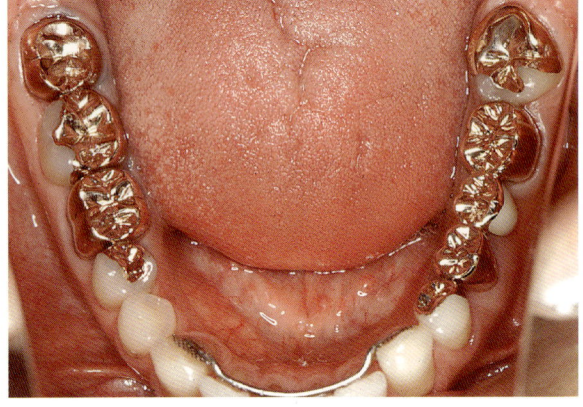

Fig. 11-7a ファイナルクラウン装着時の状態（1991年7月）。臼歯部 4| 以外のクラウンは、白金加金を用いた。

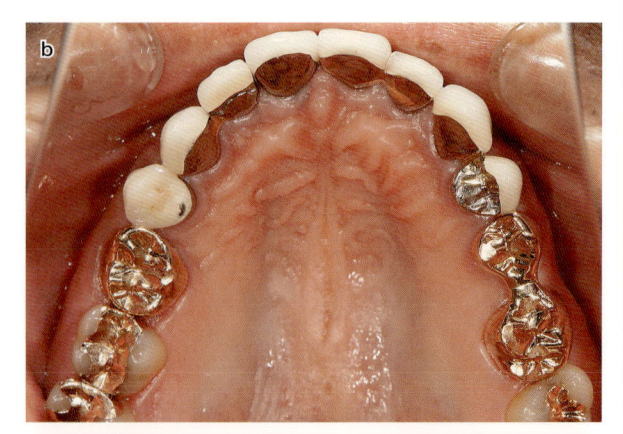

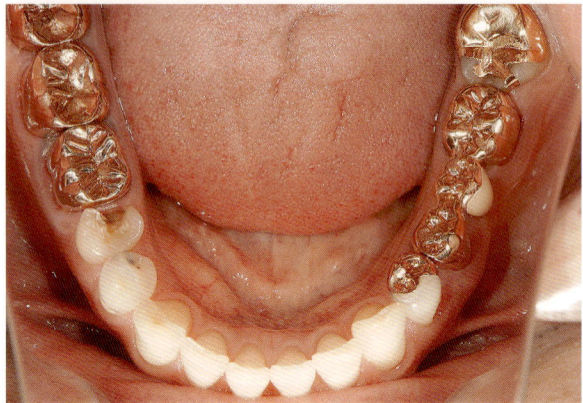

Fig. 11-7b 術後約20年の状態（2011年1月）。|5 インレー脱落により来院。臼歯部咬合面には緩やかに変化した均等な摩耗（いわゆる咬合小面に相当する咬耗）が観察される。それに比べると下顎前歯切縁の咬耗量は多い。初診時にフレアアウトした上顎前歯部の歯軸を改善して補綴したことで、患者固有のガイダンスパターン（誘導角度）を変えたことが影響していると考えられる（*P.183参照*）。なお、1997年に 8 7 6| と |3 4 を、2005年に 1| を再製作している。

Fig. 11-7 初診時26歳・男性の咬合再構成症例にみる咬合面メタルの経時変化例。

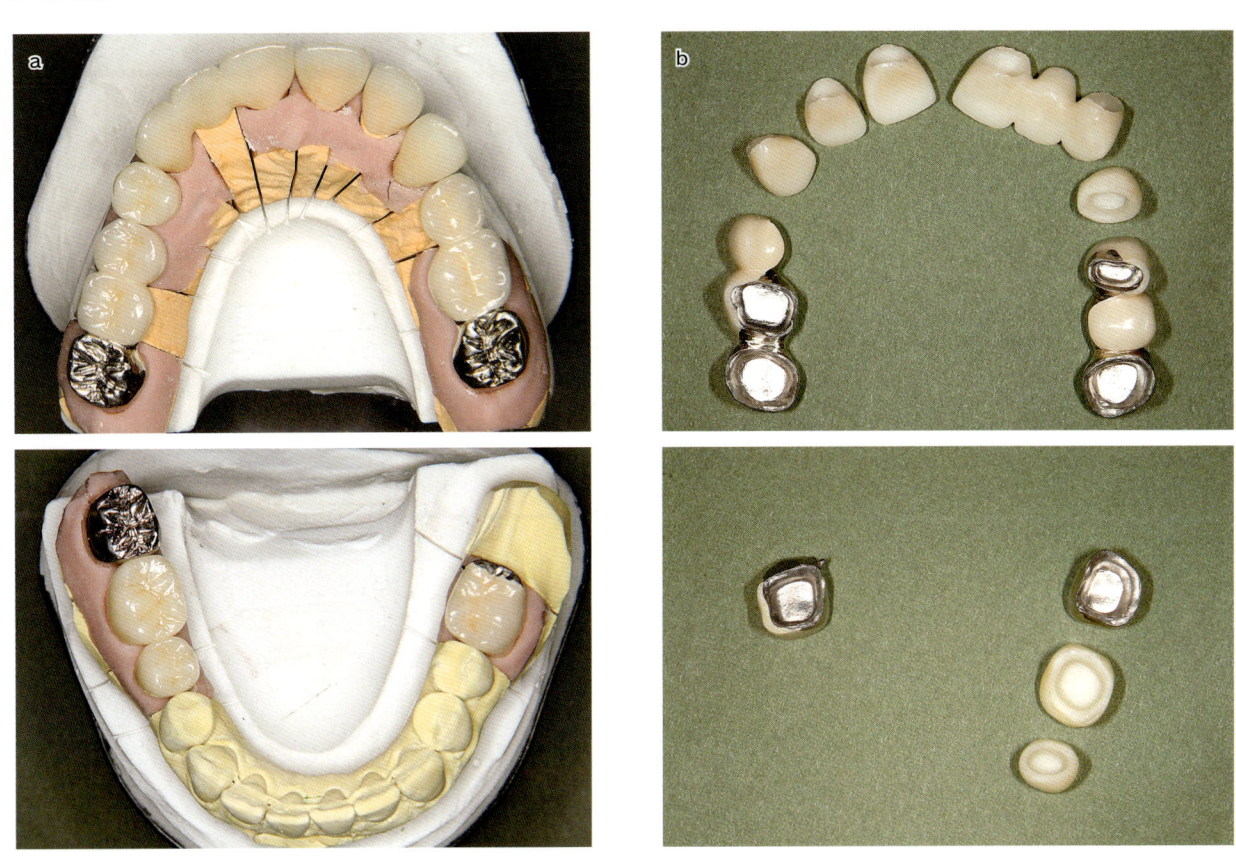

Fig.11-8a、b 患者の要望、習癖（特に夜間ブラキシズム）、審美性、機能性、対合関係、機能的強度、耐摩耗性などのさまざまな要素を勘案し、補綴物、特に咬合面の材質をプロビジョナルレストレーションの段階で決定していく。用いる材質の違いは、支台歯形成量にも反映される。

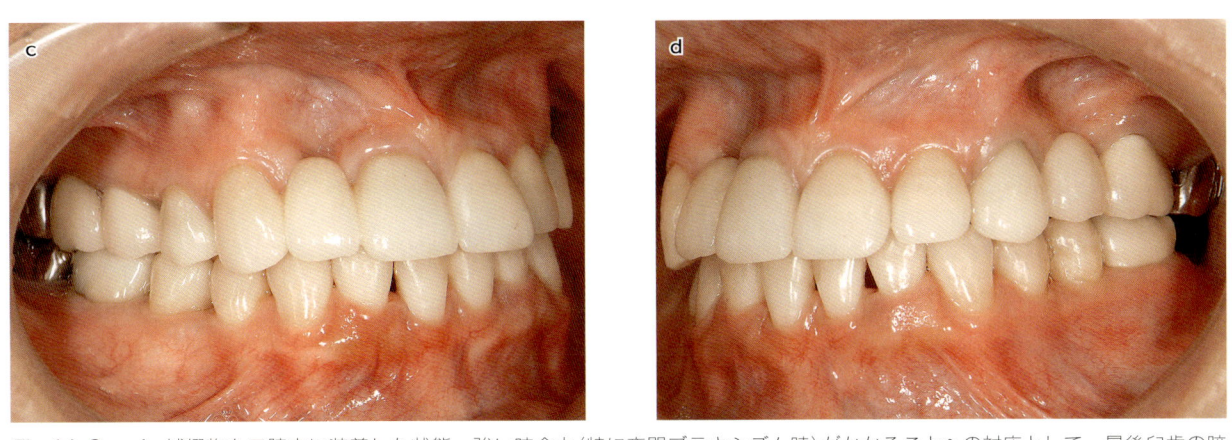

Fig.11-8c、d 補綴物を口腔内に装着した状態。強い咬合力（特に夜間ブラキシズム時）がかかることへの対応として、最後臼歯の咬合接触は左右ともメタル同士になっている（|6は遠心辺縁のメタルアップ部で|7と接触）。

Fig.11-8 外科矯正治療と補綴治療の併用により咬合再構成を行った48歳・女性の症例。患者から「奥のかぶせ物も天然歯と同じ色にして欲しい」旨の要望があった。

CHAPTER 12
咬合平面

1 咬合平面とは

1）咬合平面の定義
咬合平面とは切歯点（下顎左右中切歯近心切縁隅角間の中点）と、下顎左右最後方臼歯頬側遠心咬頭頂を含む平面である[41]。歯の欠損、過度の挺出、あるいは極度の咬耗が認められない平均的な人の歯列（切歯切縁および臼歯咬合面によって決定される平均的平面）では、矢状面から観察すると、カンペル平面（鼻翼下縁と耳珠中央）とほぼ平行になる（*Fig. 12-1*）。

一方、フランクフルト平面（眼窩下縁と外耳道上縁）は咬合平面と約15度をなしている。

2）機能面からみた咬合平面の条件
Dawson（1974）は、咬合平面の機能面の条件として、
- 前方運動時にアンテリアガイダンスが機能して後方臼歯部が離開する
- 側方運動時において作業側の後方臼歯部および非作業側の歯が完全に離開する

としている[42]。

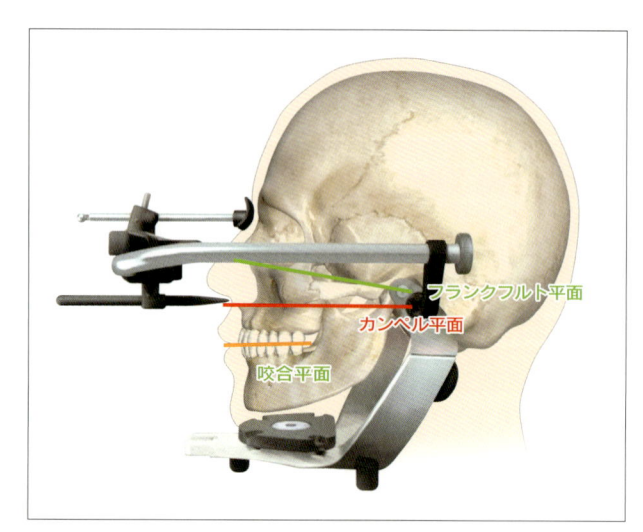

Fig. 12-1 カンペル平面と咬合平面の位置関係。図中のフェイスボウと咬合器はプロターシステム（KAVO社）。

2 咬合平面を平坦にすべき理由

Dawson（1974）は、「歯列にはスピーの湾曲[*1]やウィルソンの湾曲[*2]を付与することはしない」としている[42]。なぜ歯列に湾曲を設定してはいけないのだろうか？

下顎運動は前歯アンテリアガイダンスと左右顆頭角によって誘導されるが、臼歯群において平坦に設定された咬合平面は矢状切歯路角と矢状顆路角の中間角（*Fig. 12-2の青矢印*）をもって容易に離開するのに対し（*Fig. 12-2a*）、湾曲に設定された咬合平面ではその中間角が湾曲平面と近似ベクトルとなり、臼歯の離開を十分に促すことができない（*Fig. 12-2b*）。これが、連続した臼歯補綴のように咬合平面を任意に与えることができる場合、咬合平面には湾曲を設定すべきではない理由である（*Fig. 12-3*）。

なお臼歯の近遠心的展開角を、この中間角よりもきつい角度で形成してしまうと、下顎前方運動時に咬頭干渉を起こしてしまうおそれがある。そのため、この中間角よりも緩い角度をもって展開角は形成されるべきである。

[*1]スピーの湾曲：矢状面にあらわれる下顎の側方湾曲。
[*2]ウィルソンの湾曲：前頭面にあらわれる下顎の側方湾曲。

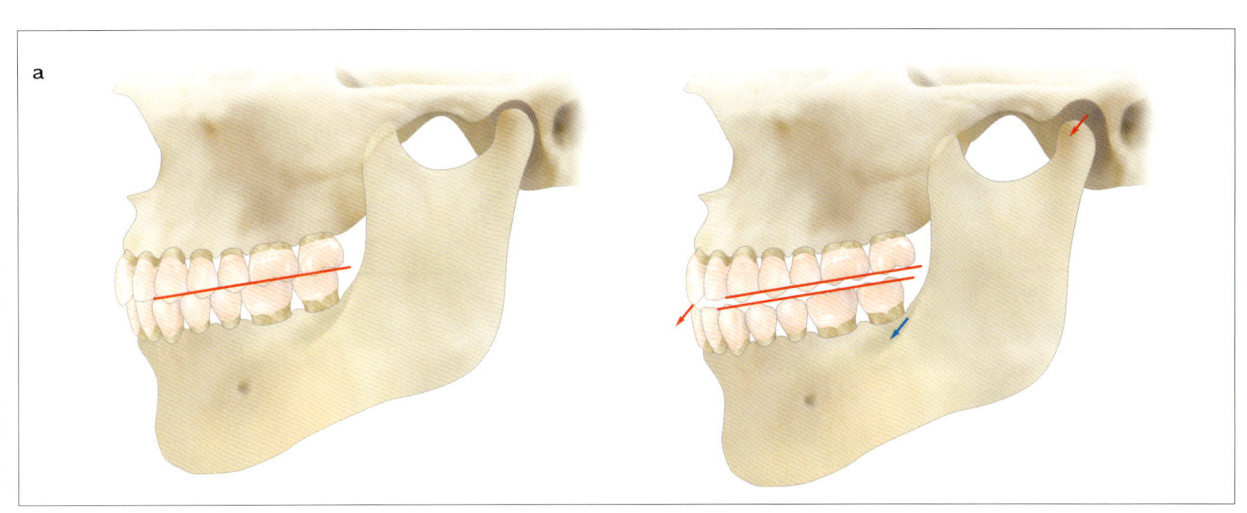

Fig.12-2a 臼歯群において平坦に設定された咬合平面は、矢状切歯路角と矢状顆路角の中間角(青矢印)をもって容易に離開する。

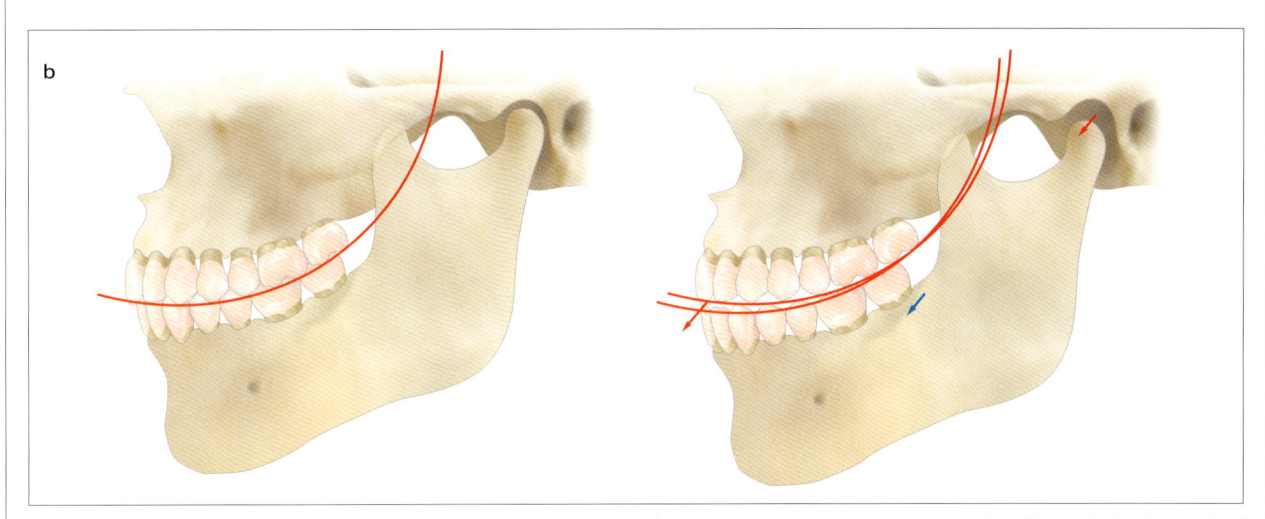

Fig.12-2b 湾曲に設定された咬合平面では、その中間角(青矢印)が湾曲平面と近似ベクトルとなり、臼歯の離開を十分に促すことができない。

Fig.12-2 平坦な咬合平面と湾曲した咬合平面。

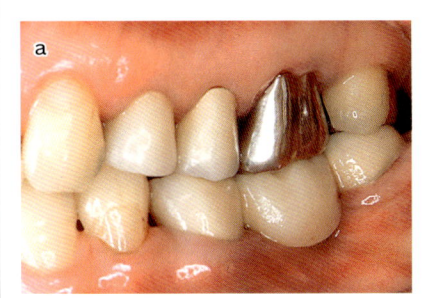

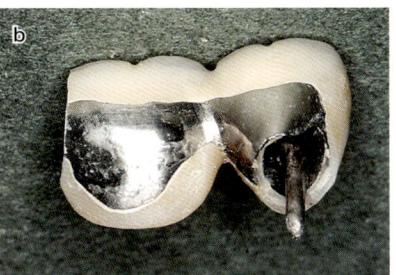

Fig.12-3a、b スピーの湾曲が強いため、アンテリアガイダンスが十分に機能せず、6̲|ポンティック部に強い側方力が加わったことが、|5̲クラウンがコアと一体となり片側脱離を起こした主原因と考えられる。

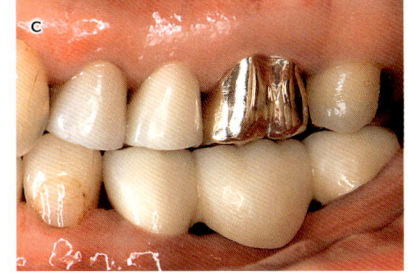

Fig.12-3c 咬合平面を修正し、対合歯も含めた再補綴処置を行った。|5̲6̲|間連結部の強度も改善されている。

Fig.12-3 スピーの湾曲が強く、アンテリアガイダンスが十分に機能しなかった症例(65歳・女性)。

矢状面

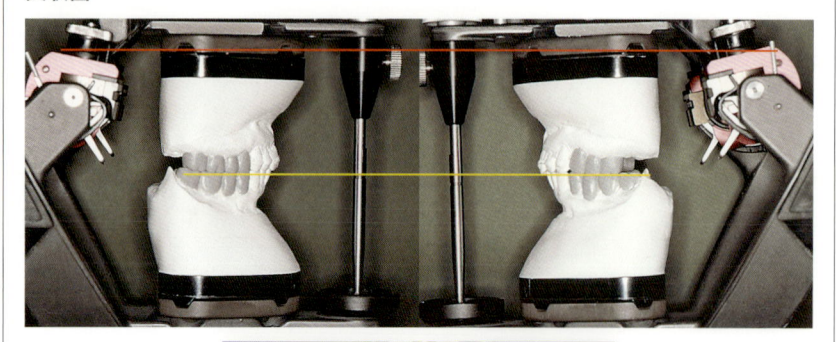

前頭面

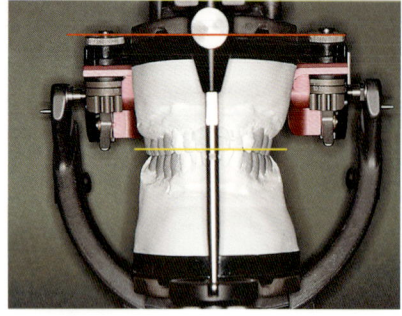

Fig.12-4 KAVO プロター咬合器に専用のフェイスボウを用いて模型を装着すれば、診断用ワックスアップの基準となる咬合平面は咬合器の上弓・下弓のコントロールベースに平行と考えてよい。これは矢状面だけでなく前頭面にも当てはまる。

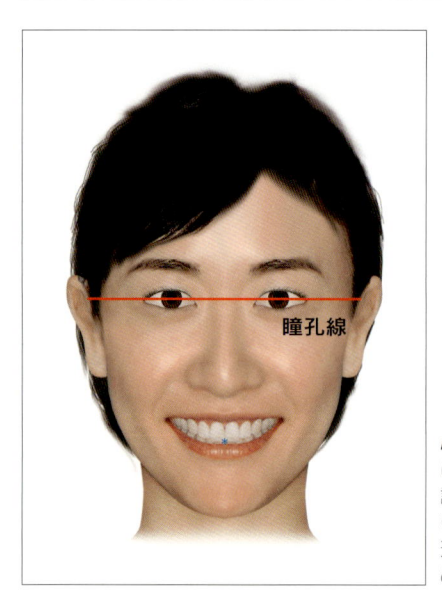

瞳孔線

Fig.12-5 前頭面からの咬合平面の設定には、解剖学的な見地からだけでなく顔貌との調和を図る審美的見地からの配慮も欠かせない。瞳孔線と平行で、微笑時に上顎前歯部が適度に露出する咬合平面の垂直的な高さが求められる。

3 咬合平面の設定時のポイント

1）診断用ワックスアップにおける咬合平面の設定

　フェイスボウを用いてカンペル平面と咬合器の上弓が平行になるように歯列模型を装着することが可能な咬合器を用いれば、咬合平面の設定は容易に行える（***Fig.12-4***）。

　前頭面からの咬合平面の設定時は、頭蓋骨の解剖学的な見地から、後方臼歯部咬合平面を前方に延長したライン上に上顎前歯の切縁が位置しているべきである。さらに、顔貌との調和を図る審美的見地からの配慮も加えなければならない。瞳孔線と平行で、微笑時に前歯部が適度に露出する、理想的には上顎前歯部切端のラインが下口唇と一致する咬合平面の垂直的な高さが基準となる（***Fig.12-5***）。

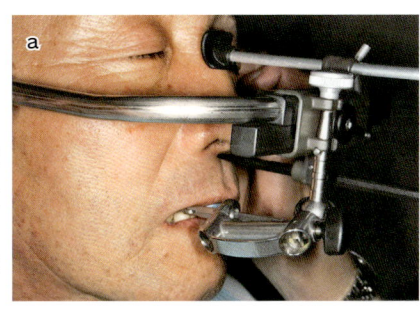

Fig. 12-6a、b フェイスボウは、左右の顆頭と歯列弓の位置関係を三次元的に咬合器にトランスファーするためのものであり、左右の顆頭を結んだ回転軸が一致することによって開閉運動、左右および前方運動の極端な差異が生じなくなる。

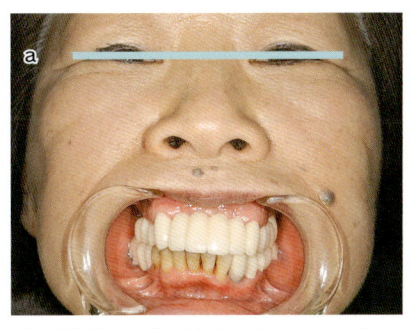

Fig. 12-7a プロビジョナルレストレーションによる咬合平面の再検討。

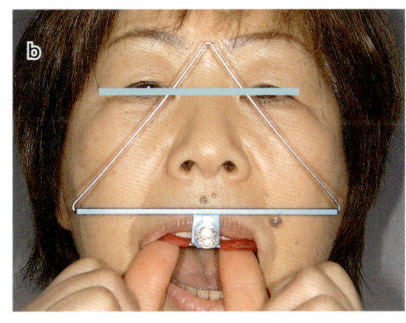

Fig. 12-7b Sレベライザーのホリゾンタルバーを、両眼を結んだラインと一致させる。

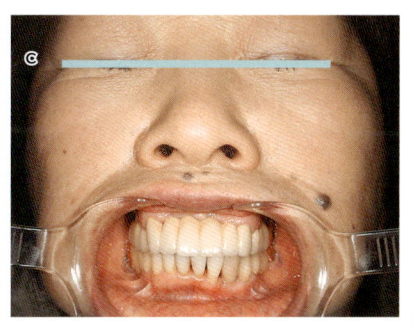

Fig. 12-7c 最終補綴物の咬合平面。

Fig. 12-7 Sレベライザー（製造販売：テクノステップ）。

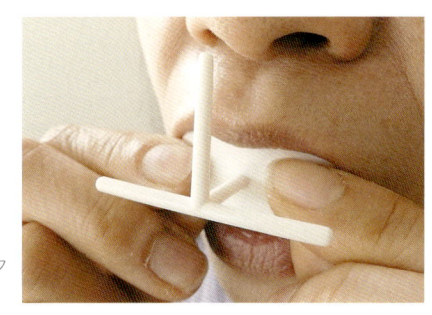

Fig. 12-8 コスメティックアライナ（プラクティコン社製／取扱：フィード株式会社）。

2）フェイスボウ使用時の注意点

（解説：山口周行）

フェイスボウを使用する目的は、生体の下顎左右顆頭点と歯列の三次元的位置関係を、咬合器のそれと一致させることにある。下顎運動の再現は別に行わなければならないが（チェックバイト法や計測機器による再現法など）、この位置関係を一致させておくことで、回転軸が一致することによる開閉運動、左右および前方向への生体の運動に極端な差異が生じるようなことがなくなる。これは平均値咬合器を使用した場合でも可能であることから、フェイスボウによる咬合器トランスファーは臨床上非常に有効な手法といえる（***Fig. 12-6***）。

しかし機能的な再現が審美的な再現と一致するとは限らないことに注意したい。フェイスボウを用いて、咬合器の上弓・下弓を基準として設定された咬合平面が、必ずしも審美的な要求を満たすとは限らない。

このようなトラブルを避けるためには、フェイスボウとは別に審美平面をラボサイドに的確に伝達するための記録ツールを準備する必要がある。Sレベライザー（***Fig. 12-7***）は左右眼球線とサイドバーを一致させ（トライアングルワイヤーを眉間に設定する方法もある）、マウント後の模型上にそれを印記するだけの単純な手法だが、その効果は大きい。なおコスメティックアライナも、同様のツールとして正中線・水平面を前歯部に簡単に記録できる装置である（***Fig. 12-8***）。

CHAPTER 13
咬合高径
(Vertical Dimension of Occlusion : VDO)

1 咬合高径とは

咬合高径とは、上下顎の歯列が相互に接触しているときの特定の2点間における距離のことをいう (*Fig. 13-1*)。しかし、上下顎のどの部位間の距離かは明らかにされておらず、通常は上下前歯部における特定の2点間の距離を咬合高径と関連づけて考えることが多い。

補綴スペースの不足（補綴材料の強度と審美性、後方臼歯部の咬合面の厚み確保など）のため、その距離を増やす、すなわち咬み合わせの高さを増やすことが必要になることがあり、これを咬合挙上と呼んでいる。

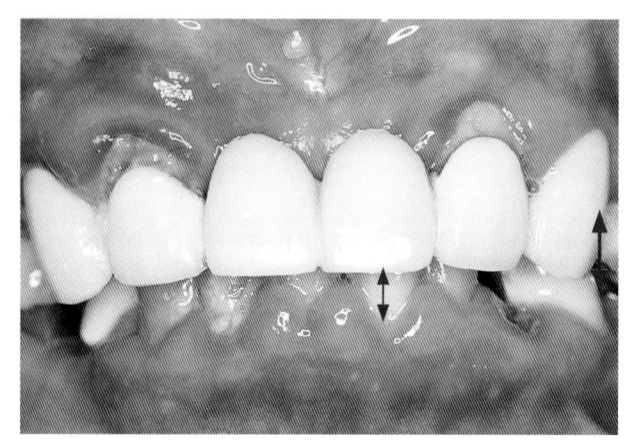

Fig. 13-1 咬合高径は、上下前歯の特定の2点間の距離をもって表されることが多い。

2 咬合挙上のポイント

1) 咬合挙上の際の診査基準

挙上後の咬合の安定のためには咬筋の長さを変化させないことが前提であるから、*Fig. 13-2*の診査項目（ガイドライン）により咬合高径の変化に対する患者の適応能力を注意深く見守りながら、総合的に判断して挙上量を決定することが、種々の文献から言われている。

著者は、このなかで特に『**歯の咬耗量（本来の歯冠長）の分析**』を重視している。

- 安静位空隙の評価
- 発音の評価
- 顔貌の分析
- 上顔面高、下顔面高
- 後顔面高（閉口筋の長さ）
- 歯の咬耗量（本来の歯冠長）の分析
- 顆頭の回転滑走機構の評価　　　など

Fig. 13-2 咬合挙上の際の診査項目（ガイドライン）。

2) Spearの2つの説をどう考えるか?

Spearはその著書のなかで、咬合挙上量の目安として以下の2つを挙げている[43]。

①3mm 以内
もしも顎関節がその位置を変化させることなく前歯部で3mm 開口したとすれば、咬筋はおおよそ1mm 伸びることになる。補綴治療を必要とする患者の大部分は、咬頭嵌合位が中心位より前方に位置しており、顆頭が上方に移動して咬頭嵌合位から中心位に収まった際には、咬筋の長さは1mm 短くなる。よって、前歯部で咬合高径を挙上する場合、挙上量が3mm 以内であれば、咬筋の長さに変化を生じない。

②1：2の法則
たとえば顆頭が中心位に向かって1mm 移動するのであれば、筋肉の長さを変えることなく前歯にて2mm の咬合挙上が可能である。

＊　＊　＊

Fig.13-3a、b 術前の状態。
Fig.13-3c 咬合挙上の目安とした3の咬耗量。

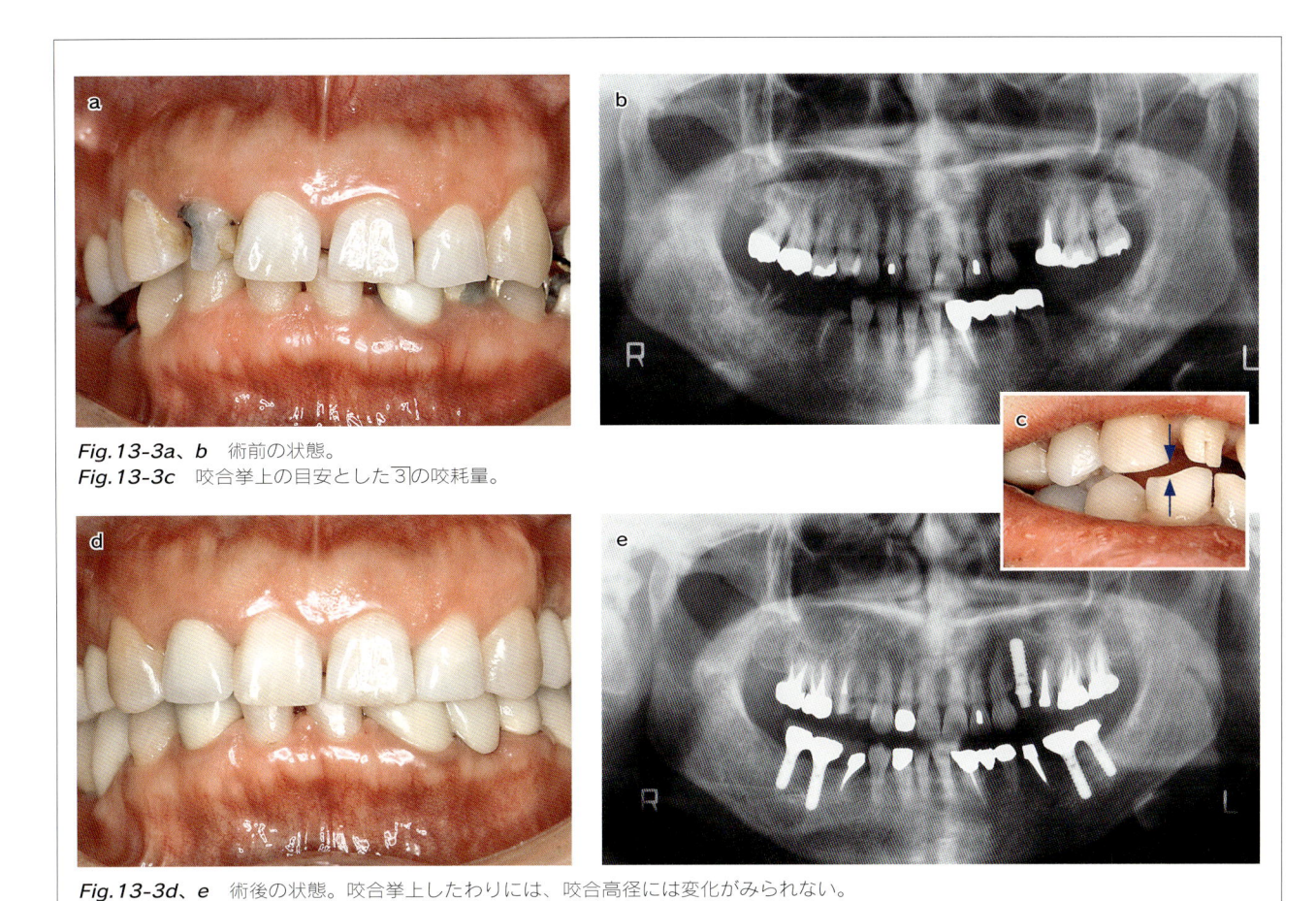

Fig.13-3d、e 術後の状態。咬合挙上したわりには、咬合高径には変化がみられない。

Fig.13-3 咬合再構成治療における咬合挙上症例（50歳・女性）。初診時、臼歯部欠損の長期放置により咬合崩壊をきたしていた。スプリントを用いて下顎位の修正を行う際、3の咬耗量（*Fig.13-3c*）を目安に咬合挙上も目論んだが、咬合高径は挙上相応には変化していない（*Fig.13-3d*）。これは両側顆頭の回転と滑走の組み合わさった三次元的な偏位が解消された結果である。この症例のように、咬合崩壊が著しい場合、補綴スペースの不足が咬合挙上ではなく顎位の変化により自ずと達成されることをよく経験する。

著者は、咬合挙上する症例の多くは欠損の放置や補綴治療の不備で三次元的に下顎位が偏位しており、咬合の再構成を必要とすることから、この法則が当てはまる『左右顆頭の同量の回転と滑走による咬合挙上のみが単独で適応される症例』は限られると考えている（*Fig.13-3*）。

3）咬合挙上は咬合再構成治療の一環として考える

咬合挙上の前提は、顆頭の偏位や閉口筋の過緊張がないことである。そのためには、まず①スプリントを用いて顆頭の前後左右の三次元的な偏位や閉口筋の過緊張を取り除き、両側顆頭を安定した位置に収める必要がある（この状態であれば、前述のSpearの考えかたが適応できるかもしれない）。

次に、②補綴スペース（垂直的顎間距離）に不足があると判断されれば、咬合器上で診断用ワックスアップにて咬合挙上を行い、その結果をプロビジョナルレストレーションで試し、咬合高径の変化に対する適応能力を観察する、という手順になる（**Reference Case H**(*P.200*)参照）。

しかし実際の臨床では、①と②はほぼ同時に進行させたほうが治療効率がよい。また症例によっては、スプリントの代わりにスプリントと同様な効果が期待できる咬合面をフラットにしたプロビジョナルレストレーションを用いることもある。こうすることで、1回の治療時間および全体的な治療期間をさらに短縮することができ、治療の結果は同等と考えている。

なお、臼歯部の咬合高径の挙上には、一部の例外を除いて前歯部のオーバーバイト、オーバージェットに変化が起こり、アンテリアガイダンスの再構築が必要となる（**Reference Case I**(*P.201*)参照）。すなわち咬合挙上を行うということは、咬合を再構成することに他ならない。

Reference Case H

咬合挙上の術式の実際・1
――咬合再構成治療の一環として咬合挙上を行った症例――

　患者は43歳・女性である。スタディーモデル上で歯冠長や歯頸線の位置、エックス線写真上の歯の形態を検討して挙上量を推測し、診断用ワックスアップを行った。その結果をプロビジョナルレストレーションで試し、咬合高径の変化に対する患者の適応能力を注意深く見守りながら、挙上量を最終的に決定した。

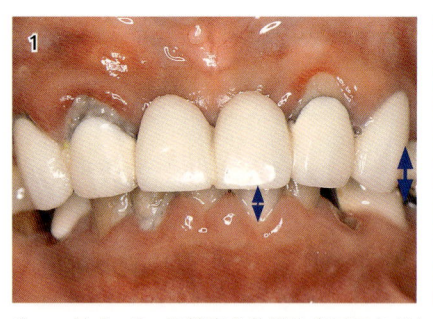

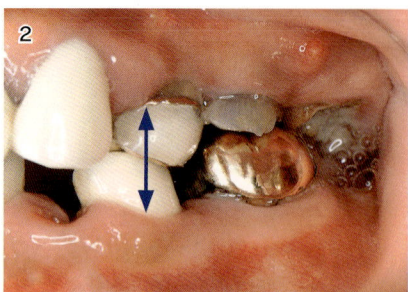

Case H-1〜3　天然歯の位置や歯冠長などから咬合挙上量を推測する。エックス線写真も参考になる。

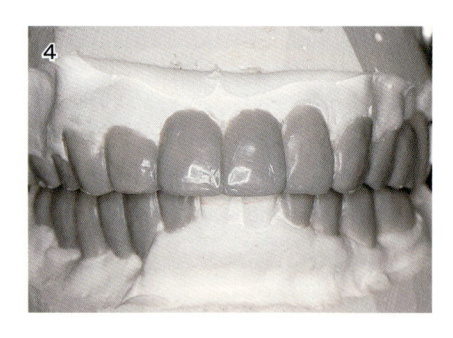

Case H-4　診断用ワックスアップ。

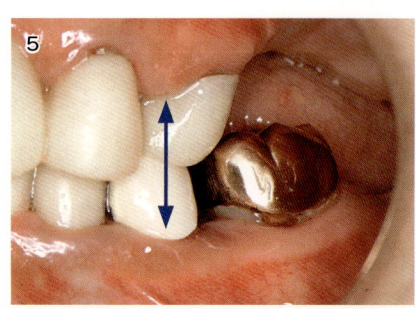

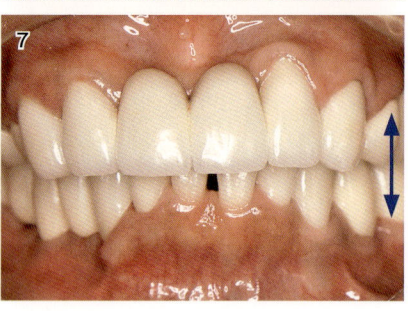

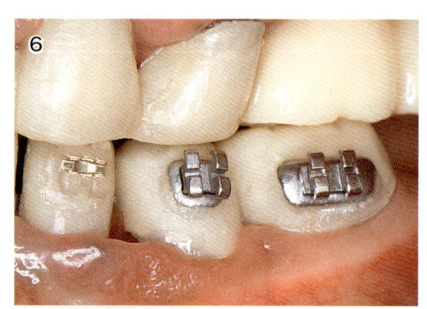

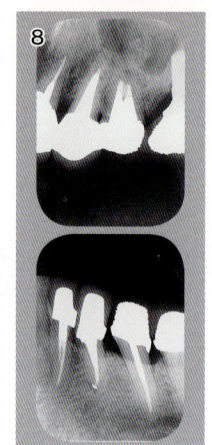

Case H-5、6　プロビジョナルレストレーションにより咬合高径を挙上しながら、同時にスプリントを用いて顆頭の偏位と閉口筋の過緊張を取り除き、生理的な下顎位に戻す。この際、患者の咬合高径の変化に対する適応能力も観察する。

Case H-7、8　プロビジョナルレストレーションにより決定された咬合高径にて、ファイナルレストレーションを行った。

Reference Case I

咬合挙上の術式の実際・2
──咬合挙上に伴うアンテリアガイダンスの付与──

患者は48歳、女性である。臼歯部に咬合挙上を伴う補綴治療を行った結果、前歯部のオーバーバイト、オーバージェットに変化が起こり、アンテリアガイダンスの再構築を要した。

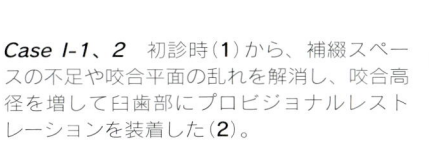

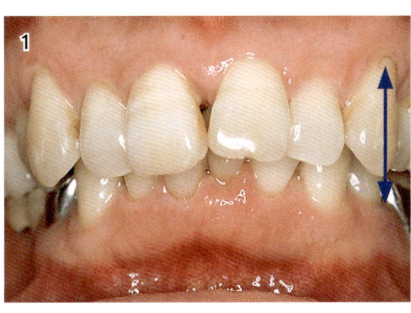

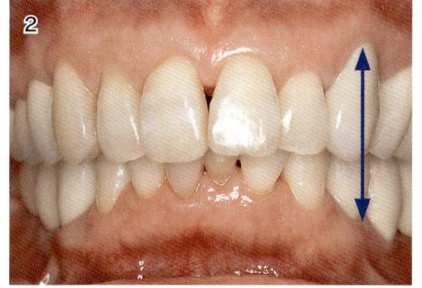

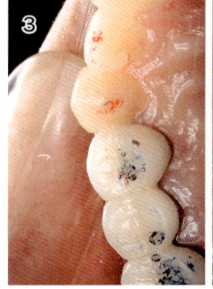

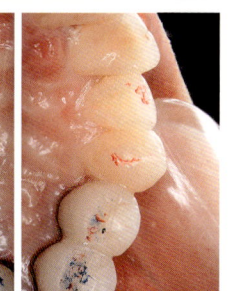

Case I-1、2 初診時（**1**）から、補綴スペースの不足や咬合平面の乱れを解消し、咬合高径を増して臼歯部にプロビジョナルレストレーションを装着した（**2**）。

Case I-3 前歯部に関しては、MTMの後、3|3の舌面に光重合レジンを盛り、アンテリアガイダンスを付与し、歯の動揺度や咀嚼筋のコンディションに問題が起こらないことを確認していく。この際、下顎スプリントを夜間使用してもらい、睡眠時ブラキシズムによるレジンの摩耗を防ぐ。

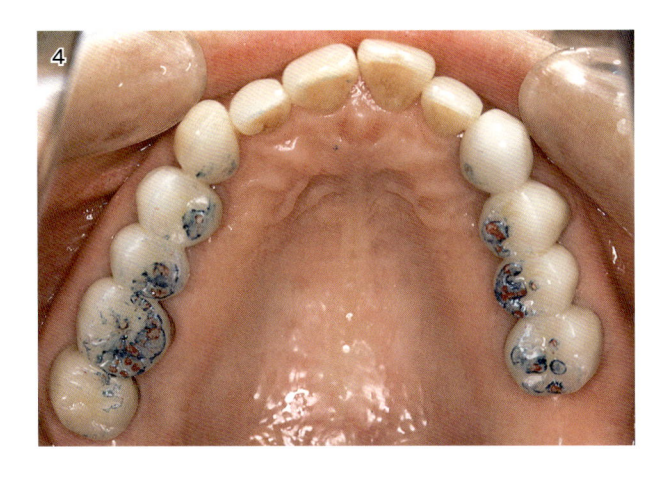

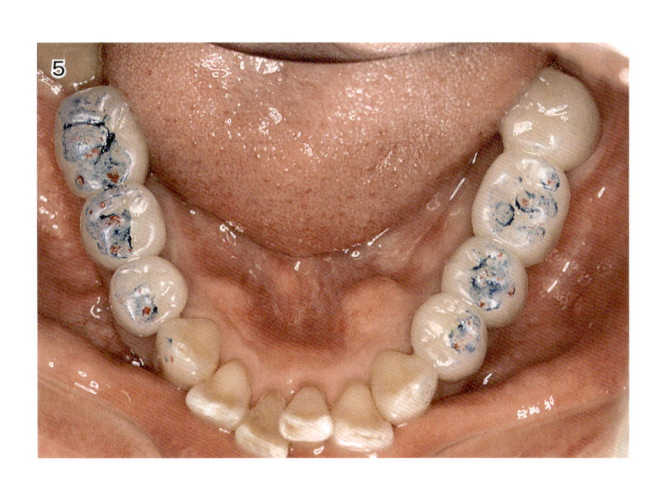

Case I-4～6 光重合レジンによるアンテリアガイダンス（犬歯誘導）のトライアルの結果を受け、ファイナルでは右側犬歯はハイブリットをラミネート、左側犬歯は支持組織に不安があり仮着していた|4との連結クラウンにすることで、トライアルと同じ誘導角のアンテリアガイダンス（犬歯誘導）を付与した。

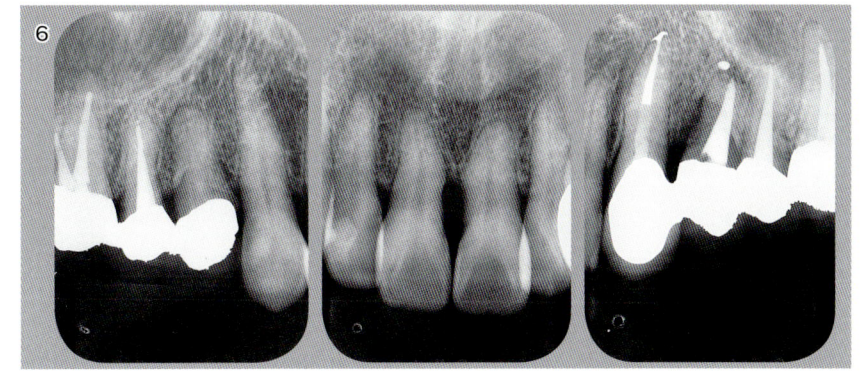

CHAPTER 14
咬合調整の基礎知識

1 補綴治療における咬合調整の分類

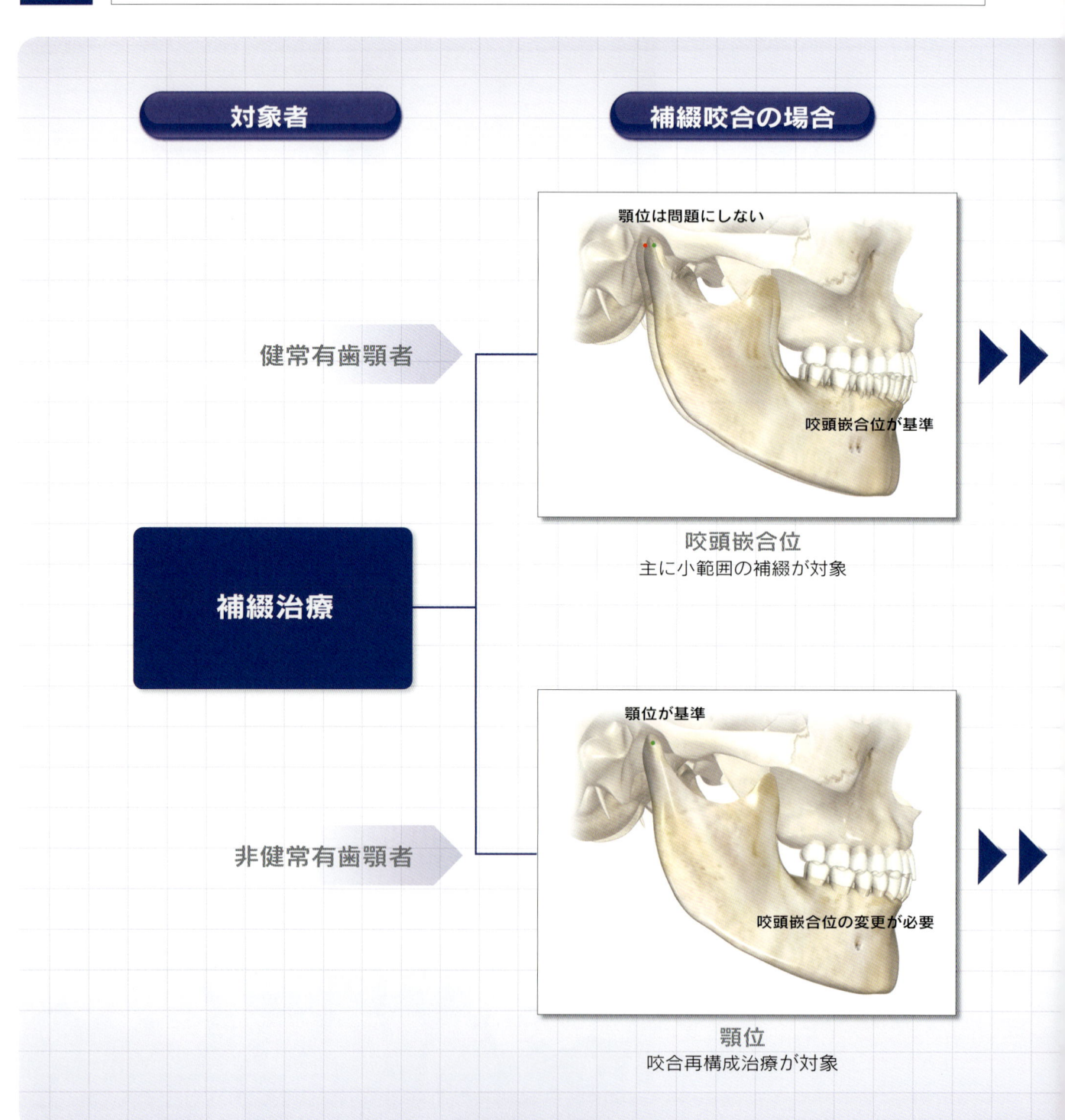

対象者

補綴咬合の場合

健常有歯顎者 → 顎位は問題にしない / 咬頭嵌合位が基準

咬頭嵌合位
主に小範囲の補綴が対象

補綴治療

非健常有歯顎者 → 顎位が基準 / 咬頭嵌合位の変更が必要

顎位
咬合再構成治療が対象

咬合調整は、歯の咬合調整と顎の咬合調整に分けて考えたい。前者は天然歯あるいは補綴歯の咬合面の咬合接触に対する調整、それに咬合器上にての石膏模型の咬合調整やリマウントによる咬合器上での補綴物の咬合調整も含むことになる。それに対し後者は、スプリントによる顆頭の位置、上下顎歯列の三次元的位置関係、咀嚼筋の緊張状態などを含めた顎口腔系全体に対する調整を意味する。

　主に小範囲の補綴を対象とする咬頭嵌合位が基準の補綴治療では歯の咬合調整だけ行うが、咬合再構成治療を対象とした顎位が基準の補綴治療では、顎の咬合調整を行ったあとに歯の咬合調整を行う。

咬合調整

歯の咬合調整
（天然歯あるいは補綴歯の咬合面の咬合接触に対する調整）

咬合器上での石膏模型の咬合調整やリマウントした補綴物の咬合調整も含む

口腔内の咬合調整（前歯部）

口腔内の咬合調整（臼歯部）

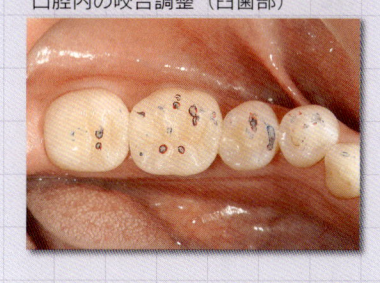

顎の咬合調整
（スプリントによる顆頭の位置、上下顎歯列の三次元的位置関係、咀嚼筋の緊張状態等を含めた顎口腔系全体に対する調整）

&

歯の咬合調整
（天然歯あるいは補綴歯の咬合面の咬合接触に対する調整）

咬合器上での石膏模型やリマウントした補綴物の咬合調整も含む

スプリントを併用したプロビジョナル

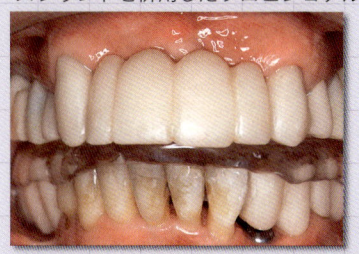

スプリント効果を期待した臼歯部フラットな咬合面のプロビジョナル

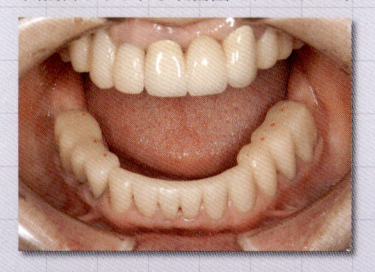

2 咬合調整に用いるおもな検査材

1）咬合紙＆咬合フォイル

咬合紙は、特殊紙の表面をカラーコーティングしたものである。構造は、40μmの咬合紙であれば、コーティング部が10μm×2、紙が20μmとなっている（*Fig.14-1*）。

咬合フォイル（フィルム）は、耐裂性ポリエステルフィルムを加工したものである。片面もしくは両面がカラーコーティングされたものと、カラーコーティングされていないメタリック化されたフィルムがあり、本書で紹介している引き抜き試験（*P.95など参照*）では後者を使用する。咬合フォイル（フィルム）には8μmと12μmのものがあるが、それはフィルム自体の厚みを表しているので注意が必要である（*Fig.14-2*／カラーコーティングされたものは、片面あたりさらに6μmの厚さが加わる）。

2）オクルーザルインディケーターワックス

咬頭嵌合位のかみしめ時の咬合接触状態、特に下顎運動の自由度を阻害するような広い範囲の面接触がないかを確認する際に有用である（*Fig.14-3*）。接触面積が広い場合はその狭小化を図るため、スピルウェイ（溝）の再形成などの調整を行う。

3）シリコーン系咬合採得材

（軽度）かみしめ時の咬合接触の確認を行う際に使用する（*Fig.14-4*）。

この検査材を用いた咬合接触の位置や強弱の判定は信憑性が高く、天然歯とインプラントが混在する歯列の咬合調整や咬合採得時の咬合接触点の確認などに欠かすことができない検査材と著者は考えている（*PP.54-55、PP.129-130、PP.172-173参照*）。

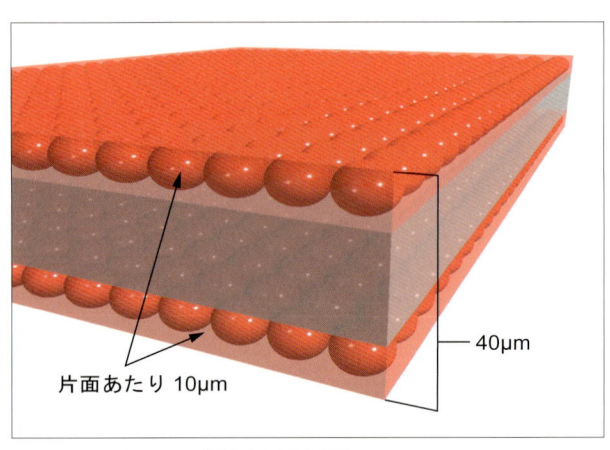

Fig.14-1 Bausch社製咬合紙の構造。

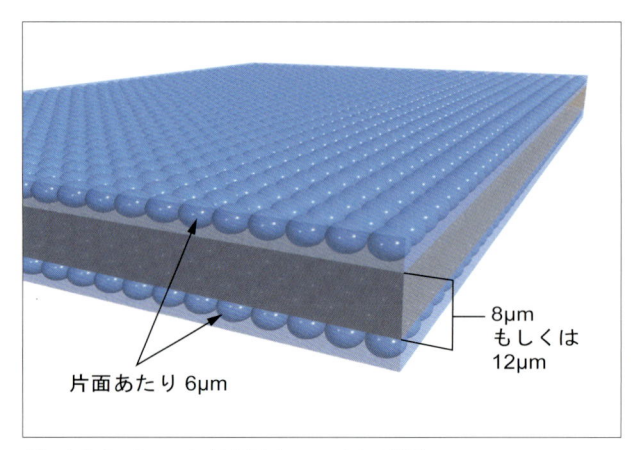

Fig.14-2 Bausch社製咬合フォイルの構造。

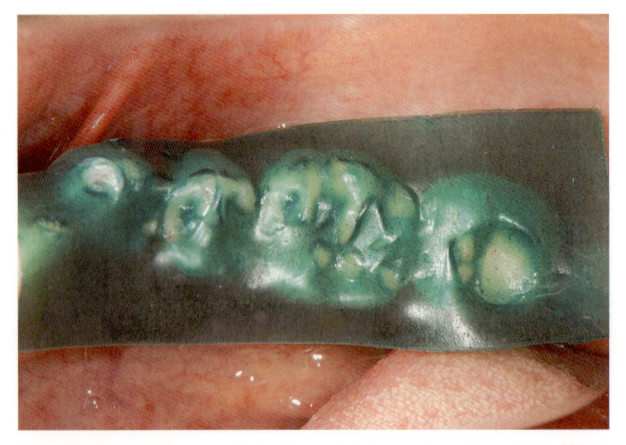

Fig.14-3 オクルーザルインディケーターワックス（厚さ0.38mm）の例（取扱：カボデンタルシステムズジャパン）。

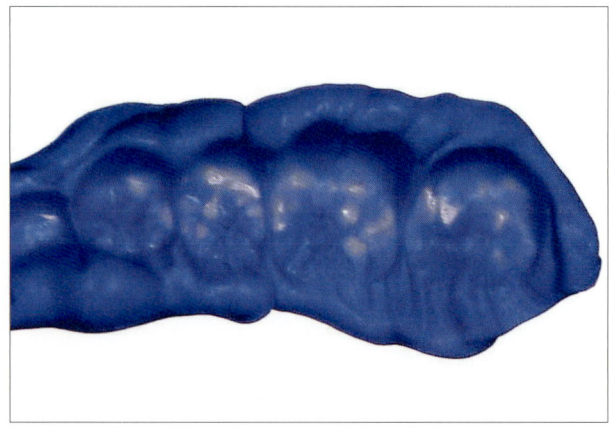

Fig.14-4 シリコーン系咬合採得材の例。

3 咬合紙や咬合フォイル使用時の一般的注意事項

咬合紙や咬合フォイルは咬合調整時に欠かせない検査材だが、その使用法を誤ると正確な情報を得ることができず、適切な咬合調整が行えないことはいうまでもない。つねに*Fig.14-5*に掲示したステップで行うようにすることが大切である。

Fig.14-5 咬合紙・咬合フォイル臨床応用手順

1. 患者に咬合調整の治療について説明し、同意を得る。特に天然歯の咬合調整では「なんでもない歯を削られた」と誤解されることのないように十分注意して、エナメル質に対して必要最小限行う。
2. 新しい咬合紙を用い、歯面は乾燥させる。ポーセレンやハイポリッシュされたメタルの咬合面は濡れた状態では印記されにくい。
3. 咬頭嵌合位の咬合調整では、通常1〜2回タッピング運動してもらい、その咬合接触を記録する。
4. 咬合紙による咬合接触像(点)の診査は、記録時の下顎の偏位を防ぐため左右の臼歯部を同時に行う。これはオクルーザルインディケーターワックスやシリコーン系咬合採得材でも同じである(*Fig.14-5a、b*)。
5. 咬合接触点の確認には、咬合面だけでなく、咬合紙の表面のカラーコーティングが剥がれた部位も参考にする(*Fig.14-5c、d*)。また経験を重ねると、咬合紙ホルダーから伝わる手指への感覚で左右均等な接触が得られているか、強い接触部位があるかなどが判別できるようになる。なお、あらかじめ咬合器に装着された模型上での咬合調整の予行演習が、口腔内でのスムーズな咬合調整に功を奏することもある。
6. 歯根膜の感覚受容器の機能による触感から、人が咀嚼時に快適と感じるのは10μm程度の『咬合フォイルが引き抜けない咬合状態』であるという理論に基づき、咬頭嵌合位において咬合フォイル(8もしくは12μm)が、臼歯部では引き抜けず、前歯部では引き抜けること(アンテリアカップリング)を確認する。

さらに、前方、側方滑走運動時において、後方臼歯部で引き抜ける(咬頭干渉がない)ことも確認する(*Fig.14-5e*)。

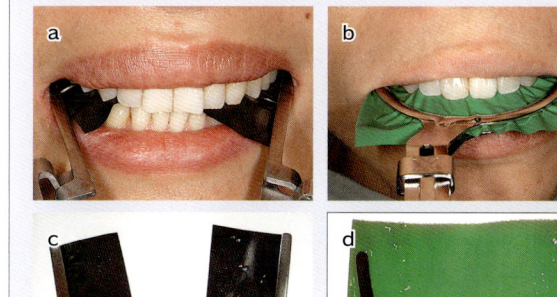

Fig.14-5a〜d 咬合紙による診査は左右の臼歯部を同時に行う。また咬合紙の色素の抜けの観察も有効である。

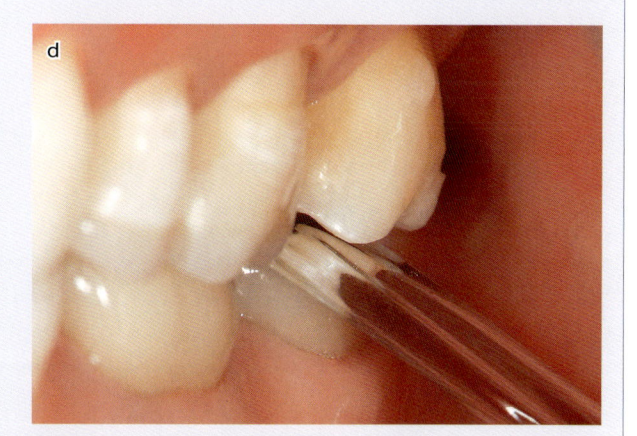

Fig.14-5e 咬合フォイルの引き抜き試験。必ずルーティンに行いたい。

One Point 上顎総義歯・下顎部分床義歯では？（左右の被圧変位量の違いへの対応）

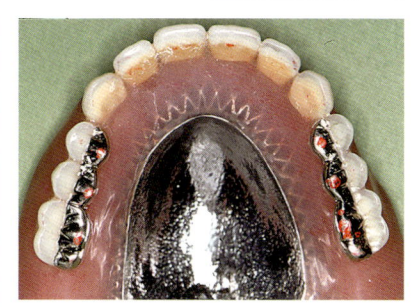

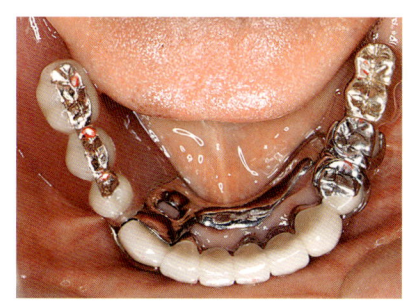

左の症例は、右側臼歯部は粘膜と粘膜、左側臼歯部は粘膜と歯根膜による咬合である。このような症例では、左右臼歯部の咬合を咬合紙による咬合接触部位の印記のみで調整することは難しい。かならず咬合フォイルを左右の臼歯部間に同時に介在させ、咬頭嵌合位にて左右とも引き抜けないことを確認する。

CHAPTER 15
歯の咬合調整
――天然歯あるいは補綴歯（インプラントを含む）の咬合面の咬合接触に対する調整――

1 前歯部補綴（主に小範囲）の咬合調整

1）前歯部の咬合調整の目的

前歯部の咬合調整の目的としては、下記の2点が挙げられる。

①アンテリアカップリングの調整
　咬頭嵌合位にて上下前歯部が咬合接触せず、わずか（10～20μm）な隙間を有すること。

②アンテリアガイダンスの調整
　下顎の偏心（前方、側方）滑走運動の際に、上下前歯が咬合接触して運動を誘導し、上下臼歯部は咬合接触しない状態になること（ただし、小臼歯部は側方滑走運動時に咬合接触することもある）。

これらは通常プロビジョナルレストレーションの段階で決定され、ファイナルレストレーションに再現される（*PP.180-187参照*）。

2）前歯部咬合調整のステップ

試適時には、咬合調整に先立ち、まず隣接面とのコンタクト調整とクラウン内面の適合調整（インプラントクラウンの場合はインプラントと上部構造間の適合も含む）を行い、クラウンを所定の位置に収めなければならない（*Fig.15-1、15-2*）。

コンタクトと内面の調整を終えたならば、咬合接触の調整に移る。まず最初にアンテリアカップリングの調整を行う。咬頭嵌合位で、前歯では咬合フォイル（咬合紙でもよい）が引き抜け、臼歯では引き抜けないことを確認する（*Fig.15-3*）。

次に、アンテリアガイダンスの調整を行う。下顎の偏心（前方、側方）滑走運動時に上下前歯が咬合接触し（*Fig.15-4*）、上下臼歯部は咬合接触しない（咬合フォイルが引き抜けない）ことを確認する。

これらの調整は、装着後や定期健診時も同様である（*Fig.15-5*）。

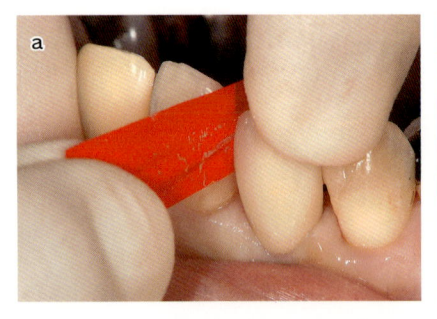

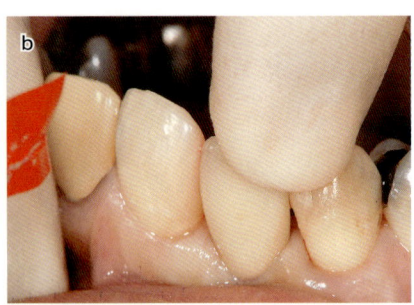

Fig.15-1a、b 2｜インプラントクラウンの例。インプラントと天然歯のコンタクトポイント（あるいはコンタクトエリア）の接触は、天然歯同士の接触よりもきつめにする。具体的には、12μmのポリエステルフィルムが伸びて千切れずにやっと抜けてくる程度である。

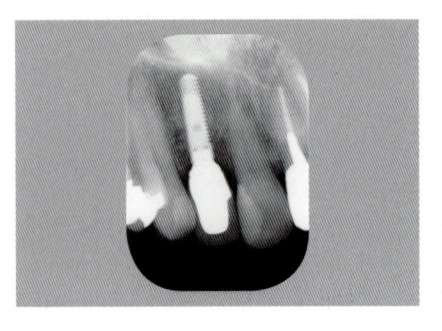

Fig.15-2 インプラントクラウンでは、インプラント本体と上部構造間の適合の確認も含め、咬合調整前にエックス線写真により浮き上がらず適合しているかの確認を行う。インプラントと上部構造間の適合不良は、咬合力が適正に応力分散されず、バイオメカニクスの安全性が損なわれることが知られている。

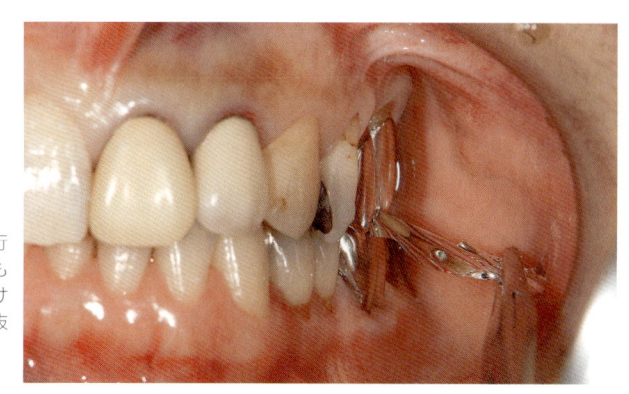

Fig.15-3 上下後方臼歯部間に咬合フォイルを挟み、引き抜き試験を行う。咬頭嵌合位で引き抜けず、偏心滑走運動時には作業側、平衡側ともに引き抜けることを確認するのを忘れてはならない。作業側で引き抜けなければ、後方臼歯により下顎運動が誘導されている。平衡側で引き抜けなければ、咬頭干渉（バランシングコンタクト）があることを意味し、いずれも下顎運動に有害な接触である。

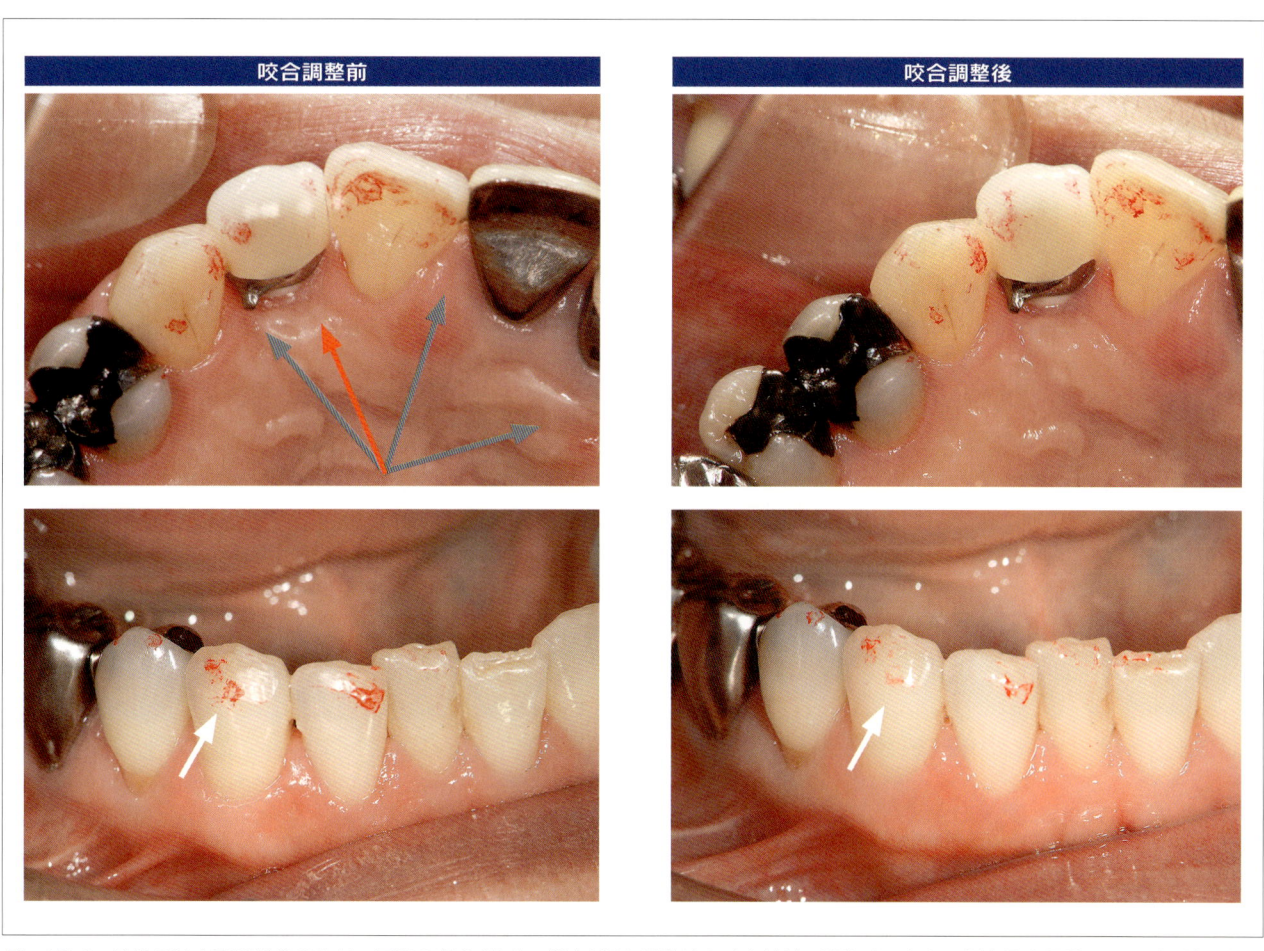

Fig.15-4 前歯の咬合調整前後の比較。下顎の偏心（前方、側方）滑走運動時の咬合接触の調整は、左右の側方滑走運動間の扇型の範囲内のさまざまな方向で行うことがポイントとなる。この症例では2|舌側遠心面での滑走時の接触（誘導）が強いため、この場所を調整した。

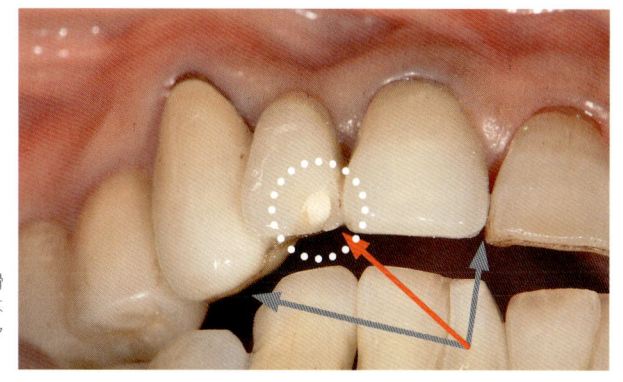

Fig.15-5 2|ポーセレンポンティック近心切縁のチップの例。前側方滑走運動（前方滑走運動と側方滑走運動の中間の滑走運動）の咬合調整が不足していたことが原因と考えられる。その他、顎位に関する悪習癖、アンテリアガイダンスの設定ミスが原因となりうる。

2 臼歯部補綴（主に小範囲）の咬合調整

1）臼歯部の咬合調整の目的

臼歯部の咬合調整の目的としては、下記の2点が挙げられる。
①術前の咬頭嵌合位を変えることがない、咬合が高くもなく低くもない補綴物を装着すること
②偏心（前方、側方）滑走運動時に咬頭干渉を起こさないこと

これらの目的は補綴物を製作する咬合器上でほぼ達成され、口腔内の咬合調整は最小限ですむ術式の採用が望ましい。ゆえに咬合印象法かModコアインプレッションペースト法が第一選択となる（**PP.90-95参照**）。

なお前歯部と同様に、試適時には咬合調整に先立ち、隣接面とのコンタクト調整とクラウン内面の適合調整を行う。

2）臼歯部の咬合調整のステップ

第一顎位である咬頭嵌合位の咬合調整をまず行う。咬頭嵌合位の咬合調整では、
①術前の咬合（咬頭嵌合位）を変えない
②咬合力を歯の長軸方向に向かわせる
③下顎を前後的に安定させる

ことが目標となる。

咬合接触点は、ABCコンタクトのうち、頬舌的な咬頭嵌合位の安定のためBコンタクトの接触（上顎舌側咬頭内斜面と下顎頬側咬頭内斜面）を最優先し、『AとB』可能であれば『AとBとC』を接触させることが現実的な目標となる。さらに前後的な咬頭嵌合位の安定のため、お互いが拮抗するイコライザーとクロージャーストッパーという咬合接触点を与えるという考えかたもある（詳細は成書に委ねる）。

次に前方、側方滑走運動時の咬合調整（咬頭干渉の除去）を行う。まず咬合フォイル（8もしくは12μm）を用いて引き抜き試験を行い、咬合フォイルが咬頭嵌合位において臼歯部で引き抜けないことを確認する。そして前方、側方滑走運動をしてもらい、臼歯部で引き抜けるか否かを試験して、咬頭干渉の有無を判定する。引き抜けない場合は、さらに咬合紙を用いてその部位を特定していく。

咬合面の表面性状によっては、特に側方滑走運動時の咬合接触が明確に印記されないこともある。よって、まず有無の判定を咬合フォイルで行い、その部位を大まかに把握した後に咬合紙を用いるほうが効率がよい（**Fig.15-6**）。

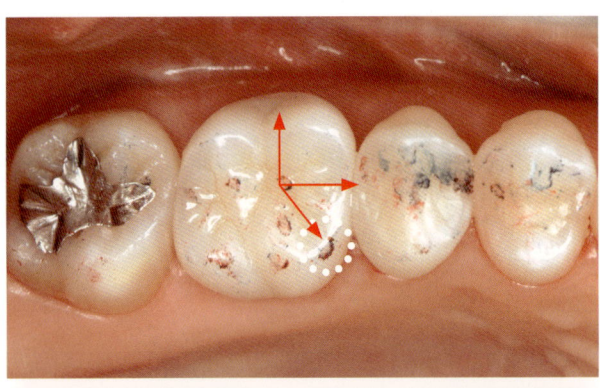

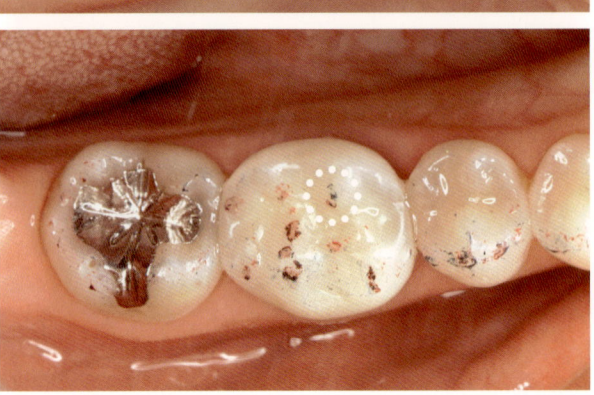

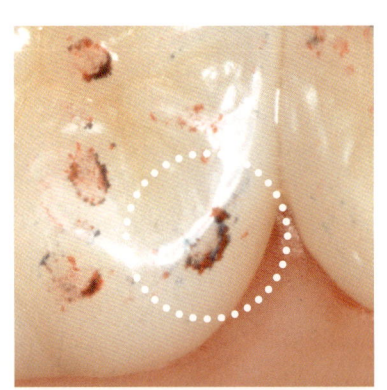

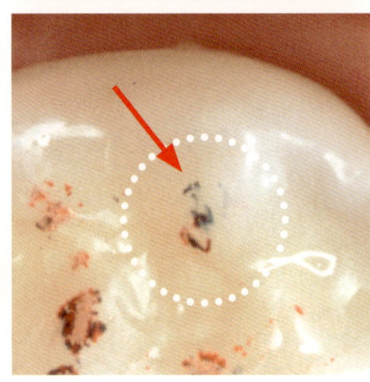

Fig.15-6 ⑥クラウン試適時の咬合調整例（咬頭嵌合位：赤の咬合紙で印記、前方・側方滑走運動：青の咬合紙で印記）。咬合フォイルの引き抜き試験でスクリーニングし、咬合紙にて部位を特定。咬合調整後、再度咬合フォイルで確認する。このケースでは、作業側の側方滑走運動時に咬頭干渉（後方歯によるガイド）が起きている。咬合調整は、上顎（補綴歯）の近心舌側の辺縁隆線を一層削除した。

FOCUS 咬合紙・咬合フォイルの厚さ、咬合調整時の姿勢や頭位について

●咬合紙・咬合フォイルの厚さ

咬合フォイル（8もしくは12μm）による引き抜き試験を併用する条件下であるならば、天然歯は歯根膜の被圧変位を有することから、日常臨床のチェアサイドでは30μmの咬合紙で十分検査目的が達成できると考えている（**Fig.15-7a～c**）。また、厚めの咬合紙のほうが、後述する姿勢でも確実に咬合接触点を拾うことができる。

●姿勢・頭位

姿勢と頭位は、『機能運動時の咬合接触』と『就寝時の無意識下での咬合接触』の双方への対応から、カンペル平面水平頭位と仰臥位の2つの姿勢・頭位における検査は意義がある。仰臥位にて厚めの咬合紙で偏心運動時の咬合接触を過補償的に検査し、結果を咬合調整に反映させるようにしたい（**Fig.15-8a～c**）。

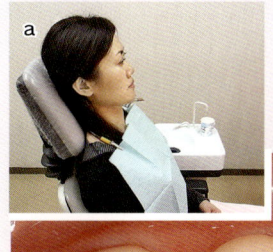

Fig.15-7a カンペル平面水平頭位での咬合接触の検査。

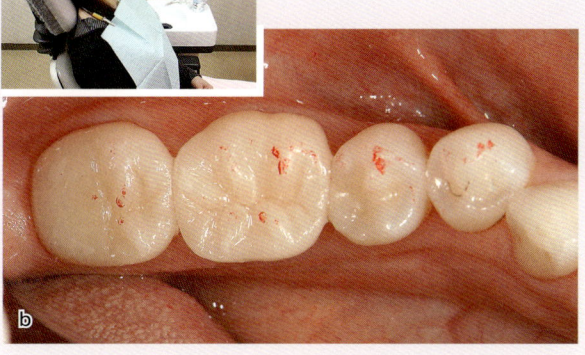

Fig.15-7b 8μm咬合フォイル（赤）での咬合接触の検査。クラウン装着の翌日、咬合紙および咬合フォイルを用いて2～3回のタッピング運動をしてもらったときの咬頭嵌合位の咬合接触状態。

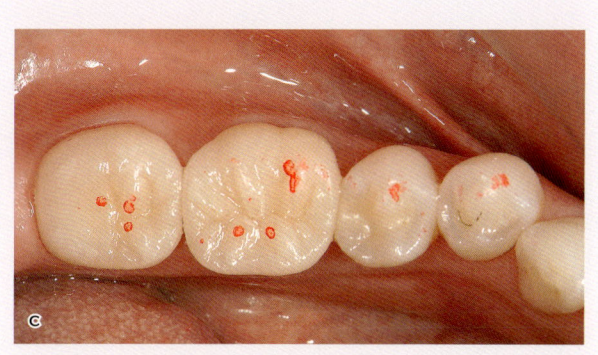

Fig.15-7c **Fig.15-7b**の検査記録を残したまま30μm咬合紙（赤）での咬合接触の検査。8μm咬合フォイルと30μm咬合紙では接触点の位置は一致しているが、接触の強さに相違がみられる。この症例では強さの差がみられるが、天然歯は歯根膜の被圧偏位を有することから、一般的には差が生じないことが多い（ゆえに30μmの咬合紙のみでも可能である）。

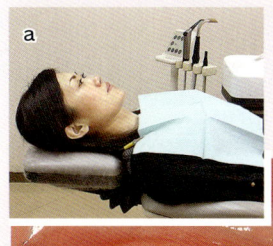

Fig.15-8a 仰臥位での咬合接触の検査。

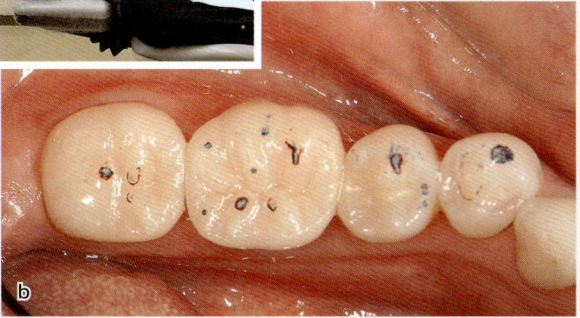

Fig.15-8b **Fig.15-7c**の30μm咬合紙（青）での咬合接触の検査。カンペル平面水平頭位から仰臥位に姿勢を変えると、咬合接触点の位置がやや後方に移動し、数が増加した。

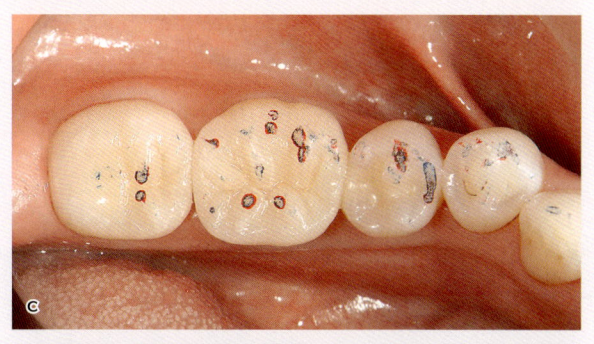

Fig.15-8c 今までの検査記録をすべて消失して、30μm咬合紙による仰臥位での咬頭嵌合位（赤）と偏心運動時（青）の検査記録。就寝時の無意識下での咬合接触も考慮に入れ、偏心運動時の咬合接触を過補償的に検査するとよい。

3 プロビジョナルレストレーションの咬合調整

　プロビジョナルレストレーションの咬合調整も、天然歯あるいは補綴歯と同様の術式により行われるが、その材質の特性から『盛り足す』咬合調整が容易に行えることが特徴である(**Fig.15-9**)。さらに盛り足す咬合調整を行う際は、即時重合レジンよりもコンポジットレジンを用いたほうが、耐摩耗性の点で有利である。
　またスプリントの咬合面に対しても、同様にこの『盛り足す』咬合調整が可能である(**Fig.15-10**)。

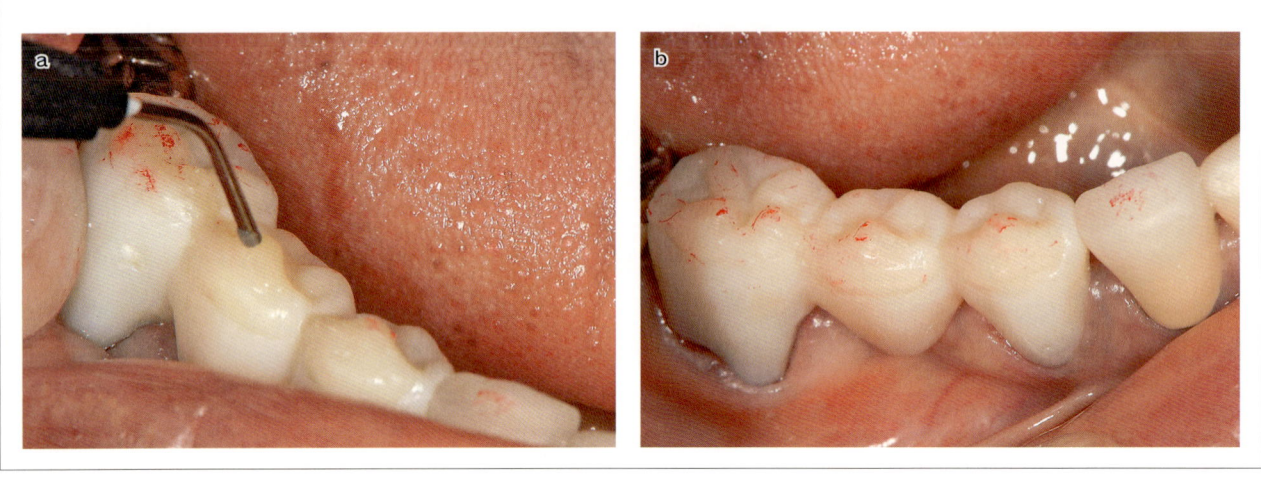

Fig.15-9　コンポジットレジン(光重合フロアブルレジン)による盛り足す咬合調整の例。口腔内に指摘した状態で、咬合状態を確認しながらプロビジョナルレストレーション(クラウン)の咬合面形態を修正していく。修正後に口腔内から取り出し、仕上げ研磨を行い装着する。

Fig.15-10a〜c　削る咬合調整で対合歯列の機能咬頭頂とのほぼ同等な咬合接触が得られたが、1か所だけ接触させることができなかった。そこでコンポジットレジンを用いてその場所に盛り足す咬合調整を行った。

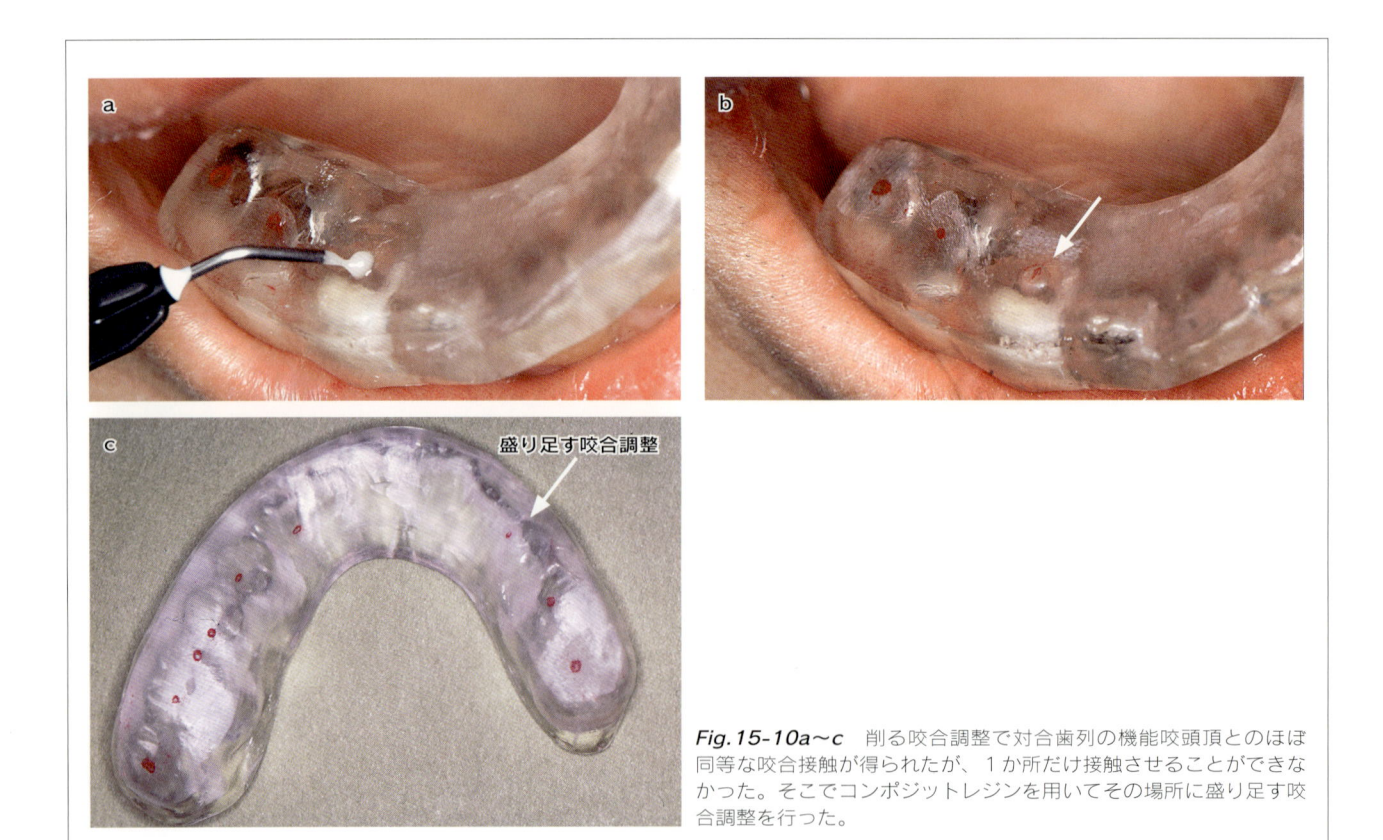

Fig.15-10　スプリントの咬合面に盛り足す咬合調整を行った例。

4 補綴物の経時的変化に対する咬合調整

　経時的な咬合面形態、咬合接触、咬合様式の変化に対して咬合調整を行うことがある。たとえば、咬耗により広くなった咬合接触面積を縮小させる場合や、側方滑走運動時の小臼歯の側方圧負担過多を減ずる場合などが適応となる。

　しかし咬合高径を維持したまま歯冠形態を修正することは困難なことが多く、再補綴が必要となることもある（*Fig.15-11*、*15-12*）。

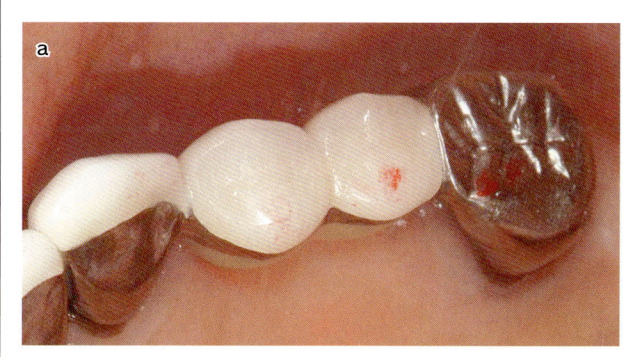

Fig.15-11a 10年以上前に全顎的な補綴治療を受けた55歳・女性。③④⑤⑥ブリッジが動揺を示している。5̱ 6̱の機能咬頭の咬耗が進行して平坦化し、咬頭嵌合位での咬合接触時にブリッジ全体を頬側に押し倒すような強い側方力が生じている。

Fig.15-11b 全顎的な咬合調整とともに5̱ 6̱の咬合面に形態修正を加え、4̱ 5̱はBコンタクト、6̱はABコンタクトによる咬合支持を確保した。

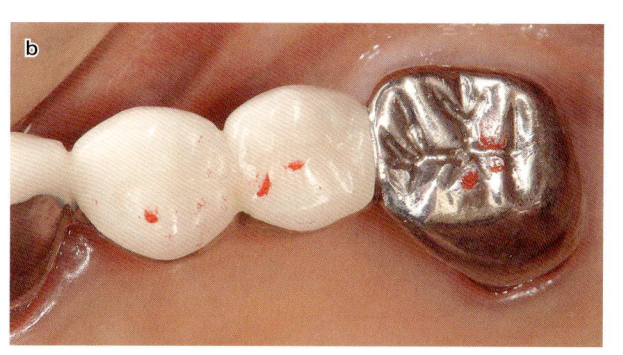

Fig.15-11 補綴物の経年的変化に対する咬合調整例・1

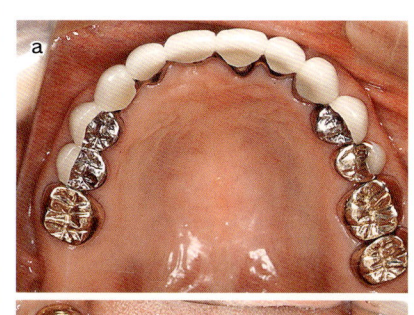

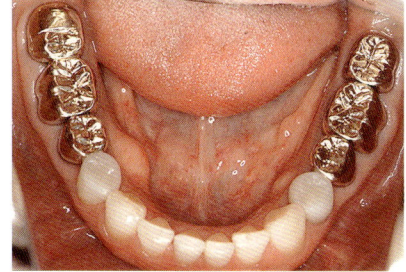

Fig.15-12a 55歳・女性。全顎的な咬合再構成を行った（2001年2月）。

Fig.15-12b 約7年後（2008年7月）、補綴していない下顎前歯部の咬耗が進行し、アンテリアガイダンスの機能が失われ、側方圧が後方臼歯部にまで及んでいた。7̱は歯根破折により抜歯。下顎前歯部を補綴しアンテリアガイダンスを再構築するとともに、臼歯部咬合面にも口腔内にて可能なかぎりの咬合調整を行う。ポイントは、咬合高径の低下を招かないように注意しながら咬合接触の面積を減じること、凹面の接触を平滑か凸面の接触に変えることである。

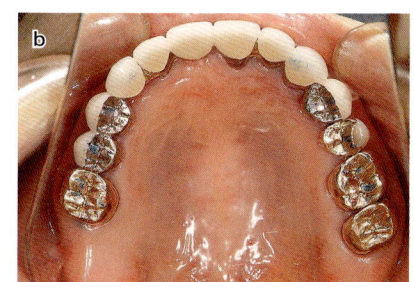

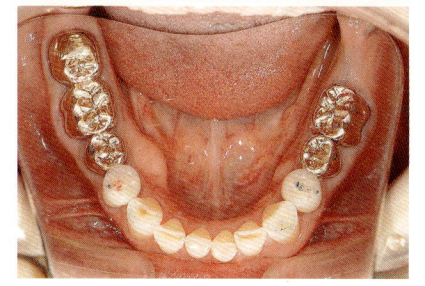

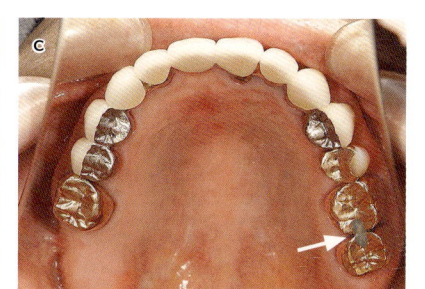

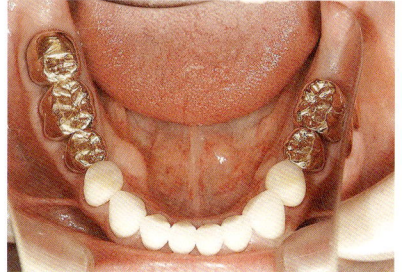

Fig.15-12c 約3年後の状態（2011年11月）。咬合に大きな変化は起きていない。6̱ 7̱間のコンタクトロスによる食片圧入に対し、6̱ 7̱をウイングロックシステムを用いて連結することで対応している。

Fig.15-12 補綴物の経年的変化に対する咬合調整例・2

FOCUS　インプラント補綴の咬合調整

　筆者は、インプラント補綴は天然歯補綴の咬合の原則(ミューチュアリープロテクテッド・オクルージョン)がそのまま当てはまるという前提のもと、天然歯とインプラントが混在する歯列において、インプラントクラウンに天然歯クラウン同様の咬合調整を行っている。しかしインプラントのオッセオインテグレーション喪失は、プラークによる細菌よりもオーバーロードによる外傷により起こりやすいという研究報告もあり[44]、インプラント補綴時はより慎重な咬合調整が必要と考えている。
　そこでここでは、『**天然歯とインプラントの被圧変位量の差**』と『**側方荷重**』の2つの問題を取り上げ、これらに対する筆者の考えかたおよび具体的な咬合調整法について述べていく。なお、インプラントと天然歯の連結に関しては、**P.127**を参照のこと。

天然歯とインプラントの被圧変位量の差

●文献的にはどのように考えられているか？

　Langerらは、「インプラント支持の補綴物とその対合歯とのあいだには、最低でも50μmのスペースが存在すべきで、これにより非可動性のインプラントユニットが接触する前に、隣在する天然歯の圧下が可能になる」としている[45]。またKersteinは、「インプラントと天然歯は、咬合の負荷がかかった際の水平的および垂直的な動きが異なるから、それらの咬合接触には時間差を設けるべきである」としている[46]。しかしその一方で古谷野らは「天然歯とインプラントが混在する場合の咬合について、被圧変位量の差を配慮する必要はなく、天然歯と同様の咬合接触をインプラントに与えてもオーバーロードとなることはないと考えられる」としている[47]。

●筆者はどのように考えているか？

　筆者は現在、後者の立場、すなわち『天然歯とインプラントの被圧変位量の差を配慮しない』咬合調整を行っている。具体的に、臼歯部咬合接触を3つの局面に分けて考えると、**Table 15-1**の内容となる。
　さらに、インプラントクラウンでは咬合面の辺縁付近の咬合接触は避けているが、咬合面幅を縮小することはしていない。また、咬合紙だけでなくシリコーン系咬合採得材も使用し、インプラントクラウンの咬合接触が天然歯あるいは天然歯クラウンの咬合接触よりも強くならないことを確認している(**Fig.15-15**)。この方法は、軽度かみしめを行った際の咬頭嵌合位の咬合接触の強さや面積を、より客観的に比較検討することができる。咬合調整時の姿勢や頭位に対する配慮は、天然歯クラウンと同じである(**P.209参照**)。

Table 15-1　臼歯部咬合接触の局面別にみる咬合調整

臼歯部咬合接触の局面	天然歯とインプラントの咬合接触の比較
かみこみ時(タッピング時)	同時に均等接触
軽度かみしめ時(咀嚼機能時)	均等接触
強度かみしめ時(睡眠クレンチング時)	咬合接触させず、スプリントによる咬合力の分配

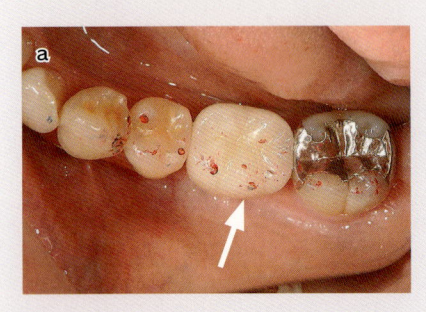

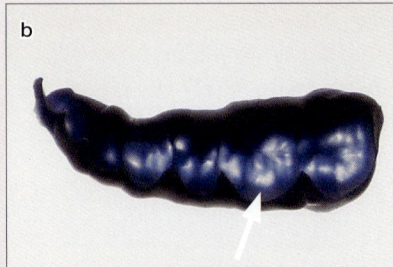

Fig.15-15a 咬合紙による軽いかみしめ時の咬合接触像(赤で印記)。
Fig.15-15b 咬合採得用シリコーン印象材によるかみしめ時の咬合接触像。頬側咬頭の矢印部分の接触が強く面積も大きい。インプラントには歯根膜による許容範囲がないこと、かみしめ時、とくに就寝時のクレンチング時には後方歯の咬合力が増すことを考え合わせると、この箇所でポーセレンがチップするリスクが高い。このことは、咬合紙だけの咬合接触像の観察(a)だけでは判断が下せないことが多い。

側方荷重

●文献的にはどのように考えられているか？

古谷野らは「Sethi ら（2000）[48]、Taylor（2006）[49]、Celletti ら（1995）[50] による報告から、インプラントに対する非軸方向（傾斜を含む）荷重の影響は大きくないと考えられるが、それらの研究ではインプラントの連結によりバイオメカニカルリスクが減らされていることが多く、この点については結果の解釈に注意を要する」としている[47]。

●筆者はどのように考えているか？

まず、前歯部のインプラントに対してのアンテリアガイダンス時に働く側方荷重は許容できる荷重と考えているが、インプラントの長期安定のためにグループファンクションや連結クラウンによる負担の分散を行いたい（*PP.72-73参照*）。

次に、睡眠グラインディング時にインプラントが受ける側方荷重は、機能時とは比較にならない反復する持続性の側方荷重が想定され、スプリントによる荷重の分配が必要である（*Fig.15-16*）。

また、傾斜埋入した臼歯部インプラントに対する側方荷重への対応は、連結クラウンにより荷重の分散を図りたい。

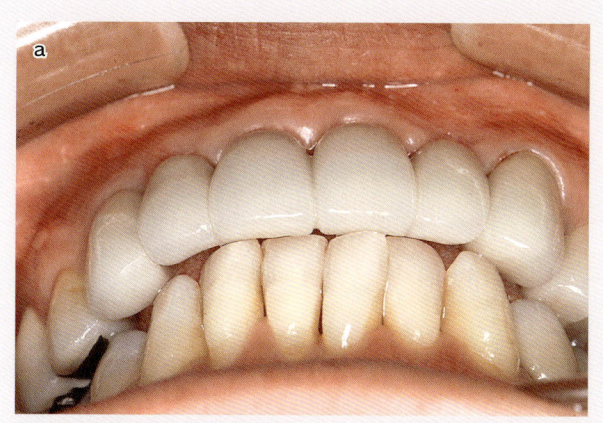

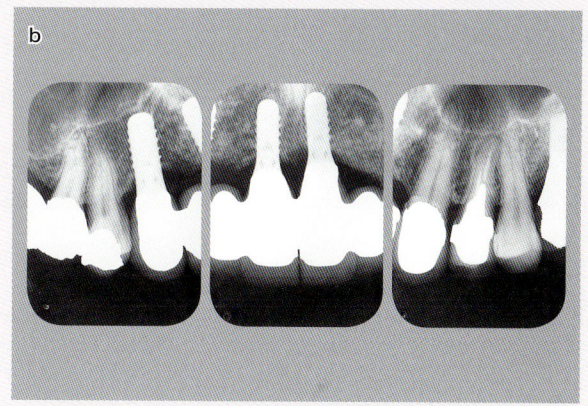

Fig.15-16a、b 49歳、女性の③2①①2インプラントブリッジの症例。咬頭嵌合位ではアンテリアカップリングの考えかた（*P.206*）を適用して咬合接触させず、アンテリアガイダンスは後方小臼歯とのグループファンクションとしている。また2はカンチレバーであり、いかなる機能運動時にも咬合接触はさせていない。カンチレバーに関しては、Romeo らにより近遠心を問わず、一歯程度のカンチレバーは臨床的に許容されることが報告されている[51]。

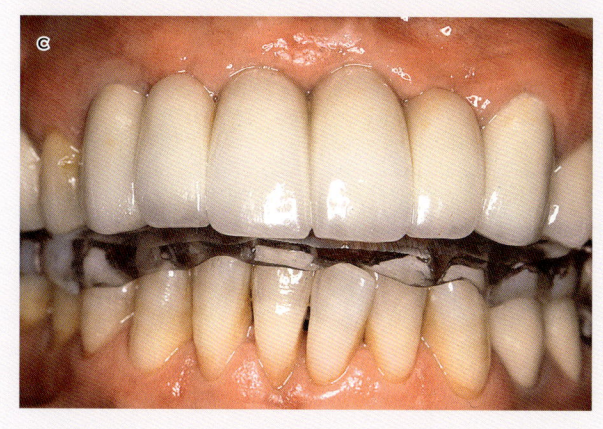

Fig.15-16c 就寝時は下顎スプリントをナイトガードとして使用し、睡眠時ブラキシズム（グラインディングおよびクレンチング）によるオーバーロードに対応する。

CHAPTER 16
顎の咬合調整
──スプリントによる顆頭の位置、上下顎歯列の三次元的位置関係、咀嚼筋の緊張状態などを含めた顎口腔系全体に対する調整──

スプリントの使用目的の1つとして、下顎位の確認と修正がある。これはスプリントを使用することで、『患者自身の筋肉・神経・顎関節のシステムが顎位を適正な位置に誘導してくれる』、すなわち『咀嚼筋群の緊張が緩和され安定させることで、下顎頭と下顎窩との位置的関係が修正され、これに伴い上下顎歯列の位置関係も変化し、咀嚼筋群とバランスのとれた位置に下顎が落ち着く』というコンセプトに基づくものである[52]。

著者は、咬合再構成症例では原則としてこの考えかたに従い、スプリントによって顎の咬合調整を行い、修正された顎位(咬頭嵌合位)を基準に治療を進めている (*Fig.16-1*および*P.216のFig.16-2*参照)。

Fig.16-1a スプリントの具体的手法の要点①

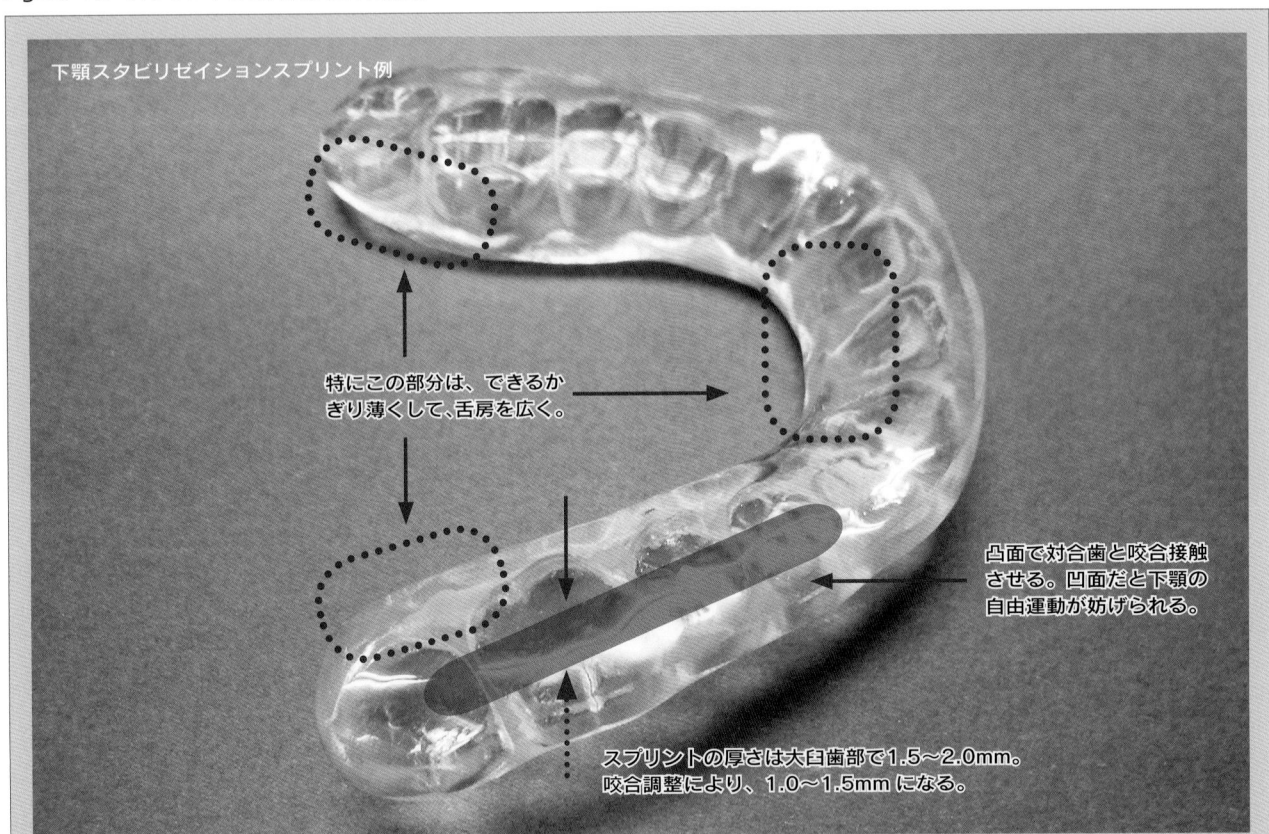

下顎スタビリゼイションスプリント例

特にこの部分は、できるかぎり薄くして、舌房を広く。

凸面で対合歯と咬合接触させる。凹面だと下顎の自由運動が妨げられる。

スプリントの厚さは大臼歯部で1.5〜2.0mm。咬合調整により、1.0〜1.5mm になる。

1 スプリントは、スタビリゼイションスプリント(上下顎いずれか)、または下顎臼歯部型のゲルブのスプリント(左右臼歯部をレジンで被覆し、それをリンガルバーで連結)とし、これを通常6〜8週間、夜間就寝時のみ使用してもらう。

2 スプリントの厚さは大臼歯部で1.5〜2.0mm程度(ただし顎関節症状を有する場合は4.0mm程度)。咬合面形態はフラットに近い凸面とし、凹面で対合歯と咬合接触させない。

3 スプリントは可撤式であるため、使用を継続してもらうためには、できるかぎり薄く小さくして装着感を向上させるとともに、維持のための歯冠や歯間部のアンダーカットの利用は必要最小限とする。

Fig. 16-1b スプリントの具体的手法の要点②

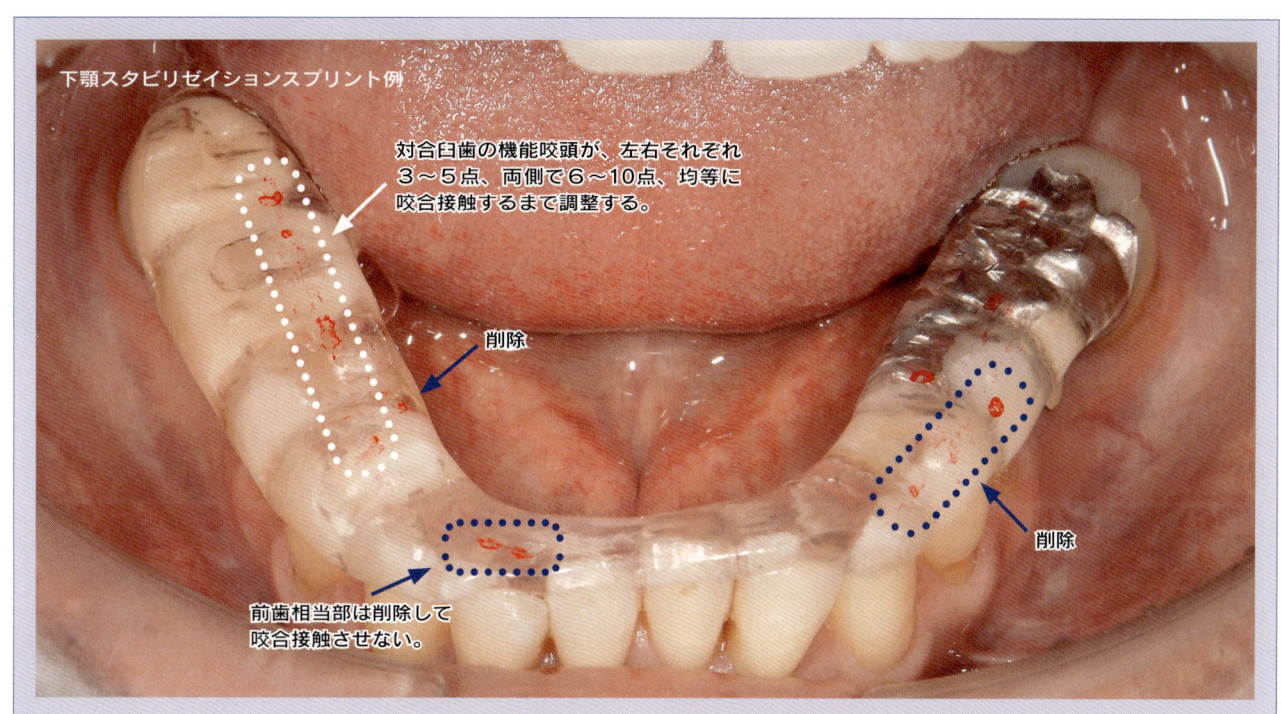

下顎スタビリゼイションスプリント例

対合臼歯の機能咬頭が、左右それぞれ3～5点、両側で6～10点、均等に咬合接触するまで調整する。

削除

削除

前歯相当部は削除して咬合接触させない。

3 スプリント咬合面の咬合接触点は、少なくとも第一大臼歯までの左右それぞれ3～4点、計6～8点あることが好ましい（理想的には対合する小臼歯、大臼歯の機能咬頭左右それぞれ5点（第一大臼歯のみ2点）の計10点）。前歯相当部は咬合接触させない。

4 1～2週間の間隔で6～8週間、回数にして3～6回程度調整をくり返すと、咬合接触点に変化がみられなくなる。この時点で顎位が修正されたものと判断する。この期間は、対合する天然歯や補綴物の咬合面は原則として調整しない。

5 調整は座位、仰臥位などいろいろな頭位で行う。調整に用いる咬合紙は徐々に薄くしていき、弱い咬合力でも均等に咬合接触させていく。

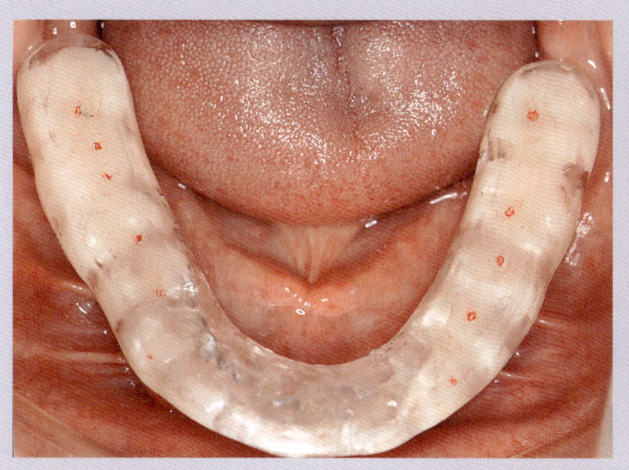

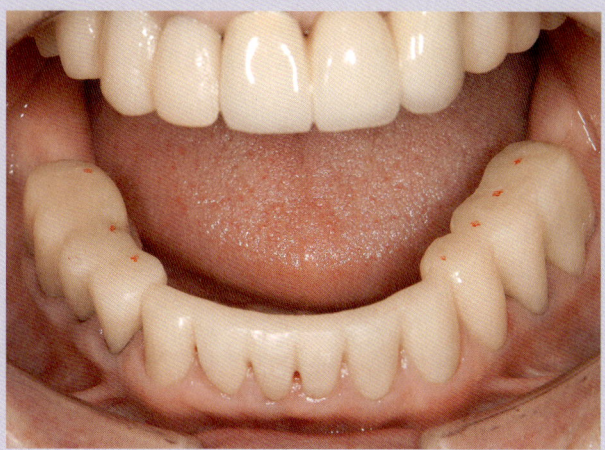

6 咬合の崩壊が著しい場合、特に欠損がある場合には、まず仮補綴処置（プロビジョナルレストレーション）を行い、臼歯部の咬合支持を回復させた後にスプリントの使用を開始する（PP.82-87参照）。

7 スプリントを用いる代わりに、スプリントと同様の効果を期待したプロビジョナルレストレーションを用いる場合もある（PP.76-81参照）。

a 術前の咬頭嵌合位

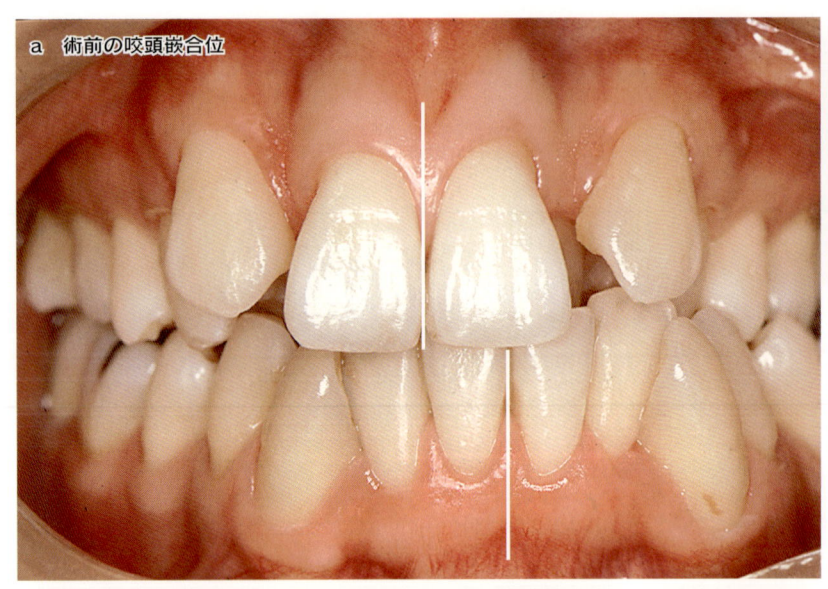

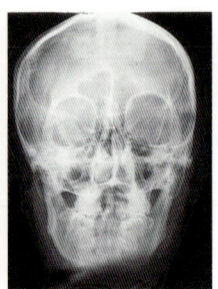

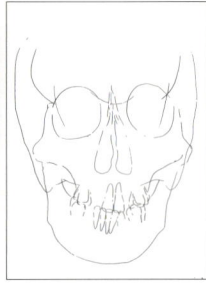

Fig.16-2a 初診時26歳・女性。ものがよく嚙めないことを主訴に来院した。矯正治療主体の咬合再構成治療に先立ち、スプリントを用いた顎位の確認・修正を計画した。

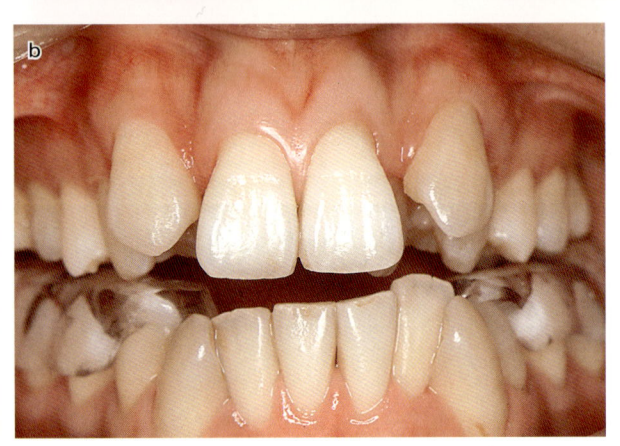

Fig.16-2b ゲルブのスプリント（下顎臼歯部型スプリント）使用開始。夜間のみ使用してもらい、均等な咬合接触が得られるように1週間おきに調整をくり返す。

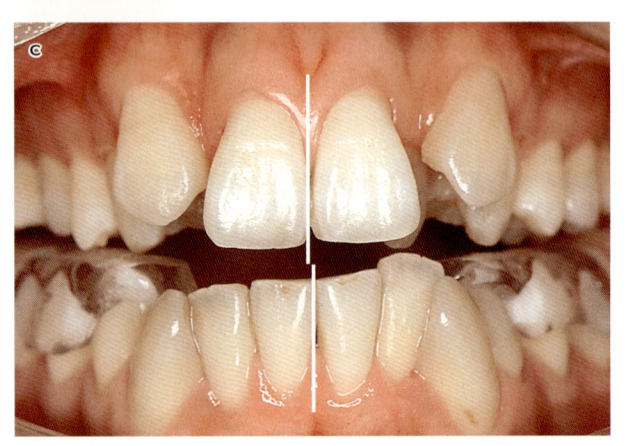

Fig.16-2c 使用から6週間後、前頭面からみて下顎前歯1本分、顎位が右側方向に修正され、上下顎の正中線がほぼ一致している。これ以後、スプリント咬合面の咬合接触点に変化がみられなくなった。

d 顎の咬合調整終了後の咬頭嵌合位

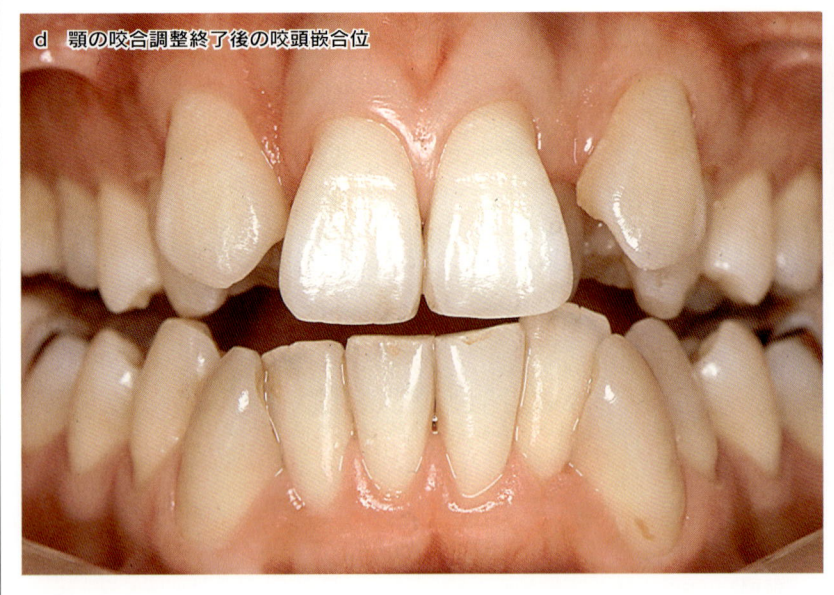

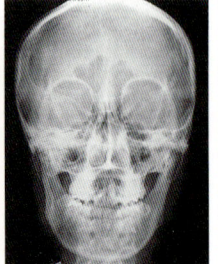

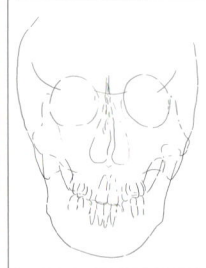

Fig.16-2d このときの閉口位（咬頭嵌合位）。術前の咬頭嵌合位（a）よりも咬合高径が増し、咬合接触点は少ないが、この位置で安定する。そこでこの顎位を基準として、咬合再構成治療を進めることにする。

Fig.16-2 ゲルブのスプリントを用いて咬合再構成治療（矯正治療と補綴治療のコンビネーション）のための顎位の修正を行った症例。

e 保定開始時

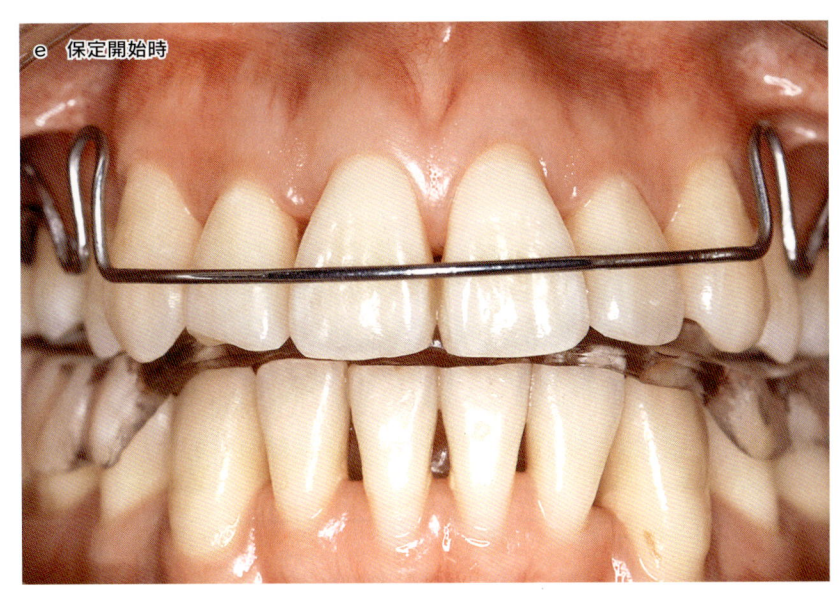

Fig. 16-2e 動的矯正治療を終了後、保定開始時。咀嚼筋のコンディショニングを図りながら顎位の確認を行うため、再度下顎スタビリゼーションスプリントを就寝時使用してもらう。ここから、長期的な咬合の安定に補綴治療が必要か否か、およびその範囲の検討に入る。

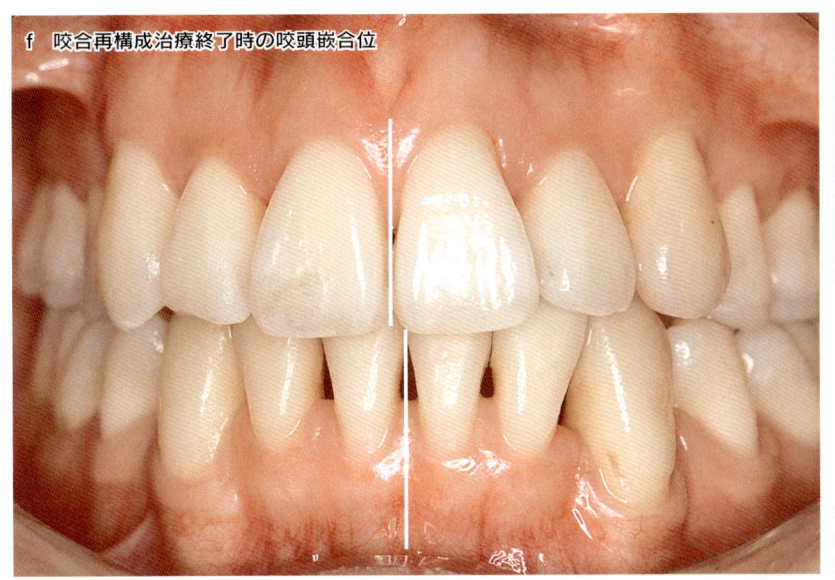

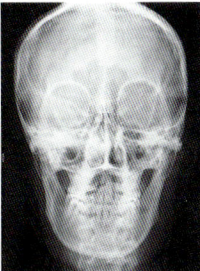

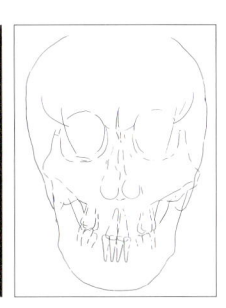

f 咬合再構成治療終了時の咬頭嵌合位

Fig. 16-2f 初診から約3年後、顎位の修正を経て矯正治療と補綴治療による咬合再構成治療を終えた状態。

g 術後約6年経過時

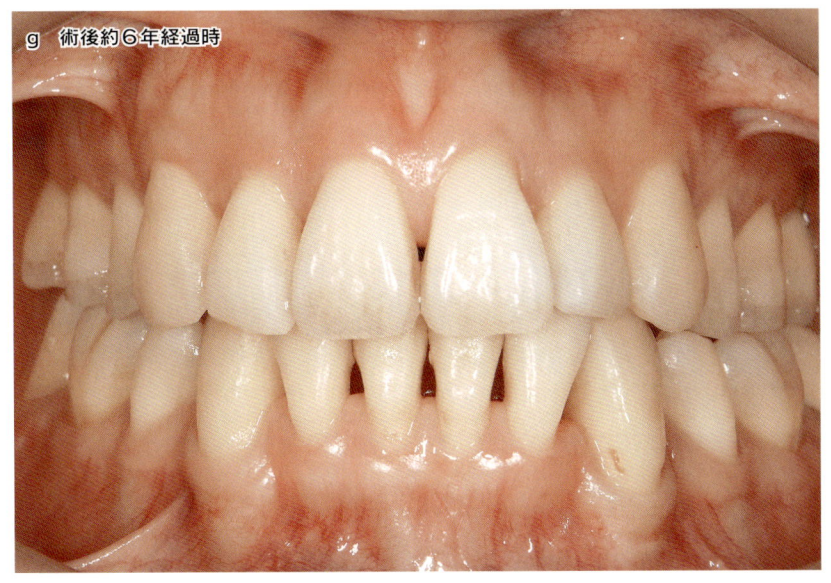

Fig. 16-2g 術後約6年、顎位および咬頭嵌合位は安定した状態を維持している。ナイトガードは週に5日以上使用しているとのことである。

Reference Case J

顎の咬合調整
下顎スタビリゼイションスプリントにて咬合再構成治療のための顎位修正を行った症例

　初診時53歳・女性の患者である。「全体的に悪いところを治してほしい」を主訴に来院した。下顎右側臼歯部は[5|が根面板、|7 6]が欠損しており、対合歯の挺出が著しい。およそ15年前からこの状態のままとのことである。咬頭嵌合位における咬合支持が長期にわたり失われ、右側顎関節の圧迫、左側顎関節の牽引が発現している可能性が高い（*PP.68-71参照*）。

　この症例は、①咬合支持の回復→②プロビジョナルレストレーション時のスプリントを使用した顎位の修正を経て、全顎的な咬合再構成治療を行った。

初診来院時の状態

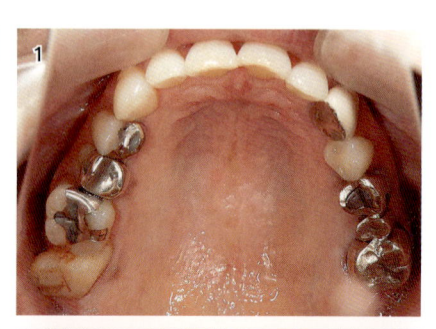

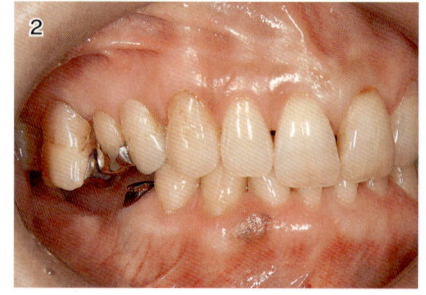

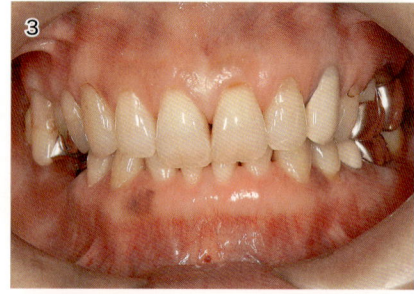

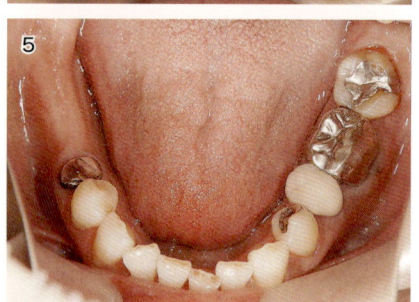

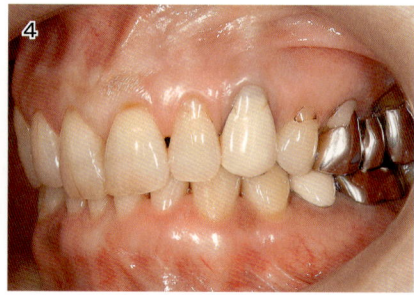

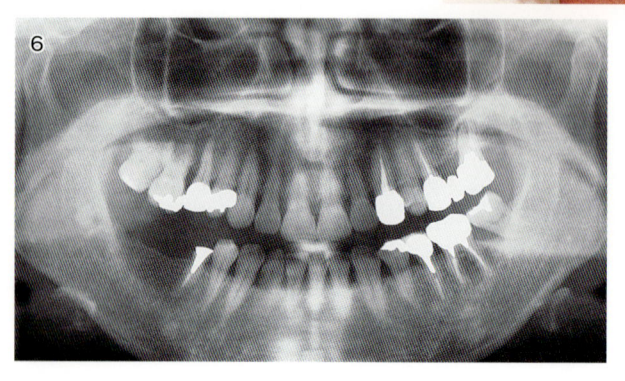

Case J-1~6　下顎右側臼歯部は[5|が根面板、|7 6]が欠損しており、対合歯の挺出が著しい。咬頭嵌合位における咬合支持が長期にわたり失われ、右側顎関節の圧迫、左側顎関節の牽引が発現している可能性が高い

治療ステップ1　スプリント使用に先立つ咬合支持の回復

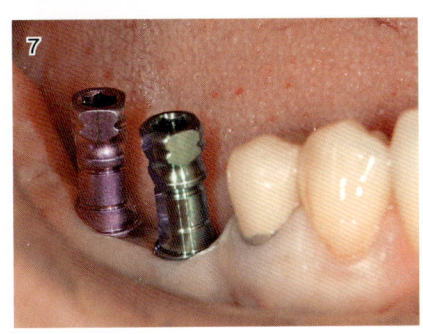

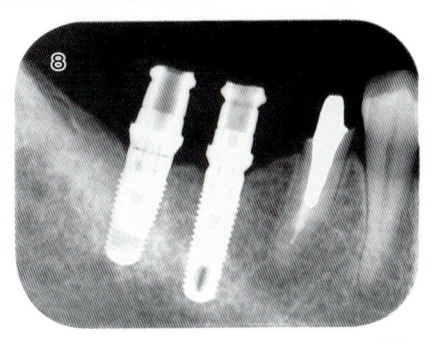

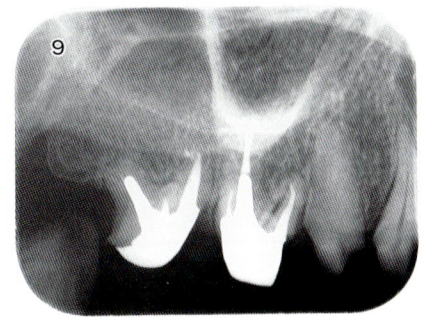

Case J-7～9　右側臼歯部の咬合支持回復のため、7̄6̄部にインプラントを埋入した。5̄は歯根をそのまま活かして、プロビジョナルクラウンを装着した。咬合平面の修正のため、挺出していた上顎右側大臼歯は便宜抜髄を余儀なくされた。

治療ステップ2　スプリントを使用した顎位の修復

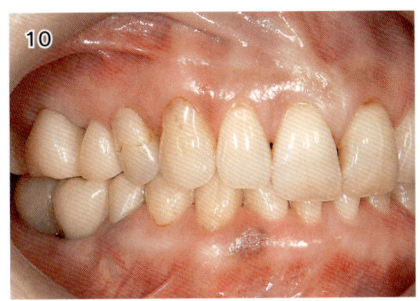

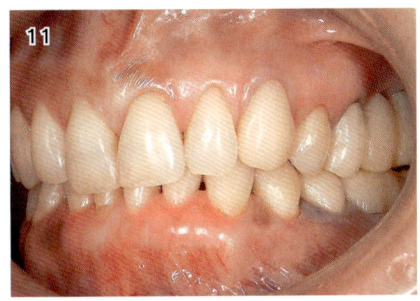

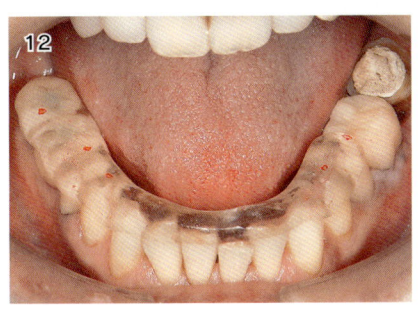

Case J-10～12　補綴予定歯にプロビジョナルレストレーション（ファーストプロビジョナル）を施し、咬合支持の回復、咬合平面の修正、根管治療、歯周治療を行う。また同時進行する形で下顎スタビリゼイションスプリントを夜間使用してもらい、顎位の修正を行った。

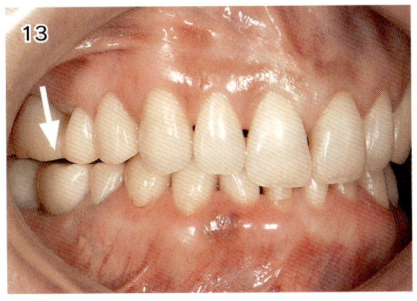

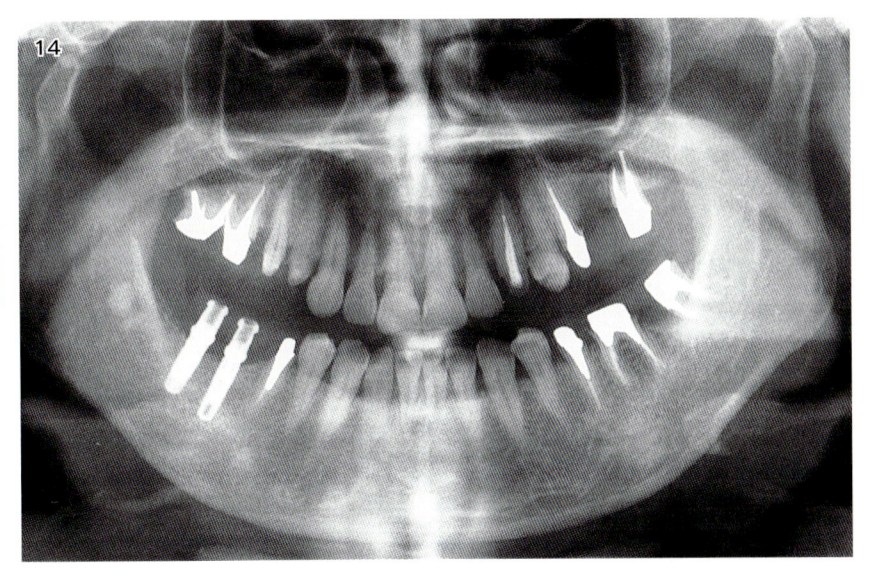

Case J-13、14　約3か月後、根管治療、歯周治療、充填修復、歯のホワイトニングなどを終え、補綴予定歯がプロビジョナルレストレーションに置換された状態。左側臼歯の咬合接触は保たれているが、右側は後方臼歯部間の咬合接触が失われて隙間が出てきている（矢印）。この隙間は、プロビジョナルレストレーションの咬耗量を差し引いて考えても、スタビリゼイションスプリントの効果により右側臼歯部の咬合支持の欠如に伴う右側顎関節の圧迫が解消され、顆頭が本来の生理的安定位に戻ったことによると考えられる。

☞ NEXT PAGE

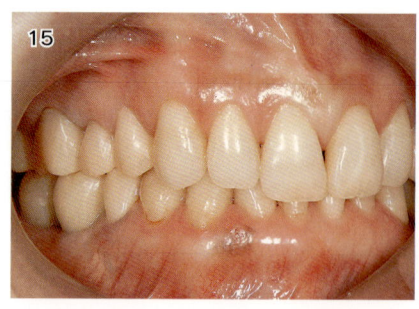

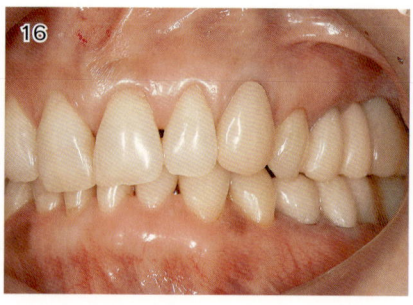

Case J-15〜17 顎位の修正期に用いたファーストプロビジョナルレストレーションから、ファイナルレストレーションの指標となるファイナルプロビジョナルレストレーションに置き換える。ファイナルプロビジョナルレストレーションはファイナルレストレーションと同等の術式により製作される。これにあわせ、スタビリゼイションスプリントも再度製作し、今度は夜間ブラキシズムから歯や補綴物を守るナイトガードとして使用してもらう。

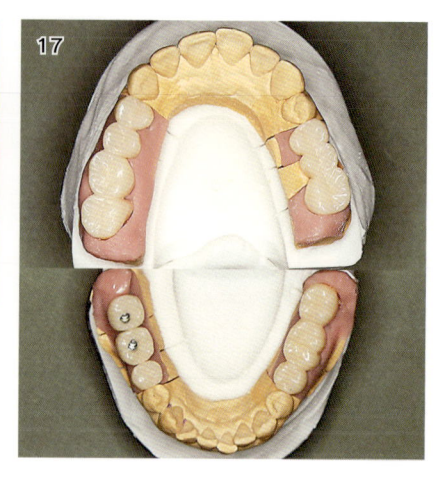

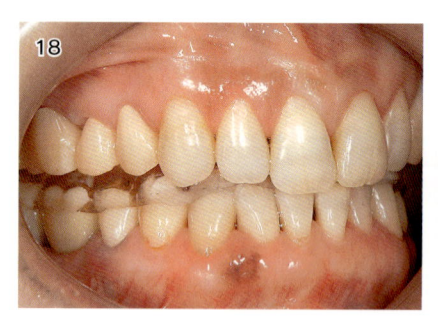

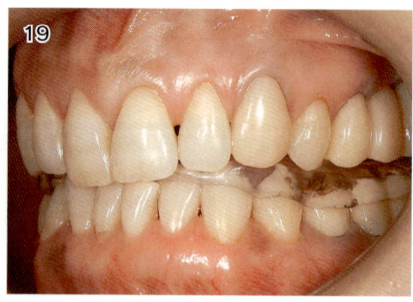

Case J-18、19 ナイトガードは、顎位の確認・修正のためのスタビリゼイションスプリントに比較すると、咬合挙上量が少なく全体的に小さめで異物感の少ない構造にすることが多い。この構造は、ファイナルレストレーションの際にも使用してもらうナイトガードの参考とする。

治療終了時の状態

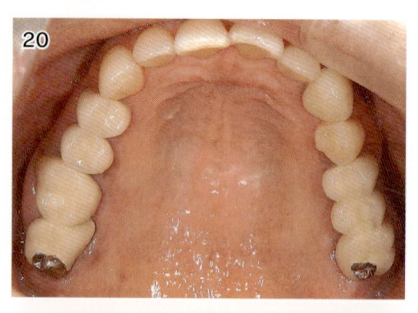

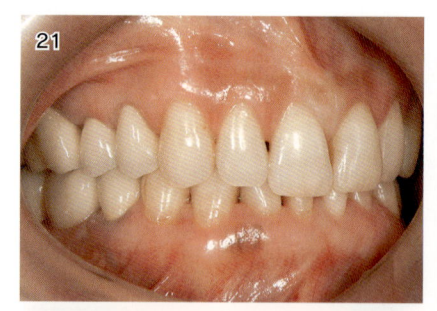

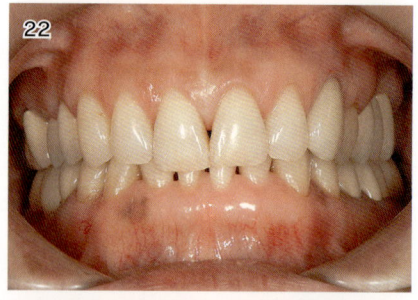

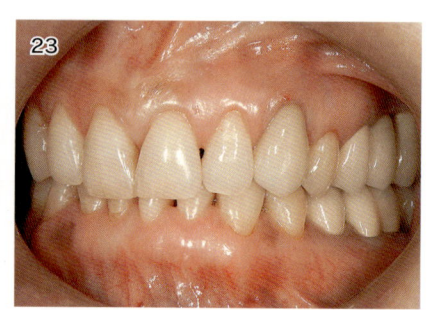

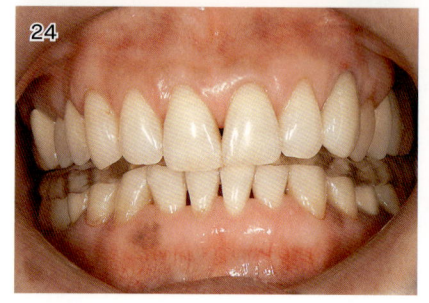

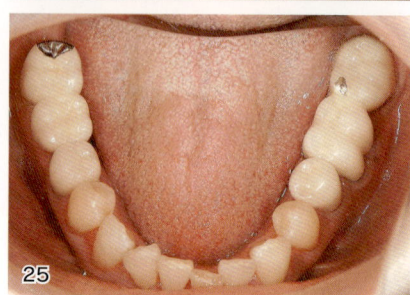

Case J-20〜25 初診からおよそ1年経過時。スプリントを用いた顎位の修正を経て、全顎的な咬合再構成治療を終えた。治療後も、ナイトガードとしてスプリントを使用してもらう。

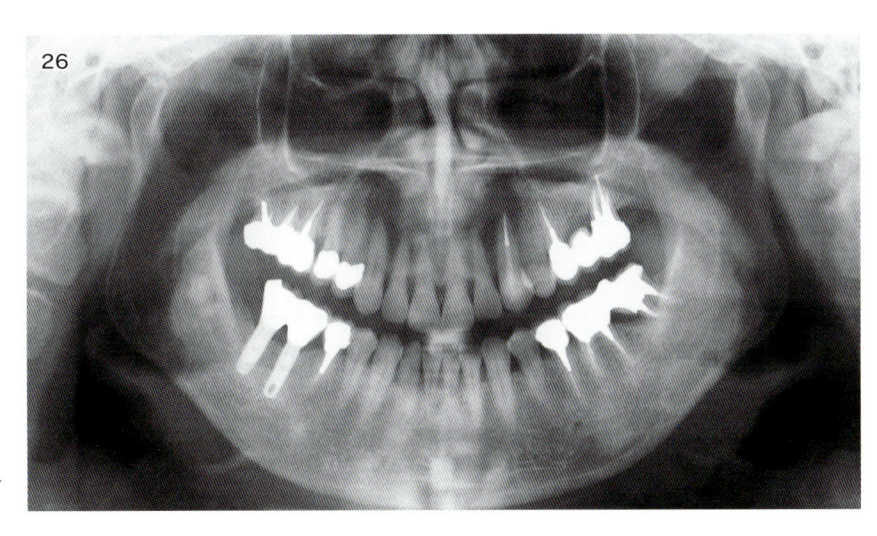

Case J-26 治療終了時のパノラマエックス線写真。

術前と術後のセファロ規格写真の比較

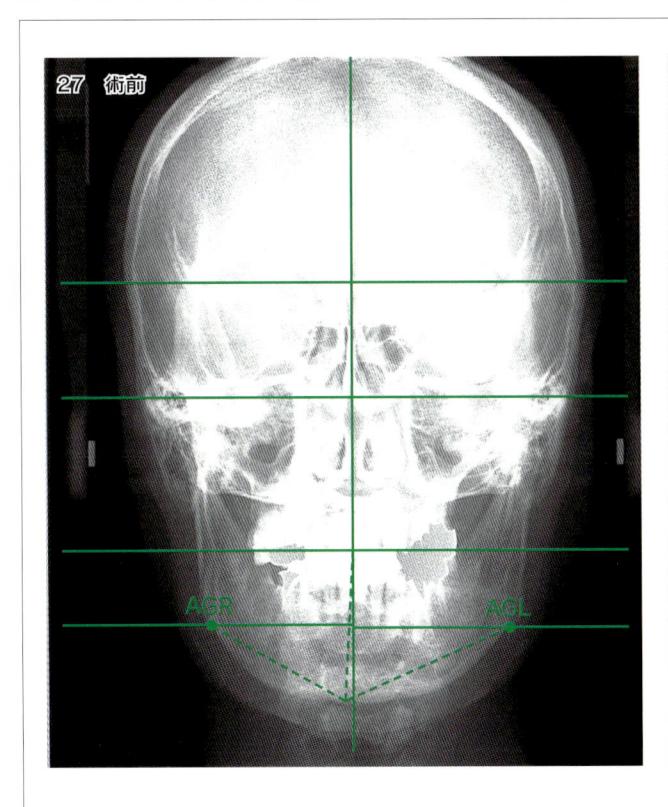

Case J-27 術前の状態。右前下顎角切痕（AGR）が左前下顎角切痕（AGL）より上方にあり、オトガイの右側への偏位が認められる。

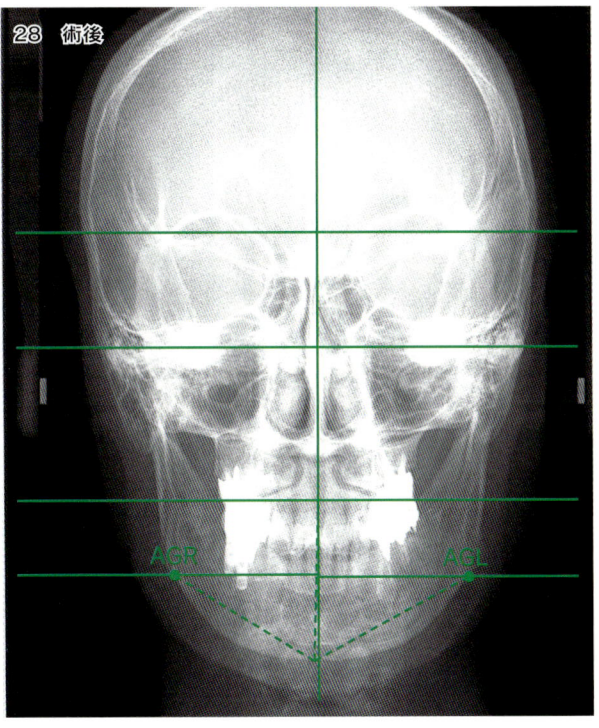

Case J-28 術後の状態。右前下顎角切痕（AGR）が左前下顎角切痕（AGL）より上方にあるものの、術前と比較して改善がみられる。また、オトガイの右側への偏位も小さくなっている。

Case J-27、28 術前・術後の下顎骨の位置変化について、篩骨鶏冠（CG）と上顎左右中切歯の接触点（UMiD）を結んだ線を正中基準線とし、この線に左右の前下顎角切痕（AGL・AGR）から垂線を下ろして下顎骨の対称性を評価した。

CHAPTER 17
咬合器の選択とラボワーク

（解説：山口周行）

1 咬合器の選択

　補綴物製作時の咬合器の選択基準は、まず第一に咬頭嵌合位の確実な再現性が挙げられる。

　製作する補綴物が臼歯単冠補綴のように咬頭嵌合位の再現を重視する場合、蝶番運動咬合器でも使用は十分可能であるが、アンテリアガイダンスの角度が緩く平衡側でのディスクルージョンに影響が出やすそうな場合には、せめて矢状顆路角が調整できるものを使用したい。これは後述の多数歯補綴の場合でも同じである。また開閉運動を生体と近似させる意味で、できれば小型の咬合器よりも生体の大きさに近似した大きさの咬合器を使用したい。

1）前歯多数歯補綴の場合
　アンテリアガイダンスの決定に切歯指導路角の調整機構は必要不可欠だが、できればプロビジョナルレストレーションの製作にその調整機能は使用し、口腔内で調整の完了した舌面角度をファイナルレストレーションにトランスファーする段階では、むしろカスタマイズドインサイザルテーブルを製作するため、この機能を使用しなくなることも多い。

2）臼歯部多数歯補綴の場合
①グループファンクションを付与する場合
　下顎運動時の作業側顆頭の上下前後への運動方向が再現できる咬合器の使用が有効である。これは下顎側方運動時の作業側において、上下の咬頭の位置関係（ガイド方向）が接触ガイドに大きな影響を及ぼすからである。犬歯単冠補綴の場合でも、舌面形態のなかで運動の方向が問題となる場合、同様にこの機能（特に前後方向）が必要なことがある。また、後方歯に向かっての上下歯列の垂直距離関係が再現されていないと、当然口腔内と一致せず、グループファンクションしないことになる（特に上下方向）。

②第一小臼歯から第二大臼歯に向けて順次誘導咬合を付与したい場合
　切歯指導路角のなかでも側方切歯路角の調節機能を使用する。犬歯アンテリアガイダンスの角度で決定された側方切歯路角から後方歯に向けて順次その角度を緩く設定していくことで、移行的な形態を付与できる。

3）前歯から臼歯にまたがった大型の補綴の場合
　上記を参考にしながら、補綴部位に求められる接触関係（非接触関係）に咬合器のどの機能が必要となるかを吟味する。なかでも補綴範囲が両側にまたがって連結しなければならない場合は、アンテリアガイダンスの角度と平衡側の離開量が重要になり、切歯路角と矢状顆路角がそこに関与してくることとなる。

2 計画的に咬合高径を決定する

　咬合器上で補綴物を咬合調整する際は、間接法ステップにおける諸材料の高径の増減を目分量で行うのではなく、目標量を適切に加減できるようにルーティンワークで行うとよい。天然歯、インプラント、両者の複合といった±ミクロン単位の咬合調整を要求される場合、こうした担保による咬合調整は有効である。

　ここでは、切歯指導板にビニールテープ（またはセメダインテープ）を貼りつける方法を紹介するが、常温重合レジン、ハイブリッドレジン、メタル、セラミックなど、扱う素材によってその厚みを変えて使用するとよい（*Fig. 17-1*、*Fig. 17-2*）。

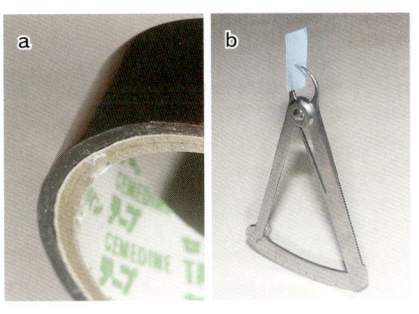

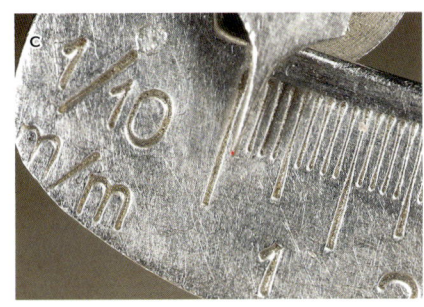

Fig.17-1a〜c セメダインテープは厚さ50μm、ビニールテープは100μmのものを使用する。

100μm

100μmビニールテープを貼りつけた状態でワックスアップする。アズキャストでもその高径は保たれたままである。

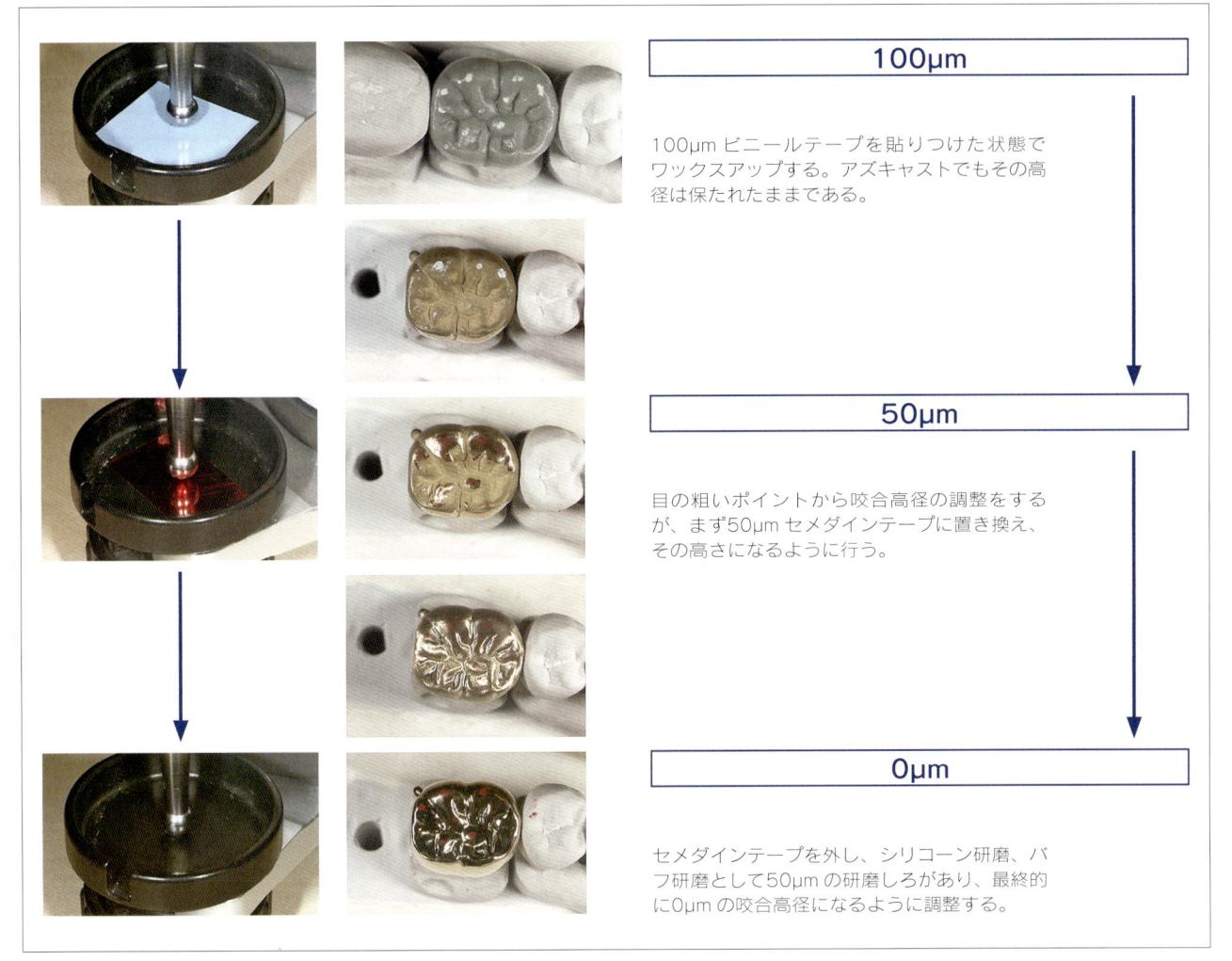

50μm

目の粗いポイントから咬合高径の調整をするが、まず50μmセメダインテープに置き換え、その高さになるように行う。

0μm

セメダインテープを外し、シリコーン研磨、バフ研磨として50μmの研磨しろがあり、最終的に0μmの咬合高径になるように調整する。

Fig.17-2 ビニールテープとセメダインテープを用いた計画的なセントリックの決定法。

One Point　模型上での咬合調整後のチェック方法

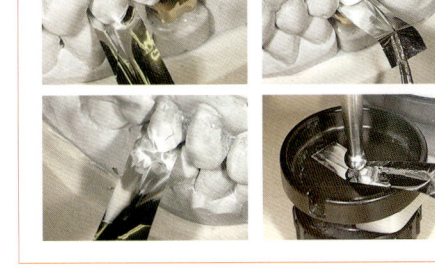

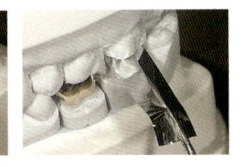

　模型上での咬合調整で、咬合紙による印記を終えた後は、12μm厚程度の咬合フォイルを使用した引き抜き試験を行うとよい。これには、①補綴物と対合歯、②残存歯列の咬合接触点部位、③インサイザルピンと切歯指導板、などの確認部位がある。補綴側のみならず補綴反対側でも確認しておく。

●上段：補綴物と対合歯、残存歯列の咬合接触点部位のチェック、左下：補綴反対側のチェック、右下：インサイザルピンと切歯指導板のチェック。

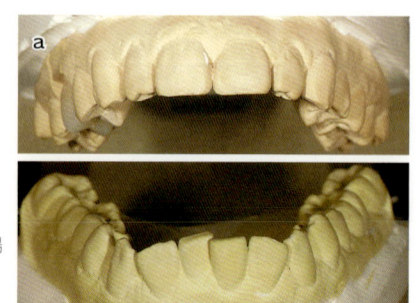

Fig.17-3a 咬頭展開角がきつい症例の場合は、咬合器の上顎弓の横揺れの影響が、咬合高径に大きく誤差となって現れる。

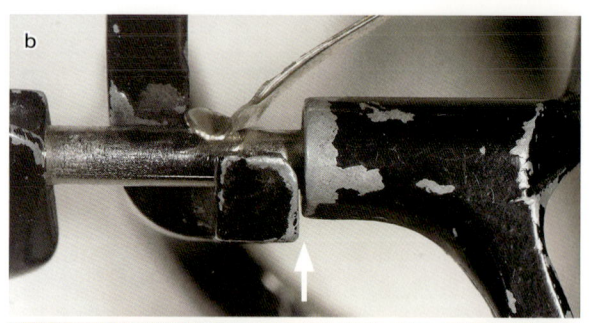

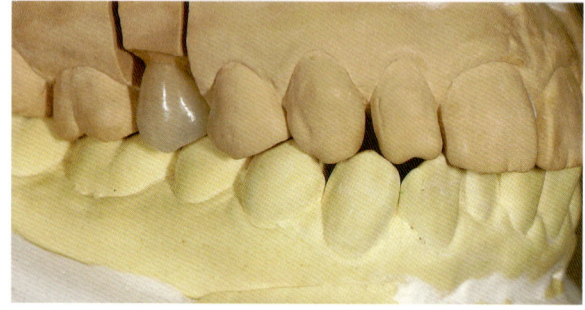

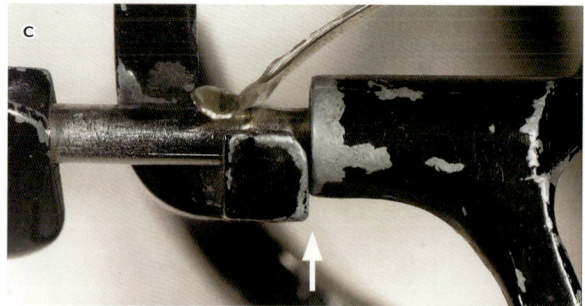

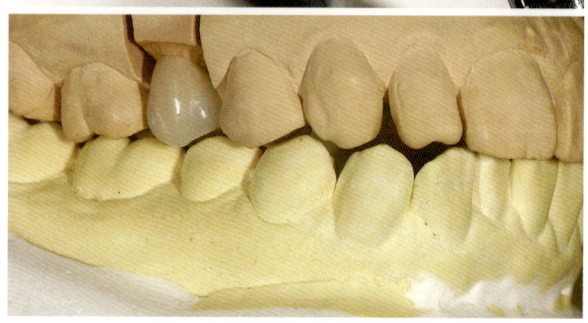

Fig.17-3b 使い古した咬合器ではさらに誤差も大きくなり、上顎弓を左にいっぱい寄せた状態と右にいっぱい寄せた状態で、大きく咬合高径に誤差が生まれてくる。マウント時〜製作過程時〜完成チェック時で、左右どちらかに上顎弓を寄せる方向をいつも一定にし、咬頭嵌合位がいつも同じ位置に戻るように心掛ける。

Fig.17-3 単純な機構の咬合器を使用した時でも、使い慣れてきた頃に思わぬトラブルに合うこともある。日頃から手持ちの器具類は細かいチェックを怠らないようにしたい。

3 咬頭嵌合位の再現性を高める取り扱い

　最大嵌合位でマウントされた咬合状態を、作業時から完成に至るまでのあいだに変化させないためには、咬合器のセントリックがいつも1点に収束していることを確認する。

　たとえば使い古された咬合器では蝶番運動でも若干のズレが生じていることがある。特に咬頭展開角がきつい症例の場合には、その横揺れが咬合高径の誤差に顕著に表れてくるので注意が必要である（*Fig.17-3*）。

　マウンティングプレートも注意が必要である。マウンティングプレートは通常ネジ固定式のものが多いが、大量生産されたパーツはその作りに多少の余裕をもたせてある。模型をマウント後は作業中にできるだけ咬合器からこれをはずさないことが望ましいが、ステップによっては余儀なくされることも多い。安易な脱着取扱いはこの可動範囲が災いし、咬頭嵌合位の誤差となる。そのため、マウント時〜製作過程時〜完成チェック時にいつも一定の位置にプレートが戻るよう、固定ネジの回転方向と逆にマウンティングプレートを固定しながらネジを締め上げるとよい（*Fig.17-4*）。

　これはネジ固定式インサイザルテーブルにおいても同

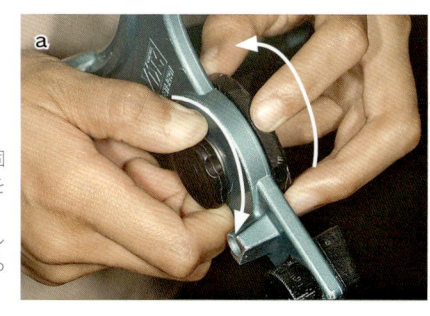

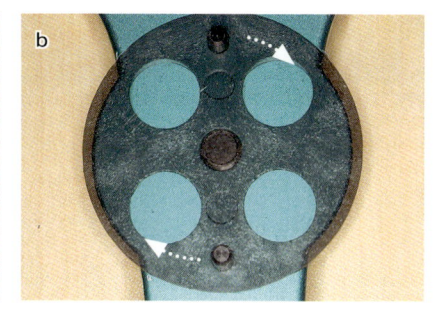

Fig. 17-5a マウンティングプレートは、固定ネジの回転方向と逆に固定しながらネジを締め上げる。
Fig. 17-5b マウンティングプレートを回し終わったら、どちらに回しきったか確認する習慣をつける。

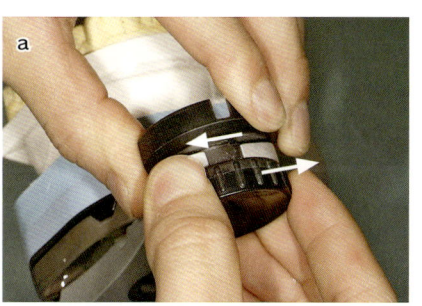

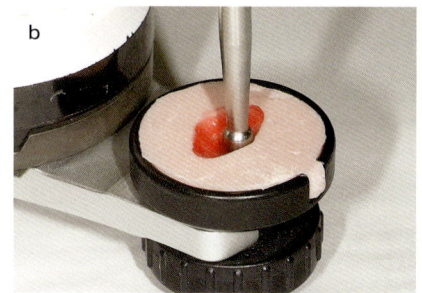

Fig. 17-6a ネジ式固定インサイザルテーブルは、固定ネジの回転方向と逆の方向で固定しながらネジを締め上げる。
Fig. 17-6b いつも定位置に戻るように注意する習慣をつける。

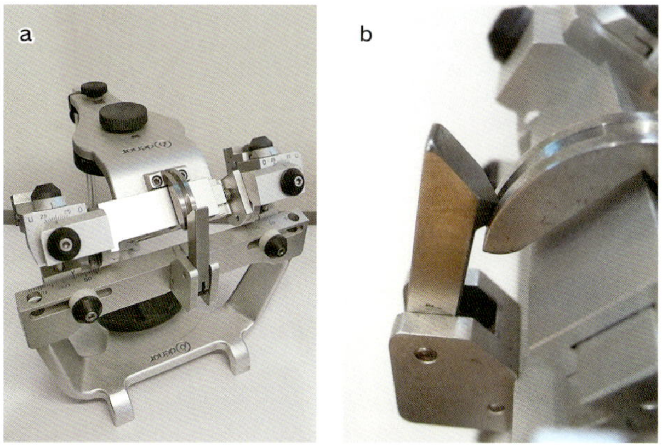

Fig. 17-7a、b アルコンタイプ咬合器 Denar D5A。セントリッククラッチは後方中心に1つ、下から上に金属製のヒンジでロックするタイプの構造。ハードユーズするうちに上顎弓が左右に若干揺れ始めるので注意が必要である。

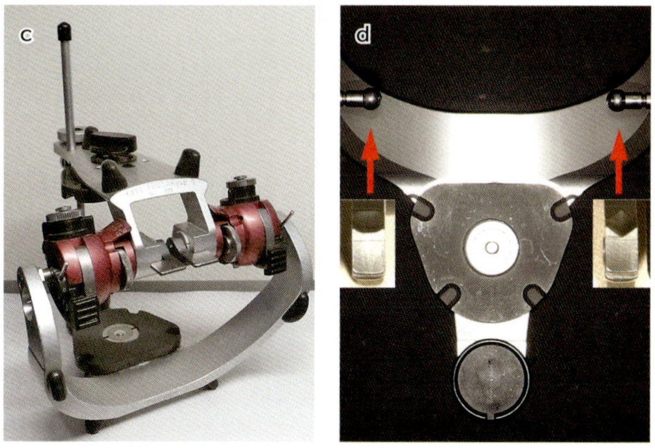

Fig. 17-7c、d アルコンタイプ咬合器 KAVO PROTAR 7。セントリッククラッチは左右に1つずつ、下から上に顆頭球を包み込む凹面状のグローブ形態を有するタイプの構造。左側凹面は四角錐、右側凹面は楕円と左右で形態が異なり、ロックを左側から行うことでセントリックの再現性をより高めている。

様のことが言える。カスタマイズドインサイザルテーブルを製作した場合などにおいては、プロビジョナルレストレーションによって置換された運動の軌跡である三次元形態が、テーブルの回転によって容易に変化してしまう危険を持っている。こちらも固定ネジの回転方向と逆にテーブルを固定し、いつも定位置に戻るように注意しながらネジを締め上げるとよい（*Fig. 17-5*）。

セントリッククラッチに関しても、同様なことが言える。コンダイラータイプの咬合器の場合には、下顎弓スロット内に上顎弓に設定された顆頭球がクローズストップされ上顎弓が浮き上がる心配はない。しかしアルコンタイプの咬合器の場合では、その構造上、セントリックで上顎弓が下顎弓の顆頭球から離れて浮き上がらないようセントリッククラッチが付与されている。セントリッククラッチはバネやOリングゴムのもの、金属製のクラッチのものとさまざまであるが、いずれにしても垂直的・水平的にセントリックの位置ズレがないものを選択したい（*Fig. 17-7*）。

Fig.17-7a 大臼歯部における自由運動域

Fig.17-7c 自由運動域からの狭小調整された各咬合接触点

Fig.17-7b 前歯部における自由運動域

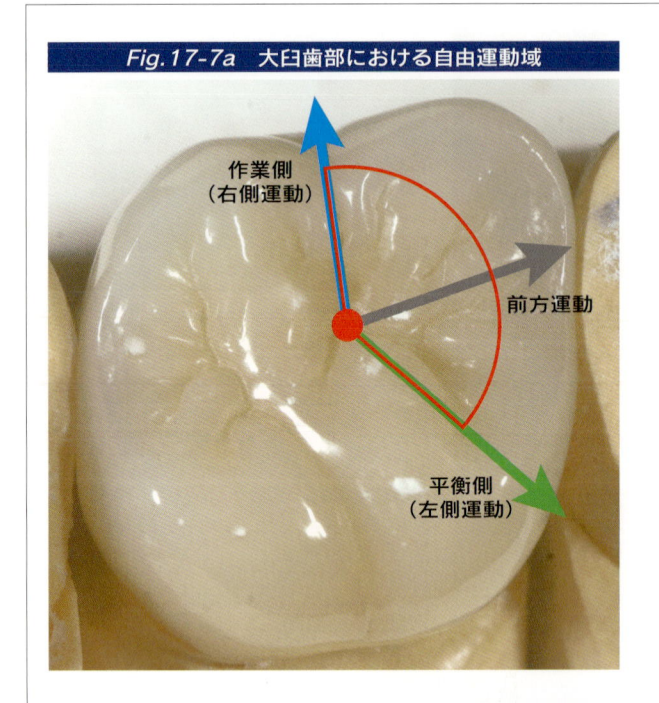

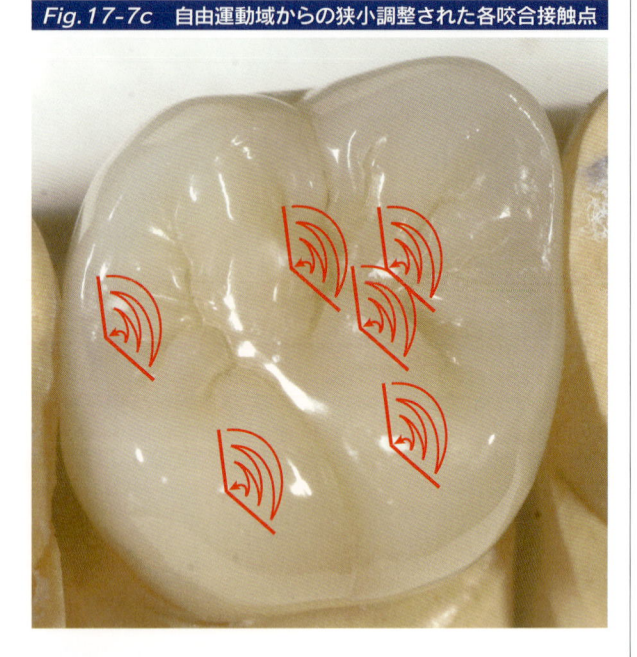

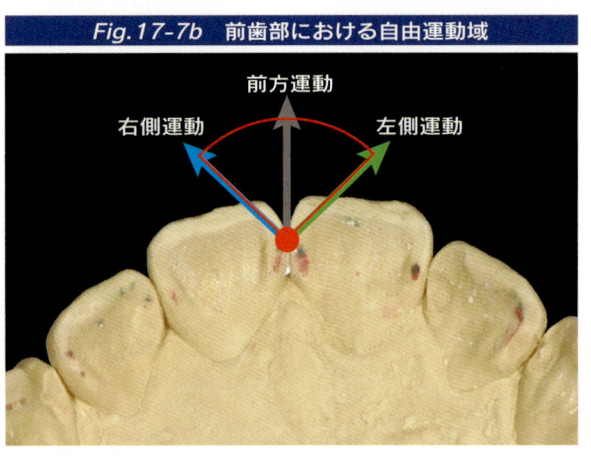

Fig.17-7 作業側限界運動、前方運動、非作業側限界運動による自由運動域の関係。

4 下顎限界運動への配慮

　上顎右側第一大臼歯を例にとってみると、中心窩に咬み込んだ下顎頬側咬頭頂は作業側限界運動（右側運動）で青矢印の方向へ、前方運動でグレーの矢印方向へ、非作業側限界運動（左側運動）で緑矢印の方向へ動くことになる（*Fig.17-7a*）。これを前歯の動きと重ねて考えてみると、青矢印から緑矢印までの扇形の範囲は自由運動域（*Fig.17-7b*）となり、下顎運動をスムーズにさせるための干渉形態が存在することがあってはならないことがよくわかる。これは臼歯に当てはめてみても同様のことが言える。さらにこれら主要機能咬頭のみならず、咬合面に適切に配置されたそれぞれの咬合接触点においても、青矢印から緑矢印の自由運動は同時に発生している（*Fig.17-7c*、*Fig.17-8*）。

　ゆえに咬合器上において咬合接触点の細かい調整を行う際は、対象歯の下顎限界運動域を考慮しつつ接触面を狭小点に仕上げておくことで、口腔内で余計な咬合調整を行うリスクを軽減できる。特に単数歯の補綴など調節性咬合器を使用せず蝶番咬合器を使用することが多い場合でも、これらの方法は大変有効である（*P.228 Fig.17-9参照*）。

―― 左側運動
―― 前方運動
―― 右側運動

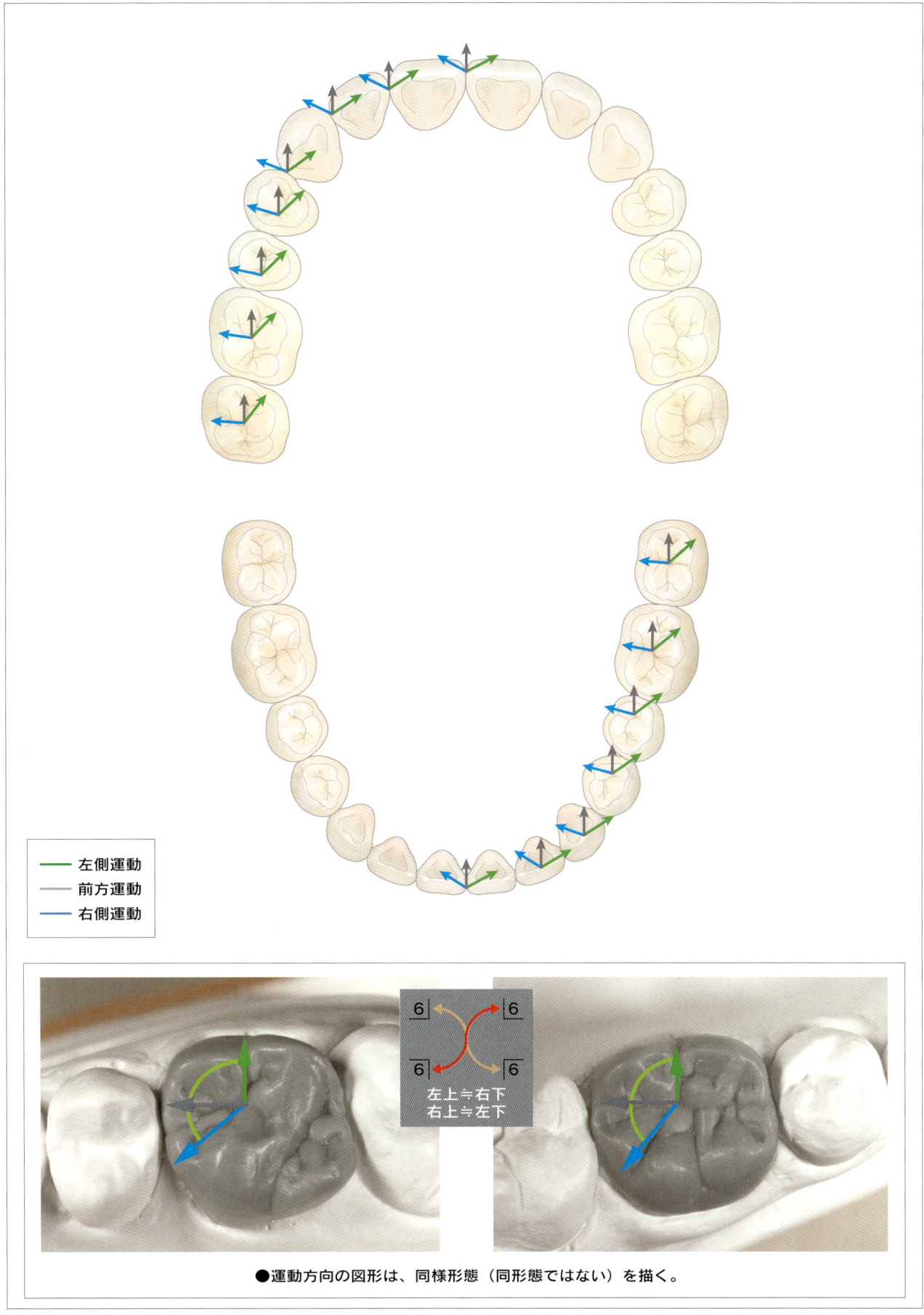

●運動方向の図形は、同様形態（同形態ではない）を描く。

Fig. 17-8 作業側限界運動、前方運動、非作業側限界運動による自由運動域の各歯の関係。前方歯から後方歯に向かって各運動方向が徐々に変化していくようすを観察すると、移行的で理解しやすい。緑色のラインから青色のラインで囲まれた扇状の範囲は、前歯においてアンテリアガイダンスをスムーズに行えるよう滑らかな形態にすることが望まれると同時に、臼歯においても、運動時に過干渉となるような隆線をなるべく作らないように注意する。

ラボサイドでの咬合調整の手順

1. **隣接コンタクトを調整する**
   補綴物を支台歯模型に入れダウエルピンで出し入れを行うよりも、補綴物を直接支台歯に出し入れしたほうが、適切な隣接コンタクト面を形成できる。

2. **咬頭嵌合位に向かって咬合高径の調整ならびに概形回復する**
   後方の分割可撤歯は、撤去した状態で行う。

3. **咬合接触点の配置・狭小面を製作する**
   各歯の三次元的な安定位を確立する。

4. **下顎限界運動域に配慮する**
   咬合接触点1つ1つの周囲を観察し、下顎の運動方向とその範囲において過補償的に豊隆を避けておく。

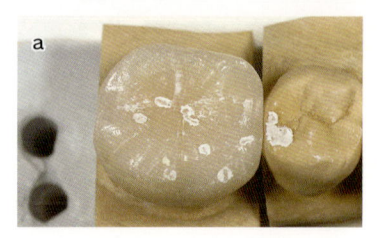

Fig.17-9a 必ず後方の分割歯型を除去した状態で咬合高径の調整を行う。

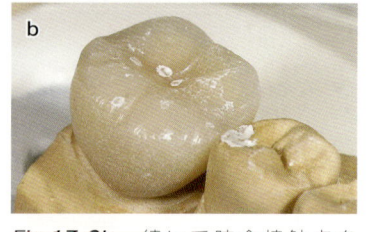

Fig.17-9b 続いて咬合接触点を*Fig.17-8*を参照しながら自由運動域を確保するように狭小面に整える。

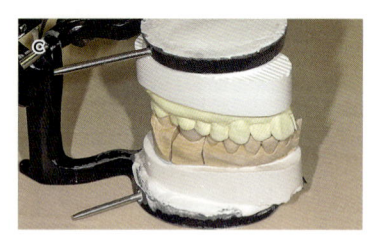

Fig.17-9c 小型の簡易型咬合器であっても、小さな補綴物であれば、咬合接触点の整えかた1つで、口腔内の咬合調整量は少なくなる。

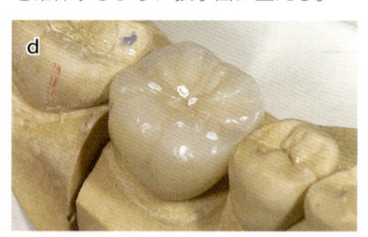

Fig.17-9d ハイブリッドセラミックスなど研磨で咬合接触点を失いやすい材料は、あまり過度に研磨し過ぎないよう注意する(*P.115*参照)。

Fig.17-9 ラボサイドでの咬合調整の手順。

FOCUS 咬合器可動部は補綴物のどこに影響を及ぼしているか

下顎運動を水平面で観察した際の運動方向と、その動きが実際の咬合面にどのように影響を与えているかを示す。

主要機能咬頭と各咬合接触点部位において、どこが干渉部位となりやすいかを確認して欲しい。

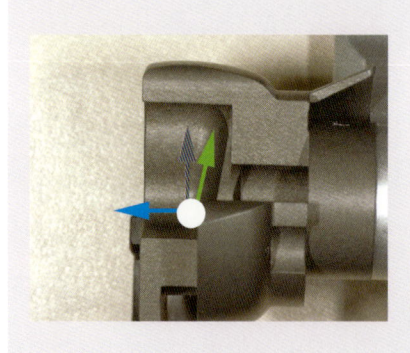

青色　作業側運動
灰色　前方運動
緑色　平衡側運動

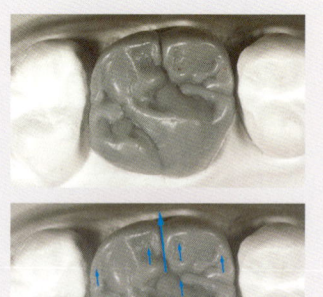

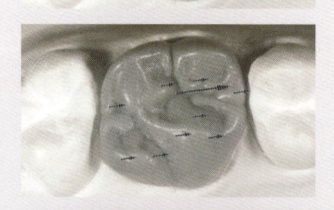

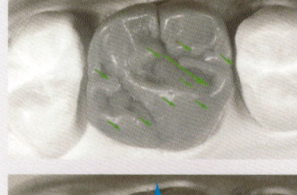

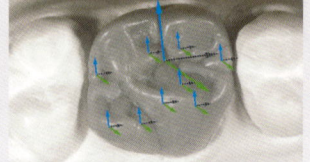

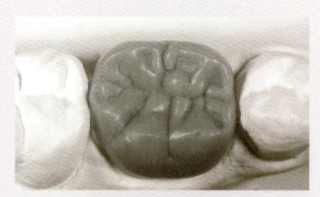

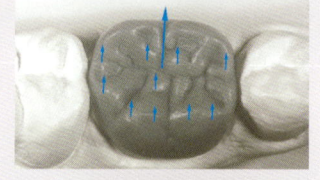

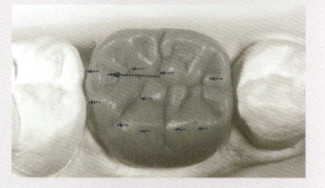

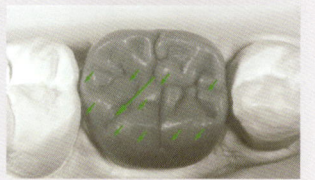

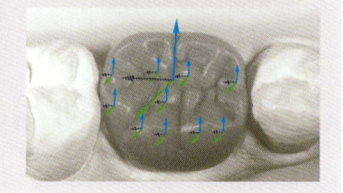

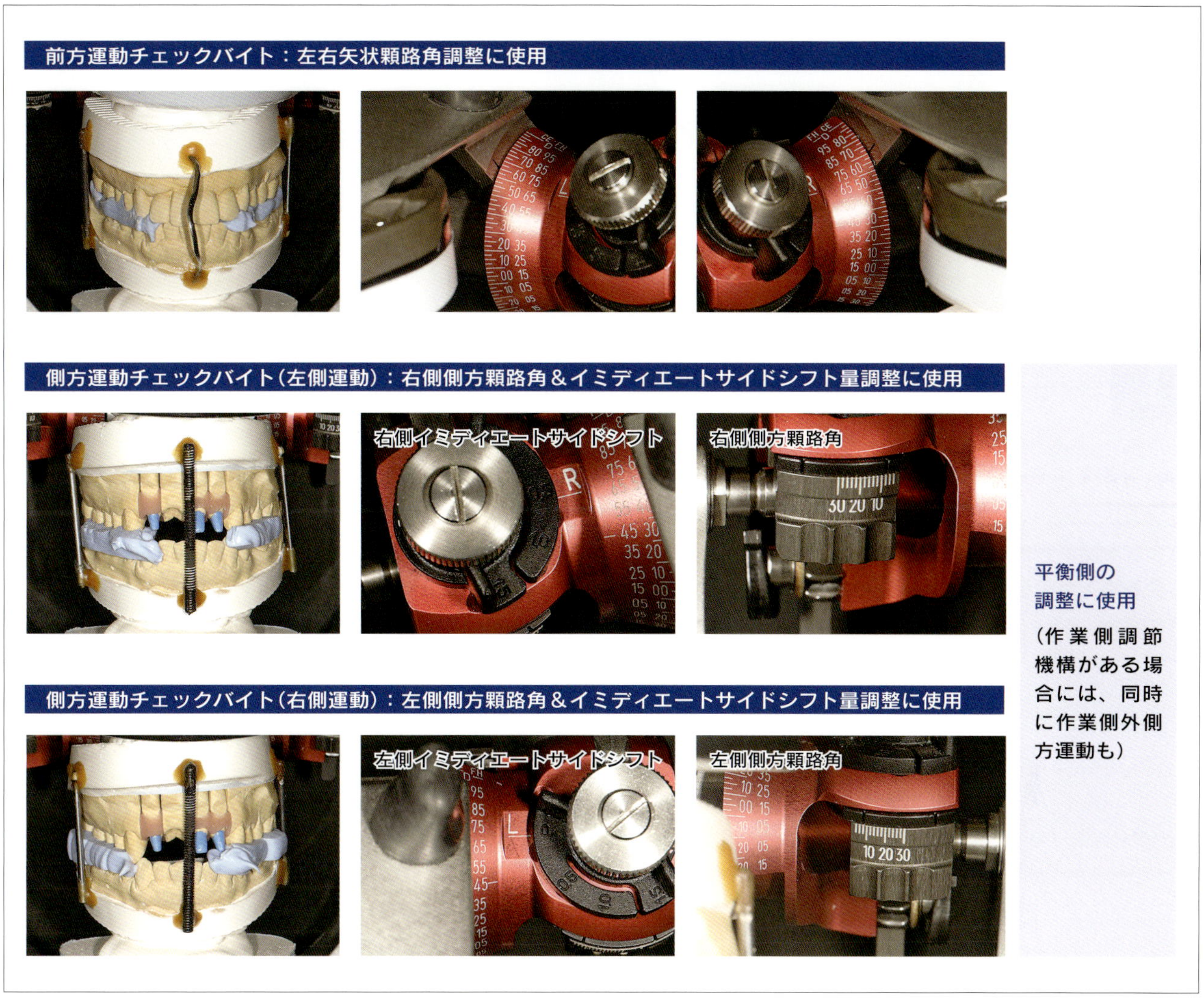

Fig. 17-10 各チェックバイトによる咬合器調整部位。

5 調節性咬合器を使用する場合、チェックバイト材は何が必要か？

　咬頭嵌合位のバイトを使用して上下模型を咬合器装着し、続いて顆路角の調整に入る。通常、下顎の前方運動や左右側方運動の偏心位における咬合位の記録は、咬頭嵌合位から歯の接触を伴いながら下顎を徐々に移動させ、術者が任意の位置で患者に停止を促し、上下非接触部位のスペースにチェックバイト材料を流し込む作業を行う。そのため、チェックバイトの使用材料としてはシリコーンなどのフローがよいもの、しかも偏心位に下顎を保持させて記録するため、頰側から口蓋側に向かってスムーズに材料を注入することができるミキシングガンとチップを使用しての練和と注入が望ましいと考える。基本的には、左右にまたがった馬蹄型の全顎バイトを採得する。

　チェックバイトの採得は『咬頭嵌合位』に加え、『下顎前方運動時』『左側側方運動時』『右側方運動時』の4つ行う（チェックバイトによる咬合器調整部位は、***Fig. 17-10***参照。なお、左右側方運動時のチェックバイトで矢状顆路角の調整を行う場合もある）。

　咬合器の種類によっても異なるが、左右の側方運動で得られたチェックバイト材は、一般的に平衡側の調整に使うこととなり、調節機構の単純なものでは矢状顆路角のみの調整、複雑なものになるにつれて側方顆路角の調整、イミディエートサイドシフト量の調整が行える（さらに上位機種では、作業側の顆頭の外側方運動の調整機構が備わり、平衡側の調整と同時に平行して作業側の調整も行う）。

229

CHAPTER 18
調節性咬合器をツールとして使いこなす着眼点

（解説：山口周行）

1 なぜ矢状顆路角は重要なのか

*Fig. 18-1*は、調節性咬合器のラインナップを可動部で比較してみたものである。整理すると、
1）矢状顆路角が調整できる。
2）矢状顆路角と側方顆路角が調整できる。
3）矢状顆路角と側方顆路角とイミディエートサイドシフトが調整できる。
4）3に加え、作業側の運動角が調整できる。
のようになる。

このように、どの咬合器にも矢状顆路角の調整機構があることからも、矢状顆路角の調整は非常に重要であることがわかる。矢状顆路角は患者の個体差が非常に大きいことが理由の1つだが、その角度が補綴物製作のうえで咬合面に与える影響が非常に大きいことも影響している。

*Fig. 18-2*は、調節性咬合器にマウントされた歯列模型で、矢状顆路角を変化させるとその影響がどのように変化するかを観察したものである。矢状顆路角がきつく（大きく）なるにつれて、下顎の前方運動時における臼歯部の離開量、および下顎側方運動時の平衡側の臼歯離開量が大きくなっていくことが確認される。

すなわち
- 矢状顆路角が小さい症例の臼歯咬合面は、咬頭展開角を緩くせざるをえない
- 矢状顆路角が大きい症例の臼歯咬合面は、咬頭展開角をきつく作ることが可能

ということになる。もちろんこれはアンテリアガイダンスの角度の大きさ（オーバーバイトの深さ）によって、その程度も異なってくる。

臼歯補綴の際にあってはならない平衡側の咬頭干渉（バランシングコンタクト）を避けるためには、矢状顆路角が急峻な症例ほど有利であり、その角度が緩い症例では十分に考慮する必要がある。

	PROTAR evo 3	PROTAR evo 5	PROTAR evo 5B	PROTAR evo7
矢状顆路角	fixed 45° zur (FH) 30° zur (CE)	adjustable -10 bis 90° (FH) -25 bis 75° (CE)	adjustable -10 bis 90° (FH) -25 bis 75° (CE)	adjustable -10 bis 90° (FH) -25 bis 75° (CE)
側方顆路角	fixed 15°	fixed 15°	adjustable 0-30°	adjustable 0-30°
イミディエート サイドシフト	0mm	0mm	0mm	adjustable 0-1.5mm
ホリゾンタル コンディラーパス （オプションパーツ）				adjustable -20 up to 20°

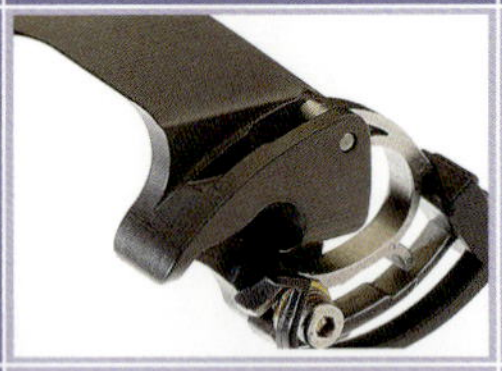

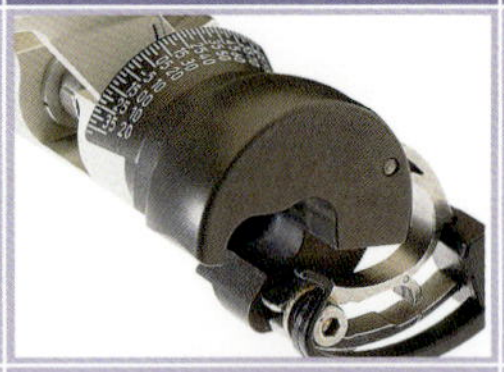

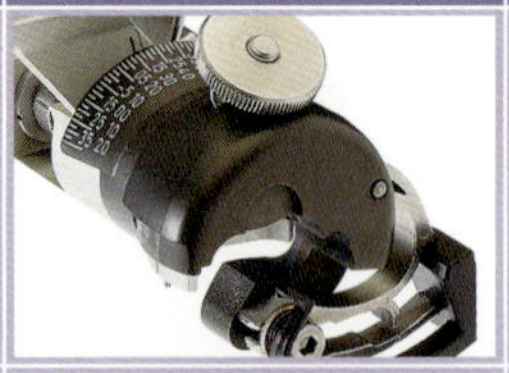

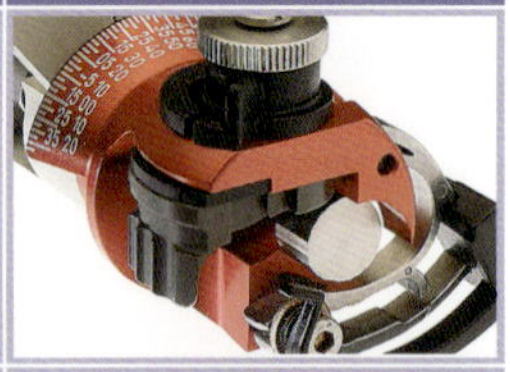

Fig. 18-1 調節性咬合器の可動部（KAVO社 PROTAR咬合器ラインナップより抜粋）。

VISUAL DICTIONARY　理論編

Fig.18-2a　矢状顆路角20°。

Fig.18-2b　矢状顆路角40°。

Fig.18-2b　矢状顆路角60°。

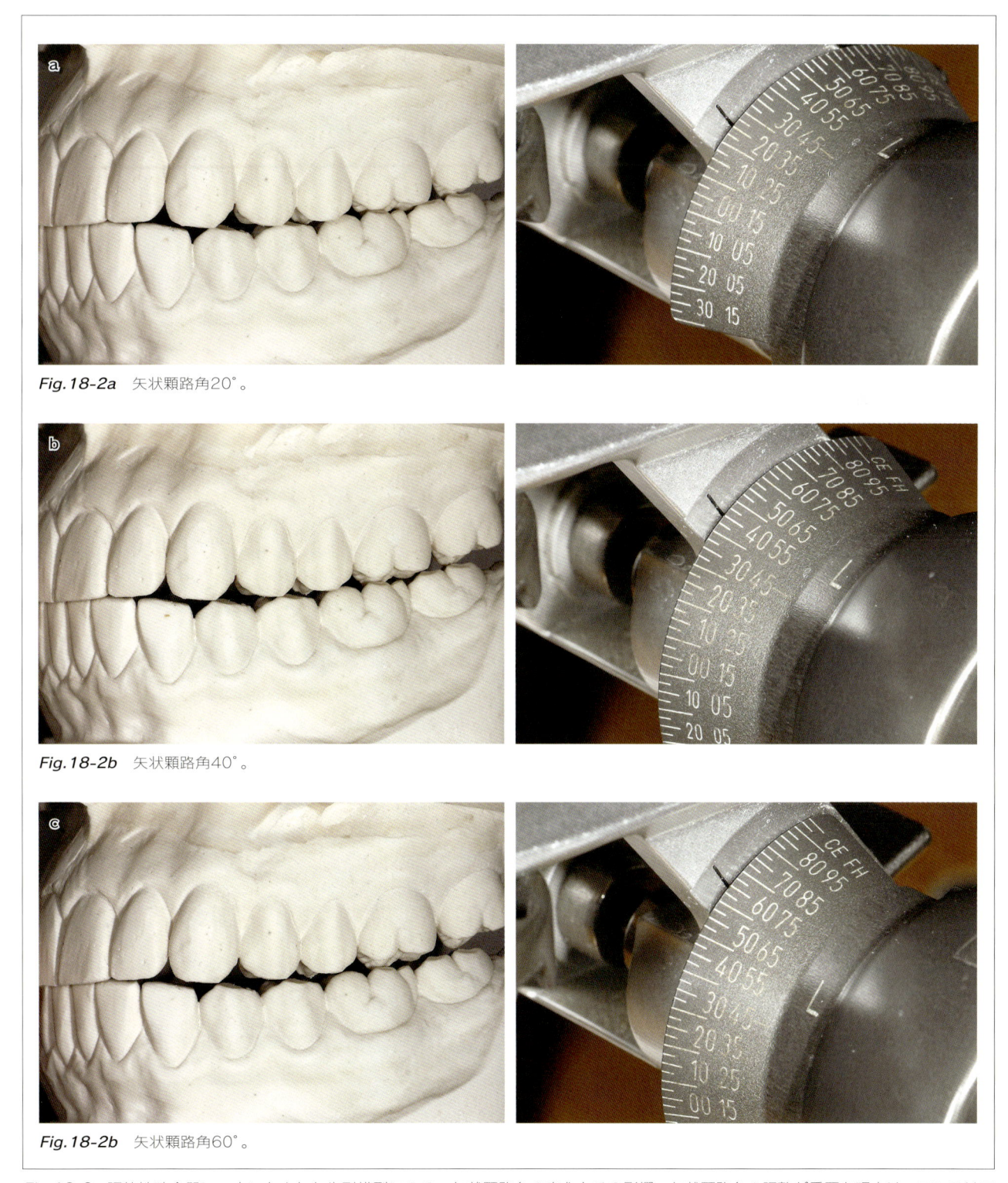

Fig.18-2　調節性咬合器にマウントされた歯列模型にみる、矢状顆路角の変化とその影響。矢状顆路角の調整が重要な理由は、アンテリアガイダンスとともに臼歯群の離開のために、その調整が離開量に大きく影響を与える機構だからである。

231

2 調節性咬合器ステップアップ活用術

ここからは、4〜7のMBPブリッジ製作（*Fig.18-3a*）を例に、調節性咬合器を活かしきるノウハウを解説する。

【症例の観察】
- 下顎左側運動時、アンテリアガイダンスの角度が緩く、平衡側の接触が出やすい（*Fig.18-3b、c*）。
- 咬合平面が臼歯後方に向かってスピーの湾曲が大きく、さらに平衡側の接触の懸念がある（*Fig.18-3d*）。

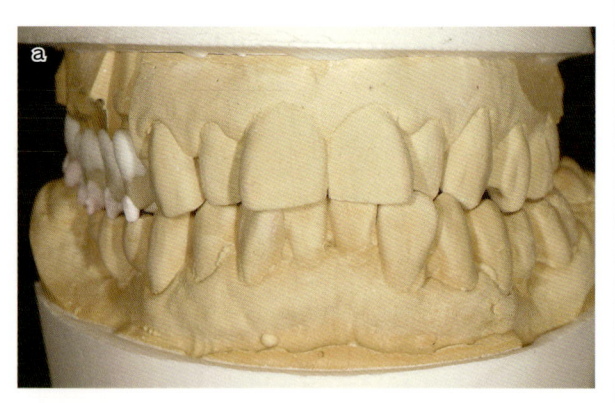

Fig.18-3a モデルケース。

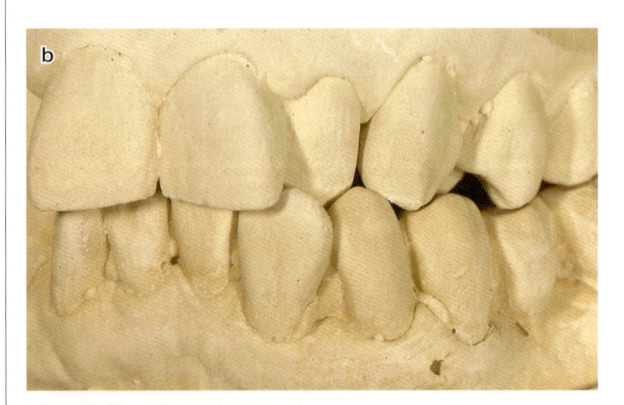

Fig.18-3b 咬頭嵌合位の状態。

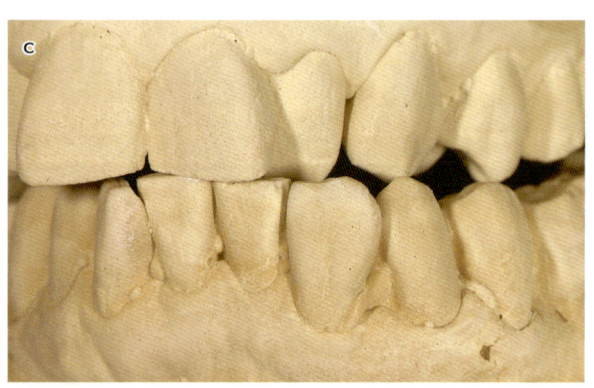

Fig.18-3c 下顎左側方運動時の状態。アンテリアの角度が浅い。

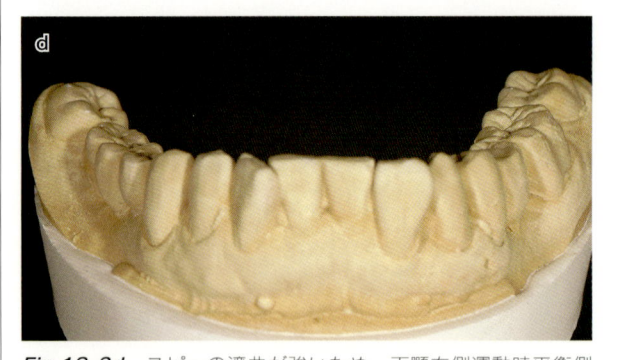

Fig.18-3d スピーの湾曲が強いため、下顎左側運動時平衡側での咬頭干渉が懸念される。

> **One Point　スピーの湾曲が強い症例とは**
>
> スピーの湾曲が強い症例の場合、矢状顆路角と咬合平面とのあいだに生じる角度が後方歯に向かって徐々に緩やかになり、その分上下臼歯の離開量が少なくなり、下顎の前方運動および側方運動でディスクルージョンしにくくなる（*P.195の Fig.12-2*参照）。

【本症例のブリッジに与える側方運動時の咬合様式（達成目標）】
1. 平衡側（下顎左側運動）ではバランシングコンタクトがでないように、確実にディスクルージョンさせる（*Fig.18-4*）。
2. 作業側（下顎右側運動）では犬歯ガイドによる臼歯ディスクルージョンとともに、3→4→5→6→7の順に咬頭展開角を緩く形態づけ、経時的変化に伴い適宜移行的な接触が得られるようにする。

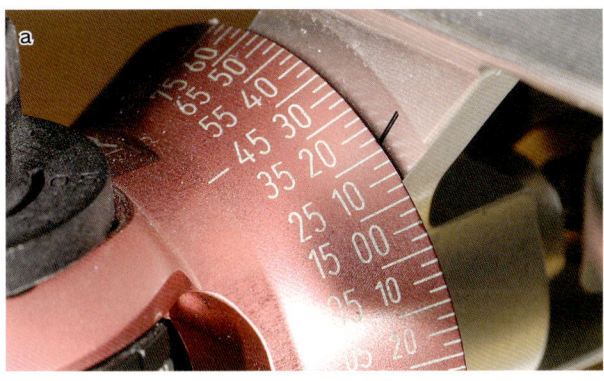

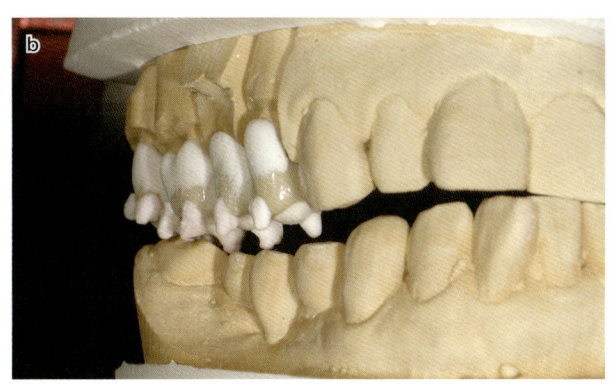

Fig. 18-4a、b バランシングコンタクトの確実な回避目的で矢状顆路角をいったん10°ほど緩く設定し直し、下顎の前方運動および左側側方運動でできるだけ非接触となるように形態づけておく。

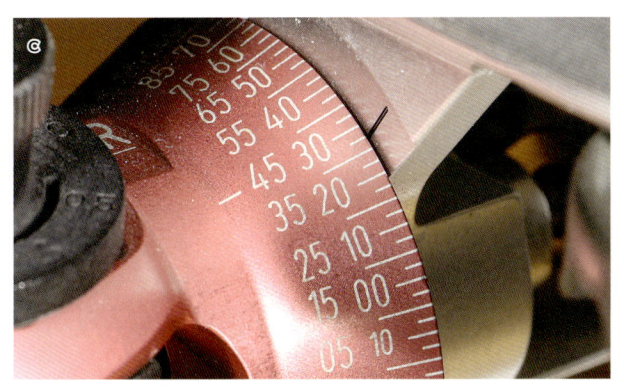

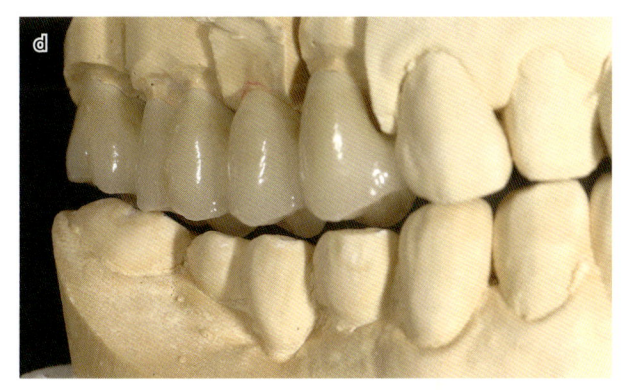

Fig. 18-4c、d 補綴物完成後に再度、矢状顆路角を患者が本来持っていた正常な値に戻すと、平衡側の上下歯列間距離が拡大し、下顎の前方運動および左側側方運動においてバランシングコンタクトを確実に避けることができるようになる。

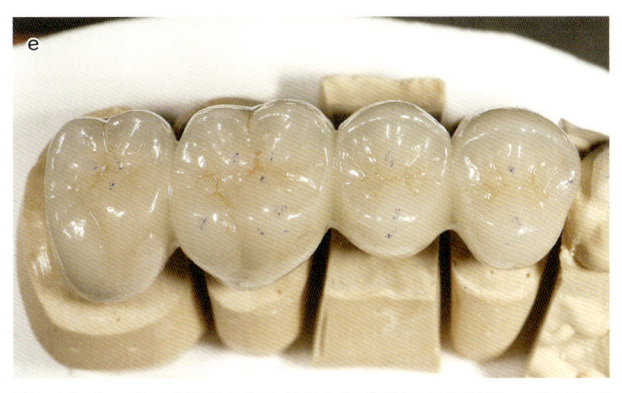

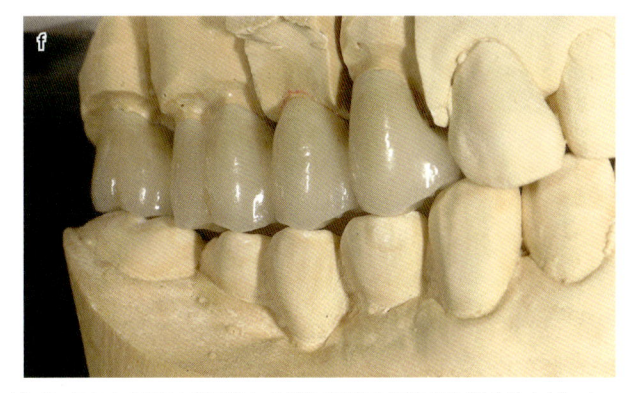

Fig. 18-4e、f 咬頭嵌合位の状態と咬合接触点の確認。7̲はバランシングコンタクトを避ける目的から移行的に舌側咬頭を低く仕上げ、A、Bコンタクトのみとした。

【達成目標1】 平衡側（下顎左側運動）ではバランシングコンタクトがでないように、確実にディスクルージョンさせる

　フェイスボウトランスファーにて咬合器にマウントされた模型で、側方チェックバイトを使用し、まず患者固有の矢状顆路角を計測しておく。通常は得られたデータは固定され補綴物完成までその値を動かすことはない。しかし咬合器をツール（道具）としてとらえた場合、その可動部が補綴物に与える影響を熟知しつつ、その影響を逆手にとりながら本来の移動角度を変化させることによって、目標とする咬合様式を容易に与えることができる。

　この症例では、バランシングコンタクトの確実な回避目的で矢状顆路角をいったん10°ほど緩く設定し直し、下顎の前方運動および左側側方運動でできるだけ非接触となるように形態づけておく（***Fig. 18-4a、b***）。不可能な場合には接触しても可とする（矢状顆路角が小さいほど、平衡側の離開量も小さくなる原理を利用）。

　続いて通法どおり焼付焼成し、補綴物完成後に再度、矢状顆路角を患者が本来持っていた正常な値に戻す。すると矢状顆路角が補綴物製作時よりも急峻になったことで、平衡側の上下歯列間距離が拡大し（***Fig. 18-4c、d***）、下顎の前方運動および左側側方運動においてバランシングコンタクトを確実に避けることができるようになる（補綴物製作時は小さかった平衡側の離開量が、本来の大きさに戻る原理を利用）。

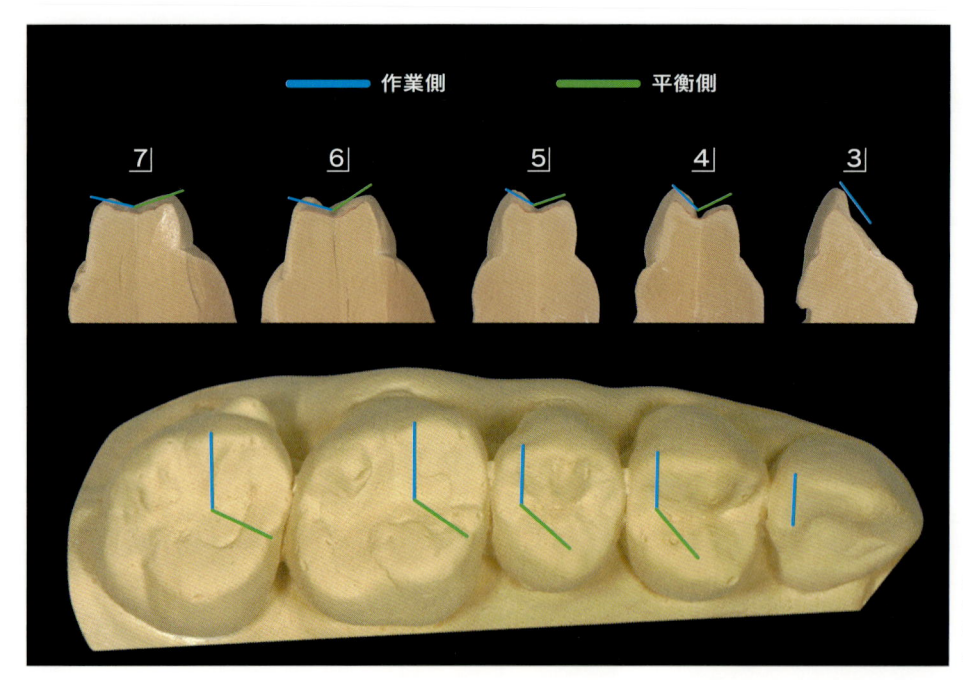

Fig.18-5a 天然歯列における下顎の左右限界運動路でセパレートした模型（紫線：作業側運動、緑線：平衡側運動）。

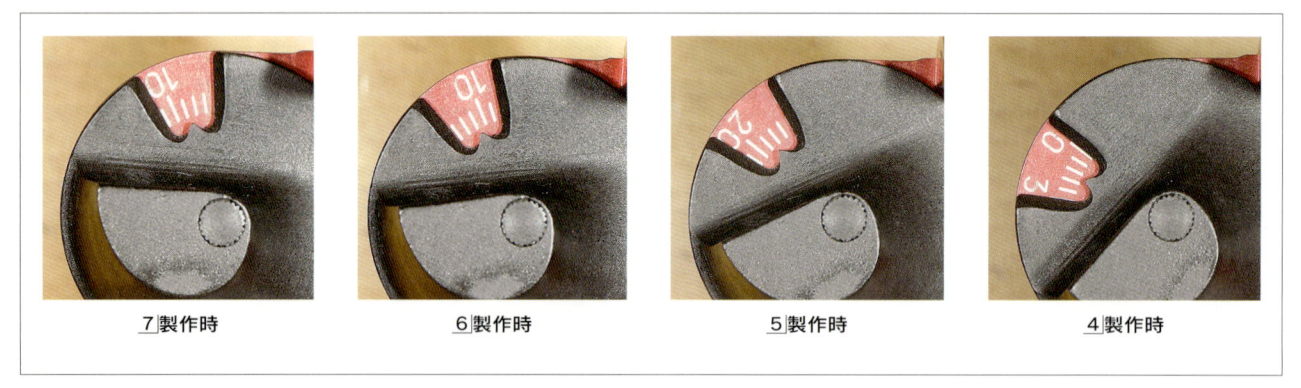

Fig.18-5b 第一小臼歯から第二大臼歯までの各歯における側方切歯路角の調整。

【達成目標2】作業側（下顎右側運動）では犬歯ガイドによる臼歯ディスクルージョンとともに、3→4→5→6→7の順に咬頭展開角を緩く形態づけ、経時的変化に伴い適宜移行的な接触が得られるようにする

*Fig.18-5a*は、天然歯列における下顎の左右限界運動路でセパレートした模型である。作業側において犬歯から後方歯に向かって順次、咬頭展開角が広がっていくようすが確認できる。犬歯が経時的に咬耗した後には、前方の第一小臼歯から第二小臼歯、第一大臼歯、第二大臼歯の順でガイドに参加していく。

このような前方歯から後方歯に向かっての移行的な形態を補綴物に与える場合には、機械的な側方切歯路角調整機構を持つ咬合器を使用するとよい。実際には、既存のアンテリアガイダンス（本症例では犬歯ガイド）の角度でまず側方切歯路角を調整し固定し、続いて第一小臼歯から第二大臼歯に至るまでその角度を徐々に減少させ緩くしていく（*Fig.18-5b*）。そして最後に、もとの犬歯ガイドの角度に戻しておく（連結される補綴物を製作する際は、まず第二大臼歯から咬頭の位置、高さを決定するコーンを立て、続いて第一大臼歯という具合に、後方歯から前方歯に向かって製作していく）。

陶材焼付冠の場合には、ボディ陶材の咬頭頂の決定が終わった時点で一度焼成しておくとよい（*Fig.18-6a*）。次いでボディ陶材の焼成収縮量をエナメル、トランスルーセント陶材で補完しつつ形態修正していけば（*Fig.18-6b〜e*）、当初目標としていた前方歯からの順次誘導角度を維持しながら完成できる（*Fig.18-6f、g*）。

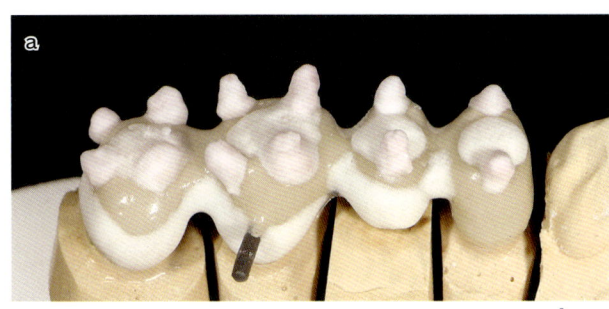

Fig.18-6a 側方切歯路角を調整しながら咬頭頂を決定し、一度焼成する。

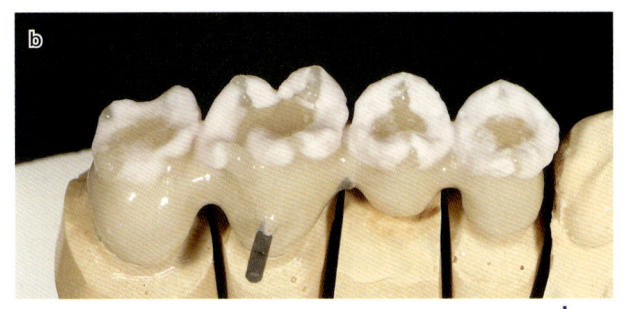

Fig.18-6b 続いて固有咬合面をビルドアップする。

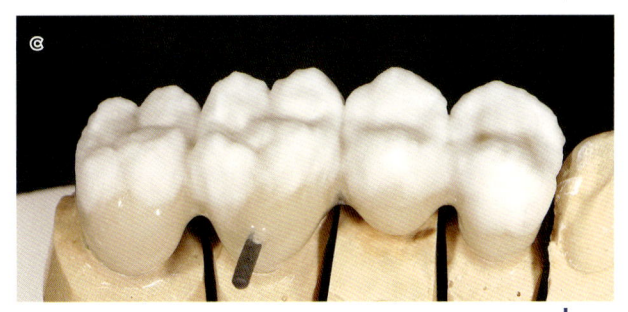

Fig.18-6c 第一次焼成収縮分をエナメル・トランスで回復しつつ、咬頭の大きさ・形態を決定する。

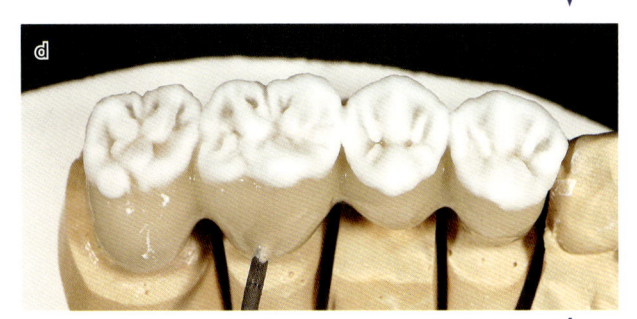

Fig.18-6d 細かい隆線を、ホワイティッシュエナメルで形態回復する（微細な咬合調整量を目標）。

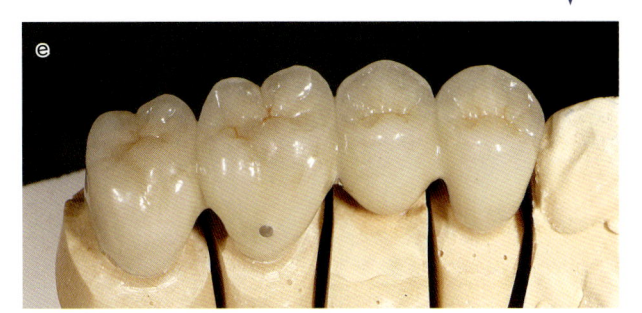

Fig.18-6e 咬合調整、形態修正、グレーズ完成。

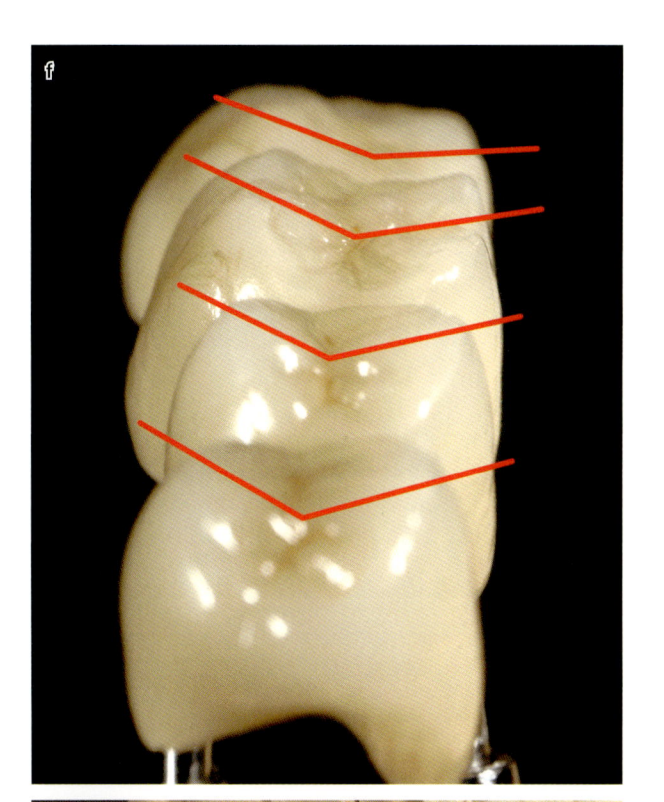

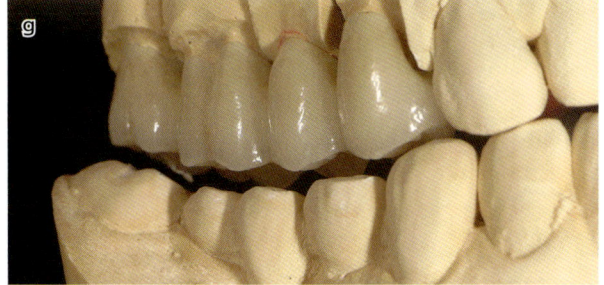

Fig.18-6f、g 作業側において前方歯から後方歯に向かって離開量が大きくなる。

CHAPTER 19
ナイトガード
──補綴物装着後のトラブル予防として──

1 ナイトガードの役割

　補綴物を長期間にわたり機能させるためには、『転ばぬ先の杖』として治療後にスタビライゼーション型スプリント（以下、スプリント）をナイトガードとして使用してもらい、夜間の無意識のうちに行われるブラキシズム（FOCUS参照）による補綴物の摩耗や破損、歯根破折などのトラブルを未然に防ごうという考えかたがある[54]。近年、ブラキシズムの原因として歯原性（咬合要素）よりも医原性（精神的要素）が重要視するようになってきていることも、この考えかたが支持される理由であろう。
　ナイトガードを使用しても夜間ブラキシズムが止まるわけではなく、一時的に減弱させるだけの効果しかない。しかし関節や筋や歯の特定の部位に荷重負荷が集中しないようにコントロールできることは意味がある。

FOCUS　ブラキシズム（グラインディングとクレンチング）とは？

　顎関節や筋の非生理的な運動（異常機能活動、パラファンクション）に属し、特に無意識に行われる夜間就寝時のブラキシズム（グラインディングとクレンチング）は、歯や補綴装置に大きなダメージを与える可能性が大きいとされる[53]。

●就寝時のグラインディング（歯ぎしり、狭義のブラキシズム）
　正常機能活動時（咀嚼運動）に犬歯が下顎運動を誘導するのは、咬頭嵌合位から1.0～1.5mmの範囲である（*Fig.19-1a*）。つまり、正常機能活動時に上下顎犬歯がedge to edgeの位置になるまで下顎が側方（滑走）運動することはない（*Fig.19-1b*）。したがって上下顎犬歯の切端の咬耗は、夜間のブラキシズムによるブラキソファセットと考えられる。

●就寝時のクレンチング（食いしばり）
　夜間就寝時のクレンチングによる咬合接触は、日中の機能運動時とは異なり、空口状態で上下顎歯列が接触し閉口筋が収縮するため、歯列の最後臼歯に最大の咬合力が生じる傾向がある。ナイトガードを使用することにより、この咬合力を分散して臼歯部への集中を回避することが可能となる。

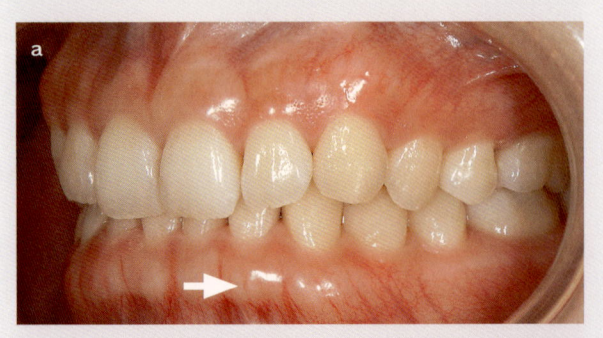

Fig.19-1a　正常機能運動時に犬歯が下顎運動を誘導するのは、咬頭嵌合位から1.0～1.5mmの範囲である。

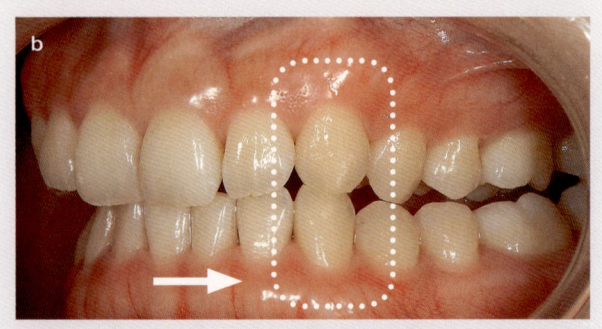

Fig.19-1b　上下顎犬歯の切端の咬耗は、夜間のブラキシズムにより上下顎犬歯がedge to edgeの位置になるまで下顎が側方（滑走）運動したことを示している。

2 ナイトガードの適応症

　ナイトガードには、左右の閉口筋の緊張を緩和し、それらの長さを揃え、顆頭を安定した位置に導く作用がある。この作用により、歯の接触により位置づけられている習慣性の咬頭嵌合位は、歯の接触や頭位・姿勢の影響を受けない、リラックスした筋肉による位置（筋肉位）へと導かれることになる（*PP.214-221参照*）。

　これは、習慣性の咬頭嵌合位が筋肉位と一致しているとは限らない天然歯歯列や、術前の咬頭嵌合位を基準にした小範囲の補綴物を含む歯列では、ナイトガードの使用により咬合（咬頭嵌合位や顎運動など）が変化していく可能性がある。結果として、この咬合の変化がナイトガードを使用しない日中の機能運動時に弊害をもたらすことが危惧される場合がある（*Fig.19-2*）。

　ゆえに原則的にナイトガードの適応は、顎位の診断・修正を行い、習慣性の咬頭嵌合位を筋肉位に一致させて治療を進める咬合再構成時に限るべきである。

　習慣性の咬頭嵌合位が筋肉位と一致しているとは限らない症例にナイトガードを用いる際には、そのメリットである夜間ブラキシズムを一時的に減弱させ、関節や筋や歯の特定の部位に荷重負荷が集中しないようにコントロールすることと、そのデメリットである咬合（咬頭嵌合位）の変化を招く可能性があることを勘案しなければならない。

　なおナイトガードと呼吸（いびきや無呼吸）との関連[55]が指摘されており、この点にも注意を要する。

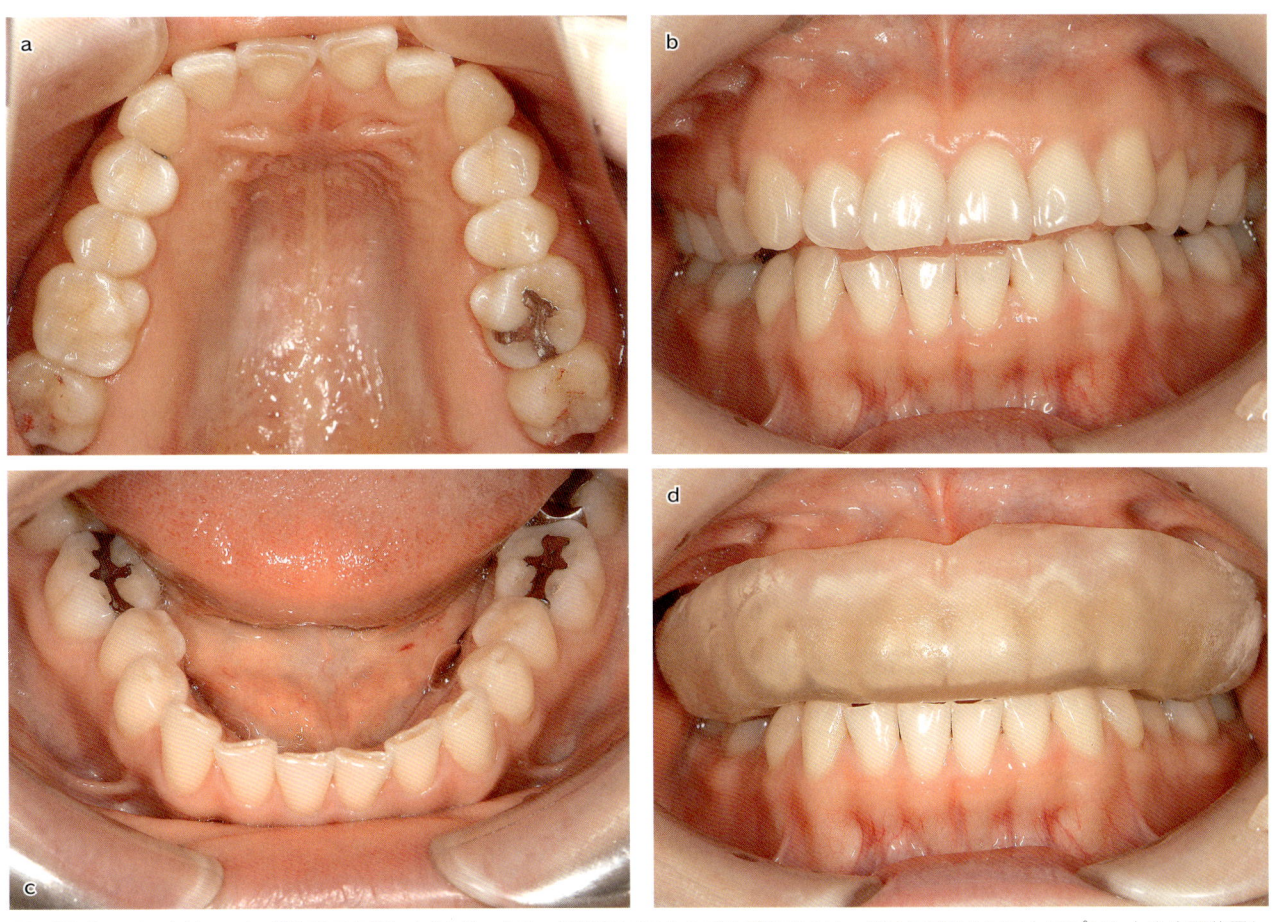

Fig.19-2a~d クリーニング希望で来院した31歳・女性。睡眠時ブラキシズム予防のため、約5年前からソフトスプリントを夜間使用しているとのこと。全顎的に前歯部切縁、臼歯部咬合面の咬耗が著明だが、咬頭嵌合位では後方臼歯のみ接触している。スプリントの使用で咬合が変化した可能性が高い。睡眠時ブラキシズムの発生源は中枢神経にあり、スプリントの使用はブラキシズムの抑制にはつながらないが、歯の咬耗や歯根破折、補綴物の脱落や破損等の為害作用を軽減・防止する効果はある。反面、顆頭の位置変化を伴う咬合の変化が起こるリスクが生じる。ただし、著者は、スプリントによる顎位の調整を経て咬合再構成治療を行い、前記の為害作用を軽減・防止する目的で術後にナイトガードを使用してもらっている症例で、ナイトガードの使用が原因と考えられる咬合の変化を経験したことはない。

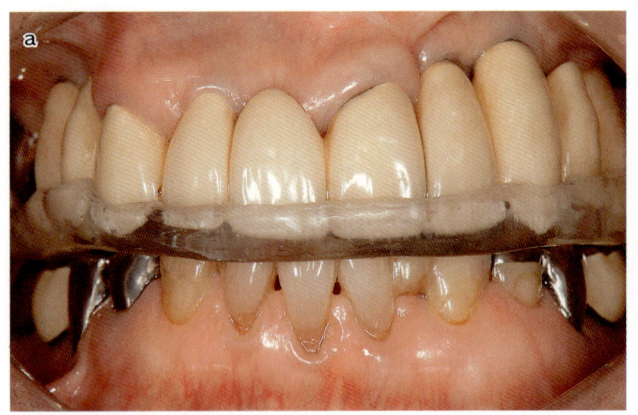

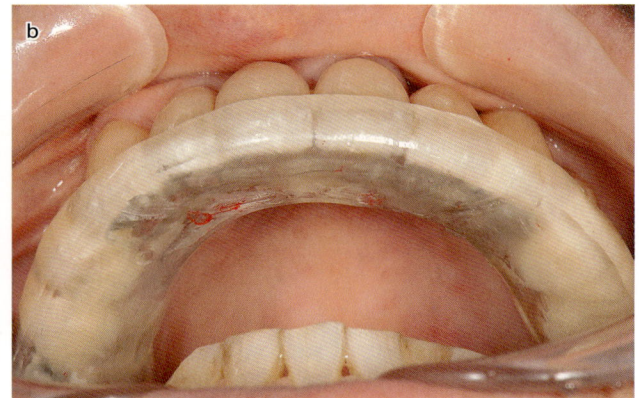

Fig.19-3a、b 上顎のナイトガードの例。下顎前歯との上下的支持が得られる。

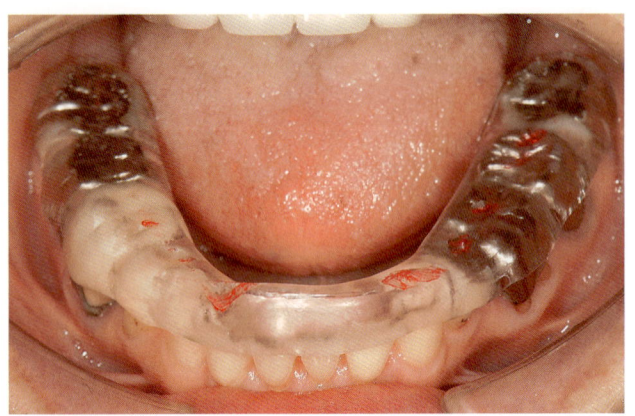

Fig.19-4 下顎のナイトガードの例。目立たず、使用感も比較的良好とされる。

3 ナイトガードの形態と咬合接触点

　ナイトガードの形態は、咬合再構成治療における顎位の確認・修正時に用いるスタビライゼーション型スプリントと、基本的には同じ形態である（PP.214-215参照）。しかし、目的がブラキシズムによる補綴物の摩耗や破損、歯根の破折などのトラブルを未然に防ぐことにあるため、著者は使いやすさを優先し、咬合面の厚さは破損しない程度（最後臼歯で1.0mm程度の厚さ）にできるかぎり薄くしている。
　ナイトガードにはアンテリアガイダンス（特に犬歯誘導）は与えず、フラットな咬合面にすることで、グラインディング時の歯や補綴装置に加わる側方圧の軽減が期待できる。さらに、バイラテラルな咬合様式にしてナイトガード咬合面上にバランシングコンタクトを付与したほうが、より咬合力を分散でき、顎関節は過度の機械的負荷から守られるというバイオメカニクスからの研究結果もある[56]。
　これらのことをまとめると、天然歯列の補綴時の咬合様式である犬歯誘導やグループファンクションよりも、総義歯の際の咬合様式の1つであるリンガライズドオクルージョンのイメージに近い。

4 上顎・下顎のナイトガード、どちらを選択するか？

　上顎のナイトガードは、下顎の歯列全体が平坦な咬合面と対合できるという点で、より安定する（*Fig.19-3*）。また、前歯部においても上下的支持が得られることで、グラインディング時の歯や補綴装置に加わる側方圧の軽減からも有利である。一方下顎のナイトガードは、発音の慣れが容易であり、目立たない（*Fig.19-4*）。また、使用感も比較的良好とされる[57]。
　ではどちらを臨床では選択したらよいのだろうか？

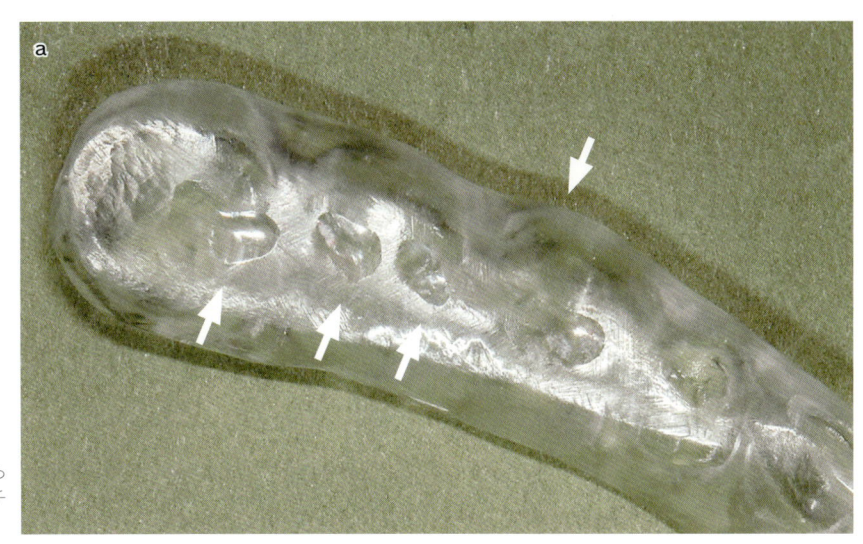

Fig.19-5a ナイトガードの咬合面上にみられるえくぼ（ディンプル）状の摩耗。クレンチングが原因と考えられる。

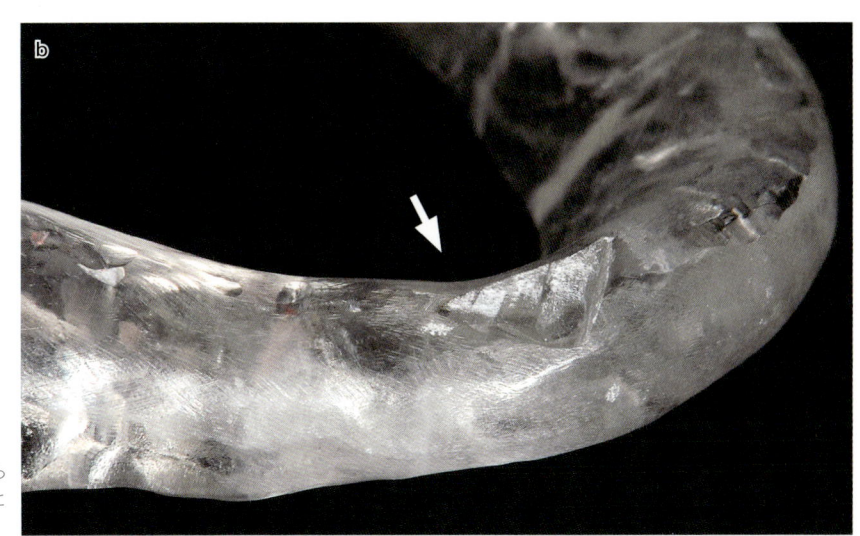

Fig.19-5b ナイトガードの咬合面上にみられる線状の摩耗。グラインディングが原因と考えられる。

　咬合接触の観点からは、上顎のスタビライゼーション型のナイトガードが有利である。しかし患者に使用してもらうことが前提であるので、著者は装着感のよい下顎を選択することが多い。

　いずれにしても、ナイトガードは原則として咬合再構成を行った症例に用い、術前・術中とスプリントを使用してもらうため、患者はその必要性を認識しており、抵抗感なく常時使用できるものが大半を占めている。

5 ナイトガード使用時の着眼点

　使用を重ねるうちに、程度の差はあるが大部分のナイトガードの咬合面上にブラキシズムによる摩耗が観察される。このことで、患者が使用できているか否かを判定できることが多い。えくぼ（ディンプル）のように減っている部分（***Fig.19-5a***）はクレンチング、線状に減っている部分（***Fig.19-5b***）はグラインディングが原因と考えられる。ナイトガードの咬合面にはクレンチング、グラインディングのいずれかの傾向が強くみられることが多いが、双方の活動が推測される場合もまれではない。これらの摩耗をチェアサイドで患者に確認してもらうことは、ナイトガイド使用の必要性の認識に繋がる。

　また、ナイトガード咬合面の咬合接触が変化していくことがある。この際には、上下顎歯列間の咬合接触関係も変化が起きているので、歯の咬合調整とナイトガードの咬合調整をあわせて行う必要がある。その要領は、プロビジョナルレストレーションの際に顎の確認・修正のために用いるスプリントと同じである（***PP.82-87およびP.191のFig.11-6参照***）。

239

参考文献／引用文献一覧

参考文献

【海外論文・洋書】

- Berman MH. Accurate interocclusal records. J Prosthet Dent 1960;10:620-630.
- Clark GT, Beemsterboer PL, Solberg WK, Rugh JD. Nocturnal electromyographic evaluation of myofascial pain dysfunction in patients undergoing occlusal splint therapy. J Am Dent Assoc 1979;99(4):607-611.
- Dawson PE. Evaluation, Diagnosis and Treatment of Occlusal Problems. St Louis: CV Mosby, 1974.
- Dawson PE. Evaluation, Diagnosis and Treatment of Occlusal Problems. 2nd ed. St Louis: CV Mosby, 1989.
- Dawson PE. Functional Occlusion from TMJ to Smile Design. St Louis: Mosby, 2007.
- Glossary of Prosthodontic Terms. 7th ed. 1999.
- Keough B. Occlusal considerations in periodontal prosthetics. Int J Periodontics Restorative Dent 1992;12(5):359-371.
- Krogh-Poulsen WG. Management of the occlusion of the teeth. In: Schwartz L, Chayes CM. Facial Pain and Mandibular Dysfunction. Philadelphia: W.B. Saunders, 1986.
- Lindhe J. Clinical Periodontology and Implant Dentistry. 3rd ed. Copenhagen: Munksgaard,1997.
- Lundeen HC. Occlusal morphologic considerations for fixed restorations. Dent Clin North Am 1971;15(3):649-661.
- Lundgren D, Laurell L. Biomechanical aspects of fixed bridgework supported by natural teeth and endosseous implants. Periodontol 2000 1994;4:23-40.
- Lytle JD, Skurow H. An interdisciplinary classification of restorative dentistry. Int J Periodontics Restorative Dent 1987;7(3):8-41.
- Lytle JD. Occlusal disease revisited: Part I--Function and parafunction. Int J Periodontics Restorative Dent 2001;21(3):264-271.
- Lytle JD. Occlusal disease revisited: Part II. Int J Periodontics Restorative Dent 2001;21(3):272-279.
- Manns A, Miralles R, Santander H, Valdivia J. Influence of the vertical dimension in the treatment of myofascial pain-dysfunction syndrome. J Prosthet Dent 1983;50(5):700-709.
- McHorris W. Focus on anterior guidance. J Gnathology 1989;8:3-13.
- Mohl ND, Zarb GA, Carlsson GE, Rugh JD (ed). A Textbook of Occlusion. Chicago: Quintessence, 1988.
- Okeson JP. Fundamentals of Occlusion and Temporomandibular Disorders. St Louis: CV Mosby, 1985.
- Ramfjord SP. Is it really necessary to record jaw movements? Quintessence Int Dent Dig 1982;13(2):187-193.
- Ramfjord SP, Ash MM. Occlusion. 3rd ed. Philadelphia: W.B Saunders, 1983.
- Skurnik H. Accurate interocclusal records. J Prosthet Dent 1969;21(2):154-165.
- Spear FM. Fundamental occlusal therapy considerations. In: McNeill C. Science and Practice of Occlusion. Chicago: Quintessence 1997:421-434.
- Spear FM. Occlusal considerations for complex restorative therapy. In: McNeill C. Science and Practice of Occlusion. Chicago: Quintessence 1997:437-456.
- Woelfel JB. New device for accurately recording centric relation. J Prosthet Dent 1986;56(6):716-727.
- Yuodelis RA, Faucher R. Provisional restorations: an integrated approach to periodontics and restorative dentistry. Dent Clin North Am 1980;24(2):285-303.

【国内論文・和書】

- 藍稔．切歯点における咀嚼運動の解析．補綴誌 1962;6:164-200.
- 藍稔．顎機能異常．咬合からのアプローチ．東京：医歯薬出版，1983.
- 荒井良明，河野正司．咀嚼機能と咬合．歯のガイドと顎機能．補綴臨床 1999;32(6):694-704.
- 石原寿郎，藍稔．咬合に関する見解の種種相．咬合と歯の接触関係について．歯界展望 1968;31:525-538.
- 岩田健男．日常臨床のためのオクルージョン(増補改訂版)．東京：クインテッセンス出版，2008.
- 大石忠雄．下顎運動の立場からみた顎関節構造の研究．補綴誌 1967;11:197-220.
- 古谷野潔，市来利香，小川隆広．ブラキシズムとの相関からみたインプラントと TMD. In: 加藤煕，押見一，池田雅彦(編著)．ブラキシズムの基礎と臨床．東京：日本歯科評論，1997;:181-199.
- 古谷野潔，市来利香，築山能大．補綴臨床 Practice Selection．入門咬合学．東京：医歯薬出版，2005.
- 池田圭介，河野正司，土田幸弘，松山剛士，大竹博之．顆頭安定位の立場からみたタッピング運動による水平的下顎位の検索．補綴誌 1996;40(5):964-971.
- 塩沢育己．付加型シリコーン系咬合採得材を比較検討する．歯界展望 1994;84(6):1431-1440.
- 塩沢育己．咬合調整量の少ないクラウンをつくるために．QDT 2000;25(10):26-37.
- 佐藤貞雄，秋本進，不島健持，石井穣．顎関節機能を考慮した不正咬合治療．東京：東京臨床出版，1995.
- 佐藤貞雄，井坂文隆，木村智，渡辺亨，村居聖子，秋本進．日本人の咬合様式に関する研究：第1報 日本人正常咬合者の歯の形態と誘導路．顎咬合誌 1996;17(2):89-96.
- 佐藤貞雄，玉置勝司．機能的咬合再構築からみたブラキシズムの意義, In: 加藤煕，押見一，池田雅彦(編著)．ブラキシズムの基礎と臨床．東京：日本歯科評論，1997:201-219.
- 中尾勝彦．正常天然歯列における咬合小面と歯牙接触に関する研究(咬頭嵌合位)．補綴誌 1970;14(1):1-21.
- 中村康弘．咀嚼運動における咬合接触の機能的意義に関する臨床的研究．阪大歯学誌 1990;35:486-516.
- 西克師．下顎運動の加齢による変化に関する研究．第1報．矢状面内運動の分析．補綴誌 1989;33(1):225-236.
- 西克師，林豊彦，石岡靖．下顎運動の加齢による変化に関する研究．第2報．側方滑走運動の解析．補綴誌 1992;36(2):434-442.
- 早川淑子．臼歯咬合小面に関する研究．機能的咬合面の再現をめざして．補綴誌 1971;15(2):350-380.
- 福島俊士，平井敏博，古屋良一．臨床咬合学．診断から治療まで．東京：医歯薬出版，1992.
- 保母須弥也，高山寿夫，波多野泰夫．新編 咬合学事典．東京：クインテッセンス出版，1998:256-258, 309-311.
- 丸山剛郎．臨床生理咬合．顎口腔機能の診断と治療．東京：医歯薬出版，1988.
- 水野起良廣．咬頭嵌合位付近の咀嚼運動経路に関する研究．愛院大歯誌 1980;17:259-283.
- 皆木省吾，築山能大，有馬太郎，市川哲雄，窪木拓男，児玉直樹，佐久間重光，新谷明喜，高津匡樹，津賀一弘，坪井明人，中野雅徳，成田紀之，波多野泰夫，藤沢政紀，船登雅彦，鱒見進一，松香芳三．スプリント療法ガイドラインの確立．日歯医学会誌 2010;29:62-66.
- 森隆司．咀嚼運動経路の研究．空口側方滑走運動路および食品の影響．補綴誌 1982;26(2):274-297.
- 山影俊一．臼歯部の補綴処置にあたり最小限の調整ですませるための咬合採得法．補綴臨床 1993;26(6):669-676.
- 山影章子．顎関節機能障害を伴った Class I 成人症例に対する包括的歯科治療における矯正治療．東北矯歯会誌 2006;14(1):21-30.
- 山影俊一．咬耗は何を意味しているのか(前編)．日本歯科評論 2001;61(8):125-131.
- 山影俊一．咬耗は何を意味しているのか(後編)．日本歯科評論 2001;61(9):127-134.
- 山影俊一．咬耗を読み，そして分類する．臨床医のための手引きとして．ザ・クインテッセンス 2001;20(10):87-99.
- 山影俊一．基本・咬合採得1〜5．歯界展望 2002;99(1):97-100, 2002;99(2):333-337,

- 山影俊一．咬耗を再考する．咬耗を読み，そして分類する（補遺版）．ザ・クインテッセンス 2005;24(3):93-102.
- 山影俊一．プロビジョナル・レストレーション．In: 顎咬合学入門．東京：クインテッセンス出版，2006.
- 山影俊一．スプリントを用いた診断．ザ・クインテッセンス 2009;28(8):72-84.
- 山影俊一．咬合調整は診断時からすでに始まっている．デンタルダイヤモンド 2011;11:23-38.
- 山影俊一，成田隆夫．予知性の高い審美的なポンティックの形態．歯科医師からの提言（上顎前歯部多数歯欠損症例）．QDT 1999;24(7):884-895.
- 山口秀晴．大野粛英．佐々木洋．Zickefoose WE, Zickefoose J．口腔筋機能療法（MFT）の臨床．東京：わかば出版,1998:352-377.
- McNeill C, Goddard G, 和嶋浩一，井川雅子．TMDを知る．最新顎関節症治療の実際．東京：クインテッセンス出版，1997.
- Pameijer JHN（著），岩田健男（監訳）．パメヤーの歯冠補綴学．歯周組織と咬合を考慮したクラウン・ブリッジの臨床．東京：イワタオッセオインテグレーション研究所，1992.
- Rosenstiel SF, Land MF, 藤本順平．クラウンブリッジの臨床．第2版．東京：医歯薬出版，1999.
- Storey AT．機能的にみた矯正治療結果の安定性．In: Nanda R, Burstone CJ（著），中後忠男，三谷清二，浅井保彦，青葉 TJ（訳）．矯正治療後の咬合の安定性と保定．東京：医歯薬出版，1995:187-199.

引用文献

【臨床術式編】

1. Pameijer JHN. Vormgeving in kroon-en brugwerk. Ned Tijdschr Tandheelk 1975;82:368-375.
2. Rosenstiel SF, Land MF, 藤本順平．クラウンブリッジの臨床（第2版）．東京：医歯薬出版，1999.
3. Gurdsapsri W, Ai M, Baba K, Fueki K. Influence of clenching level on intercuspal contact area in various regions of the dental arch. J Oral Rehabil 2000;27(3):239-244.
4. 菅沼岳史，伊東令華，小野康寛，丸谷善彦，船登雅彦．睡眠時ブラキシズムを想定したクレンチングに対するスプリントの力学的効果の検証．補綴誌 2009;118:90.

【術式マニュアル編】

1. 簡章二．咬合採得材料に関する研究．補綴誌 1983;27(6):116-133.
2. 池田圭介，河野正司，土田幸弘，松山剛士，大竹博之．顆頭安定位の立場からみたタッピング運動による水平的下顎位の検索．補綴誌 1996;40:964-971.

【理論編】

1. 池田圭介，河野正司，土田幸弘，松山剛士，大竹博之．顆頭安定位の立場からみたタッピング運動による水平的下顎位の検索．補綴誌 1996;40:964-971.
2. Glossary of Prosthodontic Terma. 7th edition,1999.
3. Korioth TW. Number and location of occlusal contacts in intercuspal position. J Prosthet Dent 1990;64(2):206-210.
4. Lundeen HC, Gibbs CH（著），藤本順平（監訳）．Lundeen & Gibbs. The Function Of Teeth. 現代咬合論の原点．東京：医歯薬出版，2007.
5. 藍稔．咬合に関する一考察：特に咬頭嵌合位について．補綴誌 1998;42(1):1-10.
6. Dawson P. Evaluation, Diagnosis and Treatment of Occlusal Problems. 2nd ed. St Louis: CV Mosby, 1989.
7. Lang NP, Pjetursson BE, Tan K, Br?gger U, Egger M, Zwahlen M. A systematic review of the survival and complication rates of fixed partial dentures (FPDs) after an observation period of at least 5 years. II. Combined tooth--implant-supported FPDs. Clin Oral Implants

Res 2004;15(6):643-653.

8. 松下和夫．歯冠補綴物の咬合面精度に関する研究：全部鋳造冠の製作過程が咬合の高さに及ぼす影響．補綴誌 1982;26(2):250-266.

9. 松下和夫，塩沢育己，長谷川成男，土平和秀．模型の作製法が鋳造冠の咬合の高さに及ぼす影響．補綴誌 1985;29(5): 1143-1149.

10. Ingber JS, Rose LF, Coslet JG. The biologic width--a concept in periodontics and restorative dentistry. Alpha Omegan 1977;70(3):62-65.

11. Nevins M, Skurow HM. The intracrevicular restorative margin, the biologic width, and the maintenance of the gingival margin. Int J Periodontics Restorative Dent 1984;4(3):30-49.

12. Berglundh T, Lindhe J. Dimension of the periimplant mucosa. Biological width revisited. J Clin Periodontol 1996;23(10):971-973.

13. Tarnow DP, Magner AW, Fletcher P. The effect of the distance from the contact point to the crest of bone on the presence or absence of the interproximal dental papilla. J Periodontol 1992;63(12):995-996.

14. Salama H, Salama MA, Garber D, Adar P. The interproximal height of bone: a guidepost to predictable aesthetic strategies and soft tissue contours in anterior tooth replacement. Pract Periodontics Aesthet Dent 1998;10(9):1131-1141.

15. Elian N, Jalbout ZN, Cho SC, Froum S, Tarnow DP. Realities and limitations in the management of the interdental papilla between implants: three case reports. Pract Proced Aesthet Dent 2003;15(10):737-744.

16. Ricchetti PA．咬合性外傷の影響を受けた歯周組織の治癒．In: Nevins M, Mellonig JT（著），小野善弘，中村公雄（監訳）．ペリオドンタルセラピー．臨床と科学的根拠．東京：クインテッセンス出版，1998:131-146.

17. Yuodelis RA, Faucher R. Provisional restorations: an integrated approach to periodontics and restorative dentistry. Dent Clin North Am 1980;24(2):285-303.

18. 加藤隆史，馬場一美．特集 完全理解！睡眠時ブラキシズム．科学的根拠に基づき，補綴臨床において何をすべきか？ the Quintessence 2011;30(2):43-87.

19. 角野奈津，髙見澤俊樹，辻本暁正，飯野正義，清水祐亮，白土康司，森健太郎，安藤進，宮崎真至，青島裕．暫間修復用レジンの曲げ特性および wear 挙動．日歯保存誌 2012;55(1):66-74.

20. Posselt U. Physiology of Occlusion and Rehabilitation. 2nd ed. Oxford: Blackwell Scientific, 1968.

21. Merlini L, Palla S. The relationship between condylar rotation and anterior translation in healthy and clicking temporomandibular joints. Schweiz Monatsschr Zahnmed 1988;98(11):1191-1199.

22. 村居聖子．下顎開閉口運動時の下顎頭の限界運動による不正咬合の性格づけに関する研究―正常咬合者および上顎前突者、下顎前突者の比較―．神奈川歯学 1993;27:465-479.

23. Slavicek R. Prinzipiem der Okklusion Information aus Orthodont. Kieferorthop 1982;3:171-212.

24. Slavicek R. Die funktionellen Determinanten des Kauorgans. München: Verlag Zähnarztlich-medizinishes Schrifttum, 1984.

25. Belser UC, Hannam AG. The influence of altered working-side occlusal guidance on masticatory muscles and related jaw movement. J Prosthet Dent 1985;53(3):406-413.

26. 荒井良明，河野正司．ガイドの歯種の変化が側方位クレンチング時の顆頭に及ぼす影響．補綴誌 1997;41(3):468-480.

27. 玉置勝司．咀嚼運動における咬頭嵌合位付近経路の客観的評価法に関する研究．滑走パターンによる運動経路角度からの検討．補綴誌 1992;36:367-380.

28. 加藤佳奈子，松崎大助，中野環，中野浩，木村吉伸，山田真一，瑞森崇弘，高島史男，丸山剛郎．咀嚼運動経路と側方限界滑走運動経路の一致性について．補綴誌 1998;42(3):369-373.

29. 澤田宏二，荒井良明，メディナラウル，河野正司．歯のガイドの修正による習慣性顎関節脱臼の治療例からみた発症機構の一考察．補綴誌 1997;41(5):763-768.

30. Lundeen HC, Gibbs CH (eds). Advances in Occlusion. Littleton: John Wright-PSG Publishing Co, 1982.

31. McHorris W. Focus on anterior guidance. J Gnathology 1989;8:3-13.

32. Toubol JP, Michel JF. le mouvement initial de Bennett. Experimentation clinique, Consequences therapeutiques. Les Cahiers Proth 1983;42:69-87.

33. Williamson EH, Lundquist DO. Anterior guidance: its effect on electromyographic activity of

the temporal and masseter muscles. J Prosthet Dent 1983;49(6):816-823.

34. Keough B. Occlusal considerations in periodontal prosthetics. Int J Periodontics Restorative Dent 1992;12(5):359-371.
35. 佐藤貞雄，秋本進，不島健持，石井穣．顎関節機能を考慮した不正咬合治療．東京：東京臨床出版，1995.
36. 保母須弥也，高山寿夫，波多野泰夫．新編咬合学事典．東京：クインテッセンス出版，1998:535.
37. Witter DJ, van Elteren P, K?yser AF. Signs and symptoms of mandibular dysfunction in shortened dental arches. J Oral Rehabil 1988;15(5):413-420.
38. Kayser AF. Shortened dental arch: a therapeutic concept in reduced dentitions and certain high-risk groups. Int J Periodontics Restorative Dent 1989;9(6):426-449.
39. Witter DJ, Cramwinckel AB, van Rossum GM, Käyser AF. Shortened dental arches and masticatory ability. J Dent 1990;18(4):185-189.
40. Buser D, von Arx T. Surgical procedures in partially edentulous patients with ITI implants. Clin Oral Implants Res 2000;11 suppl 1:83-100.
41. 福島俊士，古屋良一，平井敏博．臨床咬合学．診断から治療まで．東京：医歯薬出版，1992.
42. Dawson PE. Evaluation, Diagnosis and Treatment of Occlusal Problems. St Louis: CV Mosby, 1974.
43. Spear FM. Stability of Vertical Dimention. In: McNeill C (ed). Science and Practice of Occlusion. Chicago: Quintessence, 1997:433.
44. Isidor F. Loss of osseointegration caused by occlusal load of oral implants. A clinical and radiographic study in monkeys. Clin Oral Implants Res 1996;7(2):143-152.
45. Langer B, Rangert B. Biomechanical interaction between implants and teeth. In: Nevins M, Mellonig JT (eds). Implant Therapy. Clinical Approaches and Evidence of Success. Vol. 2. Chicago: Quintessence Publishing, 1998:47-51.
46. Kerstein RB. Nonsimultaneous tooth contact in combined implant and natural tooth occlusal schemes. Pract Proced Aesthet Dent 2001;13(9):751-755.
47. 松下恭介，佐々木健一，郡英寛，江崎大輔，春田明日香，古谷野潔．インプラント咬合にエビデンスはあるか？　補綴誌 2008;52:1-9.
48. Sethi A, Kaus T, Sochor P. The use of angulated abutments in implant dentistry: five-year clinical results of an ongoing prospective study. Int J Oral Maxillofac Implants 2000;15(6):801-810.
49. Taylor TD, Wiens J, Carr A. Evidence-based considerations for removable prosthodontic and dental implant occlusion: a literature review. J Prosthet Dent 2005;94(6):555-560.
50. Celletti R, Pameijer CH, Bracchetti G, Donath K, Persichetti G, Visani I. Histologic evaluation of osseointegrated implants restored in nonaxial functional occlusion with preangled abutments. Int J Periodontics Restorative Dent 1995;15(6):562-573.
51. Romeo E, Lops D, Margutti E, Ghisolfi M, Chiapasco M, Vogel G. Implant-supported fixed cantilever prostheses in partially edentulous arches. A seven-year prospective study. Clin Oral Implants Res 2003;14(3):303-311.
52. Woelfel JB. 中心位記録を目的とした簡便な臨床手法．顎咬合誌 1994;15(3):125-131.
53. 井川雅子，村岡渡，大久保昌和，Goddard G. TMDを知る．改訂第2版．最新顎関節症治療の実際．東京：クインテッセンス出版，2011.
54. Holmgren K, Sheikholeslam A, Riise C. Effect of a full-arch maxillary occlusal splint on parafunctional activity during sleep in patients with nocturnal bruxism and signs and symptoms of craniomandibular disorders. J Prosthet Dent 1993;69(3):293-297.
55. Gagnon Y, Mayer P, Morisson F, Rompr? PH, Lavigne GJ. Gagnon Y, Mayer P, Morisson F, Rompr? PH, Lavigne GJ. Int J Prosthodont 2004;17(4):447-453.
56. Minagi S, Watanabe H, Sato T, Tsuru H. Relationship between balancing-side occlusal contact patterns and temporomandibular joint sounds in humans: proposition of the concept of balancing-side protection. J Craniomandib Disord 1990;4(4):251-256.
57. Mohl ND, Carlsson GE, Zarb GA, Rugh JD（著），藍稔（監訳）．テキストブックオクルージョン．東京：クインテッセンス出版，1993.

おわりに

　参考文献に加えたかった本がもう1冊ある。刊行は1986年であるが、20年以上たった2008年に東京大学・京都大学でもっとも読まれた本として話題になり、現在累計で160万部を突破している『思考の整理学』（ちくま文庫）である。このなかで著者である外山滋比古氏は、これまで学校教育が力を注いできた記憶と再生の人間的価値は、近年コンピュータの出現によりゆらぎはじめてきており、これからの人間の知的活動の中心は創造的思考、すなわち自分の頭で考えることが重要であると説いている。この必要性は、現代において以前よりもさらに増しているのではないだろうか。

　歯科医療においても、自分の頭で考える能力は欠かせない。もちろん治療にあたり、必要な知識や技術を記憶して、チェアサイドでそれを再生できる能力は必要である。しかし、臨床経験を重ね、1人ひとり違う人間を診ていくなかで、学校教育で授かった知識や技術、さらに卒後みずから学んだそれらを加えるだけでは足りない何かがあることに気づいていく。それは"疾患だけを診るのではなく、人間も診ることが求められている"からに他ならないだろう。

　このような視点に立ち、個々の患者の環境や個体差に配慮しながら治療にあたることが大切であり、知識や技術の記憶と再生の前提になっていることを最後に付け加えたい。

山影俊一

謝辞

　本書は、多くの方々の力添えにより上梓することができた。まず、辛抱強く編集に取り組んでいただいた木村明氏には厚くお礼申し上げる。さらに、補綴物製作および執筆にご協力いただいた山口周行先生、およそ四半世紀にわたり当医院の補綴物製作に携わってきた成田隆夫先生、矯正治療担当で妻の山影章子、また長年にわたり私の診療所を支えている相澤志津香さん、菅野和香さんをはじめとする多くのスタッフ、および関係者諸氏には、心より敬意と感謝の言葉を申し上げたい。

索引 INDEX

【英語】

- ABC コンタクト ……………… 43、208
- Biologic width ………………… 16、142
- edge to edge …………………… 236
- ICP 124
- Mod コアインプレッションペースト法 …………………………… 36、133
- MTM ……………………………… 84
- Shortened Dental Arches: SDA …… 190
- S レベライザー ………………… 20、197

【あ】

- アークコンセプト ………………… 23
- アキシャルカントゥア …………… 25
- アクセスホール ………………… 63、65
- 圧排コード ………………………… 90
- 圧迫 ………………………………… 69
- アンテリアガイダンス ………… 180、186
- アンテリアカップリング
  ………………………… 23、205、206
- アンテリアシリコーンコア …… 102

【い】

- イコライザー …………………… 208
- 異常機能活動 …………………… 236
- イミディエートサイドシフト … 229
- 印象用トランスファー ………… 42、58
- インターディシプリナリーアプローチ
  …………………………………… 22
- インダイレクト法 ……………… 134
- インプラント上部構造 …………… 63

【う】

- ウィルソンの湾曲 ……………… 194
- ウイングロックシステム …… 71、211
- ウォッシュアウト ………… 149、156

【え】

- エナメルアイランド ……………… 59
- エマージェンスプロファイル
  ……………………… 23、25、26
- エマージェントサイト …… 25、27、28
- エレクトロサージェリー ………… 90
- 延長ポンティック ………………… 49

【お】

- オーバージェット ……………… 199
- オーバーバイト ………………… 199
- オープントレー法 ……………… 134
- オクルーザルインディケーターワックス
  …………………………………… 204
- オベイドポンティック …………… 24

【か】

- ガイダンスパターン …………… 183
- 回転運動 ………………… 172、173
- 解剖学的歯冠長 ………………… 77
- 下顎運動の自由度 ……………… 183
- 下顎限界運動 …………………… 226
- 顎位 ……………………………… 120
- カスタマイズドインサイザルテーブル
  …………………………………… 103
- 滑走運動 ………………… 122、172
- 顆頭 ……………………………… 172
  - ―の圧迫や牽引 ……………… 188
- カラーレスマージン ……………… 25
- カンチレバー …………………… 213
- 寒天アルジネート連合印象 (法)
  ………………………… 91、162、163
- カントゥア ……………… 23、25、26
- カンペル平面 …………………… 194
- カンペル平面水平頭位 …… 43、94、209

【き】

- 偽歯間乳頭 ……………………… 28
- 偽歯肉溝 ………………………… 25、28
- 仰臥位 …………………………… 43、209

【く】

- グラインディング ……………… 236
- クリアランス …………………… 96、148
- クリーピング …………………… 25、143
- グループファンクション ……… 180
- クレンチング …………………… 236
- クロージャーストッパー ……… 208
- クローズドトレー法 …………… 134
- クロスオーバー・ブラキシズム … 156

【け】

- 傾斜埋入 ………………………… 78
- 軽度かみしめ …………………… 122
- 結合組織移植 …………………… 144
- ゲルプのスプリント …………… 214
- 牽引 ……………………………… 69
- 犬歯誘導 ………………………… 180

【こ】

- コアインプレッションペースト法 …… 132
- コイルスプリング ……………… 112
- 咬合印象法 ……………………… 44、132
- 咬合器
  - ―の下弓 …………………… 196
  - ―の上弓 …………………… 196
  - ―の蝶番軸 ………………… 173
  - アルコンタイプの― ……… 225
  - コンダイラータイプの― … 225
- 咬合挙上 ………………………… 76、198
- 咬合高径 ………………………… 198
- 咬合紙 …………………………… 204
- 咬合接触点の検査法 …………… 110
- 咬合調整 ………………………… 202
- 咬合フォイル …………………… 204
- 咬合様式 ………………………… 52
- 咬傷 ……………………………… 156
- 口唇の閉鎖路 …………………… 25、26
- 咬頭嵌合位 …………… 120、124、128
- 咬頭嵌合接触域 ………………… 124
- 咬頭干渉 ………………………… 31
- 後方歯によるガイド …………… 208
- 鼓形空隙 ………………………… 26、143
- コンタクト ……………………… 112
- コンタクトロス ………………… 65、112

【さ】

- 暫間スプリント ………………… 86

【し】

- シェードテイキング …………… 104
- 歯冠歯根比 ……………………… 32、46
- 歯頸線 …………………………… 25、145
- 歯根破折 ………………… 24、30、54
- 歯根横破折 ……………………… 16
- 時差補綴 ………………………… 54、140
- 歯軸捻転 ………………………… 18
- 歯周膿瘍 ………………………… 54
- 歯周ポケット …………………… 146
- 矢状顆路角 ……………………… 230

自然挺出	191	
歯肉溝	142	
歯肉弁根尖側移動術	144	
シフトアングル	186	
受圧・加圧要素	50	
習慣性閉口位	122	
上下顎の正中線のズレ	69	
上皮性付着	142	
食片圧入	40	
シリコーン2回印象法	166	
シリコーン印象	162	
シリコーン系咬合採得材	204	
シリコーン同時印象法	166	
シリコーンバイト	170	
ジルコニアフレーム	17	
ジンジバルエンブレジャー	25、26、143	

【す】

水素ガス	91
垂直性骨吸収	47
垂直的顎間距離	199
垂直的ブラキサー	183
水平的ブラキサー	183
スーパーフロス	25
スタビリゼイションスプリント	214
ステイニング法	57
スピーの湾曲	50、69、194、232
スピルウェイ	55

【せ】

正中離開	16、18
生物学的幅径	142
セパレーティングモジュール	112
セメントライン	53
線維性付着	142
全顎歯列模型法	131、139
先天性欠如歯	22
セントリッククラッチ	225
セントリックストップ	98

【そ】

早期接触	45
側方荷重	213
側方限界滑走運動経路	182
側方切歯路角調整機構	234
咀嚼運動経路	182
ソフトスプリント	237

【た】

ダイレクト法	134
タッピング運動	122
短縮歯列	124、190

【ち】

中間欠損	58
調節性咬合器	103、229、230、231、232

【て】

ティッシュパンチング	39
テコの原理	188

【と】

瞳孔線	196
同時補綴	54
動揺度	146
トップダウントリートメント	23、63
トランジショナルラインアングル	25、26

【な】

ナイトガード	236

【に】

二次性咬合性外傷	146
二段階方法	110

【は】

バイト材	170
パターンレジン	42、58
―のアイランド	59、109、174
パラファンクション	236
バランシングコンタクト	46、207、238
半調節性咬合器	186

【ひ】

被圧変位量	212
引き抜き試験	31、205
ビスアクリル系コンポジットレジン	158

【ふ】

ファーストプロビジョナル	155
ファイナルプロビジョナル	155
ファイバーポスト	153
ファセット	120
フィニッシングライン	90
フェイスボウ	17、194、196、197
フェルール効果	152
付着歯肉	144
部分歯列模型法	131、135
部分層歯肉弁	145
ブラキシズム	236
―のモニター	154
ブラックトライアングル	25、143

フラットテーブル	79
フランクフルト平面	194

【へ】

平線咬合器	98
ペリオテスト	39

【ほ】

ホームホワイトニング	21
ポステリアガイダンス	180
補綴診断	120
補綴スペース	76、199
ボンウィル三角	45、174

【ま】

マージン	90
摩耗	
えくぼ（ディンプル）状の―	239
線状の―	239

【み】

ミューチュアリープロテクテッド・オクルージョン	181

【も】

モディファイドリッジラップ	24

【ゆ】

誘導角度	48、183
遊離歯肉移植術	144
遊離端欠損	58

【り】

リーフゲージ	110、149、176
リシェイピング	141
リップサポート	25、26
リトリバビリティー	23
リマウント	86、175、203
リマウント法	140
リムーバルノブ	65
リンガライスドオクルージョン	79、238

【る】

ルートリセクション	71

【れ】

連結固定	146

【わ】

ワックスバイト	170

著者および執筆協力者紹介

【著者】

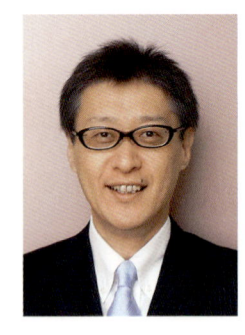

山影 俊一　（やまかげ しゅんいち）

＜略歴＞
1982年　東北大学歯学部卒業
1985年　仙台市開業

＜所属学会＞
日本補綴歯科学会
日本口腔インプラント学会
日本顎咬合学会

＜連絡先＞
仙台市宮城野区萩野町1-13-8　はぎの歯科・矯正歯科
http://www.hagino-shika.com/

【執筆協力者】

山口 周行　（やまぐち しゅうこう）

＜略歴＞
1985年　東京医科歯科大学歯学部附属歯科技工士学校本科卒業
1987年　東京医科歯科大学歯学部附属歯科技工士学校実習科修了
1993年　中野区開業

＜所属学会＞
日本歯科技工学会
日本顎咬合学会

「補綴力」を高める
今日から活かせるインテリジェンスとテクニック

2013年6月10日　第1版第1刷発行

著　　者　山影　俊一

発 行 人　佐々木　一高

発 行 所　クインテッセンス出版株式会社
　　　　　東京都文京区本郷3丁目2番6号　〒113-0033
　　　　　クイントハウスビル　電話 (03)5842-2270(代表)
　　　　　　　　　　　　　　　　　(03)5842-2272(営業部)
　　　　　　　　　　　　　　　　　(03)5842-2279(書籍編集部)
　　　　　web page address　http://www.quint-j.co.jp/

印刷・製本　サン美術印刷株式会社

©2013　クインテッセンス出版株式会社　　禁無断転載・複写
Printed in Japan　　落丁本・乱丁本はお取り替えします
　　　　　　　　　ISBN978-4-7812-0314-0　C3047

定価は表紙に表示してあります

クインテッセンス出版の書籍・雑誌は、歯学書専用通販サイト『歯学書.COM』にてご購入いただけます。

PCからのアクセスは…
歯学書　検索

携帯電話からのアクセスは…
QRコードからモバイルサイトへ